国家卫生健康委员会"十三五"规划教材

专科医师核心能力提升导引丛书

供专业学位研究生及专科医师用

灾 难 医 学

Disaster Medicine

第 2 版

主 审　王一镗

主 编　刘中民

副主编　田军章　周荣斌　王立祥

人民卫生出版社

·北 京·

图书在版编目（CIP）数据

灾难医学 / 刘中民主编. —2 版 . —北京：人民
卫生出版社，2021.7
ISBN 978-7-117-31754-2

Ⅰ.①灾…　Ⅱ.①刘…　Ⅲ.①灾害学–医学　Ⅳ.
①R129

中国版本图书馆 CIP 数据核字（2021）第 118018 号

人卫智网	www.ipmph.com	医学教育、学术、考试、健康，购书智慧智能综合服务平台
人卫官网	www.pmph.com	人卫官方资讯发布平台

灾 难 医 学
Zainan Yixue
第 2 版

主　　编：刘中民
出版发行：人民卫生出版社（中继线 010-59780011）
地　　址：北京市朝阳区潘家园南里 19 号
邮　　编：100021
E - mail：pmph @ pmph.com
购书热线：010-59787592　010-59787584　010-65264830
印　　刷：三河市潮河印业有限公司
经　　销：新华书店
开　　本：850×1168　1/16　印张：25　插页：1
字　　数：706 千字
版　　次：2014 年 6 月第 1 版　2021 年 7 月第 2 版
印　　次：2021 年 9 月第 1 次印刷
标准书号：ISBN 978-7-117-31754-2
定　　价：108.00 元

打击盗版举报电话：010-59787491　E-mail：WQ @ pmph.com
质量问题联系电话：010-59787234　E-mail：zhiliang @ pmph.com

编　　者 （按姓氏笔画排序）

王　韬　同济大学附属东方医院
王立祥　中国人民解放军总医院
卢中秋　温州医科大学附属第一医院
叶泽兵　广东省第二人民医院（广东省应急医院）
田军章　广东省第二人民医院（广东省应急医院）
史　宇　中国人民解放军总医院第三医学中心
刘中民　同济大学附属东方医院
刘亚华　中国人民解放军总医院第三医学中心
刘继海　北京协和医院
米玉红　首都医科大学附属北京安贞医院
孙　宏　江苏省疾病预防控制中心
孙贵新　同济大学附属东方医院
杜晓霞　中国地震应急搜救中心
吴彩军　北京中医药大学东直门医院
邱泽武　中国人民解放军总医院第五医学中心
何成奇　四川大学华西医院
余　涛　中山大学孙逸仙纪念医院

余万霞　同济大学附属东方医院
邹圣强　江苏大学附属镇江三院
沈　洪　中国人民解放军总医院
张连阳　陆军特色医学中心
陈　锋　福建省立医院
范　斌　天津大学应急医学研究院
林周胜　广东省第二人民医院（广东省应急医院）
罗轶玮　同济大学附属东方医院
季之欣　中国人民解放军总医院
周飞虎　中国人民解放军总医院
周荣斌　中国人民解放军总医院
单学娴　天津市健康教育协会
屈纪富　陆军军医大学大坪医院
孟新科　深圳市第二人民医院
赵中辛　同济大学附属东方医院
胡　海　四川大学华西医院
胡群芳　同济大学
侯世科　天津大学应急医学研究院
姜笃银　山东大学第二医院
曹　钰　四川大学华西医院
雷　撼　同济大学附属东方医院

主 审 简 介

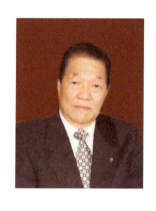

　　王一镗　国际急诊医学联合会理事，国际人道救援医学学会理事，南京医科大学第一附属医院终身教授，南京医科大学康达学院急诊医学系主任。中华医学会灾难医学分会名誉主任委员，中国红十字会救护工作指导委员会顾问，中国研究型医院学会急救医学专业委员会名誉主任委员，中国研究型医院学会心肺复苏学专业委员会名誉主任委员。

　　从事教学工作60余年。曾任中华医学会和江苏省医学会急诊医学分会主任委员，致力于普及心肺复苏技术，提出了急诊医学"三分提高、七分普及，三分业务、七分组织"的理念，首次强调在全国建立急救网络，为促进我国急诊医学事业的发展作出了积极贡献。专业论著、述评达百余篇，其中《灾难医学》入选"十一五国家重点图书"。在美国急诊医师学会学术年会上获得"为国际急诊医学发展作出杰出贡献的个人成就奖"，并被中共中央组织部和江苏省委组织部表彰为"全国离退休干部先进个人"和"江苏省离退休干部先进个人"。2009年被授予"江苏省医学终身成就奖"。

主 编 简 介

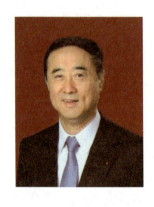

刘中民　教授、主任医师、博士生导师，同济大学附属东方医院院长。中国国际应急医疗队（上海）总队长，国务院政府特殊津贴专家，长江学者，上海市公共卫生重点学科"灾难医学与卫生应急管理"学科负责人，急诊医学国家临床重点专科学科负责人，国家卫生健康委突发事件卫生应急专家咨询委员会委员。创建中华医学会灾难医学分会与中华预防医学会灾难预防医学分会并担任首任主任委员，先后担任亚太灾难医学会副主席、中华医学会理事、中国医院协会理事、中国医师协会心血管外科医师分会会长、中国整形美容协会干细胞研究与应用分会会长、上海市医学会灾难医学专科分会主任委员等职务。

基于急危重症和疑难复杂心脏病临床救治实践及汶川地震等重大灾难救援经验教训，提出"防于灾前、重于灾中、善于灾后"的灾难医学工程管理理念，打通"院前、急诊、ICU"三个环节，创建"搜救、医疗、防疫、转运、重建"一体化救援工程模式，构建"陆、海、空"一体化救援体系；创建整建制国家紧急医学救援队，成为全球首支通过 WHO 认证的国际应急医疗队，具备"全建制、全功能、全天候、全灾种"救援能力；作为中国第一个 WHO 导师，先后指导认证了多支国际队伍，提高了中国在国际灾难救援体系中的制度性话语权；在中国高校领域率先开创了与急诊医学互补的灾难医学学科，丰富了中国现代医学的内涵。

承担国家重点研发计划、张江干细胞基地等国家级、省部级科研项目 31 项；主编国家统编教材 2部，出版专著 8 部；发表学术论文 397 篇，其中 SCI 收录期刊论文 96 篇，总影响因子 505 分；以第一完成人获国家发明专利 7 项，实用新型专利 8 项，外观设计专利 1 项，软件著作权 3 项。

荣获何梁何利"科学与技术进步奖"、国家科学技术进步奖二等奖、华夏医学卫生管理奖、中华医学科技奖医学科学技术普及奖、上海市教学成果奖一等奖等奖项 15 项；获得"全国百名优秀院长""上海领军人才""浦东开发建设特殊贡献奖""上海市优秀共产党员"等称号。

副主编简介

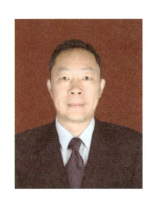

田军章 广东省第二人民医院党委书记。广东省医学领军人才，享受国务院政府特殊津贴专家。担任中国国际应急医疗队（广东）总队长，广东省突发事件卫生应急专家咨询委员会紧急医学救援组组长。中华医学会灾难医学分会副主任委员，广东省医学会应急（灾难）医学分会荣誉主任委员，广东省医学会互联网医疗分会主任委员，广东省医院协会慢性病管理专业委员会主任委员。

近年来，获国家科学技术进步奖二等奖 1 项，省部级科学技术进步奖二等奖 3 项、三等奖 2 项，编撰教材、专著 10 余部。其中，担任全国高等学校第三轮医学研究生"国家级"规划教材《灾难医学》（第 2 版）副主编，主持编著由人民卫生出版社出版发行的全国高等学校教材"应急医学专业"系列本科教材，并主编《应急医学》《应急影像学》等；"十二五"普通高等教育本科国家级规划教材《急诊与灾难医学》编者；参与编著由人民卫生出版社出版发行的"图说灾难逃生自救丛书"，并任《风灾》分册主编；参与编著由人民卫生出版社出版发行的"突发事件卫生应急培训教材"，并任《紧急医学救援》副主编。

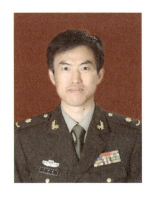

周荣斌 教授、博士研究生导师。1982 年毕业于第四军医大学（空军军医大学），获学士学位。2000 年就读于解放军医学院，获医学博士学位。现为中国人民解放军总医院第七医学中心教授。兼任中国医师协会理事会常务理事，中国医师协会急诊医师分会总干事，住院医师规范化培训急诊专业委员会总干事，中国急诊专科医联体秘书长，北京急诊医学学会秘书长，中华医学会灾难医学分会常务委员等职务。

长期从事急诊、危重病医学的临床和科研工作，研究方向为脓毒症和多器官功能障碍综合征，灾难医学及危重病救治。作为项目负责人，先后承担 10 余项军队和省部级科研项目，包括 863 计划课题科技分课题、北京市自然科学基金项目、首都医学发展科研基金。获得军队医疗成果奖一等奖、军队科技进步奖三等奖、中华中医药学会科技进步奖三等奖等 10 余项。主编"中华医学百科全书"《急诊医学》等中文专著 4 部、主译、副主编专著 10 余部。核心期刊发表论文 100 余篇，SCI 论文近 10 篇。

副主编简介

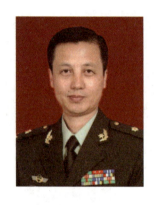

　　王立祥　中国人民解放军总医院第三医学中心原急诊科主任、教授、博士研究生导师,南京医科大学心肺复苏研究院院长、中华健康文化研究院院长。国家健康科普专家、人民好医生、国之名医荣誉称号获得者,国家科技支撑计划、全军医学科技"十二五"心肺复苏重点项目首席专家,中华医学会科学普及分会前任主任委员,中国研究型医院学会心肺复苏学专业委员会主任委员,中国健康管理协会健康文化委员会主任委员,中国老年保健协会老年心肺复苏专业委员会主任委员,中华医学会灾难医学分会副主任委员。

　　《中国心肺复苏专家共识》《中华精准健康传播专家共识》系列指南领衔颁布者,《腹部心肺复苏学》《中国心肺复苏培训教程》主编,《医学参考报》"心肺复苏学频道 / 全科医学与精准健康传播频道"主编,腹部提压心肺复苏技术荣获 2020 年"科创中国"榜单先导技术,《活出健康——免疫力就是好医生》获 2020 年度"中国好书",荣获国家科学技术进步奖二等奖、"全国优秀科技工作者"荣誉称号。

全国高等学校医学研究生"国家级"规划教材第三轮修订说明

进入新世纪,为了推动研究生教育的改革与发展,加强研究型创新人才培养,人民卫生出版社启动了医学研究生规划教材的组织编写工作,在多次大规模调研、论证的基础上,先后于2002年和2008年分两批完成了第一轮50余种医学研究生规划教材的编写与出版工作。

2014年,全国高等学校第二轮医学研究生规划教材评审委员会及编写委员会在全面、系统分析第一轮研究生教材的基础上,对这套教材进行了系统规划,进一步确立了以"解决研究生科研和临床中实际遇到的问题"为立足点,以"回顾、现状、展望"为线索,以"培养和启发读者创新思维"为中心的教材编写原则,并成功推出了第二轮(共70种)研究生规划教材。

本套教材第三轮修订是在党的十九大精神引领下,对《国家中长期教育改革和发展规划纲要(2010—2020年)》《国务院办公厅关于深化医教协同进一步推进医学教育改革与发展的意见》,以及《教育部办公厅关于进一步规范和加强研究生培养管理的通知》等文件精神的进一步贯彻与落实,也是在总结前两轮教材经验与教训的基础上,再次大规模调研、论证后的继承与发展。修订过程仍坚持以"培养和启发读者创新思维"为中心的编写原则,通过"整合"和"新增"对教材体系做了进一步完善,对编写思路的贯彻与落实采取了进一步的强化措施。

全国高等学校第三轮医学研究生"国家级"规划教材包括五个系列。①科研公共学科:主要围绕研究生科研中所需要的基本理论知识,以及从最初的科研设计到最终的论文发表的各个环节可能遇到的问题展开;②常用统计软件与技术:介绍了SAS统计软件、SPSS统计软件、分子生物学实验技术、免疫学实验技术等常用的统计软件以及实验技术;③基础前沿与进展:主要包括了基础学科中进展相对活跃的学科;④临床基础与辅助学科:包括了专业学位研究生所需要进一步加强的相关学科内容;⑤临床学科:通过对疾病诊疗历史变迁的点评、当前诊疗中困惑、局限与不足的剖析,以及研究热点与发展趋势探讨,启发和培养临床诊疗中的创新思维。

该套教材中的科研公共学科、常用统计软件与技术学科适用于医学院校各专业的研究生及相应的科研工作者;基础前沿与进展学科主要适用于基础医学和临床医学的研究生及相应的科研工作者;临床基础与辅助学科和临床学科主要适用于专业学位研究生及相应学科的专科医师。

全国高等学校第三轮医学研究生"国家级"规划教材目录

| 11 | SAS 统计软件应用（第 4 版） | 主编 | 贺 佳 | | | |
| | | 副主编 | 尹 平 | 石武祥 | | |

12	医学分子生物学实验技术（第 4 版）	主审	药立波			
		主编	韩 骅	高国全		
		副主编	李冬民	喻 红		

| 13 | 医学免疫学实验技术（第 3 版） | 主编 | 柳忠辉 | 吴雄文 | | |
| | | 副主编 | 王全兴 | 吴玉章 | 储以微 | 崔雪玲 |

| 14 | 组织病理技术（第 2 版） | 主编 | 步 宏 | | | |
| | | 副主编 | 吴焕文 | | | |

| 15 | 组织和细胞培养技术（第 4 版） | 主审 | 章静波 | | | |
| | | 主编 | 刘玉琴 | | | |

| 16 | 组织化学与细胞化学技术（第 3 版） | 主编 | 李 和 | 周德山 | | |
| | | 副主编 | 周国民 | 肖 岚 | 刘佳梅 | 孔 力 |

17	医学分子生物学（第 3 版）	主审	周春燕	冯作化		
		主编	张晓伟	史岸冰		
		副主编	何凤田	刘 戟		

| 18 | 医学免疫学（第 2 版） | 主编 | 曹雪涛 | | | |
| | | 副主编 | 于益芝 | 熊思东 | | |

| 19 | 遗传和基因组医学 | 主编 | 张 学 | | | |
| | | 副主编 | 管敏鑫 | | | |

| 20 | 基础与临床药理学（第 3 版） | 主编 | 杨宝峰 | | | |
| | | 副主编 | 李 俊 | 董 志 | 杨宝学 | 郭秀丽 |

| 21 | 医学微生物学（第 2 版） | 主编 | 徐志凯 | 郭晓奎 | | |
| | | 副主编 | 江丽芳 | 范雄林 | | |

| 22 | 病理学（第 2 版） | 主编 | 来茂德 | 梁智勇 | | |
| | | 副主编 | 李一雷 | 田新霞 | 周 桥 | |

23	医学细胞生物学（第 4 版）	主审	杨 恬			
		主编	安 威	周天华		
		副主编	李 丰	杨 霞	王杨淦	

| 24 | 分子毒理学（第 2 版） | 主编 | 蒋义国 | 尹立红 | | |
| | | 副主编 | 骆文静 | 张正东 | 夏大静 | 姚 平 |

| 25 | 医学微生态学（第 2 版） | 主编 | 李兰娟 | | | |

| 26 | 临床流行病学（第 5 版） | 主编 | 黄悦勤 | | | |
| | | 副主编 | 刘爱忠 | 孙业桓 | | |

| 27 | 循证医学（第 2 版） | 主审 | 李幼平 | | | |
| | | 主编 | 孙 鑫 | 杨克虎 | | |

28	断层影像解剖学	主编	刘树伟 张绍祥
		副主编	赵 斌 徐 飞
29	临床应用解剖学（第2版）	主编	王海杰
		副主编	臧卫东 陈 尧
30	临床心理学（第2版）	主审	张亚林
		主编	李占江
		副主编	王建平 仇剑鉴 王 伟 章军建
31	心身医学	主审	Kurt Fritzsche 吴文源
		主编	赵旭东
		副主编	孙新宇 林贤浩 魏 镜
32	医患沟通（第2版）	主审	周 晋
		主编	尹 梅 王锦帆
33	实验诊断学（第2版）	主审	王兰兰
		主编	尚 红
		副主编	王传新 徐英春 王 琳 郭晓临
34	核医学（第3版）	主审	张永学
		主编	李 方 兰晓莉
		副主编	李亚明 石洪成 张 宏
35	放射诊断学（第2版）	主审	郭启勇
		主编	金征宇 王振常
		副主编	王晓明 刘士远 卢光明 宋 彬
			李宏军 梁长虹
36	疾病学基础	主编	陈国强 宋尔卫
		副主编	董 晨 王 韵 易 静 赵世民
			周天华
37	临床营养学	主编	于健春
		副主编	李增宁 吴国豪 王新颖 陈 伟
38	临床药物治疗学	主编	孙国平
		副主编	吴德沛 蔡广研 赵荣生 高 建
			孙秀兰
39	医学3D打印原理与技术	主编	戴尅戎 卢秉恒
		副主编	王成焘 徐 弢 郝永强 范先群
			沈国芳 王金武
40	互联网＋医疗健康	主审	张来武
		主编	范先群
		副主编	李校堃 郑加麟 胡建中 颜 华
41	呼吸病学（第3版）	主编	王 辰 陈荣昌
		副主编	代华平 陈宝元 宋元林

42	消化内科学（第3版）	主 审	樊代明	李兆申		
		主 编	钱家鸣	张澍田		
		副主编	田德安	房静远	李延青	杨 丽
43	心血管内科学（第3版）	主 审	胡大一			
		主 编	韩雅玲	马长生		
		副主编	王建安	方 全	华 伟	张抒扬
44	血液内科学（第3版）	主 编	黄晓军	黄 河	胡 豫	
		副主编	邵宗鸿	吴德沛	周道斌	
45	肾内科学（第3版）	主 审	谌贻璞			
		主 编	余学清	赵明辉		
		副主编	陈江华	李雪梅	蔡广研	刘章锁
46	内分泌内科学（第3版）	主 编	宁 光	邢小平		
		副主编	王卫庆	童南伟	陈 刚	
47	风湿免疫内科学（第3版）	主 审	陈顺乐			
		主 编	曾小峰	邹和建		
		副主编	古洁若	黄慈波		
48	急诊医学（第3版）	主 审	黄子通			
		主 编	于学忠	吕传柱		
		副主编	陈玉国	刘 志	曹 钰	
49	神经内科学（第3版）	主 编	刘 鸣	崔丽英	谢 鹏	
		副主编	王拥军	张杰文	王玉平	陈晓春
			吴 波			
50	精神病学（第3版）	主 编	陆 林	马 辛		
		副主编	施慎逊	许 毅	李 涛	
51	感染病学（第3版）	主 编	李兰娟	李 刚		
		副主编	王贵强	宁 琴	李用国	
52	肿瘤学（第5版）	主 编	徐瑞华	陈国强		
		副主编	林东昕	吕有勇	龚建平	
53	老年医学（第3版）	主 审	张 建	范 利	华 琦	
		主 编	刘晓红	陈 彪		
		副主编	齐海梅	胡亦新	岳冀蓉	
54	临床变态反应学	主 编	尹 佳			
		副主编	洪建国	何韶衡	李 楠	
55	危重症医学（第3版）	主 审	王 辰	席修明		
		主 编	杜 斌	隆 云		
		副主编	陈德昌	于凯江	詹庆元	许 媛

56	普通外科学（第 3 版）	主　编	赵玉沛			
		副主编	吴文铭	陈规划	刘颖斌	胡三元
57	骨科学（第 3 版）	主　审	陈安民			
		主　编	田　伟			
		副主编	翁习生	邵增务	郭　卫	贺西京
58	泌尿外科学（第 3 版）	主　审	郭应禄			
		主　编	金　杰	魏　强		
		副主编	王行环	刘继红	王　忠	
59	胸心外科学（第 2 版）	主　编	胡盛寿			
		副主编	王　俊	庄　建	刘伦旭	董念国
60	神经外科学（第 4 版）	主　编	赵继宗			
		副主编	王　硕	张建宁	毛　颖	
61	血管淋巴管外科学（第 3 版）	主　编	汪忠镐			
		副主编	王深明	陈　忠	谷涌泉	辛世杰
62	整形外科学	主　编	李青峰			
63	小儿外科学（第 3 版）	主　审	王　果			
		主　编	冯杰雄	郑　珊		
		副主编	张潍平	夏慧敏		
64	器官移植学（第 2 版）	主　审	陈　实			
		主　编	刘永锋	郑树森		
		副主编	陈忠华	朱继业	郭文治	
65	临床肿瘤学（第 2 版）	主　编	赫　捷			
		副主编	毛友生	沈　铿	马　骏	于金明
			吴一龙			
66	麻醉学（第 2 版）	主　编	刘　进	熊利泽		
		副主编	黄宇光	邓小明	李文志	
67	妇产科学（第 3 版）	主　审	曹泽毅			
		主　编	乔　杰	马　丁		
		副主编	朱　兰	王建六	杨慧霞	漆洪波
			曹云霞			
68	生殖医学	主　编	黄荷凤	陈子江		
		副主编	刘嘉茵	王雁玲	孙　斐	李　蓉
69	儿科学（第 2 版）	主　编	桂永浩	申昆玲		
		副主编	杜立中	罗小平		
70	耳鼻咽喉头颈外科学（第 3 版）	主　审	韩德民			
		主　编	孔维佳	吴　皓		
		副主编	韩东一	倪　鑫	龚树生	李华伟

71	眼科学（第3版）	主　审	崔　浩　黎晓新
		主　编	王宁利　杨培增
		副主编	徐国兴　孙兴怀　王雨生　蒋　沁
			刘　平　马建民
72	灾难医学（第2版）	主　审	王一镗
		主　编	刘中民
		副主编	田军章　周荣斌　王立祥
73	康复医学（第2版）	主　编	岳寿伟　黄晓琳
		副主编	毕　胜　杜　青
74	皮肤性病学（第2版）	主　编	张建中　晋红中
		副主编	高兴华　陆前进　陶　娟
75	创伤、烧伤与再生医学（第2版）	主　审	王正国　盛志勇
		主　编	付小兵
		副主编	黄跃生　蒋建新　程　飚　陈振兵
76	运动创伤学	主　编	敖英芳
		副主编	姜春岩　蒋　青　雷光华　唐康来
77	全科医学	主　审	祝墡珠
		主　编	王永晨　方力争
		副主编	方宁远　王留义
78	罕见病学	主　编	张抒扬　赵玉沛
		副主编	黄尚志　崔丽英　陈丽萌
79	临床医学示范案例分析	主　编	胡翊群　李海潮
		副主编	沈国芳　罗小平　余保平　吴国豪

全国高等学校第三轮医学研究生"国家级"规划教材评审委员会名单

顾　问

　　韩启德　桑国卫　陈　竺　曾益新　赵玉沛

主任委员（以姓氏笔画为序）

　　王　辰　刘德培　曹雪涛

副主任委员（以姓氏笔画为序）

于金明	马　丁	王正国	卢秉恒	付小兵	宁　光	乔　杰
李兰娟	李兆申	杨宝峰	汪忠镐	张　运	张伯礼	张英泽
陆　林	陈国强	郑树森	郎景和	赵继宗	胡盛寿	段树民
郭应禄	黄荷凤	盛志勇	韩雅玲	韩德民	赫　捷	樊代明
戴尅戎	魏于全					

常务委员（以姓氏笔画为序）

文历阳	田勇泉	冯友梅	冯晓源	吕兆丰	闫剑群	李　和
李　虹	李玉林	李立明	来茂德	步　宏	余学清	汪建平
张　学	张学军	陈子江	陈安民	尚　红	周学东	赵　群
胡志斌	柯　杨	桂永浩	梁万年	瞿　佳		

委　员（以姓氏笔画为序）

于学忠	于健春	马　辛	马长生	王　彤	王　果	王一镗
王兰兰	王宁利	王永晨	王振常	王海杰	王锦帆	方力争
尹　佳	尹　梅	尹立红	孔维佳	叶冬青	申昆玲	田　伟
史岸冰	冯作化	冯杰雄	兰晓莉	邢小平	吕传柱	华　琦
向　荣	刘　民	刘　进	刘　鸣	刘中民	刘玉琴	刘永锋
刘树伟	刘晓红	安　威	安胜利	孙　鑫	孙国平	孙振球
杜　斌	李　方	李　刚	李占江	李幼平	李青峰	李卓娅
李宗芳	李晓松	李海潮	杨　恬	杨克虎	杨培增	吴　皓

前　言

我国是一个有着五千年悠久历史的古国,也是一个灾难众多的国家。地震、泥石流、洪灾、旱灾、风灾、雪灾等自然灾害频发。生产生活中的火灾、交通事故、矿难、踩踏、恐怖袭击等人为灾难也常有发生。每逢灾难发生,总有人员伤亡,少则数十,多则成千上万。灾区条件艰苦,环境险恶,与城市医院的急诊科完全不能同日而语。灾难发生后,救援人员要在灾难事故发生地或一定的区域实施救援,医务人员是救援的主力军。

灾难医学是一门独立的多学科交叉的新兴学科,其发展过程中呈现强烈的学科交叉性、社会协作性和国际合作性,是一项极其复杂的系统工程,涉及面极广,其内涵也极其丰富。灾难医学研究在各种灾难情况下,实施紧急医疗救治、卫生保障和疾病预防,涉及灾难预防、灾难现场急救、救援的组织指挥管理和灾后恢复重建等,对临床医学各专业(内、外、妇、儿、公共卫生、流行病学、创伤手术学、急危重症医学、军事医学、传染病学、社区医学、国际医学等)进行研究,将其运用到防灾、救灾、减灾的实践中去,及时解决由灾难带来的健康问题的综合性学科。

进入 21 世纪以来,特别是 2008 年"5·12"汶川大地震后,致力于建设、发展中国灾难医学事业的专家学者发起成立我国自己的灾难医学学术组织,经过 3 年的筹备和不懈努力,2011 年12 月 7 日中华医学会灾难医学分会在上海浦东新区成立,是我国灾难医学学科发展的里程碑。我国的灾难医学发展非常迅速,已形成了由灾难卫勤组织指挥学、灾难救治医学、灾难康复医学、灾难流行病学、灾难心理医学、灾难传染病学等多学科组成的比较完整的内容体系,并逐步完善预警、监测、防范、紧急救援、分级救治、康复与心理治疗、传染病防疫、传染病诊治等规范、措施及手段。

近年来,灾难医学的系统理论正在逐步形成和完善,其价值目标就是最大限度减少生命损失,技术为先、管理为重、教育为本的理论为学界广泛接受,在以专群结合为路径的灾难医学教育中,高等学校的灾难医学教学是重中之重。

灾难医学的教学任务是系统地掌握灾难医学的基础理论、基本知识和基本技能;掌握突发灾难事件与现场急救的医疗救护原则;掌握各种急救的基本方法和技术;掌握急危重症的判断和救治决策,提高处理突发灾难事件的政策和能力水平。旨在培养既懂灾难医学救治,又懂灾难现场指挥管理的复合型高级专门人才。为此,人民卫生出版社组织我国灾难医学专家,编写《灾难医学》研究生教材第 2 版。全书继续以"始于灾前、重于灾中、延于灾后"为主线,与第 1 版相比,更新了原有的知识点,并增加了灾难医学救援研究领域与方法、灾难风险管理、建筑结构的危险性评估、移动信息传输与数据管理、灾难发生时现场评估、灾难康复等全新的章节,更加全面阐述了灾难医学的基本理论、灾前准备、灾中救援、灾后重建技术及未来方向,旨在将我国灾难医学的最新理念和方法传授给学生们。撰写期间,全球正面临新冠病毒疫情,本教材多位编委亲临现场,投入到救援中,他们也将最新的理念和积累的经验写入此教材中。学科在发展,时代在进步,不足之处在所难免,欢迎大家批评指正。

　　本教材在编写过程中,王一镗教授给予了悉心指导,并得到下列单位的大力支持,分别是:同济大学附属东方医院、中国人民解放军总医院、广东省第二人民医院、四川大学华西医院、天津大学应急医学研究院、陆军军医大学大坪医院、中国地震应急搜救中心、天津市健康教育协会、北京协和医院、中山大学孙逸仙纪念医院、北京中医药大学东直门医院、温州医科大学附属第一医院、江苏大学附属镇江三院、山东大学第二医院、深圳市第二人民医院,在此一并致以衷心的感谢!

刘中民

2021 年 3 月

目　录

第一篇　总　论

第二篇　灾难前准备（始于灾前）

第三篇　灾难中救援（重于灾中）

第四篇　灾难后恢复（延于灾后）

第一篇 总 论

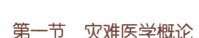

第一章　灾难医学概论

第一节　灾难医学概论

一、灾难定义与分类

任何引起设施破坏、经济严重受损、人员伤亡、健康状况以及卫生服务条件恶化的事件,且其规模已超出事件发生社区的承受能力而不得不向社区外部寻求专门援助,就可称其为灾难(disaster)。或者说:灾难是一种超出受影响社区现有资源承受能力的人类生态环境的破坏。由于社区是相对的,因此发生破坏性事件时,需要援助和帮助。灾难的内涵随时间、空间和地点变化而不同,比如:发生在荒漠深处的7级大地震,几乎不造成灾难性后果;同样震级的地震如发生在沿海中心城市,则会造成重大人员伤亡和财产损失。在中国,灾难与灾害实际上是同义词。也有学者认为灾害常带有自然的色彩,严重时则造成灾难。

灾难按照其起因可主要分为自然灾难、人为灾难、公共卫生事件、社会安全事件四大类。自然灾难,人类的力量不能或难以操纵的各种自然物质和自然力量聚集、暴发所致的灾害事件,比如:地震、洪灾、台风、泥石流、极端高温、沙尘暴、干旱、暴风雨、低温雨雪冰冻、雪崩等。人为灾难,在社会经济建设或生活活动中,因为各种不合理工作和失误所造成的灾难事件。比如:交通事故、火灾、化学品爆炸、群体踩踏、煤气中毒、矿难等。公共卫生事件,指致病性生物因子造成的疾病大范围流行。比如:严重急性呼吸综合征(SARS)、禽流感、埃博拉、登革热等。社会安全事件,人为故意地破坏性行为所造成的灾难事件。比如:纵火、劫持人质、自杀爆炸、放毒气、恐怖袭击等。也有学者将人为因素和自然因素共同作用产生的灾难事件,称为复合灾难。

二、灾难医学范畴和特点

灾难医学(disaster medicine)是一门研究在各种灾难情况下,实施紧急医疗救治、卫生保障和疾病预防的临床医学学科。灾难医学涉及灾难预防、灾难现场急救、救援组织指挥管理和灾后恢复重建等,上至天文地理,下至理工农医。是一门独立的多学科相互交叉渗透的边缘学科。简而言之,在灾难事件中,绝大部分会涉及大量人员伤亡,必须迅速实施医疗救援,这就是灾难医学。灾难医学是一门对临床医学各专业(内、外、妇、儿、公共卫生、流行病学、创伤手术学、急危重症医学、军事医学、传染病学、社区医学、国际医学等)进行研究,将其运用到防灾、救灾、减灾的实践中去,及时解决由灾难带来的健康问题的综合性学科。灾难医学在其发展过程中呈现强烈的学科交叉性、社会协作性和国际合作性。同时,还要与灾难管理有关的其他非医学学科进行合作。或者说,灾难医学是研究在各种灾难条件下,实施紧急医学救援、疾病防治和卫生保障的一门综合性学科。

每逢灾难发生,总有人员伤亡,少则数十,多则成千上万。灾区条件艰苦,环境险恶,与城市医院的急诊科完全不能同日而语。灾难发生后,救援人员要在灾难事故发生地或一定的区域实施救援。灾难的种类很多,包括自然灾难和人为造成的灾难,因此实施医疗救援的问题也极其复杂,涉及面广,包括对灾难的预见、预报并有所准备,灾难现场伤员的解救和医疗急救,重大灾难后的卫生防疫包括饮水卫生、营养以及及早、适时的心理危机干预等。不言而喻,灾难医学和急诊医学(emergency medicine)密切相关,涉及较大或重大灾难时,则又和人道救援医学(humanitarian medicine)有很大的关联。因此,灾难医学是一门多学科相互交叉渗透的新兴医学边缘学科。

依靠政府临时号召和组织,以军队为救援主力军,是中国应对灾难一贯的救援举措。军队救援的高组织、高效率、高普及,一度为大规模灾难救援提供了强有力的支撑。但作为应急管理关键救援主体的公立医院和医务人员,并没有发挥关键作用,相较于政府和军队救援,民间救援存在着低组织、低效率、低普及的问题。

"低普及"表现为灾难医学教育空白、专业人才缺乏、民众科普匮乏、行业组织缺失等方面。而灾难医学管理薄弱直接导致了灾难医学救援的"低组织"状态,表现为公立医院无备灾准备、地方没有专业救援队伍、灾难现场缺乏救援协调机制。此外,创新不足及科研成果转化率低,使得灾难救援技术装备匮乏,对灾难现场的指挥沟通、研判决策、处置救援等方面的"效率"都带来损耗。

综上所述,灾难医学是一项极其复杂的系统工程,涉及面极广,其内涵也极其丰富。因此,事先是否已经建立了有效的针对各种灾难的应对机制和预案,将直接影响紧急救治的速度、能力和效率。速度不能代替效率,提高效率必须依靠科学的方法,依靠理论研究成果的支撑。衡量效率要看灾难中伤员的存活率、伤员和社会的满意度。简而言之,灾难医学涉及灾难预防、救援和管理三个方面。灾难医学涉及的除了医学问题,还有非医学问题。例如在重大灾难的救援过程中,就会涉及应由谁去解救、救出来以后由谁救治和如何救治、如何转移后送和安置等问题。这和我们平时熟悉的医疗救治有很大不同。在重大灾难如强烈地震和特大洪灾中,环境多变、危险,各种次生灾难随时可能发生,这就要求救援工作必须及时迅速;重大灾难涉及地域广,伤员的伤情复杂,需要创伤救治、心理安抚和防疫等同时并举;重大灾难发生时往往会出现各路大军同时驰往灾区救援的情况,必须有坚强有力、科学有序、统一高效地指挥和协调处置。

与临床医学一样,灾难医学是一门实践性很强的学科,但它与临床医学又有所不同。临床医学一般是在条件优越、设备精良的医院内实施救护。而灾难医学救援是要到达灾难现场,在恶劣和艰苦的环境中,用有限的人力和简便的设备,在急迫的时间里,对成批伤病员分级完成救治任务。这就需要有与现代医院里不同的组织措施和工作方法。另外,灾难医疗救援的实施需要政府、军地和各级管理部门的统一协调、统一组织、统一指挥,才能有效应对。灾难医学的教学目的是系统地掌握灾难医学的基础理论、基本知识和基本技能;掌握突发灾难事件与现场急救的医疗救护原则;掌握各种急救的基本方法和技术;掌握急危重症的判断和救治决策,通过最大限度发挥公立医院和医护人员在灾难救援中的作用,提高处理突发灾难事件的政策和能力水平,最大限度减少人员生命损失。

三、灾难医学新理念

近年来有专家提出了一些灾难急救的新理念,这些理念与发展灾难医学专业学科的需要完全吻合。

(一)救人第一

人的生命只有一次,是最为宝贵的,任何救援措施和医疗救援都必须以"救人第一"为宗旨,否则,那将是一次失败的救援。我们必须坚持"人的生命最为宝贵"这一理念,在灾难救援中必须以"救人第一"为目标。

(二)时间就是生命

急救任务有时效性,灾难救援更是如此,抢救严重病员必须争分夺秒,必须牢记"伤后救治黄金一小时"。何忠杰教授提出抢救应抓紧"白金十分钟"更是强调了急救的时效性。特别是对出现窒息和心搏呼吸骤停等症状患者的救治,应牢牢把握一分一秒极为宝贵的时间。

(三)先救命后治伤病

面对一个伤势严重的伤病员,考虑如何处置时,一定要先保证伤病员的生命,要以生命支持为第一要义。

(四)救人者必须同时重视保护好自己

救人时施救者必须很勇敢,但是也应该审时度势,在情况危急的情况下,既要保护好伤病员,又要保护好自己。事实上,往往只有保护好自己,才能更好地去保护和救治伤病员。

(五)灾难医学救援的"三、七"分理论

由我国灾难医学的奠基人之一王一镗教授提出,它的基本内容是:

1. 三分救援七分自救。
2. 三分提高七分普及。

3. 三分救治七分预防。

4. 三分战时七分平时。

5. 三分科研七分教育。

（六）必须十分重视灾难现场的急救

在重视院前急救的同时，不应忽视现场救护这一关键问题。那种把院前急救与现场救护完全等同起来的认识是不正确的。有些患者是必须接受现场救护才能达到最佳救治效果的，例如心搏呼吸骤停的患者、因异物卡喉引起窒息的患者等。现场救护必须是依靠最初目击者、救援志愿者和"好心人"来实施。如果试图依赖"120"急救，待救护车和急救人员赶到，则患者救治成功的希望已属渺茫。因此，我国必须大力提高现场救护的水准，目前，很多人认为我国的急诊医疗体系（emergency medical service system，EMSS）应由现场救护、院前急救、急诊科和急诊重症加强护理病房（intensive care unit，ICU）四个环节（简称"四环"原则）构成。而要切实实施这一"四环"原则，则需要：高度重视初步急救知识和技能的普及；高度重视应对灾难的准备；重视动员和组织社会人群的力量；重视政府主导的救援队伍的建设。

（七）对灾难的发生要未雨绸缪

只有做好充分的准备，才能最大限度地减小灾难造成的损失，这需要在预防上舍得付出和投入。比如国家级、省级医疗应急救援队建设，可谓"养兵千日，用兵一时"。

（八）中国"灾难环"理论

灾难医学救援过程可分为"灾前""灾中"和"灾后"三个阶段。"灾前准备，灾中救援，灾后重建"三者构成一环，称为灾难环。灾难医学的工作都是围绕这个环展开的。这一理论与国际灾难医学界通行的"PPRR"模式接轨：对不同类型的灾难作出反应，通常都包含：灾难前预防（prevention）、灾难前准备（preparation）、灾难暴发期应对（response）和灾难结束期恢复（recovery）四个阶段（简称PPRR）。

（九）灾难医学金字塔模型

在医救结合、平战结合、专群结合理念指导下，开展管理创新、普及创新、技术创新，铸造灾难医学金字塔。

1. 金字塔模型的底层——教育 立足专业成长，促进学科发展——教育是灾难医学学科发展的根本。科学的理论指导、高水平的研究实力、完善的学科建设、广泛的知识普及、规范的培训演练……实现灾难医学学科的科学发展。

以教育为本，强调了尽可能地覆盖多主体、多层次、多行业的人群，扩大底层基础规模，在社会化过程中实现灾难医学由低普及到高普及转变。

2. 金字塔模型的中层——管理 着眼组织机制，转变主体功能——管理是灾难医学工程管理体系的重心。"管理就是不断改进工作"，以期提高效率、节约成本，更好地达成目标。以医院为载体，着眼医政管理的内在机制，改进传统公立医院管理模式，转变医院主体功能，发展建设备灾医院。

以管理为重，由低组织到高组织转变。承上支撑工程创新研发，启下组织宣教培训。更进一步将高层新技术向底层民众传播推广，加以应用，实现全社会应急管理和医学救援的技术水平。

3. 金字塔模型的上层——技术 多领域融合演进，多技术创新研发——技术是促进灾难医学工程技术进步与创新研发的先导。前沿科技的整合应用，针对性的创新研发。以技术为先，在智能化的过程中做到"磨刀不误砍柴工"，由低效率向高效率转变。

立足专业成长，促进学科发展的教育体系；着眼组织机制，转变主体功能的管理体系；多领域融合演进，多技术创新研发的技术体系；有机构成了灾难医学工程管理体系的金字塔模型。

（刘中民）

第二节 灾难医学形成与发展

一、灾难医学历史

灾难医学（disaster medicine）作为一门新学科兴起于20世纪80年代，灾难医学的兴起与发展与整个世界灾难问题的日益严重是分不开的。1984年7月，美国科学家弗兰克·普雷斯（Frank Press）提出了世界性防灾减灾的战略构想。1987年第42届联合国大会通过第169号决议，号召国际社会开展"国际减轻自然灾害十年"活动（1990—2000年），规定每年10月的第2个星期三为"国际减灾日（International Day for Natural Disaster Reduction）"。"国际减轻自然灾害十年"

国际行动纲领首先确定了行动的目的和目标。行动的目的是通过一致的国际行动,特别是在发展中国家,减轻由地震、风灾、海啸、水灾、土崩、火山爆发、森林大火、旱灾和沙漠化以及其他自然灾害所造成的生命财产损失和社会经济的萧条。其目标是增进每一个国家迅速有效地减轻自然灾害的影响能力,特别注意帮助有此需要的发展中国家设立预警系统和抗灾机构。

"国际减轻自然灾害十年"活动创立了灾难学学科建设的思想和灾难学理论体系,促进了国际减灾事业的发展,也为各国灾难研究提供了新的机遇。随着"国际减轻自然灾害十年"活动的开展,世界各国对灾难的研究和医疗救援都十分重视,在理论体系的构建、研究方法的创新、成果应用等方面均有突破性进展,取得令人瞩目的成就。但是,目前世界各国灾难学研究和医疗救援发展水平很不平衡,一些发达国家和地区,如美国、法国、德国、英国、意大利、日本、加拿大等国家的灾难医学形成相对较早,发展较快,优势明显,值得借鉴。

灾难可以顷刻间夺走人们的生命。它离我们并不遥远,甚至可以说,多种灾难就在我们每个人的身边。灾难发生时,千千万万个家庭在顷刻间倒塌,继而会影响到社会的安宁幸福。灾难医学就是在这样一个大环境中应运而生的,它的形成顺应了人类发展的需要,也是人类在漫长发展过程中适应自然环境的一大进步!

二、灾难医学的发展

我国是一个有着五千年悠久历史的古国,也是一个灾难众多的国家。在漫长的社会发展进程中,不断经历着各种各样的灾难。历朝历代都积累了丰富的应急管理经验。新中国成立以来,我国在应急管理工作方面取得了进步和成绩。但是,作为一个完整巨大的现代社会系统工程,我国应急管理体系建设的时间并不长。1989年,根据第42届联合国大会第169号决议,成立了"中国国际减灾十年委员会",专门负责组织减灾对策、开展减灾规划管理,促进国际间合作。1995年,卫生部发布了《灾害事故医疗救援工作管理办法》。2001年美国"9·11"恐怖袭击事件、2003年SARS疫情暴发后,我国相继完成了应急管理"一案三制"(即应对突发公共事件所制定的应急

预案、管理体制、运行体制和有关法律制度)建设。2008年汶川大地震发生后,致力于建设、发展中国灾难医学事业的专家学者发起成立我国自己的灾难医学学术组织,经过3年的筹备和不懈努力,2011年12月7日中华医学会灾难医学分会在上海浦东新区成立,是我国灾难医学学科发展的里程碑。2008年之后,我国的灾难医学发展非常迅速,已形成了由灾难卫勤组织指挥学、灾难救治医学、灾难康复医学、灾难流行病学、灾难心理医学、灾难传染病学等多学科组成的比较完整的内容体系。并逐步完善预警、监测、防范、紧急救援、分级救治、康复与心理治疗、传染病防疫、传染病诊治等规范、措施及手段。由于灾难医学自身特点与性质,已逐渐发展成为一门独立的临床医学学科。

近十年来,我国应急医学救援能力显著提升:汶川特大地震在带来艰难险阻的同时,也促进了我国应急医学救援管理和专业的发展。在应对突发事件实践中,我国总结出"前后方、军警地一体化"等经验启示,为今后应急医学救援能力的提升奠定了基础。不仅如此,围绕现场检伤分类救治、伤员快速安全转移和医院批量收治;落实"四集中"救治,集中资源、集中专家、集中伤员、集中救治等,都是十年来应急医学救援的经验。随着国家应急管理部的成立,救援法治体系不断完善,全国医疗界仍在为提高应急救援能力而努力。在一次次突发事件应对处置中,中国应急医学救援工作不断总结经验,吸取教训,及时改进。经联合国(世界卫生组织)验收批准,近年我国已建立3支国际应急医疗救援队:2017年,同济大学附属东方医院(上海,二级)、广东省第二人民医院(广州,二级);2018年,四川大学华西医院(成都,三级)。

三、灾难医学教育和培训

灾难医学教育和培训(disaster medicine education and training)是指按灾难医学专业和学科发展的规律与需要培养和训练人才。分为3个层次:①灾难医学学历教育(5年制本科和研究生教育);②灾难医学培训(在职教育);③灾难医学科学普及教育。灾难教育待普及,中国灾难医学需要更多的人才储备。

汶川特大地震之后,"灾难医学"开始进入社会和医务界的视野。2008年9月,中国高校首个

灾难医学系在同济大学医学院成立，2011 年 12 月，中华医学会灾难医学分会在上海成立，并陆续组建地震、火灾、水灾、爆炸、科普等多个学组，为中国灾难医学的起步打下人才储备基础。

但是，灾难救援仅靠专业人才并不够。"50%~95% 的瓦砾下的幸存者，是由家属、邻居、志愿者及非专业救援人员救出的。"世界灾难和急救医学协会理事长科比·佩雷格说，"在这个世界上，没有一个国家拥有那么多的专业队伍来搜救所有坍塌的建筑，但 16~18 岁的学生人数则有很多，通过简单的一日培训课程，提高这些学生的灾难救援能力，就可能救活上千人。"

中国工程院院士谢和平认为，国内灾难教育普遍缺乏，很多人防灾减灾和安全意识不强。在总结国内外灾难教育的成功经验后，谢和平认为，有效的灾难教育应该具有实用性、针对性强、内容覆盖面广、主题多样、职责分明、方式多样化人性化、法律支持体系完善等特征，这也应是未来努力的方向。灾难医学救援的汶川经验总结：①一个主题，以人为本，抢救生命。②两大任务，医疗救援，解除伤者病痛；卫生防病，保生者平安。③三大策略，A. 医疗救援方面，现场验伤后送；近灾区重症救援；非灾区康复治疗。B. 卫生防病方面，关口前移，救防同步；全区覆盖，重点推进；对口支援，长效机制。④四项措施，A. 医疗救援方面，集中专家，集中资源，集中伤员，集中救治。B. 卫生防病方面，重点区域，重点人群，重点疾病，重点措施。⑤五环相扣，统筹指挥，医疗救援，卫生防病，心体康复，灾后重建。

（一）灾难医学学历教育（5 年制本科和研究生教育）

灾难一旦发生，必须马上反应，在第一时间内赶到灾难现场救援。所以一支召之即来、来之能战、战之能胜的医学救援队伍显得十分必要，而这支队伍的基本元素就是人，具有防灾救灾知识与技能的人。要实行灾难医学救援、实现人道主义崇高理想，发展和建设灾难医学学科、兴办灾难医学教育是基本条件。任何学科的发展都离不开人才的建设，因为只有有了专业人才，才能有效地开展相应的专业工作。犹如建造大厦需要有坚实的地基一样，我国提出了 21 世纪的人才战略，从国家的角度把人才建设提到了战略的高度。灾难医学是一个新兴的边缘交叉学科，兴办教育和培养灾难医学专业人才的重要性不言而喻。作为提供最基础专业知识学习的大学本科教育，在学科的建设中是基础，或者说是专业发展的摇篮。

2000 年之前，我国医学高校没有灾难医学的学科和专业设置，直到 2005 年以后，特别是 2008 年"5·12"汶川大地震后，我国先后有 5 所高等医学院校建立了灾难医学学系，开设了独立的灾难医学课程，走到了灾难医学大学本科教育的前列。它们分别是：天津市武警医学院救援医学专业（2006 年）；同济大学医学院急诊与灾难医学系（2008 年）；暨南大学管理学院的应急指挥管理系（2009 年）；江苏大学灾难与急救医学系（2011 年）；广东医科大学的应急救援医学系（2011 年）。虽然学系的名字有所不同，教授的却都是灾难医学的内容。5 年时间，从最初没有师资、没有教材、没有实验室、没有生产实习基地，到现在的师资队伍建设、教材建设、课程建设、实验室建设、生产实习基地建设等已形成扎实框架。以同济大学急诊与灾难医学系（同济大学附属东方医院）为例，该系成立于汶川大地震后的 2008 年 9 月，严格意义上讲是我国医学院校历史上第 1 个灾难医学系。2008 年该系成立了灾难医学教研组，2013 年改为灾难医学教研室。设置了灾难医学特设专业课程（68 学时，4 个学分），在大学本科的第 6、第 7 学期执行。课程的内容主要有 5 个单元：①灾难医学概论；②自然灾难；③人为灾难；④灾难心理；⑤灾难损伤。我国灾难医学的先驱和著名专家王一镗教授、王声涌教授等曾亲自为该系学生上课，深受同学们欢迎。学习结束考试及格后，由医学院发放灾难医学辅修结业证书。10 余年来同济大学灾难医学系已培养毕业生近 500 名。灾难医学的教材也是在教学实践中逐步发展起来的，起初，专家教授们是根据救援实践自编讲义；2010 年，形成上述 5 个教学单元雏形；2011 年，教育部、卫生部、人民卫生出版社正式将"灾难医学"纳入全国高等医学院校规划教材系列，编写出版了我国高校第 1 部《急诊与灾难医学》统编教材。值此，我国"灾难医学"本科教材、教学大纲得以基本完善，全国院校开设灾难医学课程均有正规教材可依。2013 年，人民卫生出版社又将"灾难医学"列入全国高校研究生规划教材行列。

2010 年,同济大学附属东方医院斥资 200 万元建立了"灾难医学实训室"。同年建成灾难医学生产实习基地 3 个:北京凤凰岭国家地震救援训练基地、武警江苏消防总队南京训练基地、上海 120 急救中心基地,为学系同学的生产实习提供了良好条件。更令人可喜的是,2012 年 12 月经国家民政部、科委批准,中华医学会灾难医学分会在上海浦东成立,挂靠在同济大学附属东方医院。5 年不懈努力,我国的灾难医学高等教育实现了"3 年初见成效,5 年大见成效"的跨越。当然这只是万里长征走完了第一步,如何进一步完善灾难医学系建设,不断提高教学质量,培养更多的灾难医学救援人才,以适应国家和社会的需要,仍然是我们不懈努力的方向。以上 5 所院校创办的大学本科灾难医学专业,只是一个最初的尝试,还远远不能满足我国灾难医学发展的需求。还需要扩大灾难医学大学本科专业建设,让更多的医学院校成立灾难医学专业,培养更多、更好的灾难医学专业人才,以适应我国灾难医学救援的需要。

(二)灾难医学培训(在职教育)

在汶川大地震救援中,某些煤矿医院的医生因擅长矿难救援,到了现场迅速投身医疗救治。而有些大医院的医生,在断水断电、缺医少药的灾区竟有些不知所措。只有尽快向所有医护人员普及培训灾难现场救援技能,才能填补中国灾难医学的空白。灾难的发生是随机的,而且大多时候是不可预测的。灾难一旦来临,必须马上奔赴灾难现场,面对艰苦、复杂、危险的灾难环境和数量巨大的患者第一时间实施救援。这种特殊性给医学救援人员提出了更高的要求,他们不仅要有精湛的医疗技术、强壮的体魄,更要有良好的心理素质、坚定的意志信念、强烈的社会责任感,勇往直前不怕牺牲的大无畏精神。唯有如此,才能克服重重困难,解救灾难中的伤员,减少灾难带来的损失。救援人员如何才能做到这一点?这就需要平时进行灾难医学教育,只有经过专业的教育培训,救援人员才能掌握技能,成为既懂灾难救援指挥管理,又懂灾难医学救援技术的复合型人才,在灾难医学救援中大显身手,立于不败之地。一名优秀的医学救援队员必须是一名复合型的人才,需要掌握 5 个层次的技能。

1. 通用技能 这是成为救援队员的前提条件,同时也是在灾难条件下生存下来的必备技能。

(1)搜索与营救知识:搜索就是找寻遇难者并判断其位置,为营救行动提供依据,而营救则是指运用起重、支撑、破拆及其他方法使遇难者脱离险境。

(2)通信设备的使用:通信系统是灾难救援工作最重要的一环,它保证了全部信息的通信联络。平时设置的通信线路在灾难中可能被毁坏,即使尚未被毁或未完全毁坏,但在灾难时常不能正常使用。故在灾难救援中必须要有可替代的备用有线和无线通信设备,以保证救灾指挥部与灾难现场、交通运输部门、各医疗机构、公安、消防、军队、武警、药械和血液供应等部门的通信联络并保持畅通无阻。

(3)野外生存知识:野外生存即人在住宿无着落的山野丛林中求生。对于救援队员来说,野外生存也是一项基本的业务技能,掌握这项本领有助于提高环境适应能力。

(4)外语、世界各国人文常识:灾难救援没有国界,救援队伍不仅仅在当地实施救援,也可能要去全国各地甚至是国外的灾区去实施救援。所以这就要求救援队员要了解需要救援地区的人文知识,比如我国各民族的风俗习惯,还有其他国家的风俗习惯、宗教等。同时掌握一些基础的外语,这些都能使我们更好地开展救援工作。

(5)优秀的身体、心理素质:灾难医学救援的环境与平常医院的急诊科完全不同,往往是一个极端恶劣和危险的环境,且面对大量的伤员。如"5·12"汶川地震后,当时的灾区情况异常危急,余震不断,物资缺乏,没有医疗设备,甚至连食物和水都匮乏。而且救援队员还要面临着无数同胞因灾难夺去生命的惨剧,要承受极度的体力消耗与巨大的心理压力。所以灾难救援光凭责任感与勇气是不够的,救援队员必须有强健的身体素质、过硬的心理素质和过硬的救援技术才能奔赴灾难现场。这就要求在平时的教育培训中,重视救援队员的体能训练与心理素质的培训。

2. 基本急救技能

(1)灾难现场创伤急救技术:主要包括通气、止血、包扎、固定、搬运等,这些都是灾难现场中最常见、最实用的急救技术。

(2)检伤分类技术:创伤伤病员的早期紧急

救治对降低死亡率起着决定性的作用。但对创伤伤病员进行有效的医疗救护，常常受到致伤的原因、受伤的人数、医疗条件和救援人员之间协调及后送的条件等因素影响。所以灾难事故现场的医疗救护包括灾难事故现场的评估、伤病员伤情的判定和伤病员的分类及给予相应的处理就显得非常重要。

（3）心肺脑复苏技术：主要包括基本生命支持和高级生命支持。在死亡边缘的患者，基本生命支持（basic life support, BLS）的初期4~10分钟是患者能否存活的最关键的"铂金时刻"。决定着抢救程序是否继续进行。在 BLS 之后，应尽可能恢复自主循环，因为胸外心肺复苏（cardiopulmonary resuscitation, CPR）仅产生临界的血流，持续几分钟以上，对维持脑和心脏的血流都是不相适应的。高级生命支持（advanced life support, ALS）意味着进一步恢复自主循环和呼吸，是 BLS 的延续，常需借助器械实施，因而疗效更为确切。

3. 救援医疗设备的使用　在灾难救援的现场没有平时医院里的辅助科室，而且条件、设备都特别简陋。所以救援队员必须学会使用一些常用医疗设备，如心电监测仪、自动心脏除颤器、呼吸机、便携式超声仪、血尿常规监测仪、采血箱等。此外在紧急情况下，有时需要为伤员做手术和输血，这就需要一些特殊的检查，如肝炎六项、梅毒、艾滋病等的检测。

4. 临床专科医学知识技能　除了熟练掌握临床医学的专业技能和灾难救援的基本理论和知识外，还要求掌握其他灾难条件下常见内科、外科以及其他专科急症的处理，如颅脑外伤、脊柱骨折、腹部损伤等。灾难造成的伤害常常涉及人体的各个器官，如地震造成的挤压伤、火灾造成的烧伤、交通事故造成的多发伤、化学危险品事故造成的灼伤、恐怖袭击造成的枪伤等。这些问题都需要救援队员去面对、去解决，所以在平时的培训中要注重这方面的学习训练。

5. 灾难医学救援演练　对实际灾难应急救援过程的模拟。包括常规的应急处置流程和设定的关键事件等。救援演练的目的是检验救援预案、救援装备、救援基础设施、后勤保障等。从而发现问题和薄弱环节，提高预案的可操作性，提高应急救援反应能力。救援演练一般分为演练前、演练中和演练后 3 个阶段。

值得注意的是，上面说的几点都是属于通用灾难医学救援的内容。无论在我国东西南北中都通用。但是我们的祖国地大物博，有 30 多个省市，13 亿多人口。由于各省市的历史地理、政治经济、文化风俗不同，各个地区受灾难情况也不完全一样，如南方为水灾而北方却是大旱；同样严重级别的地震，国内和国外、城市和乡村、高原和平地对救援的要求就不一样。这就需要在通用救援技术的基础上，根据各地区（省、市）特点，发展建设符合当地实情、有地区特色的灾难医学救援技术。

（三）灾难医学科学普及教育

1. 灾难医学救援的三、七分理论　人类从诞生的那天起，不幸的灾难和幸运的救援就一直形影相随。我国是世界上灾难频发的国家之一，各种天灾人祸一旦发生，对社会安定和经济发展带来巨大的压力，给政府和民众带来深重的痛苦。世界上有一百多个国家处于"地震、台风、洪水"的"世界灾难带"，我国也不例外。可惜只有少数国家具有完善的应急计划和医学救援技术来应对灾难的突然袭击。现代灾难医学救援教授王一镗提出了著名的"三、七分"的理论，即要以三分的力量关注灾难医学专业学术水平的提高，以七分的努力向广大群众宣传普及灾难救生知识。

在灾难现场，第一时间展开救援的是绝大多数的普通民众，他们具有既是被救者又是救援者的双重身份。灾难现场通常做出第一反应的是邻居、朋友、家人或者社区其他成员，唯有他们通过角色转换，在不到 5 分钟的时间里，实施决定性的自救互救方法，能使灾难中的大部分伤员获得生存机会。例如，1966 年 3 月 8 日我国河北省邢台地区发生地震，马兰村房屋全部倒塌，全村 1 800 余人，除 5 人外，其余全部被埋在倒塌的房屋内。该村民众组织自互救任务。由于组织指挥得力，方法得当，只用了 3 个小时就将被压埋人员挖出，使 1 260 人得救。1983 年山东省菏泽地震时，菏泽市与陵岗乡一带的房屋倒塌 15.6%，2.3 万人被压埋在废墟下，灾民们靠亲帮亲、邻帮邻，村自为战，人自为战，迅速展开自救互救，不到两小时就将 94% 以上的人员和牲畜扒救出来。经过及时医疗，99.2%的人获得康复，只有 41 人致残，4 人丧生。1976 年唐山大地震中，灾区民众也是在各级领导的组织带动下，将全市被埋压 57 万人中的 45 万人（约占 78.9%）扒救出来，脱离险境。可见以"七分普及"为宽广基础，让亿万民众参与灾难救援，这是灾难医学事业发展之必然。以往人们所谈及的救援，往往多是指专业救援人员帮助受伤的群众摆脱困境。而受灾群众本身也把自己置于一个被动的位置，总是更多地寄希望于专业救援人员来帮助自己及家人脱离危险，忽略了其既是被救者也是救援者的双重身份。当灾难发生时，尤其是大范围受灾情况下，往往没有即刻的、足够的救援人员和装备可以依靠，加之专业救援队伍的到来受到时间、交通、地域、天气等诸多因素的影响，难以在救援的"黄金一小时"内实施有效的救助。即使专业救援队伍到达再迅速，也不如身处现场的人民群众来得及时。因此，将灾难现场的人民群众迅速、充分地组织调动起来，第一时间（黄金一小时内）展开救助，充分发挥其在时间、地点、人力及熟悉周围环境的优越性，在最短时间内因人而异、因地制宜地最大限度地保护自己、解救他人，才能有效弥补专业救援队伍的不足，最大限度地减少灾难造成的死亡。因此说民众才是灾难现场最能及时有效发挥救援作用的主力军。

2. 怎样普及救灾知识 通用急救知识和技能包括通气、止血、包扎、固定、搬运和心搏呼吸骤停的现场心肺复苏等，这些知识的普及率，往往代表一个国家和地区的发展水平与文明程度。将普及急救知识这项工作纳入国家及地方各级政府职责中，明确管理与实施的组织，成立由政府领导牵头，由各级灾难医学分会、红十字会具体组织实施区域性分支培训中心，培养师资队伍，以及志愿者队伍。同时，分行业、分人群、分区域逐次普及，尤其在高风险行业、易受损群体以及突发事件、自然灾难频发地区先行普及。

（1）建立市民急救知识培训基地：我国北京、上海、青岛等地依托 120 急救中心建立了市民急救技能培训基地，配置了大量培训器材，并设立了专项运行经费，年均培训数万人，取得了良好的效果和经验。依托各市相关医院、120 急救指挥中心、武警消防部队等，建设全市的市民急救技能培训基地，上述相关单位在做好医疗急救工作的同时，积极通过急救技术进城乡、进社区、进学校、进厂矿、进部队等形式，逐步深入开展急救知识、技术普及培训，配置专职人员并设立专项工作经费，对全民开展规范的救生培训，并定期复训、检查。

（2）建立分级普及救灾知识的培训机构和网络：建立灾难医学培训网络系统，实施现代化教学，在充分利用现有教育资源的基础上，选择有条件的高等医学院校或培训中心，逐步建立起以国家级培训中心为龙头、省级培训中心为骨干、临床及社区培训基地为基础的灾难医学培训网络。运用现代教育技术，建立形式多样的培训方法，建立灾难医学教育信息网络系统，满足课堂教育与网络教育需要，进行网上培训演练。国际上对初步急救知识和技能的普及培训非常重视。我国江苏省亦有一则范例。江苏大学于 2007 年 3 月成立了江苏大学急救协会，该协会当时已有大学生会员 139 人，这些会员接受了 20 学时的初步急救技能培训。他们利用自己掌握的知识在当地对部分中、小学生和幼儿园老师进行初步急救技能的培训。这是星星之火，若在全国的大多数大学内成立救生协会，传授初步救生技能，则不仅可以使会员获得初步急救知识和技能，而且可通过会员渗透并影响更多民众，值得推广应用。

（3）建设高素质的师资队伍：若想加强群众救灾知识的普及培训，应从培养一支能担任基础生命支持（basic life support, BLS）培训和基础创伤生命支持（basic trauma life support, BTLS）培训任务的师资队伍开始。随着灾难医学教育的陆续展开，便有了众多可以担当这一培训任务的教师。然后，再由这些经过培训的老师在各个社区及基层组织从事普及培训的工作。我们应该争取使成人居民人口中的 10% 接受这方面的普及培训。当然，这需要从多个层次、多个渠道共同努力，来开拓灾难医学普及教学的广阔前景。2011 年起，国务院应急办已着手编写统一的灾难救援培训师教材，在全国范围内分区域培训省一级灾难救援培训师；再由他们去培训市一级灾难救援培训师；再由市一级的培训师去培训社区民众。这项工作完成后，将大大推动我国灾难医学救灾知识普及教育事业的发展。

• （4）宣传普及防灾、抗灾、减灾知识：在普及上述工作的同时,还要普及有关如何防灾、抗灾、减灾的知识及防灾、抗灾、减灾的重大意义。针对我国民众过分依赖政府管理灾难风险的传统观念,必须把转化大众传统思想观念作为普及救援知识工作的前提。教育引导广大民众充分认识现代人们的生活中,灾难问题无处不在,无时不在。每一个人必须树立预防意识,自觉掌握防灾、抗灾的基本知识和技能,从而增强自身防范本领。结合我国各地区域实情和灾难特点,通过多种途径和方式,建立区域性的培训中心,增强各类灾难预防及应对知识的普及教育,增强救援知识的区域针对性、实用性。救援知识的普及离不开舆论宣传引导和媒体传播。即充分利用广播、电台、电视、网络、报刊杂志等平台宣传普及救援知识,同时拓展宣传渠道,创新普及方法,通过宣传展板、横幅标语、散发宣传材料、组建宣讲团等灵活多样的宣传形式,增强宣传效果,营造良好氛围,引导民众不仅要强化防灾、防险意识,更要主动学习救援知识和技能。在平安时期民众拥有紧迫意识,获得包括急救在内的应对所有灾难及意外事故的基本知识和技能,当灾难发生时,拥有救援相关知识或者受过专业训练的民众,可以更大程度发挥其积极作用,成为灾难救援中不可或缺的中坚力量。

(5)进行防灾、抗灾演练:模拟灾难发生现场,如地震、火灾、洪水等,定期在市场、商场、车站等人口相对密集区域组织开展应急避险、自救、互救等群众互动式演练活动,增强其防灾、抗灾能力。尤其要重视中小学生的演练和普及教育,大力开展救援知识进学校活动,把救援知识纳入学生素质教育计划,充分利用学校教育资源的优势,普及青少年的救援知识。不要仅仅把防灾、抗灾演练当作一种表演,而应十分认真严肃地对待。要做到十分逼真,让全民参与进来。

(6)关注重点人群:普及与灾难有关的救援知识时,应十分关注相关的重点人群。重点人群是指医学以外其他行业经常接触灾难事件并为救援服务的人员。诸如经常可以成为最初目击者的人民警察、消防人员、教师、宾馆服务人员、车站码头的服务人员,以及各种重大集会的志愿者。对重点人群定期开展灾难预警训练,加强灾难状态下的心理素质锻炼,尤其对交通警察、司机、消防

队员等进行人工呼吸、心肺复苏技术、压迫止血等基本知识培训,以提高其对灾难事件的医疗救援意识。比如每年组织大型急救演习,包括车辆调动、救护、心肺复苏表演、急救知识测验、自救等技术,以提高应对灾难的救生能力。在"七分普及"中还应注意,普及对象主要是第一目击者(first responder)、好心人和志愿者(volunteer)。所谓第一目击者,是指在灾难发生后即刻在现场为突发伤害、危重疾病患者提供紧急救护的人。若第一目击者能及时伸出急救援手,则可以大大提高急救效果。"黄金一小时(golden hour)":从重大灾难发生,到灾后的60分钟是创伤救援成功的最佳时间。严重创伤后生存与死亡之间存在的这一个小时被称作"黄金一小时"。这是指灾难发生时,如果受灾者伤情严重,争取生存的最佳时间为60分钟。虽然严重创伤患者可能不都是在这段时间内死亡,但伤后一小时内发生在患者体内的某些病理生理改变已难以甚至不可恢复。只要我们高度重视灾难医学知识的普及培训,并且持之以恒,我们就会得到应有的回报,那就是在灾难降临时将会有无数的生命获救。

四、灾难医学的科学研究

(一)灾难研究目的

放眼整个世界,灾难问题也是日益严重与突出,造成了重大的人员伤亡和社会经济损失。因此,开展世界性的灾难研究势在必行。在这样的背景下,各国的灾难研究也蓬勃兴起。灾难学的创立,使灾难研究以前所未有的规模和速度发展起来,研究队伍不断壮大,不但有地震学、气象学、环境学、生物学等专业研究人员,还有经济学、地理学、社会学、生态学、心理学、医学等专业人员。研究领域不断拓展,不但研究单个灾种,还把灾难作为一个整体加以考察,研究灾难的性质和特征,构建的灾难学学科体系不断得到充实完善。20世纪80年代后期,灾难学各分支学科的研究不断取得新的进展,气象灾难、生物灾难、地质灾难、地貌灾难及环境灾难的研究也全面展开,特别是气象灾难的研究十分活跃。

灾难医学科学研究的目的有探索性、描述性和阐述性。探索性研究是最小的研究结构,常涉及新的研究领域或者为更复杂的研究做可行性分

析。研究重点是建立假说,常采用较小的样本进行全面深度的资料采集。由于研究规模小,不需大量的计量资料,探索性研究较为容易进行,所需时间较少。相反,描述性研究的研究对象又正是假说和研究问题,准确地评价各变量的分布及其和理论分布的关系,如每个人的发病时间和地点等。与描述性研究相同,阐述性研究以假说和研究问题开始,以解释各变量间的因果关系为目的。阐述性研究也指流行病学的分析性研究。描述性研究和阐述性研究重点都是选择代表所研究人群的恰当样本,并且尽量减少数据偏倚。

历史上,灾难研究常以探索性研究为主。探索性研究注重新的研究领域或进行更优研究的可行性,强调建立假说,且通常采用定量的数据采集方法。灾难发生后,研究者立即进入灾区调查,这时探索性研究设计比描述性设计更有价值。由于废墟清理等活动,有价值的信息很快消失,必须在有限的时间内尽快收集。另外,灾难引发居民的移入、移出也会改变研究的目标人群和社区。

(二)灾难研究机构设置

灾难研究可以在不同的环境和条件下进行。有些灾难健康研究者和流行病学家多在医院急诊科等受灾人群集中的地方进行资料收集工作。这类研究中,有健康问题的群体自行前往医院急诊科,但在灾难时期,医院入院标准放宽,因此这样统计出来的灾难相关发病率往往高于实际情况。相反,基于社区人口的研究使研究者能够准确评价整个社区内受灾难影响的人数。同时,基于整个人口的资料收集能获得所有受灾难影响的人口的比例、社区准备的水平、社区内躯体和心理创伤发生情况、健康资源和救援力量使用情况、基础设施的损坏等多方面的信息。

(三)灾难研究变量

灾难过程大致可分为三个阶段,即"灾前""灾中"和"灾后"。三者构成一环,称灾难环。灾前阶段可以在灾难发生前进行减灾、降低脆弱性、救援准备计划和研究。灾难的基础数据和信息应在此阶段收集。灾中阶段重点进行灾难警报、撤离、反应和救援等研究。灾后阶段进行灾后恢复重建的研究。最近的研究多采用纵向联系,包括了灾前和灾后数据的比较。如1994年加利福尼亚地震后三个连续的研究证实了灾难相关记忆持续较长时间的观点。

不管研究处于灾难环的哪个阶段,研究变量的选择都需要认真考虑。以研究者的专业和理论背景、研究对象(个体、群体、机构、社区等)选择研究变量。影响研究结果的变量是独立变量。例如,人口学特征影响人的灾难经验,因而是独立变量。另一个关键独立变量是灾难暴露水平或剂量。灾难暴露水平可以通过多种方法测量,如地震震动的密度、灾难人员损失程度、个人通过媒体获得灾难信息的数量等。

由于灾难现象的多维性和灾难研究的多学科性,灾难研究的结果或变量非常广泛。灾难研究涉及的主要学科包括:地理学、地质学、工程科学、经济学、社会学、心理学、公共政策、城市规划、人类学、公共卫生和医学。地理学家和地质学家研究人类居住和灾难(地震断层、山坡、泛滥平原)之间的关系,或者说,"灾难景象"。工程师研究灾难引起的结构破坏程度。经济学家评价灾难的经济和财政影响。社会学家和心理学家研究灾难和灾难风险引起的人的行为反应。医学专家研究灾难对人类健康和医疗保健系统的影响。对灾难环不同阶段的研究和不同的研究设计使研究者能够预计灾难造成的损失、可能预防的损失,评价实际发生的损失,评价减灾的效果,预测长期恢复的过程。

随着世界范围灾难的增多,灾难研究的范围扩大,不断产生新的学科。这些变化也影响灾难研究的变量。例如,2001年"9·11"后关于恐怖袭击的研究迅速增多。研究评估了恐怖袭击的不同结果,包括公众对恐怖主义的反应、恐怖事件对健康的影响等。同样,生物恐怖、流行病、公共卫生准备也成为研究重点领域。

(四)灾难研究设计

恰当的研究设计依赖于研究目的,是探索性、描述性、阐述性,还是分析性,还有研究的可行性。以下所述的各种研究方法都是社会科学和流行病学研究常用的方法,同样适用于灾难医学的研究。

实验性研究是比较接受某种处理的不同结果。处理可以是任何可能产生影响的独立变量。研究者控制独立变量或暴露的水平,以确定变量的效应。实验必须将受试者随机分入不同的处理组,以使各组除了处理因素以外都相同,这样才能使各组具有可比性。真正的实验性研究可以提供最高的因果性证据,适合做探索性研究。

社会科学中阐述性研究常用准实验的方法。研究利用现成的社会环境,不像真正研究那样完全控制刺激因素,如暴露的时间和对象。不存在真实的灾难,研究对象暴露于灾难危险因子,而不是暴露于真实的灾难。

非实验性的流行病学研究被称为观察性研究。研究对象处于自然状态中,研究者不进行干预,只对自然发生的暴露和结果进行研究。队列研究是个典型的例子,研究者确定一个暴露于某种因子的群体、一个不暴露于该因子的群体或不同程度暴露于该因子的群体进行观察,研究不同群体的结果。

另一可以用于灾难研究的常用流行病学设计是病例对照研究。和队列研究相似,病例对照研究可以用于阐述性研究,探讨暴露和结果的关系。和队列研究首先确定暴露水平并观察结果不同,病例对照研究从确定具有或不具有某种结果的人群(病例和对照)开始,然后回顾性调查他们的暴露状况。

研究者常对确定暴露剂量和效应的关系感兴趣,且剂量-效应关系增强研究可发现其内部真实性。准实验、队列研究和病例对照研究都提供较高的内部真实性,同时也有较好的外部真实性。如果研究对象是基于人口的样本,结果可以推广至更大的人群。这类研究的主要问题是如何定义灾难暴露。

用于深入的探索性研究的非实验性、观察性研究设计是病例研究或病例系列研究。这类研究中,由于主观选择的病例或在统计学上不能代表人口,使研究的外部真实性降低。由于没有进行病例和非病例的系统比较,研究的内部真实性也降低。病例研究的主要优点是可以较好地理解少见和新的现象,以及发展新的假设。

除了实验、准实验和观察性研究之间的区别外,灾难研究中数据收集的频率也有区别。如果只收集一点的数据,就是断面研究或现患调查,它描述某一时间点某一人群的特征。所以,断面研究常被称为快照研究。断面研究也用于变量间因果关系的研究,因果关系的分析常是基于理论和逻辑分析,而不是基于时间顺序。因为所有的指标都取自同一时间点,利用理论模型分析出自变量是否先于因变量。所以,断面分析主要用于描述性研究,也用于探索性研究。

灾前进行的断面研究可以提供个体、机构和社区水平的健康状况、风险知识、对准备的态度、实际的准备行为等方面有价值的基线数据。事实上,多数断面研究都是灾后进行的。即使是灾后新发的病例也不一定和灾难本身有因果关系。灾后现患病例中,常常很难区分灾难引起的疾病与灾难无关的疾病、灾前即存在因灾难而恶化的疾病和灾前即存在未受灾难影响的疾病。慢性疾病最容易发生这种错误。

如果研究持续较长时间,在多个时间点采集数据,就是纵向研究。纵向研究不如断面研究常用,因为它需要更多的资源和更长的时间。它的优点是可以让研究者观察变化的趋势,提供因果关系方面更有力的证据。纵向研究常用于观察一个社区的灾后恢复过程,或灾后和灾前的变化。重复的断面研究也是纵向研究,每次研究可能采用新的样本。重复测量的队列研究也是纵向研究,多次观测同一样本的数据。具有灾前数据时,重复的断面研究价值很大。

重复的断面研究能够对某一人群的代表样本进行多次数据采集,而专门小组研究则对某一群体内的变化进行观察。例如,1994年加利福尼亚地震后进行了一项调查,4年后对被调查者进行了一次重复调查。目的是评价他们经历了一次灾难事件后对另外一个预期的慢性灾难事件(厄尔尼诺现象)的反应。研究显示,先前经历的地震造成的情感伤害不仅改善了灾难准备(更多地参加减灾活动),也让人群更容易受到新的情感伤害。

(五)灾难研究数据收集

和多数其他类型的研究一样,灾难研究收集的数据有定性和定量之分。定性数据主要通过实地考察、深度访谈、小组讨论及文献研究等方法收集。这些方法提供了关于特定的个体或团体、地点、时间或研究者感兴趣的现象的详细信息。定性数据收集方法多用于至今尚无相关研究信息的某一问题或某一现象的探索性或描述性研究。定量数据通过对某一特定问题相关知识的拓展来补充定性数据。抽样调查是最常用和最有效收集定量数据的方法。调查可以针对个体、家庭、组织或社区,调查数据可以通过问卷调查和记录审核的方式获得。个体调查通常采用问卷调查的形式,即应答者自行和面试人员通过电话采访或面试的方式进行。对于家庭、组织或社区的调查,可以指定某一具有代表性的团体参加,而不用全体参与调查。

调查的主题是普通的社会科学研究,包括灾前相关知识的了解、对于灾难的态度和行为、发生灾难时的直接情感和行为反应、灾后的恢复过程。研究者普遍认为,灾难幸存者不愿意与研究者讨论他们的经历,以及缺乏可靠的自我呈述是灾难研究调查受到的主要限制,尽管这些问题被几位研究人员驳斥过。近年来,家庭调查参与率普遍下降是灾难研究调查的另一障碍。

在关于个体、医生及医院的调查中,研究者运用了大量的灾难流行病学方法来获得人口健康状况的定量数据,以及灾难暴露与健康状况关系的相关数据。这些数据对于评估灾难期间及以后的医疗需求十分重要。除了直接调查受灾人员外,研究者还经常收集汇总从医务工作者、医疗应急机构及其他相关来源的数据,并对这些数据进行前瞻性或回顾性的研究。例如,公共卫生方面的人员可通过每周回顾紧急避难所中的医疗记录,计算出诊断为急性呼吸道及胃肠道疾病的居民数,从而发现可能存在于避难人群中暴发的传染病。

标准化的数据收集方法对于定量数据是特别重要的,因为研究者们旨在比较不同事件、人口、环境、时间之间的数据。在这方面,灾后快速健康调查经常受到以下因素的影响:抽样方法不一致、数据报告时间不一致、确定与健康状况有关的灾难相关因素的标准不同、在意外事故或健康状况与灾难相关时以不完整的资料记录。缺乏标准化的定义和调查工具是灾难研究中定量数据收集的最主要挑战之一。

(六)灾难研究的复合方法

研究者们逐渐意识到定性、定量方法与数据是互补的,使得复合方法可能成为灾难研究中更受欢迎的方法。复合方法广义上定义为一种研究,研究者在研究的过程中收集和分析数据、整合结果,并且在单个研究或调查中应用定性和定量方法得出推论。

(七)进一步研究的建议

1. 地学信息系统和灾难研究 地学信息系统(geo-information system, GIS)技术在灾难研究领域中的应用日益增多。GIS 的主要能力是将地理数据与其他信息整合,如人口数据、灾难导致的物理损伤程度、发病率与死亡率,最后获得需要的资源。它还能进行数据分析、制图和视觉汇总。

GIS 技术在灾难流行病学研究中最常见的应用是帮助灾后快速评估调查,该调查经常采用分群随机抽样法。GIS 目前可以用来随机抽样家庭、户外导航、数据管理与分析、呈现结果。

2. 灾难研究的伦理学 和所有研究一样,伦理学的思考在灾难研究中是不可或缺的。主要问题是研究活动会不会直接或间接地伤害到研究的参与者和更多人群。比如,在灾难发生过程中或发生后的第一时间里,对疏散人群和急救人员的现场观察和采访可能会妨碍救援的进程。同样,采访灾难遇难者的遇难经历,有可能会在原有基础上,进一步造成他们心理上的压力和痛苦,这对预期研究并不利。尽管灾难研究者在一种紧急情况下进入灾区,但是在他们设计研究方案和接触研究人群前,必须将这些或其他的一些伦理问题考虑进去。

3. 不同灾难发病率和死亡率 不同灾难所导致的发病率和死亡率是不同的,但对于同一个灾难,有时也会报道出不同的发病率和死亡率,这就反映了评估健康影响所用的方法上的差异。这些方法反映的是事件发生前系统数据收集的基本情况、事件造成的哪些伤害和破坏程度会对灾后数据的收集产生干扰。所以,对灾难中实际和报道的发病率和死亡率的多因素性认知是非常重要的。

危险度分型是灾难相关的发病率和死亡率的一种常见分类法。对特定危险产生健康影响的相关知识和研究总量取决于多种因素,包括伤害事件发生的频率、明确的开始和终结的时间、这种危险造成的人员伤亡量,以及灾难中存在的恶化因素。

灾难导致的心理疾病发生率很难用危险度分型去界定,灾难是故意的还是无意的,会对心理疾病发病率的发生产生很大影响,因为当受害者一旦知道了这是一场被认为是故意的灾难后,会对其造成更大的心理折磨。创伤后的应激紊乱是目前研究中最常见的应激紊乱,继发沮丧、焦虑和惶恐的紊乱。大多数的研究都认为,伤后症状会出现一个非常明显的应激下降。

由于研究的角度不同,灾难研究者之间的沟通仍然是重要问题。由于对自己专业以外的文献了解不多,研究者常会进行重复的和多余的研究。以下根据灾难研究的性质和历史提出提高灾难研究质量和途径的建议。

为提高灾难研究的质量,最好设计、资助、实施多学科的复合研究。这能够增强不同领域研究者之间的沟通,促进灾难研究的方法和理论框架的整合。促进跨学科研究应该是研究者最大可能了解他们自身专业以外的知识,尽量减少重复性研究。

改变传统的基于卫生机构如医院和急诊科的研究策略有助于提高灾难研究质量。基于人口的研究能够研究灾难对当地人口的总影响,而不是仅以那些到某一特定医院看病的人群为研究对象。

增强数据收集可靠性的一种方法是将官方公布的灾难相关的损伤和疾病归入报告疾病,这将促使公共卫生专业人员准确获取灾难受害者的信息。公共卫生部门不仅能准确收集此类信息,还能保护灾难暴露者的隐私。这项措施促进跨学科研究,促进数据的有效分析,不需不同的研究者重复采集资料。另外,这项建议还可以使相关资料长期保存,避免一段时间后资料缺失。

努力提高灾难医学研究质量能促进研究策略和结果的可及性。这些努力应直接指向灾难研究者和灾难信息的需求者,进而提高灾难研究结果的可及性。支持搜索引擎的整合,使相关文献容易被检索到,方便获得。灾难研究结果的推广和传播能够使灾难研究者、实践者和政策制定者获得更充分的信息,从而使灾难政策的依据更充分。

（刘中民　赵中辛）

第三节　灾难医学、人道医学与急诊医学

一、灾难医学、人道医学与急诊医学简介

随着社会和经济的发展,灾难事件的发生并未减少,且似有上升趋势。因为各类灾难（人为、自然、复合的灾难）对各国的政治、经济和社会安定影响极大,对灾难事件的预防、处置和救援一直是各国政府和社会、政要与民众、医学专家学者关注和关心的问题。随着灾难医学救援的实践,逐渐产生了与医学救援较为相关的数个专业分支。

（一）灾难医学

灾难医学（disaster medicine）涉及灾难疾病治疗及灾难相关医学救助两方面。从事灾难医学的专业医师是医学救助策划人员、紧急救治专业人员、事故紧急处理人员与政府和相关政策制定者之间的纽带。

世界灾难和急诊医学会（the World Association for Disaster and Emergency Medicine,WADEM）的原身是成立于 1976 年 10 月 2 日的美因茨俱乐部（club of Mainz）,该俱乐部旨在促进世界范围的日常紧急状况和重大紧急灾难的院前护送和急诊救护。俱乐部的成员是急诊医学领域里有名望的研究者、医生及教师,他们将各自对急诊科学、急诊教学及急诊临床的热爱与活力集中到了一起。随着这个组织所致力的灾难急救领域的不断发展,为了将它发展成为世界性组织和更好地反映它的性质,这个俱乐部便更名为世界灾难和急诊医学会。

世界灾难和急诊医学会（WADEM）的使命:

1. 以促进学术研究为基础的教育培训。

2. 通过全球网络和出版物为各成员解答问题并交换信息。

3. 发展和维持循证的急诊与灾难卫生保健,为它们的整合及实施提供引领。

4. 整合所收集的数据,提供灾难评定标准、灾难评估研究及评估方法。

5. 鼓励在科技出版物及国际会议上发表或提供循证医学研究成果。

（二）人道医学

出于人道,尤其是在人道主义危机中提供的医学支援称为人道医学（humanitarian medicine）,人道医学的主要目标是拯救生命,减轻人类痛苦,保护人的尊严。国际人道主义医学学会（International Association for Humanitarian Medicine,IAHM）成立于 1984 年,是由世界卫生组织（WHO）建立的非政府组织。目的在于维护人权（human rights）及人道救援,是世界卫生组织的创始人 Brock Chisholm 理想的延续。国际人道

医学学会主要针对以下几方面展开工作：

1. 为发展中国家患者提供专业医院援助。

2. 为发展中国家提供专业灾难援助。

3. 健康教育。

4. 为发展中国家提供卫生保健和辅助卫生保健人员培训。

5. 培训派往发展中国家进行紧急健康援助的卫生保健人员及辅助卫生保健教育人员。

（三）急诊医学

急诊医学（emergency medicine）是一个涉及在紧急事故中，预防、诊断、治疗疾病的医学领域。急诊医学的患者来自各个年龄层，涉及各种不同的身心疾病。它包括院前急救和院内急救，以及进行这些急救的技能。

国际急诊医学联合会（International Federation for Emergency Medicine，IFEM）从 1991 年开始，世界范围内每两年召开一次急诊医学学术会议，参会的有来自英国、澳大利亚、加拿大和美国的急诊医师，最初便由他们组成了国际急诊医学联合会。随着全世界急诊医学的发展，只要在本国致力于发展急诊医学事业的组织均可成为国际急诊医学联合会的成员。迄今为止，世界范围内已有超过 30 个组织成为国际急诊医学联合会的成员。国际急诊医学联合会的使命为，加强急诊医师的国际交流、理解与合作。

二、三个专业的关系

这三个专业关系紧密但又有区别。人道医学注重人权和道义的救援，灾难医学注重对灾难全过程进行干预，急诊医学注重各种临床急性病的处理。我国灾难医学创始人之一，王一镗教授把这三者的关系总结如下图，被业界称之为王一镗三角（图 1-1-3-1）。

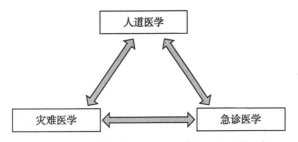

图 1-1-3-1 灾难医学、人道医学与急诊医学三者之间的关系（王一镗三角）

（一）三者各有侧重，互不冲突

人道医学注重人权和道义的救援。重大的紧急情况和灾难，被认为不是突发和不可预料的，而是可以预见和预防的；救援行为不是同情或施舍，而是一种互助的责任和义务；受灾人群寻求援助不是乞求，而是一种权利；灾难救援不是临时性应对，而是社会长期发展的基本元素；国际社会的应急救助，不是宽宏大量的捐献，而是人道主义的义务和责任。

灾难医学注重对灾难全过程进行干预。灾难医学救治是一项复杂的社会系统工程，它与平常的医学治疗活动相比，具有机构的临时性、时间的紧迫性、伤情的复杂性、工作环境的艰险性、救治活动的阶段性等特点。因此，灾难医学不仅涵盖化学、生物学、公共卫生学、临床医学等医学内部专业，而且还需要灾难学、管理学、工程学、气象学、地质学、天文学、水文学、建筑学等医学外部多学科的协作。从搜索、营救、医疗等救援行动，到危险检测、建筑评估、器械使用等技术支持，再到通信、后勤、防卫等保障，整个灾难救援过程的组织指挥与开展是灾难医学研究的重点。

急诊医学注重各种急性疾病的处理，研究与处理急、危重患者及伤员急救、途中监护治疗及医院内治疗及其组织和管理等问题的专门学科。它以常见多发急性伤病的处理、急危重症的诊治，特别是脓毒症、多脏器功能障碍综合征、心肺脑复苏、急性中毒、创伤的处理等为主要内容。可见，急诊医学工作地点主要位于医院内，更加关注医学本身的专业内容。

（二）三者相互联系，互为补充

人道医学、灾难医学与急诊医学其实是同一事物的不同方面，它们各有自身着重点的同时，又相互协作以完成灾难医学救治这项复杂的社会系统工程。当灾难发生之时，人道医学可以团结各国力量展开接下来的灾难救援，同时提供伦理指导；通过灾难医学的理论组建救援队伍，发挥人的最大力量，展开有序且有效的救援，通过相应的后勤保障与技术支持使救援得以顺利进行；急诊医学则深化到救援的细节，抢救各种急、危重症，以救治人的生命为本，实现救援的最终目的。缺少任一部分，灾难救援都不能得以顺利实施。

（三）三者相互促进，共同发展

每个专业的发展过程中都会不可避免地遇到自身专业无法解决的问题，这也为其他学科的发展提供了方向和研究的课题。例如，被压在水泥板下时间较长的伤员，急切需要急诊医学方面的救治，但在此之前，先要发现伤员，并且快速、安全地挪开伤员身上的障碍物，将伤员救出，这就给灾难医学提出了一个如何有效搜救和营救的问题。总之，在未来的发展中，三个学科的内涵会更加丰富、更加完善。

（赵中辛　刘中民）

第四节　灾难医学救援伦理学问题

一、灾难医学救援伦理思考

（一）医学伦理学

医学伦理学（medical ethic）是哲学伦理学应用于生命科学的现代外延。当今社会，最普通、最流行的医学伦理学理论是实用伦理原则。在该理论的影响下，以下三项医学伦理学原则主导了医患关系中的临床决策（表 1-1-4-1）。

表 1-1-4-1　医 - 患关系的三项核心原则

1	尊重患者的自主性
2	无害（避免伤害）
3	仁慈（有益则行）

（二）灾难伦理学

灾难伦理学（disaster ethic）是医学伦理学在灾难应急救援领域的延伸。在一个特定的临床局面中，有时将医学伦理学的各项原则按优劣排序是很费时间的；在灾难情形下则很少有机会能考量各项原则的取舍，从而使实用主义的实施成为问题。与日常医学伦理学实践相比，灾难医学的特征是时间及其他资源相对匮乏；因此，一般无法进行充分的伦理咨询或长时间考量。虽然上述"三位一体"的医学伦理原则在极端困难的情况下仍然适用，但是，在不同类型的灾难事件之间和内部，它们的相对权重与顺位也有动态变化。

灾难烈度，以及上述情境、资源、人口、文化和专家意见等，都影响着医学伦理原则的应用。除

了对受灾国多元文化的考虑，灾难经常发生在边远地区，那里人口复杂，社会价值观和世界观截然不同。

大量伤亡事件会使得以日常、个体化、患者为中心的医学伦理基础难以应对。比如，刚才还在每小时看 3 个患者的医生，马上会发现他们要面对成千上万，甚至无数伤员。此时，他们除了拼命应付基本的救命事务，如检伤分类、现场急救、转运、检疫等，更棘手的是还得决定：谁应尽力抢救，谁只能"任其死亡"。

（三）稀缺资源的分配应彰显正义

灾难一般会打乱文明社会的正常运行，尤其会影响卫生物资和服务的供应。此外，大量伤亡事件会冲击日常的生物伦理原则（对个体的关注）。因此，需要在生物医学推演中添加基于群体的第四项原则：正义（justice）。已故哈佛法学教授约翰·罗尔斯对正义下过一个著名定义，即按"相对需求在均衡（不是平均）分配资源时的相对公正"。灾难常常会重塑地理和生物医学概貌，在群体健康和相互竞争的多方利益的压力下，患者个体自主性的重要性有所下降；而群体患者的利益明显上升。此时的正义并不否认无害与仁慈的正当性。然而，当生命在大范围内受到威胁时，均衡比公平要重要得多。例如，汶川地震废墟中的救治顺序原则，要按分配正义排列；然而，地震 5 周后在华西医院现代化的重症监护病房里，首先要考虑的则是避免伤害。

（四）灾难应急救援中有时正义只是部分正确

正义是资源匮乏时的一项重要指针。但是，在灾难情况下单靠正义不能解决照顾全体人群的问题。误用正义会认定需求最迫切的患者（垂死的）应当得到最多的资源，因为他们"最需要"。其实不然，尽管"人人平等""一视同仁"等听起来不错，其实平均主义论在宏观层面的灾难规划和救援伦理中作用很小。对严重伤病的患者，比如像全身衰竭的人，所接受的治疗不能与其他人对等或均衡。在不会有结果的情况下逞英雄施救，浪费的是时间、物品、安全；而且常常会失去大量的机会。因此，在灾难环境中一般不鼓励超常地救护生命，灾难会使许多垂死的患者眼睁睁地死去而得不到救治。等待级状态本身是一种动态目

标,取决于物质、人力和智力资源的随时变化。一个全面而有用的伦理理论应该是包容性的,能结合考虑灾难情境下全体人群的需要;要考虑到整体利益最大化和整体损害最小化。

(五)灾难应急救援分检与配给原则:给最多的人以最大好处

灾难中的最大难题纠结于如何分检与配给,以使群体获利最大化。典型的伦理指南出自实用主义。英国哲学家 Jeremy Bentham(1748—1832)认为实用主义的重点是给最大多数以最大利益,从而使人类幸福或快乐最大化。他的弟子和助手 John Stuart Mill(1806—1873)发展了社会效益最大化这一思想。这一原则有助于处理灾难预案和救援中资源分配的难题。基于实用主义伦理,结果的重要性远大于治疗面前"人人平等"。资源的分配要使最多的人得到最大的好处。

灾难伤员分检以实用与平等为基础,表明每个人的生存同样重要。然而,这也并非总是如此;为使社会结果最大化,有的人(比如总统)获救更有用。灾难期间遵行实用性并不是说可以侵犯人权;例如,不能未经同意从一个健康患者身上获取新鲜器官以挽救另外 5 个人。分检与配给的进行必须遵循的目标是在资源极为有限时帮助最多的人。因此在资源受限情况下,对等级级患者应予以安慰直至死亡;轻伤患者应等在重伤患者之后;能挽救的患者中病最重者最优先。所有其他事项则须平等进行。在瞬息万变的灾难环境里(即更多资源能否到达、患者情况会变化、更多患者是否出现等),可能很难合理确定哪些患者能被挽救。优先顺序决定于需求和社会效用。完全基于教义、肤色、年龄和性别的偏见是不合伦理的。然而,对社会运行有明显贡献的患者可以优先也没错。处于同一优先级,则时间因素也很要紧。并且在资源不定、需求未知的情境中,"先到先得"制可能是唯一合理的选择。

使受害者中更多的人利益最大化是第一要务。疾病流行时,检疫等非药学干预将大众健康置于个人自由之上。举个儿科的例子,在正常情形下,近 6 个月大的早产儿能救活;然而,在资源匮乏的灾难困境中,去救一个 23 周的早产儿,其结果可能造成许多其他婴儿、儿童和成人的供应缺失。在救不了所有人的时候,谁都去救,这既不是好主意也不是好办法。此外,仅仅因为某人"能"救并不意味着他总是"该"救。从非生命角度来说,有些痛苦的结果还不如死亡。在电、水、床、药等供应短缺时,许多必须当场作出的配给决定必然是实用主义式的。即使在非灾难条件下,资源也不一定充分。在有大量伤亡的灾难情形中,在实用的基础上进行配给的合理性和必要性愈发明显,而面对救不过来的患者,救治者在人性和情感方面不得不付出巨大的代价。

(六)灾难应急救援时实用主义的局限性

实用主义有其限度。例如,尽管为多数人谋求利益最大化极具民主和公平之感,但是在实用模式中,少数人的合理关切就容易被边缘化。此外,既有更值得追求的,也有需考量其长远后果的。

在战争中,国家领导人担负着千千万万性命;尽管他们处于少数地位,也得给予"非常重要人物(VIP)"特殊的待遇。与此相似,瘟疫前线的卫生工作者需要格外保护,作为特别有价值和稀缺资源,应保证其优先接种、预防甚至补偿,以确保他们处于最佳工作状态,从而保障他人健康。一个人的 VIP 地位和社会价值在灾难时的实用性考量中会被物化,然而这样的优先待遇在正常环境中则不合伦理。有时规则实用主义者(rule-utilitarian)会将 VIP 利益让步于多数人的短期利益。市长是否该先于已经等了更长时间的群众?就是这样一个例子。实用主义有时作为规则实施,有时按预期结果实施;无论哪种情况都没有始终如一、清晰一致的办法。灾难发生时,某些平民百姓的利益会让步于社会和更大群体的利益。

当同样的资源可以救 2 个或更多的人,而用来救 1 个严重残疾的人,且还将继续消耗不成比例的稀缺资源和服务时,实用主义的原则将完全放弃残疾的人。这么粗暴残酷的偏向,有悖于公平观和首先保护弱者与最需治疗者的天性。因此,实用主义会在有利于某些群体时,做不利于另一些群体的事。尽管实用性有益于指导灾难伤员检别、资源配给、检疫,以及解除困境,它还是有不少缺点。就像正义一样,实用主义也不能作为一个全面方案,用来解除灾难之前、之中或之后的所有伦理问题。

（七）道德规范与灾难应急救援

灾难中最符合道德的行为需要的不仅仅是对实用性、配给和检别的了解。除了标准的医学伦理原则、道德规范和/或行动守则，也有助于形成一个道德框架，以此应对形形色色微观、常规和宏观层面的灾难难题。机构行动守则适用于常规层面的灾难预防和规划。如某些国际机构，著名的红十字国际委员会（CICR）公布的伦理指南（表 1-1-4-2）。

表 1-1-4-2　CICR 行动的 10 项原则

1	人道需求优先
2	援助不分种族、信仰或国籍且无任何附带条件；援助仅凭需要优先
3	援助不以特定政治或宗教观点为目的
4	努力避免成为政府外交政策工具
5	尊重文化与习俗
6	努力以当地之力形成灾难应急救援能力
7	设法使项目受益者参与援助的管理
8	援助须尽力增强未来的抗灾能力以及满足基本需求
9	对待援者和施赠者双方负责
10	在情报、宣传和广告活动中须视受灾者为有尊严之人而非无希望之物

红十字国际委员会行动准则的 10 项原则所表现的组织模式，其重点是在宏观和常规这两个层面上。灾难应急救援的关键要求都是客观、非政治、文化上不冲突、有尊严、人性化并且可持续。虽然红十字国际委员会作为机构团体展示出一种重要的伦理姿态，但它实质上没在微观层面探讨灾难应急救援中的基本问题。举例来说，救护者个人常常纠结于这样一些基本问题："我是否不论远近都该赶到现场救灾？""家人也需要我时我是否该待在家里？"换个例子来说，当救护者的医院本身就在暴风眼中时，可能的困境就是，他们必须决定是留下继续工作还是撤退到安全场所。要回答"走还是留"这样的问题，需要更详细的伦理指南，在此不做具体论述。

二、品德与灾难应急救援

要将品德确立为灾难医学救援的必需元素，就得接受这样的初始前提，即急救与灾难卫生人员要有为救灾、救难而努力奋斗的理想。亚里士多德将这一理想路径解说为 telos，即自然终极目标；这样的终极目标与社会结构是一体的，而不仅仅是个人道德。有专家认为，专业救灾人员的道德不仅仅是遵从法规、希波克拉底原则和救灾方案，还要努力使自己成为一个良好的、有道德的和光荣的救援专业人员，真诚地救护受灾者和灾区。

在职业美德的探寻中，品德树立了理想的行为规范。品德也是自身的内在美，具有更强的完善倾向，因而使卫生工作者不论是作为专业人员还是社会成员，都能通过行医获得更大的满足。相反，墨守成规、机械照搬和安于现状，则难免消磨了自我；造成与患者关系恶化、受法规束缚。形成一种道德上无力而僵化的灾难应急救援体制。品德能提供灵活的办法以支持救护者不论什么情况都能朝着有利于患者、职业和社会的方向出力。

拥有一批具有正直与善良的品格、靠得住也用得上的医学救援工作者，这是任何预案或灾难应急救援的道德前提与关键。这样才能既稳妥又灵活地应对灾难环境变化。预选"合适的素质"是一条重要思路，因为在大量伤亡事件暴发时，时间的紧迫性容不得磨磨蹭蹭的道德沉思和伦理琢磨。因此，在预防措施和预设规则中对伦理实践倚重品德是理所应当的。灾难预防训练和相关演习必须包括品格与团队建设的内容，并就如何合乎伦理地对稀缺医疗资源进行最佳分配予以指导。品德的预培养可以视作一种针对急救医学服务供应中固有缺陷的道德补偿。对于惊恐、无名而脆弱的受灾者和精神疲惫的救灾队员，优秀的品德能在他们最需要的时候予以信念支持。

灾难应急救援队志愿者应该具备 8 种品德：审慎、勇敢、公正、警觉、管理、坚韧、忘我和沟通。这些品德并非全部，同样重要的品德如谦逊等。正如柏拉图和亚里士多德所述：诸般品德多有重叠，反映了品德之间的相容相倚。很难有一种品德与其他的毫不相干。复习古代的传统品德，可以得到一些至今不变的认识。

1. 谨慎（prudence） 谨慎最先由希腊人定义为 phronesis，即实践智慧。这一品德意味着眼力、敏锐、见识和正确的辨别力。phronesis 被亚里士多德看作是其他品德的前提和基础，因为有了它才能在公正、节制及其他品德与恶行之间作出准确的权衡。只有谨慎,即实践智慧,才能"在正确的地方、正确的时候,以正确的方式、正确的火候,做正确事情"。谨慎即综合判断力,是灾难情况下医疗队动态运行的核心。谨慎意味着智慧实践,在任何特定危机中,它是正确使用技术和道德手段所不可或缺的。灾难医学没有速算公式可以测定行动和情感的正确性。因为每个患者、每种情况都是独特的。权衡"付出与收益"、确定检别目录、选择咨询时机、确定该何时停止高级生命支持、该何时进行预防接种、该向公众说什么和何时说,这些问题在教科书里是看不到的,却都带有谨慎的特征。所有的临床判断都包含着一定程度的谨慎。这点在不确定性和紧迫性都很强烈的灾难医学中尤其关键。谨慎行为反映的是专业能力,因而是在救灾队内部培养领袖人物、信任和尊重所不可或缺的。因为谨慎增进安全,鲁莽则导致灾难。不谨慎的人会造成危险和附带损害,在灾难应急救援中不适宜担任领导。

2. 勇敢(courage) 即胆量,善良无畏。生命可贵,勇敢面对。勇敢在灾难或多发性伤亡事件的预防和救援中特别重要。勇敢常被解说为刚毅和坚定,比如坚持公众需要不是一种具体的行为,而是给予公共卫生需求的坚持和决策。勇敢也可以展示在微观层面,但不是大男子气概。勇敢有时意味着迁就或"转过另一边脸来让人打",就像得容忍一个愤怒的患者的威胁、污辱或吐唾沫等行为。勇敢还有其他表现方式,比如说,在缺乏信息时果断行动。在生物恐怖事件或其他公共卫生紧急事件如SARS之中,坚持报告制度或执行检疫规定。如前所述,勇敢可以看作是蛮勇与怯懦之间的理想点。虽然,拒绝为艾滋病患者治疗可称怯懦,但是,赤手空拳为充满炭疽的肿块排脓,所表现的不是勇敢,而是缺乏判断力。勇敢是尽职救护受灾者,而不去过多关心医疗事故责任、传染病风险或经济补偿。

还有一种勇敢行为,揭发出现在灾难预防产业中的无能或学术造假。但凡自称救灾专家,人人都应拒绝财富与名声的诱惑。救援工作者要为医学界的缺点担责。发生道德问题时,自律与监督胜于责怪他人。总之,勇敢就是有道德决心,即使有"困难、不方便、冒风险或讨人嫌",也要义无反顾地去做正确的事。

3. 公正(justice) 如前所述,公正是医学伦理的4项核心原则之一(另3项为仁慈、无害和尊重自主性),这也是灾难环境中的核心品德之一。公正有助于救灾者和规划者代管资源、推行节俭医疗和完善管理。公正要求医师公平无私。公正曾是柏拉图《理想国》的主题;今天,它是某些国家进行医疗改革与讨论配额、路径和失控经费的原则。虽然,分配与社会公正政策的制定似乎是民众的任务,但是救灾人员也必须担此重任。特别是他们必须将所管资源按救灾所需,排出公平的优先顺序。在微观层面,公正的救护者会推迟或拒绝对某些受灾者和患者益处不大的救护(如等待级或非紧急、非卧床伤员),从而保证其他人得到基本的救护。救灾医师和其他医学志愿者与救灾人员必须抵制社会、法律或体制中不公平或不公正的政策。有伦理品德意识的救灾人员,必须做到保障灾难救助对所有需求者,特别是最脆弱者是可及、可得的。公正会要求医者遵从世界医学协会《日内瓦宣言》的呼吁,医治一切患者而无论其"年龄、疾病或残疾、信仰、种源、性别、国别、派别、种族、性取向或社会地位"。这样的公正目标崇高,可能与政府的政治意愿冲突,比如后者希望救护应战士先于平民或官员先于民众。救护者也可能会因大人物、家人和朋友的要求而为难,因为那些要求与人性大善不符。公正与谨慎一道是培养相互信任必不可少的,这对担任管理角色的救援队员尤其如此。

讨论完古已有之的3种基本品德,及其在当代灾难医学实践中的作用,现在将探讨有助于救灾工作者实现其真正理想的其他品德。以下品德表现了急救和灾难医学特有的共同价值的一部分,它们为灾难应急救援者所需,而亚里士多德无法预见。它们分别是:管理、警觉、坚韧、忘我和沟通。

4. 管理(stewardship) 《美国遗产词典》将管理定义为"管理他人财产、财务和其他事务之人"。管理这种品质和公正一样,有助于救灾人员看管资源、节俭施治和在管理中有节制、能自制。为灾难做准备需要客观性,坚决拒绝商家、厂家甚至官家的误导,以免金钱和资源的分散和浪费。团体和个人的贪欲与社会利益是相对立的。在紧缩期需在微观、常规和宏观层面实施配给制。急救人员经常受训要守护资源,被鼓励拒绝给某些受灾者和患者以于事无补的救护,从而保障其他人的基准救护。"急救医师伦理原则"此前已认定了管理之责,该原则由美国急救医师学会理事会于1997年采用并于2001年重申。该文件第9项原则称,"救援医师对托付给他们的卫生保健资源应承担管理责任"。这种经营管理之责,要求灾难应急救援医师在处置过程中有效地使用卫生资源。当物质丰富,游刃有余之时,这并不太为难。但是在灾难之时,其严峻性会要求限制施行增益性的救护,或要求直接实施配给制。配给会引发临床医师的不满和患者的猜疑。但是当大量伤亡事件袭来之际,严格的管理是必须的。虽然很难给出面面俱到的方案,指明救护者在紧迫情况下所必须作出的所有配置和检别决定,有伦理意识而谨慎的管理应努力使"群体成果最大化而损害最小化"。这种实用式经营管理需要仔细考虑患者和群体受益的可能性、程度和持续性、情况的紧迫性,以及患者、捐赠者、政府和社会为配置与检别策略的后果所要付出的代价。

5. 警觉(vigilance) 警觉对灾难预防和救援来说既是当然的也是必不可少的。警觉几乎就是预防的同义词。除了灾难,医师或其他灾难应急救援人员会被号召要准备好、有意愿也有能力去帮助患者、护理人员和同事,而且要迅速、胜任、有热情和全天候。这样,1天24小时警惕守护,不因周末、假日或夜晚而稍懈;事实上,灾难救护经常得在正常工作之外实施。海啸、地震、恐怖分子或其他灾难袭来,经常是无法预测和控制的,会付出额外的时间,总是面对大量的患者。然而,最大限度的警觉、毅力和准备是必需的,哪怕生物钟破坏、个人健康受损,想要救得好,就得参加防灾演习。这样才能做到无论什么疾病或损伤、危机,都能找到灾难应急救援人员,提供专业的救援帮助。这就是所谓灾难、恐怖主义或重病垂危之时的警觉。

6. 坚韧(resilience) 灾难环境里,面对人类苦难、损伤和破坏,一名超负荷的救援人员需有韧性和乐观精神才能避免身心疲惫、临阵脱逃、玩世不恭、万念俱灰和束手无策。这种达观忘忧,使人在灾难压力下保持活力,称之为坚韧。坚韧能使救灾人员反复充实其情感储备。如此,当在父母被宣布死亡后,一名惊恐万状的孩子来到指挥中心时,他们才可能去同情安抚这个孩子。坚韧非常有助于从损伤、变化或不幸中恢复勇气。然而,这一自我保护性品德并不意味着不要同情、倾听和敏感。相反,一名坚韧的救灾人员应具有"所有人的所有手段"。不论是对受灾者还是同事,有求必应,还不会被手头的事务性工作分心。一名坚韧的救援者敏感又富于同情心,但会在漠不关心与过于关注之间掌握平衡,以免执迷于任何一极端。真正的优秀灾难救护人员需要有出众的灵活性、适应性和协同性,从而使自己能与患者和其他成员一起顺利工作;同时要有这样一种本领:能够淡化愤怒的患者、家人和同事的批评。坚韧的人坚强、果断、好奇、期待并接受变革,也相信自身的力量可以改变事件的进程。保持灵活性、应付灾难重建人员特有的生物节律紊乱,有时很困难。但是,医疗队员的心理健康乐观有助于保持坚韧性。适度的幽默感和机智乐观,可以使团队在艰难困苦的环境中精神振奋。因此,坚韧是救灾人员的又一必要品德,借此方能在灾乱之中尽职尽力。

7. 仁慈(charity) 舍弃个人利益,节制、谦卑、利他和仁慈,这些是人类品德的最高水准。仁慈要高于无害伦理原则和单纯行善。仁慈表现为在检疫时自愿代替同事加班。充满仁慈心的人会自愿去料理同事工作关系之外的事务,而无视职业界线。如:取消休假志愿帮助海地飓风受害者;照料SARS患者而不计报酬;核灾难时为怀孕同事代班。马克·吐温有部小说《亚瑟王宫廷里的美国佬》,其中就塑造了在一个瘟疫中的仁慈形象:亚瑟王冒死帮助了一位染疫垂死的妇人。

中世纪就有人提出仁慈是基本品德之一,而它从未过时。在当今世俗社会仍然高尚。其原因就在于它的稀有和美好,就像钻石和黄金。仁慈所包含的任劳任怨、自我牺牲和宽容大度,超越了医学职业与社会之间的社会契约。仁慈的救护者会切实遵从世界医学协会《日内瓦宣言》的开场白:我庄严宣誓要献身自我,服务人类。

要做到真正的仁慈,救援者必须谦逊,善于赞扬团队中的其他成员。同样,真正仁慈的人在与自私的同事打交道时,不会对其品头论足,而是能够善解人意。仁慈是实施灾难救护时团队效应的核心,也是所谓介于毫无主见与自我中心两个极端间的黄金分割点。仁慈有助于救灾医师对付不合作的同事或委托人。对患者和同事的宽容大度,可以表现在许多方面。对别人仁慈不仅仅是简单的外交手段,它是做一名积极的团队成员,能容忍、有肚量、能吃苦、能担当。尽管在某些地方存在职业自主性、商业化日盛的趋势,仁慈仍然是诸般优秀品德之最。因为从根本上说,它涉及核心价值、命运和提倡无私奉献。有人称仁慈为终极服务。

8. 沟通(communication) 沟通技巧在群体掌控、媒体互动、情况通报和事件指挥运转之中是必不可少的、关键的因素。在应急与灾难应急救援团队工作中,沟通是最基本的品德。救灾团队通过良好的沟通互动,能解决所面临的几乎一切困难。救灾指挥组织内"良好的沟通"有3项特征:将心比心、共享权力和控制、开诚布公和讨论。

三、关于进一步研究的建议

本章讲述的重要伦理原则、行动守则和采撷自历史的基本品德,它们也许有助于急救管理者和灾难应急救援人员,因为他们要面对灾难预防和救援中的伦理难题。未来的工作应该集中于更清楚明白的政策,可以从本地和全球两方面开展,要综合实用与公正原则,形成更具体易行的指南。传统的生物伦理个人主义原则在平民社会的功能与活力,处于危险时就不够用了。现有的灾难检别方案必须完善并检验其能否改善结果。此外,急需研究在巨大灾难时,如何公平对等地分配稀缺资源。领导人必须告知公众,在疾病层面要能接受社会价值与优先地位这样的难题;"先到先得"而不论整体情形这样的政策,不是一种充分的伦理规则。

除了公共卫生伦理的应用,灾难情形与日常医学实践所需不同,它另外催生了一系列品德需求。正在进行着的研究表明,这些品质造就了具有核心能力的干部和"胜任者",理想的救灾工作者由此产生。将来的工作应该评价这些品德能否相应地克制冷漠、懦弱、挥霍、鲁莽、顽固和自恋等

缺陷。数据结果可能会证实哪些品德能使得救护者在微观、常规和宏观等所有层面,将安全性、公共卫生、实用性和医学伦理等原则立体整合起来。纵向与前瞻性研究应当探索随着时间推移,高尚行为能否典型化、导向化、实践化和制度化,从而成为有用的"疫苗",用来处理灾难预防与救援中固有的大量伦理道德。

(赵中辛 刘中民)

第五节 灾难应急救援的合作与交流

一、灾难应急救援的国内交流

(一)概念

灾难应急救援(disaster emergency rescue)指灾难发生后,政府、民众、军队、社会团体等各界力量,特别是医护人员、广大民众参与救灾,以减轻人员伤亡和财产损失为目标的行动。灾难应急救援交流是指国内各级政府、民众、军队或各地域间把彼此在灾难应急救援方面的理论进展、实战经验,以及其中存在困难和不足等进行沟通及合作,使之彼此了解、学习、互助,进而达到共同进步的方式。

(二)灾难应急救援交流的重要性

灾难往往造成大量人员伤亡和财产损失,且所致结果往往不可预测。所以灾难救援需要的不仅仅是理论,更多的是实践技术及技巧。应根据不同地域环境、气候,根据不同灾难的特点,根据不同现场特有状况作出合理的救援方案。同时,灾难伤病员的脱险、抢救、治疗、转送等工作的涉及面极广,影响因素众多,为使整个救援工作高效有条不紊地进行,必须要有经过训练的、具有一定组织能力的人进行指挥调度、协调。那么应该如何完善和提高灾难应急救援技巧?灾难应急救援交流是完善和提高广大学者及民众灾难救援技巧不可或缺的途径,亦是汇集和发现更多优秀灾难医学专家和学者的重要方式。我们可以通过其获得新的思想、知识和技能、信息,拓展业务视野,以做到灾后分析,总结经验;灾前预防,减少损失。实现知识共享,资源互补。

（三）我国灾难应急救援交流的特色

1. 灾难应急救援体系区域化 我国地域广阔，自然灾难多发，人口分布不均匀，经济发展不平衡，各地生活习惯、民俗民风、宗教信仰各不相同。各省市地理环境、发生灾难的种类又有各自的特点。所以，因地制宜地建设不同区域各具特色的灾难救援管理体系显得十分重要。如2010年4月14日发生在青海省玉树州的地震，救援过程中，由于灾区处于高原地区，高海拔，专业救援队员以及搜索犬都有高原反应问题，施救人员甚至需要被救，使搜索效率、效能受到了不同程度的影响。如果有训练有素的当地灾难应急救援队，在灾难救援可保障的情况下，就不需要大批调用其他地域的救援队伍，使灾难救援有序、有效，减少了国家的人力、财力负担。长期在当地培训的救援队员，对当地的气候条件适应性强，可以提高救援效率。所以说建设区域化灾难救援指挥管理体系和区域化医学救援队伍，既是不同受灾地区对灾难医学的需求，也是国家应对灾难救援的需要。

灾难救援队区域化，根据国家的行政区域、灾难类型分布、地理位置和救援任务等来设置救援组织。灾难发生时，负责领导和指挥本区域所有灾难相关救援任务，有利于组织和管理。平时领导和指导本辖区内救援组织的救援训练、政治工作、行政管理、后勤保障，领导辖区内的医疗、应急队、物资建设。按照军区的分布，亦可进行以下分类：东北灾难救援区，辽宁、吉林、黑龙江境内的所属救援力量。华北灾难救援区，河北、河南、山西三省，内蒙古自治区和北京、天津两市境内的所属救援力量。华东灾难救援区，山东、江苏、浙江、安徽、江西、福建五省和上海市、台湾地区境内的所属救援力量。西北灾难救援区，陕西、甘肃、宁夏、青海、新疆境内的所属救援力量。华西灾难救援区，四川、云南、贵州、西藏四省（区）和重庆市境内的所属救援力量。华南灾难救援区，湖北、湖南、广东、广西、海南五省（区）境内及香港、澳门地区的所属救援力量。

2. 统一要求，特色发展 重大灾难发生后迫切需要灾难应急救援，但是由于灾区的不可预测性及复杂性，加上各区域间灾难类型、严重程度、地理位置等各个因素不尽相同，使得灾难应急救援显得更加艰巨。只有统一要求，特色发展，加强区域间交流才能使灾难救援可持续发展。

各灾难救援区在地理位置和灾难类型分布上都有各自的特点：沈阳灾难救援区冬季寒冷；北京、济南及南京灾难救援区河流密布、地域平坦，洪涝较多，同时经济发达、大城市聚集；广州灾难救援区环境潮湿，环海地带台风盛行；成都灾难救援区及兰州灾难救援区海拔高、环境恶劣、地震泥石流高发。由此，各救援区要抓住各自所具有的特点，实现特色发展，只有这样才能使灾难救援工作有条不紊。如有特大灾难发生时，可适当调动相近救援区进行协助，并进行交流，以方便各区域间彼此了解，知道自己的优点、缺点，了解未来的发展方向，和谐发展，共创有序未来。

（四）我国灾难应急救援交流的主要形式和发展趋势

灾难应急救援交流形式主要有：召开学术会议、灾难应急救援演练、兴办学术期刊、出版学术著作、开展网上论坛、筹备电视节目等，同时也可以面对面直接交流。21世纪是一个信息化的时代，要充分利用网络媒体平台，打造全新的交流途径。可以开展网上论坛，让更多的科技人员为灾难医学出谋划策，同时也让更多的民众加深对灾难医学的了解，学习并掌握灾难救援的要点。可以筹备电视节目，播放灾难医学短片、动漫或邀请灾难医学专家进行授课，使灾难救援等相关知识得到更好的普及和推广，使民众成为灾难救援的真正主力军。我国灾难应急救援尚不十分完美和成熟，更需要救援医护人员和学者的共同努力，彼此交流合作，出谋划策，共同提高。相信在不远的将来，灾难应急救援会得到完善和发展，真正做到灾前预防有条不紊，灾时救援处乱不惊，灾后重建信心满满，使我国灾难应急救援水平跻身于世界前列。

汶川特大地震之前，我国没有对灾后疫情管理的标准。当时寻找唐山地震后是怎么防疫的，都没有找到。汶川特大地震后，对灾后大疫的内涵、地域与时间范围、数量与影响指标进行了定义，首次科学量化了灾后无大疫的标准。汶川经验 2017 年在赴尼泊尔施援中得到有效实施。中国政府医疗防疫队伍除了巡诊和救治伤员，还为当地培训了 1 000 多名公共卫生技术骨干，特别是协助制定了 11 个灾后防病技术方案。这是灾难应急救援外历史上的一次开创。

事实上，在走出国门之前，汶川经验已经在玉树、芦山等地震灾区得到应用、验证、校准和提升。芦山地震灾区按照汶川经验，强化群众参与、环境卫生、健康教育、监督检查，科学规范开展消杀工作。从汶川特大地震到九寨沟地震，10 年来，应急响应更迅速，救援队伍更专业，现场救治更科学，指挥调度更高效，患者转运更顺畅，病死率更低。同时，民间救援队伍更专业，信息传递更通畅，志愿者更理性，救灾效率明显提高。我国"汶川经验"走出国门，得到应用验证和提升。汶川大地震后，我国已有 3 支国际应急医疗队获得世界卫生组织认证批准。这不仅仅意味着中国医疗界将在国际上承担更多的应急医疗任务，更意味着中国应急救援能力和标准的提升。

二、灾难应急救援的国际合作

（一）概念

灾难是一种超出受影响社区现有资源承受能力的人类生态环境的破坏。由于社区是相对的，因此发生破坏性事件时，需要援助和帮助。当灾难发生以后，即使是自然灾难，受灾国也往往会因为事发突然、国家机器受损甚至严重受损而难以应对这类突发状况。近年来，评估资料表明，受灾国此时存在着救援人员不足、供应紧缺、装备缺乏等棘手的问题，因此显然在灾难发生之后，灾难救援的国际合作至关重要。对于全球任何一个需要国际救援的地方，国际人道救援组织都会尽力尝试提供各种各样的援助，体现了灾难救援的全球性。进入 21 世纪后，中国国家救援队就曾经多次远赴不同的国家参加灾难救援，以优异的成绩获得受援国政府和人民的好评。

（二）灾难应急救援的国际组织

世界卫生组织（WHO）各地区办事处是实现救灾国际合作的专门机构。受灾国可以通过这些机构获得外界援助，地区办事处首先应该从受灾国所在的区域内协调救援物资以满足救灾所需，必要时再从该区域外协调救援力量。受灾国不需要自己寻找所需的救援物资，因为这是 WHO 地区办事处的义务。在地区办事处认为需要区域外救援时，WHO 总部（日内瓦总部）应该提供帮助。除了协调区域内各国的救援力量，WHO 地区办事处还要确保区域内各国的教育和培训以使其救援力量适宜区域内每个国家的需求并符合文化、政治方面的要求。

世界灾难和急诊医学会在开发区域救援资源方面做出了最具有成效和最重要的贡献。就帮助各国建立最实用的教育和培训模式以提高其实际救援能力方面而言，作为一个非具体行动的学术性组织，是最适合的一个机构。目前，正在以分支机构的形式建立一个区域型结构，并将与 WHO 的区域办事处和各国家办事处密切合作。在 2009 年 5 月第十六届世界灾难和急诊医学大会上，数个分支机构在维多利亚、英国、哥伦比亚和加拿大成立。应该引导建立最佳的教育和培训模式。分支机构的首要任务是帮助各国建立相对完善的次级 / 国家级分支机构，并帮助这些国家提高灾难救援的协调和控制能力。

（三）灾难应急救援国际合作的特点

国际灾难应急救援与国内开展灾难应急救援明显不同，具有以下特点。

1. 多专业的救援队伍 到灾区执行灾难应急救援任务，只具备医疗队员和医疗设备是远远不够的。国际灾难应急救援（international disaster medical rescue，IDMR）需要多种专业人员的参与，如灾难现场的建筑物是否安全、余震是否会再次发生，发现幸存者埋压在建筑物下需要专业营救人员利用切割设备才能救出；医疗队员人身安全、日常生活、通信等都需要专人进行后勤保障，所以开展 IDMR 必须具备一个融合多个专业的救援队伍。

2. IDMR 的行动指南 在国内开展灾难医疗救援工作遵照的是 1995 年卫生部发布的《灾害事故医疗救援工作管理办法》和 2005 年国务院印发的《国家突发公共事件总体应急预案》，而救援队在国外进行灾难医疗救援需要按照人道主义事务协调办公室（OCHA）所提供的国际城市搜索与救援咨询团（INSARAG）指南以及受灾国政府和人民的需求，在现场行动协调中心（OSOCC）的统一部署下开展工作。

3. 联合国指导下的多国合作 救援队的准备、出队、执行任务和撤收都要在OCHA下设的OSOCC统一协调下进行。救援队在接到OCHA的指令后即处于备战状态，到达灾区后要尽快与OSOCC取得联系，划分救援任务，各国救援队可以在联合搜救、搜寻遇难者及危重病患者转运等方面进行多国合作。

4. 信息不通、灾情不明 重大灾难常常是在瞬间发生，在短时间内造成大量人员伤亡，灾区道路、通信中断，特别是当地政府瘫痪，外界尤其是外来救援队在到达灾区之前，根本无从获取灾区的精确灾情信息，因而给救援带来诸多不便。

5. 环境恶劣、困难重重 灾后尸体来不及处理，整个城市弥漫的尸臭让人窒息，加上灾区废墟、粪便得不到及时清理，蚊虫、蛆滋生，水源污染，给外来救援队员的生活带来极大困难。语言、风俗、宗教信仰的差异给医疗队员进行问诊、查体带来很大困难，影响了救援工作的效率，灾区社会秩序混乱以及频繁不断的余震都威胁着救援队员的人身安全。

（四）灾难应急救援国际合作存在的问题

1. 在防灾减灾领域的国际合作，多数时候仍然停留在口头层面上。不管哪个国家或者地区发生灾难，国际上的救援组织都会派出救援力量赶赴灾区，有些人甚至自发前往灾区救灾援助。当灾难发生时，世界各地的人前往灾区，这样一个自发志愿者和国际组织援助人员组成的大杂烩，给受灾国和当地社会带来的可能是有益的帮助，也可能是一种严重的负担。

2. 通常他们待在受灾国家和地区的时间非常短暂，在"紧急情况"过去以后，他们就离开了。实际上此时才是灾区最需要帮助的时候。当突发灾难发生在遥远地区的时候，这些自发前往的志愿者对拯救生命、减轻痛苦和抚慰创伤来说往往来得太迟，因而显得用处不大。灾难过后，外来的搜救队到达灾区时，大多数生命不是已经获救，就是已经死亡，他们最大的价值就在于搜救少数的幸存者以及帮助寻找遇难者遗体。

3. 本来应对伤员进行必须的创伤手术的野战医院也只能从事初级卫生保健工作，从国外带来了受灾国所缺乏的先进技术人员，却有可能对当地的卫生保健体系一无所知，外来人员的言行习俗有可能与当地的主流宗教相悖，而更大的担忧是很多人试图从事他们并无资质从事的工作。

4. 在灾难应对和准备的各个层面中，最大的问题就是缺乏适当的协调与控制。目前，还缺少一个被普遍认可、得到充分授权并拥有足够的、必需的资源的国际机构来协调、控制这些应对与准备工作。此外，很多国家也没有专门的协调和控制机构来限制、审核救援人员和物资的进入。

（五）灾难应急救援国际合作的反思

不得不承认的是，整个人类在自然灾难面前都是脆弱的。因此，在防灾减灾领域的每一次进步，都是从那些惨烈的灾难和无辜的死难中积累出来的。这种经验是来自活生生、血淋淋的教训。目前，国际救援的效果往往远远没有人们想象中的迅捷和有效。这其中包涵了两方面的原因，一方面是客观因素，因为灾难在瞬间发生，而救援和善后需要长时间的准备。受灾地区山高路远，救援工作面临各种自然环境的阻碍和时间的耽搁；另一方面，由于捐款落实问题上协调不利，地方土地纠纷和官员腐败等问题。加之时隔多日，灾难早已远离媒体的关注，不少原先积极表示愿意援助的国家或者组织都降低了援助的级别，灾难发生之后，整个国际社会也再次第一时间行动起来。这些信号证明了国际社会对于自然灾难造成的人道主义伤害持有同情的态度和共同救援的决心。但是为了保证防灾减灾和救援的快捷有效，不让灾区的人们在翘首企盼国际援助中逐渐失望，国际社会的防灾减灾合作仍需要更多的反思。

第一，信息共享，除了发达国家和发展中国家在防灾减灾能力上的差异之外，国际信息和资源的共享还只是初级水平，甚至在某些时候防灾减灾还存在地区性保护主义和歧视。改变这种情况，必须真正了解灾难的杀伤力。

第二,是否能建立一个多国层面的有效组织协调机制,来帮助受灾国统一处理灾后救援和重建工作。尤其是救援款和救灾物资的及时抵达发放,是一项艰巨的任务。这些款项和物资来自不同的国家和地区,或者是非政府组织,尽管受灾国有权力使用和调配这些援助,但是更多专业化人员的介入,能够使得这种调配更有效率和针对性。

第三,能否让更多的媒体在关注灾难悲剧性的同时,也形成对灾后重建和经验教训总结的持久兴趣。毕竟后者对于未来人们避免类似灾难,或者减小灾难造成的损失有着重要的意义。如果说地震信息的上游是死难者和惨烈情景,那么下游就是重建家园的艰辛。这些同样值得关注。

第四,灾难应急救援的国际区域合作。通常,相邻国家以及受灾范围内的国家由于在文化、语言、宗教、气候、地理,以及政治体制等方面比较相似。以下举的例子说明区域性的资源协调与控制机构能向区域内的各个国家提供有效援助。2004年12月,紧随印度尼西亚地震和海啸之后,世界卫生组织的东南亚分支立即采取了以下措施:①制定一系列健康卫生保障的标准来衡量救援效果;②建立援助基金并在适当的时候向区域内的所有国家分发紧急合作救济基金以供使用;③协调区域内最近几次受灾的区域卫生健康应对计划和情况。取得较好的救援效果。

显而易见,区域合作对受灾国的援助是十分必要的。区域合作能够快速地做出恰当的反应,并能够快速有效地提供援助。灾难救援的准备必须包括区域合作,同时要考虑文化的因素。只有当区域合作机制反应不当时才启用全球机制。要在区域合作层面设计教育和培训,设计要符合灾难风险国的文化背景和需求。另外,国家需要提供和协调各地区的灾难准备和培训。区域化原则适用于从社区、地区、省、直辖市到国家的各个层面的灾难应急救援。除非受灾国请求,外界援助应该定位于帮助,而不是取代受灾国的救援系统。

当今世界自然灾难、生产事故、公共卫生事件、社会安全事件仍然频发,全球灾难形势严峻,灾难应急救援是一项重大的社会课题。随着改革开放的深入,我国的综合国力显著提升,作为联合国安理会常任理事国,在处理国际和地区事务中发挥着越来越重要的作用。开展IDMR不仅向国际社会展示了我国的综合实力,更加深了中国人民和受灾国的友好情谊。应当抓住时代的机遇,深入研究IDMR的特点,建设能适应不同种类灾难事件、一队多专的救援队伍,逐步成为世界灾难应急救援舞台上的重要力量。

(刘中民　赵中辛)

第二章　灾难医学救援体系

近年来，世界上各种自然灾害频发，减灾、抗灾已是国际社会的一个共同主题。我国幅员辽阔，地理环境和气候条件复杂，是世界上自然灾害损失最严重的少数国家之一，已发生了多起造成重大人员伤亡的地震、地质、水旱、气象等自然灾害，给国家和人民带来了重大的损失。而随着全球化进程的加快，传统的烈性传染病、各种新发传染病、群体性不明原因疾病等，可能通过现代交通工具造成远距离迅速传播和扩散，大大增加了我国暴发公共卫生事件的风险。社会事故灾难方面，如目前核电站建设已经作为能源开发的重要一环在全国各地迅速进行，核能的迅速发展和放射线技术的广泛应用，使辐射损害的防范迫在眉睫；此外，我国安全生产工作基础薄弱，事故隐患大量存在，各类生产安全事故发生频率高、数量多，造成重大人员伤亡的生产安全事故很难避免。加之突发公众事件以及恐怖极端势力威胁等社会安全事件，使得中国的灾难医学应急救援工作面临着复杂的形势和严峻的挑战。

然而，当前我国紧急医学救援能力与国民经济和社会发展现状不相适应，与党和政府以及社会公众的预期不相适应，存在着许多亟待解决的问题。与发达国家相比，我国无论在灾难的预防与公众教育，还是在灾难的救援与处理机制上，都存在明显的不足。建立完善的灾难医学救援体系刻不容缓，着手提高紧急救援能力和水平、最大限度地减少各类灾难事件所造成的人员伤亡、提高抢救成功率，降低死亡率和伤残率、保障灾区的卫生状况等。

第一节　灾难医学救援法律依据

一个社会要健康协调地存在和发展，良好的社会秩序不可或缺。特别是在灾难发生时期，社会系统中混乱因子大大增强，更需要采取各种调整措施来不断克服混乱因素，维护社会秩序，确保社会生活处于有序运行状态。建立健全相关的法律、法规就是重要的措施之一。回顾非典疫情降临时，因缺乏法律意义上突发疫情的指挥系统、预警机制、应急预案，没有突发疫情的常备救治队伍，以致手足无措，未能在初期使疫情得到有效的遏制而扩散开来。在突发疫情的处置过程中，因缺乏相关的法律支持，缺乏政府及相关部门、机构的协调一致、高效运转，未能对疫情依法进行有效的防控，同时对暴露民众的行为也欠缺规范，更加剧了社会秩序的混乱。我国政府2003年及时公布了《突发公共卫生事件应急条例》（以下简称条例，该条例于2011年修订），2006年发布了《国家突发公共事件总体应急预案》（以下简称总体预案），2007年公布了《中华人民共和国突发事件应对法》（以下简称突发事件应对法）。这些法律、法规对应急处理机制，尤其是行政管理系统中运转机制的确立提供了指导与支持，确保在突发公共事件时，能及时采取积极有效的措施，保障公众身体健康和生命安全，维护正常的社会秩序。突发事件应对法明确了国家建立统一领导、综合协调、分类管理、分级负责、属地管理为主的应急管理体制，在条例和总体预案中，明确规定统一有力的指挥系统，包括中央、省市、县三级应急处理指挥部、统一领导，分级负责，明确责任，加强合作，积极有效地开展应急处理工作。畅通的信息网络，由突发事件应急报告制度、突发事件举报制度、突发事件信息发布制度，三大信息传递制度构成。突发事件的准确评估与确认；应急预案的启动；应急物资的储备和调运；必要的应急流动控制等组成了强劲有效的应急处理系统。严格责任制度，完善信息披露机制，积极引导舆论导向等，形成政府与社会的良性互动，确保有序地处置突发公共事件。以上充分体现了相关的法律、法规、规章等在公共事件突发时所起的重要价值与作用。

一、灾难医学救援法制内容

（一）规定灾难医学救援工作原则

1. 以人为本,减少危害 切实履行政府的社会管理和公共服务职能,把保障公众健康和生命财产安全作为首要任务,最大限度地减少突发公共事件及其造成的人员伤亡和危害。

2. 居安思危,预防为主 高度重视公共安全工作,常抓不懈,防患于未然。增强忧患意识,坚持预防与应急相结合,常态与非常态相结合,做好应对突发公共事件的各项准备工作。

3. 统一领导,分级负责 在党中央、国务院的统一领导下,建立健全分类管理、分级负责、条块结合、属地管理为主的应急管理体制,在各级党委领导下,实行行政领导责任制,充分发挥专业应急指挥机构的作用。

4. 依法规范,加强管理 依据有关法律和行政法规,加强应急管理,维护公众的合法权益,使应对突发公共事件的工作规范化、制度化、法制化。

5. 快速反应,协同应对 加强以属地管理为主的应急处置队伍建设,建立联动协调制度,充分动员和发挥乡镇、社区、企事业单位、社会团体和志愿者队伍的作用,依靠公众力量,形成统一指挥、反应灵敏、功能齐全、协调有序、运转高效的应急管理机制。

6. 依靠科技,提高素质 加强公共安全科学研究和技术开发,采用先进的监测、预测、预警、预防和应急处置技术及设施,充分发挥专家队伍和专业人员的作用,提高应对突发公共事件的科技水平和指挥能力,避免发生次生、衍生事件;加强宣传和培训教育工作,提高公众自救、互救和应对各类突发公共事件的综合素质。

（二）规定灾难医学救援预案体系内容

1. 突发公共事件总体应急预案 总体应急预案是全国应急预案体系的总纲,是国务院应对特别重大突发公共事件的规范性文件。

2. 突发公共事件专项应急预案 专项应急预案主要是国务院及其有关部门为应对某一类型或某几种类型突发公共事件而制定的应急预案。例如《国家突发公共卫生事件应急预案》。

3. 突发公共事件部门应急预案 部门应急预案是国务院有关部门根据总体应急预案、专项应急预案和部门职责为应对突发公共事件制定的预案。例如《国家突发公共事件医疗卫生救援应急预案》。

4. 突发公共事件地方应急预案 具体包括:省级人民政府的突发公共事件总体应急预案、专项应急预案和部门应急预案;各市(地)、县(市)人民政府及其基层政权组织的突发公共事件应急预案。上述预案在省级人民政府的领导下,按照分类管理、分级负责的原则,由地方人民政府及其有关部门分别制定。

5. 企事业单位根据有关法律法规制定的应急预案。

6. 举办大型会展和文化体育等重大活动,主办单位应当制定应急预案。

各类预案将根据实际情况变化不断补充、完善。

（三）突发公共事件的分类分级

根据突发公共事件的发生过程、性质和机制,突发公共事件主要分自然灾害、事故灾难、公共卫生事件、社会安全事件4类;按照其性质、严重程度、可控性和影响范围等因素分成4级,特别重大的是Ⅰ级,重大的是Ⅱ级,较大的是Ⅲ级,一般的是Ⅳ级。

具体来看,自然灾害主要包括水旱灾害、气象灾害、地震灾害、地质灾害、海洋灾害、生物灾害和森林草原火灾等;事故灾难主要包括工矿商贸等企业的各类安全事故、交通运输事故、公共设施和设备事故、环境污染和生态破坏事件等;公共卫生事件主要包括传染病疫情、群体性不明原因疾病、食品安全和职业危害、动物疫情,以及其他严重影响公众健康和生命安全的事件;社会安全事件主要包括恐怖袭击事件、经济安全事件、涉外突发事件等。

（四）规范预警标识:4级预警"红、橙、黄、蓝"

"防患于未然"是总体预案的一个基本要求。在总体预案中我们可以看到,"预测和预警"被明确规定为一项重要内容。

怎么处理应对"可能发生的突发公共事

件"？总体预案要求各地区、各部门要完善预测预警机制,建立预测预警系统,开展风险分析,做到早发现、早报告、早处置。在这个基础上,根据预测分析结果进行预警。

在总体预案中,依据突发公共事件可能造成的危害程度、紧急程度和发展态势,把预警级别分为4级,特别严重的是Ⅰ级,严重的是Ⅱ级,较重的是Ⅲ级,一般的是Ⅳ级,依次用红色、橙色、黄色和蓝色表示。

预警信息的主要内容应该具体、明确,要向公众讲清楚突发公共事件的类别、预警级别、起始时间、可能影响范围、警示事项、应采取的措施和发布机关等。

为了使更多的人"接收"到预警信息,从而能够及早做好相关的应对、准备工作,预警信息的发布、调整和解除要通过广播、电视、报刊、通信、信息网络、警报器、宣传车或组织人员逐户通知等方式进行。对老、幼、病、残、孕等特殊人群以及学校等特殊场所和警报盲区,要视具体情形采取有针对性的公告方式。

（五）组建中华人民共和国应急管理部

2018年3月,根据第十三届全国人民代表大会第一次会议批准的《国务院机构改革方案》,中华人民共和国应急管理部设立。我国是灾害多发频发的国家,为防范化解重特大安全风险,健全公共安全体系,整合优化应急力量和资源,推动形成统一指挥、专常兼备、反应灵敏、上下联动、平战结合的中国特色应急管理体制,提高防灾减灾救灾能力,确保人民群众生命财产安全和社会稳定,将国家安全生产监督管理总局的职责,国务院办公厅的应急管理职责,公安部的消防管理职责,民政部的救灾职责,国土资源部的地质灾害防治、水利部的水旱灾害防治、农业部的草原防火、国家林业局的森林防火相关职责,中国地震局的震灾应急救援职责以及国家防汛抗旱总指挥部、国家减灾委员会、国务院抗震救灾指挥部、国家森林防火指挥部的职责整合,组建应急管理部,作为国务院组成部门。

应急管理部的主要职责为,组织编制国家应急总体预案和规划,指导各地区各部门应对突发事件工作,推动应急预案体系建设和预案演练。建立灾情报告系统并统一发布灾情,统筹应急力量建设和物资储备并在救灾时统一调度,组织灾害救助体系建设,指导安全生产类、自然灾害类应急救援,承担国家应对特别重大灾害指挥部工作。指导火灾、水旱灾害、地质灾害等防治。负责安全生产综合监督管理和工矿商贸行业安全生产监督管理等。

需要说明的是,按照分级负责的原则,一般性灾害由地方各级政府负责,应急管理部代表中央统一响应支援;发生特别重大灾害时,应急管理部作为指挥部,协助中央指定的负责同志组织应急处置工作,保证政令畅通、指挥有效。应急管理部要处理好防灾和救灾的关系,明确与相关部门和地方各自职责分工,建立协调配合机制。

（六）存在迟报、谎报、瞒报和漏报等违法情形的要依法给予处分或追究责任

对于迟报、谎报、瞒报和漏报突发公共事件重要情况,或者应急管理工作中有其他失职、渎职,或其他违法行为的,突发事件应对法明确规定:对有关责任人依法给予处分;给他人人身、财产造成损害的,依法承担民事责任;构成犯罪的,依法追究刑事责任。根据总体预案,突发公共事件应急处置工作实行责任追究制。有惩就有奖,如果应急管理工作做得好,就会受到褒奖。总体预案规定:对突发公共事件应急管理工作中做出突出贡献的先进集体和个人要给予表彰和奖励。

二、当前我国灾难医学救援法制建设的思考

随着灾难医学的发展,灾难医学救援在法律保障与预案设计方面也提出了新的与其发展相适应的要求。虽然我国先后颁布并实施了突发事件应对与应急的相关法规和预案,但对于种类众多的突发事件应急救援来说,相关条例和预案缺乏系统性、针对性和可操作性,因此建议在我国建立灾难应急"基本法"框架下的灾难医学法律法规体系。而且,灾难救援人员的基本人身安全及相关免责情形也需要得到法律的保障,尤其在灾难原因及现场情况不明时,切忌盲目进入灾区,以尽可能减少不必要的牺牲。因此,建议制定符合我国国情、各地区情的灾难医学救援指南和各级各类应急救援预案体系,并形成常态化、制度化的灾难医学救援长效培训和演练机制。在对社会公众

的宣传教育方面,从法律层面规定必须做好突发公共事件医疗卫生救援知识普及工作,提高公众的危机意识与参与度,并在此基础上逐步组建群众性救助网络,经过培训和演练提高其自救、互救能力。

(陈锋 王韬)

第二节 灾难医学救援管理体制

一、灾难医学救援管理体制概述

(一)灾难医学救援管理体制概念

灾难医学管理体制是指为了有效预防、避免、减少和减缓突发事件对生命和健康造成的危害,保障公共安全,在政府领导下建立起来的紧急医学救援组织机构、职能分工、管理制度及运行机制。

灾难医学救援管理体制是一个开放性的体系结构,由具有独立开展灾难医学管理活动的医疗卫生机构构成,涉及党、政、军、群的协调与分工,针对各类突发事件的紧急医学救援组织机构。

(二)灾难医学救援管理体制建设的原则

国家建立统一领导、综合协调、分类管理、分级负责、属地管理为主的应急管理体制,也是灾难医学管理体制建设的基本原则。

1. 统一领导 按照国家突发事件应急指挥部和省级突发事件应急指挥部两级结构组建形成国家、省、市、县四级紧急医学救援的管理体制,实行属地管理的原则,负责对本行政区域内突发事件灾难医学处理的协调和指挥,做出处理本行政区域内突发公共卫生事件的决策及采取的措施。

2. 综合协调 各有关部门和单位要通力合作、资源共享,有效应对突发事件。要广泛组织、动员公众参与突发事件的灾难医学处理,强化统一指挥、协同联动,以减少运行环节,降低行政成本,提高快速反应能力。

3. 分类管理 按照自然灾害、事故灾难、公共卫生事件和社会安全事件等突发事件的不同类型实施紧急医学救援的管理。

4. 分级负责 根据突发事件的范围、性质和危害程度,对突发事件实行分级管理。各级人民政府负责突发事件应急处理的统一领导和指挥,

各级卫生行政部门和相关医疗机构按照预案规定,在各自的职责范围内做好突发事件灾难医学处理的有关工作。

5. 属地管理为主 突发事件发生后,发生地县级人民政府应当立即采取措施控制事态发展,组织开展紧急医学救援和处置工作,并立即向上一级人民政府报告,必要时可以越级上报。涉及两个以上行政区域的,由有关行政区域共同的上一级人民政府负责,或者由各有关行政区域的上一级人民政府共同负责。上级人民政府应当及时采取措施,统一领导应急处置工作。

(三)灾难医学救援管理体制的特征

突发事件具有突发性、不确定性、多样性、破坏性、衍生性、社会性和周期性等特点,突发事件的灾难医学管理体制具备了以下特征。

1. 组织的集权性 灾难医学管理的责任主体必须快速、简便、高效地行使处置权力。因此,整个组织需要权力集中、指挥统一、责任明确,以保证灾难医学处置效率和效果。

2. 体制的灵活性 灾难医学管理作为政府的一项重要公共职责,在运行中需要注重常态与非常态的有机结合和灵活转换,考虑到突发事件的不同类型、不同级别、不同地域等因素,灵活配置不同的医学救援单元,形成相应的灾难医学管理体制。

3. 职责的双重性 灾难医学管理机构的职责分为常态下的应急管理职责和应急状态下的应急处置职责。在常态下,其主要职责体现在预防与应急准备、监测与预警两个方面;在应急状态下,其主要职责体现在应急处置与救援、事后恢复与重建两个方面。

二、灾难医学救援管理机构设置

(一)灾难医学救援管理机构概念

灾难医学救援管理机构是指为了预防和减少突发事件造成的生命和健康危害,规范紧急医学救援活动而建立的组织架构。

(二)灾难医学管理机构设置原则

1. 权责明确 突发事件的突发性、不确定性、多样性等特征决定必须建立权责明确、分级负责的灾难医学管理机构,赋予卫生行政部门充分的应急处置权力,使其能够发挥政府的主导作用,

最大程度减少突发事件导致的人员伤亡和健康危害。

2. 运转高效　机构设置必须能够有效整合各种资源,协调指挥各种医学救援力量,保证灾难医学工作迅速、有序、高效进行。

3. 平急结合　机构设置应从国情出发,贯彻预防为主的思想,保持常态与应急状态下灾难医学管理体制转换的连续性和灵活性,提高快速反应能力。

4. 协同配合　灾难医学管理机构内部分工明确,相互配合,协同联动;应急管理涉及的不同职能部门之间也应协调运作,形成合力。

（三）我国灾难医学救援管理机构设置

1. 领导机构　在各级政府领导下,灾难医学管理工作实行行政领导责任制,充分发挥各医学专业应急指挥机构的作用。国家卫生健康委员会是全国灾难医学工作的行政领导机构。在国务院的统一领导下,负责组织、协调全国突发事件灾难医学处置。地方各级人民政府卫生行政部门在同级政府统一领导下,负责组织、协调本行政区域内突发事件灾难医学处置工作。

2. 办事机构　国务院卫生行政部门设立卫生应急办公室（突发公共卫生事件应急指挥中心）;各省、自治区、直辖市人民政府卫生行政部门及军队、武警系统设置本部门或系统的卫生应急办公室或日常管理机构;各市（地）级、县级卫生行政部门成立卫生应急办公室或指定专门机构负责本行政区域内突发事件医学应急的日常管理工作。

3. 专业技术机构　医疗机构、疾病预防控制机构、卫生监督机构和出入境检验检疫机构等医疗卫生机构要服从、服务于卫生行政部门的统一部署、指挥和安排,开展相应的灾难医学处置。

4. 专家咨询委员会（专家组）　国务院卫生行政部门组建突发事件灾难医学专家咨询委员会,省级、市（地）级和县级卫生行政部门根据需要组建突发事件灾难医学管理专家组。

三、我国灾难医学救援管理的组织体系

突发事件的灾难医学救援管理需要调动医疗卫生系统各类医疗卫生机构,吸纳社会各界力量,动员社会公众,整合各类资源共同应对突发事件,形成以政府为主导,社会整体共同参与的灾难医学救援体系。

（一）卫生行政部门及各类医疗卫生机构

1. 卫生行政部门　国家卫生健康委员会、县级以上地方各级人民政府卫生行政部门是我国灾难医学管理工作的组织者。

2. 医学救援组织机构　承担突发事件医学救援任务的组织机构,包括:各级卫生行政部门成立的突发事件医疗卫生救援领导小组、专家组、各类医疗卫生机构和现场医疗卫生救援指挥部。

（二）非政府组织

非政府组织在突发事件的灾难医学处置中的作用不容忽视,政府需要动员社会各类力量,包括各种非政府组织参与突发事件管理,发挥它们的作用。

（三）企业

企业在应急管理中的作用是组织自救互救和参与抢险救灾,通过各种方式为灾区提供救援资金、药品、医疗设备等紧急救援物资,参与震后恢复与重建工作。

（四）社会公众

在平时要强化社会公众的危机意识,开展救援基本技能的培训,加强社会公众的自我应急管理能力。灾区的民众在政府救援部门和专业医学救援队伍到达前开展自救互救,对减少人员伤亡,降低死亡率、残疾率至关重要。

（五）军队、武警卫勤组织与非现役专业队伍

军队、武警卫勤组织与非现役专业队伍在参与处置突发事件过程中,按有关规定参与县级以上地方政府突发事件应急指挥机构,按照隶属关系执行主管机关的命令,调动和使用军队、武警卫勤组织与非现役专业队伍参与突发事件灾难医学救援和处置。

（六）国际社会相关救援组织

在发生重大灾害时,国际社会通过人道主义救援,为受灾国提供急需的食品、药品、设备、装备等应急物资和专业救援人员,对于减轻灾害损失和灾后恢复重建具有重要意义。

四、我国灾难医学救援管理的指挥体系

我国的灾难医学指挥体系主要由指挥机构、指挥关系、指挥支撑系统等构成。

（一）指挥机构

灾难医学指挥机构包括决策层、指挥层和执行层。

1. 决策层 国务院卫生行政部门以及县级以上地方各级政府卫生行政部门是本行政区域灾难医学管理工作的决策层,在同级人民政府的统一领导下,负责本行政区域医学应急的应对决策。

2. 指挥层 突发事件发生后,根据灾难医学处置工作需要,国务院卫生行政部门成立突发事件灾难医学领导小组,在国务院应急管理行政部门的统一指挥下,领导、组织、协调、部署特别重大突发事件灾难医学救援工作;省、市(地)、县级卫生行政部门成立相应的突发事件灾难医学领导小组,在同级应急管理行政部门的统一领导下,开展本行政区域突发事件灾难医学救援工作。根据紧急医学救援的实际需要,在现场设立灾难医学救援指挥部,统一指挥、协调现场医学救援工作。

3. 执行层 参与突发事件现场灾难医学处置的专业医学救援队伍主要有:综合医疗救援类、疾病控制类、中毒类、传染病医疗救援类、核和辐射类、烧伤类和心理危机干预类,县级以上卫生行政部门建设本行政地区的专业紧急医学救援队伍。

（二）指挥关系

灾难医学救援按照统一指挥、分级负责、协同一致的原则,处理好与国家应急管理指挥机构、地方政府应急管理行政部门、现场指挥部、军队武警,以及各医疗卫生救援机构之间的关系。

1. 与国家应急管理部的关系 国务院设立的应急管理部,为国家突发事件最高指挥机构,统一部署全国突发事件的应急管理。国家卫生健康委员会指派指挥员参加国务院突发事件应急指挥,接受国家的统一领导指挥。国家卫生健康委员会应急领导小组,接受国务院应急管理部的指挥并部署系统内各级灾难医学领导小组、现场各医学救援机构统一开展灾难医学救援处置工作,必要时可以越级指挥。

2. 与县以上地方政府的指挥关系 县级以上政府卫生行政部门成立的灾难医学领导小组,除接受本级政府应急管理行政部门的领导指挥外,也接受上级卫生行政部门的业务指导。现场各类医学救援队伍或机构,一般由本级灾难医学领导小组负责人直接指挥,同时也接受上级卫生行政部门领导小组业务指导。

3. 与现场指挥部的指挥关系 突发事件现场指挥部原则上由负责本次突发事件应急处置的人民政府成立,灾难医学领导小组、现场各类医学救援队伍和机构接受现场指挥部统一指挥。现场各类医学救援队伍和机构受现场灾难医学领导小组直接指挥。

4. 卫生系统内部的关系

(1)指挥关系:卫生行政部门灾难医学领导小组与各类医学救援机构和队伍构成的指挥关系,下级必须服从上级并自觉维护上级的指挥权威。

(2)指导关系:上级对下级灾难医学领导小组、医学救援机构和队伍的业务指导,下级对上级的信息报告、信息反馈和业务咨询。

(3)协作关系:系统内部各医学救援机构和队伍之间,在执行灾难医学救援任务时建立协作关系,可由上一级指挥机构统一确定,也可由各医学救援机构和队伍之间协商确定。

(4)协调关系:在执行同一医学救援任务时,跨地区各类医学救援机构和队伍之间、地方与军队、武警卫勤力量之间的协调。

（三）指挥支撑系统

1. 应急平台建设 应急平台是应急管理工作的基础,对于整合现有资源,预防和应对突发事件,减少突发事件造成的生命财产损失,形成统一指挥、运转高效的应急机制,提高政府应急管理工作能效,增强决策的科学性具有十分重要的意义。

2. 专家咨询系统 专家咨询系统由国家和地方两级专家库组成。国家卫生健康委员会专家咨询委员会作为国务院卫生行政部门的咨询组织,开展灾难医学相关领域研究,发挥决策、咨询、参谋的作用,为完善国家卫生应急体系、应对突发事件提供决策咨询。

（王 韬 孙 烽）

第三节 灾难医学救援运行机制

一、灾难医学救援运行机制概述

（一）概念

灾难医学运行机制是指在处置各类突发事件

的紧急医学救援中，为正确行使职责和高效运转而建立起来的机构、组织和法规制度，包括法律法规、预案规划、制度措施、行为规范等的集合。其运作方式具有强制性和权威性，组成部分之间具有协调互动关系，并能够在灾难医学管理的各个环节进行自我调节、控制、发展和完善，形成一个动态的运行组构。党的十七大报告中明确提出要"完善突发事件应急管理机制"。《"健康中国2030"规划纲要》指出："到2030年，建立起覆盖全国、较为完善的紧急医学救援网络，突发事件卫生应急处置能力和紧急医学救援能力达到发达国家水平。"对于医疗卫生行政部门来说，灾难医学救援管理运行机制建设是灾难医学管理工作的主体，包括预防与应急准备机制、监测与预警机制、应急处置与救援机制、事后恢复重建机制等在内的灾难医学管理机制，保证灾难医学管理目标和任务的实现。

（二）运行原则

1. 以人为本　灾难医学运行机制构建的基本原则必须以挽救生命和保障人的基本生存条件作为首要任务，同时也要加强救援人员的安全防护，避免次生、衍生伤害事件的发生。

2. 综合协调　构建良好的综合协调机制，实现协调联动，发挥社会整体效能和作用。形成统一指挥、反应灵敏、功能齐全、协调有序、运转高效的应急管理综合协调机制。

3. 预防为主　落实预防为主，预防与应急相结合的原则，做到居安思危，防患于未然，建立常态下的动态预警监测及风险评估机制，加强灾难医学救援队伍建设、救援物资装备储备、救援预案演练等。

4. 尊重科学　树立科学的管理理念，应用先进的科学技术，充分发挥专家的作用，体现科学救援的原则。

5. 依法依规　在灾难医学处置过程中，要严格依照国家法律、法规、规章规定采取应急措施处置。

6. 社会参与　发挥政府的主导作用，动员社会力量广泛参与，形成应对突发事件的合力。

二、预防与应急准备机制

（一）预防机制的内涵

1. 降低社会脆弱性　社会脆弱性是指人类社会系统受外部致灾因素影响的可能性和敏感性，在外部致灾因素影响下致社会系统伤害和损失的程度以及社会系统对外部致灾因素的抵抗力和抗逆性的衡量。降低脆弱性是减轻突发事件社会后果的一种重要策略。突发事件造成的伤害程度，社会脆弱性是重要影响因素之一，脆弱性还具有放大灾难的作用，加大伤害程度和伤害范围。脆弱性可以来源于地理、环境和基础设施这些物理因素，也可来源于社会文化、经济状况、政治体制和应急管理等社会因素，降低社会脆弱性，须从这两个方面考虑。

2. 提高社会恢复力　在突发事件灾难医学管理中，恢复力是指在突发事件发生后，社会系统对可能造成的生命、健康伤害的抵御能力，以及对灾难快速响应、灾后适应、恢复和重建的能力。因此，灾难医学管理必须重视提高社会恢复力，增强社会系统对灾难的承受力和从灾难中快速恢复的控制力。

3. 公众灾难医学教育　公众灾难医学教育是有效应对突发事件的一项重要工作。社会公众在突发事件的第一时间内实施自救互救，可以有效减少公众在突发事件中的生命与健康危害。灾难医学教育必须从"娃娃"抓起，坚持常态化、制度化，以期实现"教育一个孩子，挽救一个家庭，影响整个社会"。

（二）应急准备机制建设

1. 应急法律与预案体系建设　应急法律与预案体系建设是突发事件灾难医学准备工作的关键，目的是增强处置的科学性，规范救援行为，提高救助能力。《中华人民共和国突发事件应对法》的颁布是我国应急管理法制化的里程碑。至今，我国已经制定应急管理法律法规60余部。预案制定之后通过演练、桌面推演和实战演练，不断修改完善，增强灾难医学预案的可操作性。

2. 保障机制建设　灾难医学保障机制建设包括灾难医学救援队伍，应急药品、器材、装备等物资储备，应急技术准备，通信保障体系和应急避难场所等。

三、监测与预警机制

新中国成立以来，我国发布了很多有关监测预警、信息报告、信息发布等具体的监测与预警机制建设文件,开展了疾病的监测活动。1980 年我国建立了长期综合疾病监测系统,开展了以传染病为主并逐渐增加非传染病内容的监测工作。2004 年启动"中国疾病预防控制信息系统"网络直报系统。2003 年 SARS 以后,我国政府加快了公共卫生体系建设的步伐,提出构建覆盖各级卫生行政部门、疾病预防控制中心、卫生监督所、各级各类医疗卫生机构的高效、快速、通畅的国家卫生应急网络直报系统,触角延伸到城市社区和农村卫生服务站(所)。

在各级政府卫生行政部门的支持下,突发事件早期预警取得了一定进展:基本实现县级以上医疗卫生机构网络直报;初步建立了信息互联互通机制;做到了疫情报告的信息透明。国家对汶川地震采取了信息透明做法,及时公布灾情和抗震救灾情况,提高了抗震救灾活动效率,防止谣传,增强了公众抗震救灾信心和参与意识。

(一)监测与预警机制的内涵与功能

监测与预警机制是指对突发事件的危险要素进行动态、持续、实时监测,收集相关信息资料,运用逻辑推理和科学预测的技术方法,研判危险要素未来发展趋势及演变规律,评估、分析其转化为突发事件的可能性及其危害程度,及时提醒公众做好相应准备,从而达到有效防止和减少生命与健康危害的目的。

监测与预警机制包含三个方面:一是危险要素监测及风险评估;二是及时向公众发布预警预报;三是引导公众迅速采取适当的响应行动规避风险。

(二)监测与预警系统构成

1. 预警信息

(1)信息来源:国家卫生行政部门各相关机构、部门的监测信息。县级以上地方各级人民政府卫生行政部门及其相关各部门负责收集、传输有关突发事件的信息,并与上、下级政府及有关部门、专业机构、监测网点实现信息的共享和互联互通,开展跨部门、跨地区的信息交流与合作。县级以上人民政府在基层建立专职或兼职信息报告员制度,多种途径收集突发事件信息。

(2)风险评估:根据科学的指标体系和客观的监测数据,对潜在风险进行系统评估。同时考虑到各种风险的相关性、叠加性,动态进行风险

评估。在评估过程中,评估风险等级需要综合考虑突发事件的危险要素、社会的脆弱性和恢复性。发布预警信息之前由专家咨询委员会对预警信息进行评估和审核。

(3)信息发布:预警信息发布的主体是政府卫生行政部门,其通过有效的传播手段向社会公开发布。预警信息的发布要以受众为导向,充分考虑目标受众的范围与接受心理,遵循精确、客观、及时性、连续性及公众导向原则,多渠道和互动性发布预警信息。

2. 预警级别
我国将预警级别分为 4 级: Ⅰ 级(特别严重)、Ⅱ 级(严重)、Ⅲ 级(较重)、Ⅳ 级(一般),分别用红色、橙色、黄色和蓝色标示。预警信息包括突发事件类别、预警级别、起始时间、可能影响范围、警示事项、应采取的措施和发布机关等。

3. 预警响应
政府卫生行政部门应当根据即将发生的突发事件的特点、可能造成的危害和预警级别采取响应行动,避免响应不足或响应过度。预警后的响应能力取决于应急准备和应急预案的完备程度,社区是应急响应的基础,社会公众的响应能力取决于公众对风险的认知程度。

四、应急处置与医学救援机制

(一)应急处置原则与程序

应急处置机制是指政府卫生行政部门获得突发事件发生或可能造成伤亡信息或行动指令至现场展开救援之前所采取的紧急筹划和处置措施,包括建立组织、启动预案;紧急筹划、快速部署;核查排险、社会动员等内容。目的是通过快速、有序的响应,使突发事件有效地控制在初始阶段(萌芽期),防止事态恶化、扩大、升级。

1. 应急处置原则

(1)以人为本,减轻危害:坚持"先救人后救物"的原则,把挽救生命与保障人的基本生存条件放在首要位置;同时要保护参与医学救援人员的人身安全。

(2)属地管理,快速反应:属地可以在第一时间赶到突发事件现场,及时开展先期处置,有助于防止事态的扩大、升级。

(3)综合协调,社会动员:形成条块结合、部门配合、军地协同、地域联动、国际合作的综合协

调机制,动员社会一切力量参与处置,实现协调联动。

（4）统一领导,分级负责:发挥政府的主导作用,实现资源整合;依据分级负责的原则,由相应级别的应急指挥管理部门进行具体处置。

（5）依法处置,科学应对:国家对紧急状态期间法律责任及政府授权等方面做出了明确规定,将突发事件应急处置纳入法治轨道;在应急处置中充分发挥专家的作用,科学决策。

2. 先期应急处置主要程序

（1）分析信息,报告情况:卫生应急管理或者职能部门接到突发事件报警后,应详细询问、记录有关情况,包括事件发生的时间、地点、性质、类别、规模、人员伤亡或财产损失情况、可能演变的方向等;值守人员要对以上信息进行分析研判,视突发事件的严重程度,向相关领导及时报告;决策者在接报后,应尽快组织相关人员,对突发事件级别和管辖范围进行判断,超出管辖权范围时,应及时向上级报告情况。

（2）启动预案,分级响应:政府卫生行政部门成立处置突发事件领导小组,启动应急指挥机构,根据所掌握的详细信息,组织专家组调查、确认,并对事件进行综合评估,确定应急响应级别,召开紧急工作会议,传达上级指示,启动本级处置突发事件应急预案。对敏感时间、敏感地点、敏感性质的事件要给予高度关注,响应分级要从高,防止放大事件的损害结果或舆论效应。在突发事件继续扩大升级的情况下,所启动预案的级别也应相应做出调整。

（3）制订计划,协调指导:卫生行政部门根据响应分级,制订医学应急救援计划,明确救援任务,明确指挥领导关系,落实医学应急救援专业队伍,调集救援药品、装备、器材等,组织运输工具,明确灾难医学救援行动准备时限和准备工作要求,召开任务部署会议。必要时派出现场指挥协调人员和专家组。

（二）灾难医学救援基本原则与任务

灾难医学救援机制建设是突发事件应急响应行动中的重要一环,任务是最大限度地减轻突发事件所致的生命与健康危害,降低死亡率和残疾率。

1. 灾难医学救援机制建设的基本原则　灾

难医学救援要贯彻统一指挥、分级负责、属地为主、快速反应、自救互救和专业救助相结合的原则,充分体现"以人为本"的价值观,尽一切努力将突发事件对外部环境的损害控制到最小,保持生态环境和社会环境的可持续发展,防止衍生或次生伤害。灾难医学救援专业性强、涉及面广,需要多部门密切配合、协同作战,尽可能迅速、有效地组织和实施救援工作,避免或减少损失。

2. 灾难医学救援的主要任务

（1）抢救灾害伤员:就地、就近、安全、高效抢救生存者、检伤分类、现场紧急医学救治是灾难医学救援的首要任务,也是降低死亡率、残疾率的关键。与此同时,需要及时指导和组织灾害现场的公众开展自救互救,对灾害伤员进行早期心理干预和健康需求评估。

（2）消除危害后果:灾难医学救援人员需要对灾害现场危险因素有清醒的认识,对灾害、事故产生的对人体、动植物和环境造成的现实及潜在危害,迅速采取封闭、隔离、清洗消毒等措施,标明危险区域和潜在危险区域,消除危害后果,防止次生或衍生伤害。

（3）安全转运灾害伤员:利用一切可以利用的交通方式,将灾害伤员从灾害现场安全转送到临时救护点或后方医院。灾害伤员转运前应筛选伤员、制订转运计划、安排转运工具,应充分考虑转运途中在医学监护下安全转运、救治并做好转运后的交接、数据汇总等。

（4）评估事件原因和后果:突发事件灾难医学救援行动后,应及时查明人员伤亡情况,评估突发事件的危害范围和危险程度,总结经验教训。

（三）灾难医学救援的组织管理

1. 灾难医学救援的组织管理与现场指挥机制

（1）组织管理:我国基本形成了中央、省、市（地）县四级分工明确、协调一致、运转高效的卫生应急工作管理体系,初步建立起部门间、地区间、军地间突发事件的信息沟通和联防联控机制。

（2）现场指挥:现场指挥部的具体构成部门与职责如下:①灾难医学救援现场指挥部负责协调灾难医学救援行动中各机构、紧急医学救援队伍的运作和相互关系,统筹安排灾难医学救援行动;②现场指挥官通常由各专业救援队长担任,负责突发事件现场灾难医学救援的指挥工作,受领救援任务、调度救援人员,利用各种医疗资源抢救伤病员;③现场搜救组由紧急医学救援队伍的人员与其他救援人员构成,一起参与搜救伤员;④医疗组由紧急医学救援队员和受过紧急医疗救援培训的医生、护士组成,开展检伤分类和现场医疗救护工作;⑤后送组负责将符合转运条件的伤病员转送到一级医疗机构或后方医院;⑥支持保障组负责灾难医学救援行动的药品、设备、设施等支持,提供应急物资、装备和生活保障;⑦信息管理组负责系统内部和对外的信息管理、信息服务,包括为新闻发布人准备对外发布的信息。

2. 紧急医学救援队伍

(1)国家灾难医学救援队伍:由国家卫生健康委员会组建或认证的紧急医学救援队伍,其任务是参与特别重大的医疗卫生救援,按照"统一指挥、纪律严明,反应迅速、处置高效、平战结合、布局合理、立足国内、面向国际"的原则统筹建设。

(2)地方紧急医学救援队伍:参照国家紧急医学救援队伍建设模式,由各级地方政府卫生行政部门建设与管理。例如广东省按照"省市共建、属地管理、服务本地、辐射全省"的原则组建紧急医学救援队伍。

(四)灾难医学救援现场处置措施

1. 现场初始评估 对突发事件现场情况进行初始评估,包括事故影响范围和扩展的潜在可能性、人员伤亡数量、损伤类型和严重度、特殊医疗需求、危害物质种类及可能造成生命和健康危害、紧急救援行动的规模和级别,以及是否需要增加医学救援力量等。现场评估必须由具备现场紧急医学救援经验的医疗卫生人员完成。

2. 建立现场工作区域 根据事故的危害、现场状况、气候条件和地势情况等建立现场工作区域。重特大突发事件紧急医学救援通常设立三类工作区域:危险区域、临时医疗救助区、安全区域。

(1)危险区域:只有受过专业、正规训练并配有特殊装备的紧急医学救援人员能够在这一区域开展工作。在此区域内应建立紧急情况下可以得到后援人员帮助的通道。

(2)临时医疗救助区:一般设在靠近救援现场的安全区域内,靠近转送道路。按功能设置五类区域:检伤分类区、重症抢救区、轻症等待区、等候转运区、太平区,用彩旗标识各类救护区域,便于检伤分类区抬出的伤员,能够被准确送到相应救护组。

(3)安全区域:即支持区域,是指挥所和一级医疗机构所在区域,其功能是收容、收治从救援现场和临时医疗救助区转运来的伤病员。

3. 搜救与救援 快速的搜救与救援反应和救援人员的有效协调是抢救生命的关键。一般情况下搜救与救援行动的优先原则是:"先避险、后救援""先救人、后救物""先救命、后治伤""先重伤、后轻伤"。以灾区人民和救援人员的安全为重。

(五)灾难医学救援现场公共卫生管理

1. 救援现场的卫生管理

(1)饮食卫生管理:是救援现场主要的卫生问题,包括供水体系破坏、水质污染、粮食污染和变质、食品短缺等,均可能增加传染病的发生。

(2)环境卫生管理:地质灾害和气象灾害等自然灾害都可能造成生态环境严重破坏、环境面貌巨变、卫生情况恶化,导致有害昆虫大量滋生、鼠害猖獗等,这些为传染病的发生与流行提供了条件。

(3)心理卫生管理:灾民、救援部队及救援人员生活、饮食不正常,临时居住场所拥挤密集,人员迁徙等,导致灾区群众心情起伏、抵抗力下降、生理功能紊乱,使传染病易感性增高,慢性病发作或加重等。

2. 救援现场垃圾处理

(1)生活垃圾:灾区生活垃圾应及时清运、集中处理处置,并将其适度资源化利用。灾区生活垃圾应急处置工作应统一组织,由当地环境卫生机构负责实施。

(2)医疗垃圾:医疗垃圾也称医疗废物,是指医疗卫生机构在医疗、预防、保健以及其他相关活动中产生的具有直接或者间接感染性、毒性以及其他危害性的废物。医疗垃圾可以通过高温焚烧处理。

3. 尸体处理 尽快确认尸体身份,不能现场确认的,应提取标本或标识物便于后期确认;直接参与处置尸体者,要采取简便易行的措施,并加强自身保护。

五、恢复与重建机制

（一）恢复与重建的含义和原则

1. 恢复与重建的含义 使医疗卫生秩序恢复常态，或对毁损而不能恢复的医疗卫生设施进行重新建设的活动。灾后恢复与重建包括三个方面的内容：巩固处置成果；物资、社会、心理等各方面的重建和恢复；分析评估，总结经验教训，提出改进意见。

2. 恢复与重建工作的基本原则 坚持"以人为本、尊重自然、统筹兼顾、科学布局、协作共建、分步实施"的原则。坚持预防为主、合理避让、重点整治、统筹调度的原则，加强防灾减灾体系和综合减灾能力建设，降低社区的脆弱性，提高对未来灾害的预防和紧急救援能力。

（二）恢复与重建工作流程

1. 建立恢复与重建小组 由政府及相关职能部门人员、评估专家、利益相关者等组成恢复与重建小组，负责恢复与重建工作的实施。

2. 确定恢复目标 恢复目标的确定既要考虑恢复灾前医疗卫生水平，又要统筹考虑为灾后医疗卫生发展布局创造机遇，化危机为转机。

3. 制定恢复方针与规划 安排恢复的优先秩序，协调不同的部门机构，分配恢复所必需的资源，制定补偿政策和激励机制。

4. 实施恢复与重建措施 整合各种资源，稳定医疗秩序，消除突发事件的消极影响；开展早期心理干预，消除突发事件给灾区群众造成的负面心理影响。

（三）恢复与重建应注意的问题

1. 危机心理干预问题 重大突发事件给人类带来的不仅是物质损害、生理伤害，心理上更可能遭受长期、持久和刻骨铭心的创伤。因而要实施心理康复工程，医治灾区群众心理创伤。逐步恢复灾区群众信心，提高自我调节能力，促进身心健康。

2. 社会支持系统问题 事实证明，政府有效整合各种社会资源，形成"一方有难、八方支援"的社会支持局面，有利于缓解灾区群众精神、物质、生活压力，增强社会凝聚力和民族凝聚力。

3. 灾害补偿问题 在突发事件发生后，按照国家有关的法律、法规，依法对财物进行强制性处理的，需要给予补偿。对突发事件中因公致伤、致残的人员，或因公牺牲、病故的人员家属，按照相关法规进行抚恤。

4. 灾后传染病防控问题 灾害后容易发生流行的传染病主要有：肠道传染病、虫媒传染病、动物源性疾病、土壤和疫水传播的疾病、呼吸道疾病及食源性疾病等。

5. 加强环境卫生综合治理 为灾民提供卫生的临时居住场所；搞好环境卫生，设置临时厕所和垃圾堆积点；做好粪便、垃圾的消毒、清运；对临时居住地、简易帐篷、过渡房屋、厕所和垃圾场要进行科学消毒；进行消杀评估，确定消杀的重点区域，做好消毒、杀虫和消灭老鼠等病虫害。

6. 大力开展卫生防病知识的健康教育 加强对群众关于灾害后常见的和卫生问题的教育，做到家喻户晓，老小皆知；关注特殊人群的护理，为老、弱、病、残以及孕产妇和婴幼儿营造一个良好的生活和居住环境，减少疾病和死亡的发生。

六、灾后公共卫生调查评估机制

通过对灾害的应对活动进行全面、系统调查评估，以了解灾害发生规律，总结处置经验，从而提高防灾、减灾能力。调查评估应贯穿突发事件的应对、预防和控制的全过程。

（一）调查评估的意义

通过现场调查、考查和资料分析，在此基础上进行总结和评估。目的是及时总结经验教训，弥补灾难医学管理的缺陷和不足，完善应急管理法制、体制、机制和预案，优化防灾、抗灾、救灾措施，评价减灾效益，作为减灾施策的重要依据。灾害评估可分为灾前评估、灾时快速跟踪评估、灾后实地评估和减灾效益评估等多种类型。

（二）调查评估的主要内容

确定灾区主要的公共卫生问题，分析灾区的公共卫生需求和提出灾区的优先卫生防疫工作；评价灾害造成的危害及存在的潜在传染病风险；评价灾区在卫生与健康方面的脆弱性，如人员、物资、设备等卫生资源以及应对灾后卫生与疾病控制的能力；评价医疗卫生系统恢复和重建的能力等。

1. 灾区公共卫生本底资料

（1）地理信息：如行政区域信息、地形图、水库、湖泊等水体水系分布等。

（2）人口学资料：如老年人口、孕产妇、婴幼儿、残疾人等脆弱人群的特殊需要和关照。

（3）灾情和救援工作进展：人员伤亡情况、目前灾区的人员基本情况、灾民安置情况、救援队伍数量与分布情况、救灾指挥部所在地、目前的道路和交通状况等。

（4）当地医疗卫生机构和人员的情况，目前能上岗的人数和可利用的条件。

2. 卫生资源与疾病监测资料

（1）灾前卫生资源配置情况（灾前当地医疗卫生单位和医疗卫生工作人员），现存情况（可以利用的设备和人员）等。

（2）当地常见传染病和流行季节，主要流行因素，虫媒传染病和动物宿主、病媒生物及其分布情况，计划免疫开展情况，当地人群免疫水平；灾后疾病监测系统运转情况；目前灾区医疗卫生救援队伍及医疗点的分布，计划免疫设施和冷链系统运行情况，志愿者组织情况等。

3. 病原微生物保存情况

灾前保存病原微生物的研究单位、生物制品单位、传染病医院和综合医院传染病科；目前这些病原微生物的保藏设施是否受损，有没有泄漏和扩散，如已泄漏和扩散是否已经采取应急处置。

4. 有毒有害物品情况

评价可能造成群体和个人中毒的动物、植物、化学品（含核/辐射物质），包括生产、销售、储存、使用。当地是否有生产、储存和使用有毒有害物质及其分布情况，是否有放射性物质和核设施及其分布情况；有毒有害物质和放射物质有没有发生泄漏，如已泄漏是否已采取应急处置。

5. 生活饮用水卫生情况

（1）水源：饮用水源的数量与分布、是否受到污染及污染程度、供水是否充足。

（2）供水：集中式的供水系统是否完好、分散式供水的取水方式及灾后的供水方式、用水和取水高峰。

（3）消毒：饮用水是否消毒、消毒方法是否

规范、消毒药品来源、有无消毒效果评估。

（4）贮水设施：贮水设施的状况如何、数量是否充足、二次供水是否安全。

（5）生活污水：如何收集与处理。

6. 饮食卫生情况

（1）评估灾区食品来源、食品加工和用餐方式（集中供餐还是分散供餐）是否符合卫生学规范。

（2）食品从业人员的来源、健康状况、登记情况等。

（3）集中供餐点的数量、集中用餐人数、集中供餐点的餐具是否充足、餐具消毒是否规范、食品和餐具的存放是否符合卫生学要求。

（4）在食品供应不足时，灾民有无食用过期食品或采摘野菜、野蘑菇充饥。

7. 垃圾处理情况

有没有统一的垃圾堆放场所、垃圾场的数量及分布、垃圾场与水体（特别是饮用水水源）的距离是否合乎卫生学要求、垃圾是否进行消毒或焚烧；灾民乱扔垃圾的情况。

8. 人畜粪便处理情况

灾区厕所的类型、数量、分布，其中简易厕所占的比例，在灾民临时聚居点的厕所数量能不能满足使用，厕所的消毒和粪便的收集与处理是否符合要求，有没有进行卫生学处理；地震前灾民的猪舍、牛舍和家禽的位置与禽畜粪便堆放、处理情况。

9. 尸体处理情况

（1）尸体处理、运送工具和埋葬场所有没有进行消毒，是否符合卫生学要求。

（2）尸体处理人员有无卫生防护措施。

（3）家禽、家畜的死亡数量及其尸体处理情况。

（4）地震中大量动物性食品（肉类）被埋在废墟中，有没有将其与动物尸体同样处理。

10. 蚊、蝇、鼠等病媒滋生情况

病媒生物滋生地的数量及分布、病媒生物滋生地的消毒与清理情况及病媒的密度。

11. 灾民安置区的卫生情况

（1）灾民安置区的位置和分布是否合理，安置场所之间是否有足够的空间利于通风和人员疏散。

（2）安置区中人员密度（室内每人拥有的空

间大小），室内能否保持自然通风。

（3）安置区卫生设施是否充足、合理和规范，有无设置污水、雨水等排水设施。

（4）安置区有无防火、防寒、防暑、防风和防雨等设施。

（5）安置区有无建立和落实卫生管理制度，有没有专人负责卫生管理。

12. 灾民卫生知识情况 了解灾民的卫生认知与卫生行为、传染病预防常识、日常生活卫生知识、饮水和饮食卫生知识、消毒知识等。

13. 绘制灾区卫生信息地图 灾后的地形地貌可能已经面目全非，现场快速评估后，将各种信息标记在地图上，如灾民和救援人员安置区、医疗点、水源和取水点、垃圾场等病媒滋生地、厕所等的分布直接在地图上标记出来，形成灾区卫生信息地图。卫生信息地图的用途是统筹规划灾区卫生防疫工作；标记卫生防疫重点区域；发现卫生防疫盲点和漏洞；划分卫生防疫责任区；评估卫生防疫工作效果。

（三）调查评估的原则与步骤

1. 调查评估原则

（1）针对性原则：评估收集的信息应针对当地既往流行疾病水平、疾病流行的潜在风险因素，以及医疗卫生紧急应对的资源和能力，围绕灾害造成的人员伤亡、尸体处置、灾民安置、灾民的食品、饮用水供应、生活垃圾处理，以及卫生机构的条件等方面。

（2）时效性原则："大灾之后必有大疫"是历史留给人们的一个警语。由于灾害发生的突然性和严重性，灾后会不会发生传染病？可能发生哪种传染病？疫情有多严重？紧急医学救援人员到达救援现场怎样开展卫生防疫工作等，政府和居民都迫切要求回答这些问题。所以调查评估的初步结论越快、越早，其实际价值就越高。调查评估更重要的在于准确，因此收集信息的时效性固然很重要，但更应确保其准确性和完整性。

（3）阶段性原则：上面说的是"快速评估"，即在抵达事发现场后1~2天之内就要拿出评估结果。由于收集信息时间短，灾区的情况瞬息万变，尤其是人口的流动，因此，初期的评估经过一定阶段后需要进行再评估，以便了解：①危害因素和

潜在危险是否发生变化；②所采取的措施是否有效；③是否有未被发现或新的危害；④有哪些需要进一步改善的工作内容等。因此评估工作应该分阶段进行，不断评估、不断地修正灾区卫生工作内容。此外，还需对当地医疗卫生系统自身的恢复与重建能力以及外界支持情况进行评估，以确保灾区后续医疗卫生服务的可持续性。

2. 调查评估步骤

（1）制定评估方案：制定简易评估方案，组建评估队伍，明确各自的职责和任务，确定评估方法和内容，准备评估表格和清单等。

（2）现场评估：通常采用现场观察、图像拍摄、关键人物访谈、小组访谈等简便调查方法，并结合查阅的资料等多途径收集信息。

（3）评估结果分析：对收集到的各种信息进行汇总分析，评价灾区的公共卫生需求，确定开展灾后卫生防疫的关键环节、重点及优先领域，提出工作建议和计划。

（4）书写评估报告。

（王韬 孙烽）

第四节　灾难医学救援应急预案

预案是实现管理工作科学化、现代化的一种新文种，属于计划的范畴。预案是为完成某项工作任务所作的全面、具体的实施方案。其针对性更强，内容系统、详尽，预案的执行依托法律或行政授权开展，有别于其他计划文书。2007年8月30日通过并公布的《中华人民共和国突发事件应对法》，对突发事件的预防与应急准备、监测与预警、应急处置与救援、事后恢复与重建，以及法律责任等作了全面的规定，要求制定相关管理预案。按照"一案三制"（即：应急预案，应急机制、体制和法制）的要求，我国建设形成包括国家总体应急预案、国家专项应急预案、部门应急预案、地方应急预案、企事业单位根据有关法律法规和单位实际情况制定的应急预案在内的应急预案体系。据不完全统计，截至2012年底，全国共编制各级各类应急预案超过550万件，涵盖了自然灾害、事故灾难、公共卫生事件和社会安全事件等各个领域，基本形成横向到边、纵向到底的应急预案体系。其中包含各种级别的灾难医学救援预案，

比普通的应急预案更具专业性,内容更为详尽具体。

一、灾难医学救援预案的概念

灾难医学救援预案是针对可能发生的突发灾难事件,以保证迅速、有序、有效地开展医学救援行动、最大限度降低灾难对人民生命健康的危害为目标,而预先制定的有关医学救援的应急管理、指挥、救援计划和具体处置计划或者方案等。制定一份好的灾难医学救援预案是做好灾难医学响应和救援的必要条件之一。

二、灾难医学救援预案构成体系

灾难医学救援预案体系包括综合预案、专项预案以及现场处置方案,只有在综合灾难医学救援预案的基础上,针对各级各类可能发生的突发灾害和危险源制定各种专项灾难医学预案和现场处置方案,并明确灾前、灾发、灾中、灾后的各个过程中相关部门和有关人员的职责,才能确保灾难医学救援预案的可操作性和可执行性,切实发挥其防灾减灾的应有作用。

(一)综合预案

综合灾难医学救援预案是从总体上阐述突发灾害事件的医学救援方针、政策,灾难医学组织结构及相关应急职责,灾难医学救援程序、措施和保障等基本要求,是应对各类突发灾害事件的综合性文件。

(二)专项预案

专项灾难医学救援预案是针对具体的突发灾害事故类别(如地震、洪灾等)、危险源和灾难医学保障而制定的计划或方案,是综合灾难医学救援预案的组成部分。专项灾难医学救援预案应制定明确的灾难医学救援程序和具体的灾难医学救援措施。

(三)现场处置方案

现场处置方案是针对具体的灾难特点,结合人员、装备、场所或设施等实际情况所制定的灾难医学救援处置措施。现场处置方案应具体、简单、针对性和可操作性强,应根据风险评估及危险性控制措施逐一编制,做到灾难救援相关人员应知应会,熟练掌握,并通过应急演练,做到迅速反应、正确处置。

三、灾难医学救援预案的类型

灾难医学预案主要包括以下几个类型:

(一)灾难医学救援行动指南或手册

针对已辨识的灾难医学危险制定应采取的特定救援行动。灾难医学行动指南简要描述灾难医学行动必须遵从的基本程序,如发生情况向谁报告、报告什么信息、如何自救互救、采取哪些灾难医学救援措施。这种灾难医学救援预案主要起提示、教育作用,对相关人员进行培训,这种预案作为其他类型灾难医学预案的有益补充。

(二)灾难医学响应预案

针对灾难事故现场设施破坏和人员伤亡可能发生的情况,编制灾难医学响应预案。灾难医学响应预案要包括所有可能的危险状况,明确有关人员在紧急状况下的职责。这类预案仅说明处理紧急灾难事故必需的行动,不包括事前要求(如培训、演练等)和灾后措施。

(三)灾难医学管理预案

灾难医学管理预案是综合性的事故灾难医学预案,这类预案详细描述灾前、灾中和灾后不同部门、组织、机构的总体行动纲领和职责。具体何人做何事、什么时候做、如何做。这类预案要明确制定每一项职责的具体实施程序。灾难医学救援管理预案包括灾难医学救援的4个逻辑步骤,即预防、预备、响应、恢复。

四、灾难医学救援预案的作用

灾难医学救援预案在整个灾难管理体系中处于重要地位,对防灾减灾起着关键作用。为灾难医学救援各级部门、各类人员的职责做出明确规定,是开展及时、有序和高效突发灾难事件医学救援工作的行动指南。具体来讲,灾难医学救援预案在灾难管控体系的建设中主要有以下作用:

(一)指导灾难医学救援行动开展的纲领

预案在评估灾难事故后果及影响严重程度的基础上,明确了医学救援的目的和受援范围,明确了灾难应急准备工作的方向,应急救援时的评估决策、指挥协调、救援程序、后勤保障等内容,明确了各部门、各类人员的职责和分工,保证救援工作有条不紊的进行,避免或减少部门之间推诿扯皮的现象发生,是灾难医学救援行动的纲领。

(二)推动灾难医学救援事业的发展

应急预案通过反复论证尤其是经过多次演练后不断完善,使得医学救援应对突发灾难的各项措施"程式化",一旦接到救援任务,相关部门和人员则应高效开展救援工作,各司其职,减少中间环节,提高救援效率。通过救援演练和救援实战检验,总结查找不足,填漏补缺,使预案的内容最大限度符合灾难医学救援行动开展的实际要求,最终促进推动灾难医学救援事业的发展。

(三)开展防灾减灾工作的重要手段

通过编制完善灾难医学救援预案,可以保证面临各类突发灾难事件,尤其是对事先无法预料到的突发灾难事件,为开展防灾减灾工作准备提供基本的指导思路,做到有据可依、有章可循。同时有利于平时开展培训和演练工作。一旦灾难发生,科学的救援预案具有避免救援行动的盲目性,最大限度地发挥医学救援减少人员伤亡的作用。

五、灾难医学救援预案编制要点

科学的灾难医学救援预案体系应具备实用性、可操作性、灵活性的特点,编制适合我国国情和灾情的科学、系统、高效的灾难医学救援预案是应急救援准备工作的核心内容之一,也是我国有关法律法规的要求。

(一)灾难医学救援预案的编制步骤

1. 组建编制队伍 预案从编制、维护到实施都应该有各级各部门的广泛参与,在预案实际编制工作中往往会由编制组执笔,但是在编制过程中或编制完成之后,要征求各部门的意见,包括政府部门、卫生行政部门、各级各类卫生管理人员、医疗机构、疾控机构、卫生监督部门、安全、卫生和环境保护部门、邻近社区、法律顾问、财务部门等。

2. 危险与救援能力分析

(1)法律法规分析:分析国家法律、地方政府法规与规章,如传染病防治法律法规、安全生产与职业卫生法律法规、环境保护法律法规、消防法律法规与规程、应急条例、应急管理规定等。调研现有预案内容包括政府与各级卫生行政部门的预案。

(2)风险分析:通常应考虑下列因素,历史情况、地理因素、技术问题、人为因素、物理因素、管制因素等。

(3)救援能力分析:对每一紧急情况应考虑如下问题,①救援队伍能否及时到位;②所需要的资源与能力是否配备齐全;③外部资源能否在需要时及时到位;④是否还有其他可以优先利用的资源。

3. 预案编制 预案草稿编制完成之后,召开专家评估会进行论证评估、审定,正式上报同级政府。

4. 预案的评审与发布 政府卫生行政部门应急管理办公室对主办部门报送的预案进行审核,并按程序报送政府相关负责人签发。预案经政府批准后实施,由政府办公厅(室)印发,公布实施,并报同级政府备案。

5. 预案的实施。

(二)灾难医学救援预案编制原则

1. 预案的针对性 灾难医学救援预案是针对突发灾害人员伤亡问题提出的,对于整个预案的出发点和落脚点,必须始终围绕最大限度减少人员伤亡、保障人的生命健康安全这一中心。

2. 预案的全局性 科学完善的灾难医学救援预案应具备超前、全局、系统、依法等原则,即预案的内容要适度超前,不能仅仅满足于当前已知灾难救援的需要,还应考虑未来未知突发灾难救援的急需;灾难医学救援预案要考虑灾难救援全局的需要和条件,与其他部门、组织(如公安、武警、消防、军队、电信、当地政府等)相配合、相互协调、补充并避免重复;救援预案要成体系,能够满足救援的各种需要,而非支离破碎互无照应;救援预案的制定必须在法律框架内,不能与国家法律法规相抵触。

3. 预案实施的现实性 预案为了防范灾难的危害,对运用的人力、物资、制度等资源提出设想,如对救援队伍、救援装备、运输工具、后勤保障、通信设施、后方救援场所等提出要求。但是预案的内容不仅仅要理论上可通,还要在实践上可行,要具备充分的现实操作性。通过科学细致评估分析灾难发生发展特点,使预案内容符合灾后医学救援的资源力量的实际情况,不至于出现救援的力不从心或者资源浪费。

4. 预案的科学性 不同的灾难会造成人员不同的伤害,医学救援预案应针对不同灾难相应科学规划调整,往往需要包含多个行动的方案。例如搜寻、心肺复苏、止血包扎、骨折固定、后送转移、损伤控制手术、移动医院的开展等必须进行科学规划。医学救援中次生灾害的防御、警戒与治安、装备与物资保障等内容都应充分考虑,做到切实可行。

5. 预案的严密性 灾难医学救援是一个系统工程,行动内容上有先后的内在科学规律。顺应合理的顺序,工作开展将顺利高效。必须设定行政主管部门与专家学者对灾难伤害综合评估的机制;应急响应的步骤;预案启动的条件、启动权的归属;预警机制,救援信息的发布机制;医学救援工作步骤安排等,使其成为严密、连贯、有机的体系。

6. 预案的严肃性 灾难医学救援的组织、活动、职责等落实,必须执行与遵从等责任体系,附以严肃的奖惩措施。

(三)灾难医学救援预案编制内容

1. 预案名称 预案的名称要明确表示预案执行的范围(单位、部门),针对灾难事件的名称要规范与统一。

2. 总则 说明编制此预案的目的、工作原则、编制依据、适用灾难事件的范围等。

3. 组织体系及职责 明确各级相关医学救援组织机构的职责、权利和义务,以突发灾难事件应急响应全过程为主线,明确灾难发生、报警、响应、结束、善后处理处置等环节的主管部门与协作部门,以应急准备及保障机构为支线,明确各参与部门的职责、权利和义务。

4. 预警和预防机制 包括灾难事件医学信息监测与报告、预警预防行动措施、预警支持系统、预警级别及发布机制等。

5. 灾情分级 根据灾难发生的规模大小及其造成的医学危害程度,将灾难进行相应分级,设定相应的医学救援响应级别,以便灾难发生时采取相应的分级响应,调动与灾难伤害相匹配的医学救援力量。

6. 应急响应 包括分级响应程序、信息共享和处理、通信保障、救援指挥和协调、紧急处置、救援人员的安全防护、群众的安全防护、社会力量动员参与及管理、救援效果评估、灾难医学事件后果评估、新闻信息共享、救援反应终止等内容。

7. 后期处置 包括善后处置、社会医学救助、伤害保险、伤害调查报告和救援经验教训总结及改进建议和措施等。

8. 保障措施 包括通信与信息保障,救援装备保障,救援技术储备与保障,灾难自救互救宣传、救援培训和演习,监督检查等。

9. 预案管理与更新 明确救援预案管理与更新的主管部门,救援预案更新的条件、程序及期限等。

10. 责任与奖惩 指出根据灾难医学救援中的责任与贡献,对相应的单位和个人给予奖励或惩罚的条件和实行机制。

11. 附则 包括有关专业名词术语的定义与说明,救援预案的实施或生效时间等。

12. 附录 包括相关的应急预案、预案总体目录、分预案目录、各种规范化格式文本、相关机构和人员通信录等。

"凡事预则立,不预则废"。应对各种突发灾难事件,制定科学、系统的灾难医学救援预案,预先建构出一套规范合理的医学救援行动计划和实施指南,是应对灾难导致医学生命健康危害问题的一种主动、积极、有效方法。系统研究灾难伤害发生的特点,科学分析灾难医学救援的实际需求,做好医学救援预案体系建设的整体规划,完善预案的落实监督机制;建立预案科学的评价体系和验证标准,通过演练和实战总结,完善预案的内容,推进传统文本预案向数字化预案、智能化预案的建设发展,形成适合我国国情和灾情的科学、系统、高效的灾难医学救援预案体系,将是未来预案研究的热点和方向。

六、展望

灾难医学的发展趋势正在从"应付紧急"向"应在未急"转变;"救援"正从重灾后处置向灾前预防与灾后处置并重转变,从短期的非常态(急救)行动向持续的常态(平急结合)转变。以国际先进的灾难医学救援标准为目标,围绕医学救援、疾病预防和卫生保障三大任务,以灾难医学救援队伍（人员）为主体，以区域紧急医学救援中心为核心，以紧急医学救援基地为依托，按照国家和省两级结构构建我国灾难医学救援网络体系是我国灾难医学救援体系建设的发展方向。

总之，灾难医学救援体系建设是时代发展的迫切需求，任重道远。一个以建设区域紧急医学救援中心为纲的灾难医学救援网正日益完善和发展壮大，伴随着中国灾难医学的不断发展，必将为保障人民生命财产安全、构建和谐幸福社会发挥举足轻重、无法替代的作用。

（陈　锋　王　韬）

第三章　灾难医学救援队伍建设

第一节　灾难医学救援队组建

一、中国灾难医学救援队建设的基本要求

1. 中国灾难医学救援队组成　主要由临床经验丰富的内科、外科、麻醉科医师、心理科医师及护士、担架员、行政后勤人员等相对固定人员组成,并根据突发事件的性质灵活调整医疗队的人员结构。

2. 中国灾难医学救援队的职责　中国灾难医学救援队主要负责各项突发公共卫生事件、常规突发性意外事故,以及市内重大以上其他自然灾害和重大、特大事故等突发事件应急现场的伤员急救与处置任务,统一听从上级部门和医院领导指挥,确保应急救治工作能够及时、高效处置。

3. 坚持"平战结合,应急优先"的原则,实行常态长效管理　中国灾难医学救援队要做好随时应对突发公共卫生事件或常规突发性意外事故应急医疗救援的准备工作,加强有关人员的急救知识和技能培训,根据实际情况开展各种应急模拟演练,不断提高应急反应能力和医疗救治水平。

二、中国灾难医学救援队组成结构

1. 专业结构　灾难医学救援队伍应全面涵盖各个专业,包括内科、外科、妇儿、急诊、重症监护病房(ICU)、护理、麻醉、心理学、流行病学、卫生应急管理、新闻宣传等方面的医、护、技和行政人员。在人数较少的小分队中,队伍的专业结构可根据不同的灾难种类和性质进行适当调配。

2. 职称结构　高级职称、中初级职称的比例应适当,目前对国家级救援队伍的要求是高级职称与中初级职称比例应不低于1∶4,同时应具有一定的工作经验,至少5年以上,对于护理类可适当降低工作年限。

3. 医护比例　一支突发灾难医学救援队伍,它的医护比例应适当,一般为3∶1。不同规模的应急分队,医护比例可根据队伍规模适当进行调整。

4. 后勤保障　目前国际灾难医学救援中,对后勤保障功能要求提高,在无外来帮助条件下,综合型队伍需具备两周自我生存能力。

三、突发灾难医学救援队伍模块化编组及职能范围

根据灾难性质和规模的不同,灾难救援队伍可进行不同的编组。目前较科学的有3种常规的人员编组方式,即5人分队、10人分队、20人以上分队。

5人分队:通常设队长1名、内科医生1名、外科医生2名、护士1名。其主要职能范围包括现场急救、后送转运、巡诊、救援队自身保障、卫生防疫。

10人分队:通常设队长1名、内科组3名(内科医生2名、护士1名)、外科组5名(外科医生3名、护士2名)、检验防疫组1名(技师1名)。职能范围主要包括救援队自身保障、现场急救、抗休克治疗、紧急救命手术、巡诊、检水检毒、卫生防疫等。

20人以上分队:其规模相当于展开一个中等规模大小的移动医院,按照各组职责分模块编组,主要包括指挥组、现场急救组、分类检伤组、内科救治组、外科救治组、医技组、后送留观组。现场救援活动中,各组需相互配合。

四、灾难医学救援队装备

救援装备的先进性、实用性,在某种程度上决定着救援行动的成败,结合救援特点,灾难医学救援队配置了搜索、营救、医疗、保障四大类专用设备。

(一)灾难医学救援队个人装备

灾难救援队开展应急救援必须在确保自身安全的前提下进行,只有首先确保自身的安全,才不至于使救人变成被救,因此,灾难医学救援首先要解决应急队员的个人装备问题,包括个人生活装备和个人防护装备。

1. 个人生活装备　适应灾难现场环境、气候和多变复杂的气象条件,并且应品质优良、质量可靠。个人生活装备通常包括背囊、帐篷、睡袋、气垫、冲锋衣、羽绒服、救援服、救援鞋、拎包、洗漱包、洗漱用品、水壶、饭盒、头灯、手电、哨子、手表(带指南针功能)、瑞士军刀、雨衣、防蚊水、打火机、镁条、长效蜡烛、工兵铲、折叠水桶、对讲机、手摇发电收音机等。

2. 个人防护装备　一般应包括个人的呼吸防护、身体防护、手足眼防护等。具体防护装备有防护头盔、防护服、防护靴、工作服、工业和乳胶防护手套、医用口罩、全(半)面罩及过滤盒、眼罩、鞋套、安全头盔、救生衣、安全绳索等。

(二)灾难医学救援队携行装备

应急医疗装备可分为携行装备和运行装备,携行装备除以上个人装备外,还包括个人应急医疗装备。

目前,灾难医学救援队的携行装备多以背囊和箱组的形式呈现,按照救治任务和功能,可细分为基本急救背囊、清创缝合背囊、药械供应背囊、抗休克背囊、担架背囊、医用急救箱等。

根据各类携行背囊的特定功能定位,配装不同的药品和器械。其中基本急救背囊主要用于开展包扎、止血、固定、通气、清创、气管切开等现场急救;清创缝合背囊主要用于开展外伤应急清创等工作;药械供应背囊主要用于供应输液、注射、药品、麻醉等现场急救药品;抗休克背囊主要用于伤病员的呼吸与循环复苏。

(孙贵新)

第二节　灾难医学救援队分类

一、按照组建的级别

分为国家级救援队、部门救援队、省市级救援队。国家级救援队及综合性救援队如中国国际救援队及中国国际应急医疗队;部门救援队如中国红十字会救援队、原卫生部卫生救援队、安全生产总局的救援队及部分民间组织救援队如蓝天救援队、厚天救援队等。

二、按照救援装备的类型

分为重型救援队和轻型救援队。中国国际救援队具有八大类 360 多种 23 400 余件(套)装备、大型救援车辆,属于重型救援队。大部分行业救援队以便携式装备为主,属于轻型救援队。

三、按照救援任务特点

可以分为行业救援队和综合性救援队。行业救援队有的以搜索、营救为主(如消防、地震、矿山),把后续医疗救治交给当地医疗部门;有的以医疗为主,难以开展搜索、营救及自身保障任务。目前,行业救援队在现场救援中,难以从灾区获得任何保障措施,救援队需要完全自给自足,因此行业救援队开展和维持救援工作需要多方面的配合和支持,而综合性救援队则能在世界各地、全天候、不需要外援补给地长时间开展多种类型灾难的救援任务。

四、灾难医学救援队组建原则

1. 统一指挥,纪律严明　突发灾难医学救援队伍必须严格遵循统一指挥、纪律严明的原则,发挥团队救援精神。在救援现场,一支队伍就是一个团体,全体队员必须以大局为重,严格服从队长指挥,确保抢救工作高效进行。

2. 反应迅速,处置高效　一旦发生灾难事故,迅速启用突发灾难事件的应急预案,立即做出反应,高效展开救援。但在救援行动中,各部之间还存在信息不畅通、协调不一致、行动不同步等情况,需要建立有效的灾难医学救援体制,保证灾难医学救援的迅速处置。

3. 平战结合,布局合理 突发灾难医学救援队伍组建应遵循平战结合、布局合理的原则,应急队伍平时在各自岗位上工作,定期参加培训与演练等专业训练,一旦收到集结通知,迅速就位,准备出发。各级政府和卫生行政部门应根据需要,结合实际情况,合理布局应急队伍的组建。

五、队伍规模标准

1. 初级队伍

(1)队伍组成:由5名医生、5名护士及2名后勤人员组成。队伍以精干、创伤专业为主,主要接受县级区域任务。

(2)人员:工作人员必须具备急救和创伤处理、孕产妇和儿童健康技能和地方病管理的知识。至少3~5名接受过急救和初级保健培训的医生与护士、护理人员和后勤工作人员。能力要求:可以提供初次和现场分诊、基本的急救和生命支持、基本病情稳定和转诊、初步伤势处理、基本骨折管理、基本门诊救治、基本产科急诊,针对受灾地区儿科急诊、慢性病急性发作患者提供基本门诊急救、提供门诊或流动服务,或是转诊。

2. 中级队伍

(1)队伍组成:由30名医护人员及后勤人员组成,队伍涵盖内、外、妇、儿、麻醉、感染、心理、护理、医技等专业人员及安保、驾驶、设备等后勤人员,负责接受省级及直辖市级应急部门安排的任务,如接收到任务,全队人员在24小时内集结出发。

(2)人员:包括急救和普通医疗救治的医生(包括儿科和妇产科)、外科和麻醉医护人员、管理住院的医护后勤人员。能力要求:可进行外科分诊、高级生命支持和气道管理、接受初级队伍的转诊、高级稳定和转诊、全外科伤口处理、高级骨折管理、基本普通麻醉、外科急救,包括产科和妇科手术急救、住院救治、综合产科急救、针对损伤和地方病的基本住院儿科急救、对急性/慢性病发作患者提供基本病房急救、提供门诊和住院服务、基本住院检验及安全输血能力(流动血库)、住院和门诊药物供应、基本X光检查。

3. 高级队伍

(1)队伍组成:由60名及以上医护人员及后勤人员组成,队伍涵盖内、外、妇、儿、麻醉、感染、心理、康复、护理、医技等专业人员及设备、消防、破拆、救援、安保、驾驶等专业人员,负责接受国家重大任务,如接收到任务,全队人员在24小时内集结出发。

(2)人员:包括内、外、妇、儿、手术麻醉、护理、后勤。能力要求:可进行复杂的转诊分诊,支持来自初级队伍和中级队伍的转诊、有辅助通气的重症监护级别管理、有24小时监控的重症监护床位与通风的能力、复杂的整形伤势处理、终极和复杂的骨科处理、整形和专科手术、中级普通麻醉、儿科和成人气体麻醉剂、提供重症监护和专家转诊、综合产科急救和重症监护、管理危重病儿、对急性/慢性病发作患者提供先进/重症监护急救、提供复杂病例的门诊和住院康复服务、危重症及住院、门诊药物供应、先进的住院检验和安全输血、增强X光检查及超声检查。

(孙贵新 罗轶玮)

第三节 灾难医学救援队组织与管理

灾难医学救援队伍是灾难医学救援体系的重要组成部分,是防范和应对突发灾难事件的重要力量,是确保有效处置突发灾难事件的中坚力量。21世纪以前,我国并没有专业的灾难医学救援队伍。2001年4月,温家宝同志亲自授旗,国家地震灾害紧急救援队成立,对外称中国国际救援队,是我国第一支包含灾难医学的综合应急救援专业队伍。在国际与国内多次大型灾难医学救援中发挥了积极作用。汶川大地震以后,国家深刻认识到开展全国范围内卫生应急救援专业队伍体系建设的重要性和紧迫性,于2010年6—10月,卫生部在全国范围内开展了卫生应急基本情况调查,所反映的深层次问题表明,我国卫生应急队伍与现代卫生应急救援实际需要存在巨大落差。为此,2010年12月,卫生部印发了《国家卫生应急队伍管理办法(试行)》,按照"统一指挥、纪律严明、反应迅速、处置高效、平战结合、布局合理、立足国内、面向国际"的原则,统筹建设国家级卫生应急队伍,地方建设具有地域特点的各类卫生应急救援专业队伍,初步形成从中央到地方的灾难医学救援队伍体系。2011 年,卫生部在全国 9 个省区统一规划建设了 4 类共 11 支国家卫生应急队伍,其中包括 6 支紧急医学救援队伍、3 支突发急性传染病防控队伍、1 支突发中毒事件组织队伍和 1 支核辐射突发事件卫生应急队伍,涉及自然灾难、事故灾难、公共卫生事件和社会安全事件相关的应急救援,共装备应急专用车载处置平台 100 余台,已于 2012 年通过由卫生部组织的验收。2012 年,卫生部启动第 2 批建设项目共 3 类 11 支队伍,包括紧急医学救援类、突发急性传染病防控类以及突发中毒事件处置类,于 2012 年底完成建设任务。2016 年起按照世界卫生组织要求,逐步建立起国际应急医疗队,先后有上海、广东、四川、天津及澳门等 5 支队伍进入 WHO 认证的国际应急医疗队。同时,区域性应急救援中心及备灾医院正在逐渐建立。逐步形成了分区域、分类别应对和高效处置突发事件的灾难医学救援格局。但就现状来看,与频频发生的突发灾难事件及其造成的巨大需求相比,我国目前突发灾难医学救援队伍仍然存在数量不足、质量不齐、综合救援力量缺乏等情况。

一、灾难医学救援组织

灾难医学救援指挥者建设是灾难医学救援体系建设的重要内容。通过制定各种突发公共事件的医疗救援应急预案,建立完整的指挥架构,明确各级指挥员权限职责,各司其职,才能建立起统一指挥、快速反应的各级指挥系统。分级分层系统培训,加快紧急医疗救援指挥者能力建设。建立指挥者培训基地,建立长效培训机制;组织规范演练,提高指挥者的实战能力。实现救援指挥者向规范化、标准化、国际化方向发展;按照"中央指导、地方负责、统筹兼顾、平急结合、因地制宜、合理布局"的原则,依托现有医疗机构,采用平急结合的管理模式,逐步在全国范围内,按区域建立符合国情、覆盖城乡、功能完善、反应灵敏、运转协调、持续发展的灾难医学救援专业队伍。各级队伍建设以政府财政投入为主,接受同级卫生行政部门领导,实行标准化、规范化管理,形成由国家、省两级,省、市(地)、县、社区等不同层次的紧急医学救援专业队伍网络体系。各级专业救援队伍建立长期的培训与演练机制,各级救援队员具备

一专多能的医学救援知识和技能、健康的体魄、顽强的品质、良好的心理素质和团队精神,以及生存适应、独立作战的能力。同时,灾难医学救援专业队伍装备齐全,具有很强的应急反应能力、机动部署能力、医疗救治能力、自我保障能力。

二、标准建立

灾难医学救援涉及灾难预防、灾难现场急救、临床救治、救援的组织管理和灾后恢复重建等一系列的专业规范行为,需要系统学习有关灾难医学救援知识和管理方法,并需要规范培养灾难医学救援和管理的复合型专业人才,建立一支标准统一、配备统一、管理统一的专业化救援队伍。为了建立我国统一标准、统一装备、统一管理的规范化、专业化灾难应急医疗救援队,必须强化专业队伍建设标准,实行协调有序的应急救援管理制度,推行快捷有效的应急救援方法。依据《中华人民共和国防震减灾法》《中华人民共和国消防法》,参照《国家突发公共卫生事件应急预案》《国家突发公共事件总体应急预案》《国家突发公共事件医疗卫生救援应急预案》等文件,在灾难医学救援队伍组建基础上,制定各项完善的标准与制度,以规范应急队伍的组织与管理。包括建立应急救援队伍的准入标准,制定应急救援队伍规章制度及工作规范,明确应急队伍相应的职责、权利和义务,制订应急救援队伍年度培训和演练计划,制定应急救援队伍奖惩机制等。

三、灾难医学学会组织管理

长期以来,我国灾难医学救援缺乏学术交流平台和国际合作渠道,使其学科发展受到了限制。2011 年,经中华医学会第二十三届常务理事会第十次会议审议通过、中国科协批准和国家民政部登记备案,中华医学会灾难医学分会正式成立。标志着灾难医学学科的建立与灾难医学救援事业的新起点,丰富了我国灾难医学发展的内涵和建设。中华医学会灾难医学分会 2017 学术年会暨国际城市安全与一带一路灾难医学救援国际高峰论坛,会上发表了《灾难医学救援联盟宣言》,倡议联盟国家内灾难医学工作者秉承国际人道主义原则,畅通区域内灾难医学互助联络机制,在灾难医学领域内广泛开展务实合作,为"一带一路"建

设夯实民意基础,筑牢社会根基,促进沿线各国、各地区的救援合作、互利共赢。同时成立了中华预防医学会灾难预防医学分会。

（孙贵新 刘中民）

第四节 灾难医学救援指挥者能力建设

目前,我国灾难医学救援指挥者主要由卫生行政部门、医疗机构的负责人组成,由于指挥员大多未接受公共危机管理和重大伤亡系统管理培训,对医疗应急救援预案的要求不熟悉,对国际先进和规范的灾难救援管理不太了解;各地开展实战性、针对性突发事件医疗救援应急培训演练甚少,各级指挥员对医疗救援应急机制、指挥流程不够了解、不够熟悉,对医疗行动准备的重要性不了解也不重视,现场检伤分类、伤员抢救、分流程序不规范,仍处于初级、简单、混乱状态。此外,现场与增援的各级指挥员职责要求不明、应对能力和技术能力不够强,所以当突发事件发生时,往往存在指挥者不到位,指挥权限不明确或多头指挥,医疗卫生救援体系指挥与军队、公安、消防等救援指挥系统不协调等情况,难以快速有效指挥组织和调动急救资源,做好救援保障。灾难紧急医疗救援行动程序,从预案启动、行动计划、组织准备、队伍集结、出发至到达,是否迅速、科学、协调,反映了一个指挥团队自上而下统一指挥、统一行动、上下协调、整体配合的综合能力和水平;而现场医疗救援行动是否准确、有序和高效除了反映指挥者整体水平,更反映了每个指挥员的灾难医疗救援专业技术和水平。因此,提高指挥员的综合能力和专业水平是指挥者建设的基本要素。重视和加快灾难医学救援指挥者建设已经作为各级卫生部门应急体系建设的重要任务。目前我国灾难医学救援指挥者的建设及发展方向如下:

一、分级建设,建立完整的指挥系统

完善省(直辖市、省会市)、地市、县的三级紧急医疗救援指挥架构,建立完整的紧急医疗救援指挥系统,补充制定各种突发事件、灾难事故的医疗救援分类预案,规定各级指挥者的任务和职责,明确每一个指挥员的权限和应具备的能力,战时才能统一指挥、各司其职、上下协调、快速反应。

二、分层培训,提高各级指挥者的能力

在国家、省、市卫生部门分级举办突发事件应急医疗卫生救援管理和灾难事故重大伤亡管理培训班,对省、市、县的医疗救援指挥员进行系统培训。

1. 决策层指挥员培训 省、市、县三级医疗救援总指挥及领导小组成员,是决策的核心指挥员。培训要求是掌握国内外有关急救、救援的法律和法规,增强公共卫生危机管理意识,学习国际最新的重大伤亡系统管理知识,学习现代灾难管理的新观点和灾难医学救援管理的理论。了解各级灾难医疗救援体系的建立、灾难医疗救援队伍的组建和灾难救援资源的配置要求。具备启动预案、组织医疗救援的决策能力,医疗救援行动授权和保障的要求,与各救援部门及高一级的领导沟通协调能力。当特大灾难发生时,能在 24 小时内最大限度组织调度当地的医疗资源进行救援,并确定是否需要跨区增援;邻近地区能承担跨区救援任务。此外,还有灾难医疗救援行动等信息的新闻发布等。

2. 组织层指挥员培训 省、市、县三级医疗救援行动的指挥组成员和协调联络员,是组织执行层的指挥员。培训要求是了解我国及当地各种突发事件、灾难、重大事故的事件性质、伤害特点和表现,应急预案和配套方案的制定,紧急救援的组织指挥和行动程序。行动前的各种准备:事件信息的收集、队伍的组织和集结,专家组的建立,交通、通信和装备物资的配备。紧急医疗救援队伍的组建和培训,急救资源的配置和储备。现场救援行动的控制,重大伤亡系统管理。应急演练的制定和组织。通过培训,使省、市、县三级医疗救援指挥者熟悉我国有关急救、救援的法律和法规,了解灾难医学和掌握当地已发生的灾难和重大伤亡事故特点,能制定各类灾难的相应救援方案;平时掌握当地的急救资源情况,开展急救队伍的培训和组织急救演练,战时准确指挥,迅速组织救援队伍,能应对各种无法预测的情况,克服意想不到的困难。达到平时和战时能指挥辖区的救援队伍,也能指挥邻区或临时组建的救援队伍的

要求。

3.院内救治指挥员培训 医疗救治体系的医院及特殊救治医院的领导和有关科室负责人是院内救治指挥员。培训要求是,明确各级医院在突发事件医疗救治的任务,制定预案和职责;平时做好本单位的医疗救援梯队建设,开展应急增援、住院病员紧急撤离分流和接收伤员的演练、培训,以提高应急反应能力。战时自觉服从紧急医疗救援指挥中心的指挥,调派增援队伍、急救物资、药品和装备,做好伤员的分流接收和抢救治疗工作。

三、建立培训基地和培训机制

在省级市或直辖市建立国家和省级紧急医疗救援管理培训基地,在有条件的城市建立区域灾难医疗医学救援培训中心,由国家卫生健康委员会统一培训要求和方案,统一编制或指定培训教材,根据实际情况和需要设置培训项目,设立专项培训基金或经费。每年对各级指挥者进行系统或专项培训,形成长效的培训机制,使我国的紧急医疗救援指挥者建设走向系统化、规范化和科学化。

四、定期演练,提高实战能力

选择国内外近代的、典型的、有代表性的各类突发事件、灾难事故案例,分类编制成各类事件的医疗紧急救援演练软件。以桌面推演的方式对不同级别的紧急医疗指挥者进行模拟实战。通过定期组织实战演练,提高指挥者的实战能力和跨区协同作战能力。当突发事件、灾难发生时各地或各级指挥者可随时构成完整的指挥系统,确保各项医疗救援工作有条不紊,减少混乱,达到最大的救援效果。此外,应把体能和野外生存演练作为现场医疗救援指挥者的基本功进行训练。

五、建立指挥者信息管理系统

利用原卫生部的突发公共卫生事件医疗救治信息系统,全国统一建立指挥者信息管理系统,把各省、市、县三级紧急医疗救援指挥员的信息作为资源进行储备,供全国各地紧急医疗救援体系共享,平时进行跨区演练的指挥协作与交流,战时可作为紧急调配使用参考。

(孙贵新 罗轶玮)

第五节 灾难医学救援人员培训评价体系

我国 2008 年"5·12"四川汶川大地震同年 10 月,同济大学附属东方医院成立了中国高校第一个急诊与灾难医学系,开始探索将灾难医学纳入本科医学生教育科目之一。但是我国目前灾难医学教育尚未系统性展开,大多数医学院校尚未开设全面系统的灾难医学课程。目前我国从事灾难医学相关研究和学习的专业人才还相当缺乏,因此我国应在专业医学院校建立灾难医学教育培训体系。

一、灾难医学评价体系的构建原则

SARS 和汶川地震等重大灾难给人民群众留下了惨痛的回忆。虽然这些灾难被有效控制,但也暴露了我国灾难医学的许多不足,以致在救援工作中出现很多问题。而医护人员在救援工作中起着极其重要的作用。因此,必须对医务人员及其他部门相关人员进行灾难医学的教育和培训,使其掌握灾难事故的特征规律,各种卫生应急处理的基本技能,以提高其卫生防疫应急处理和反应能力,提高救护人员的素质,具有重要的理论和现实意义;对重点人群(除医学专业外其他救援服务人员)普及灾难救援知识,定期开展演练;对一般人群应普及应对灾难常识,使人们知道在灾难情况下,保护自己,救助他人。培训体系是否合适需要有一套评价体系来评估。由于此评价体系的复杂性,目前国际国内尚未形成标准化的评价体系。但建立标准化、结构化的灾难医学评价体系是灾难医学发展的趋势,其原则包括以下四个方面:

(一)理论性与实践性并重的原则

医护人员在学习灾难医学基本知识的同时,动手操作实践也至关重要。譬如德国,除了学习基础灾难医学之外,有些大学将灾难医学的内容办成"暑期学校"。这些"暑期学校"提供灾难医学强化,两周的强化课程包括 50% 的理论课,50% 的实践课。实践课需要应用模拟人、动物模型、实践操作等进行教学。

（二）医学与救援并重的原则

合格的救援队员不仅要学会灾难现场创伤急救技术、灾难现场验伤分类技术等医学基础知识，还应具有一定的救援技能，比如通信设备的使用、野外生存的知识和良好的身体和心理素质等。

（三）职责分工明确的原则

在一个优秀的救援队伍中，每个人都有相应的工作。因此除了通用技能（如野外生存知识等）和基础医疗技能（如心肺复苏和灾难现场检伤分类技术等），培训体系应该针对不同部门的队员有更具针对性的培训方法。比如专业医疗组要求医护人员除了掌握自己擅长的医学知识外，还要求熟悉内科、外科等其他专科急症的处理。而专业救援组则要求更多的实地救援知识，包括破拆等专业的营救知识等。

（四）可操作性原则

一个好的灾难医学培训评价体系的关键在于实际培训工作中的可操作性。只有操作性强，培训体系才能长久的实施。灾难医学培训评价体系中应采取易操作，去繁求简的办法，这样既体现了全面监控思想，又保证体系主干清晰、实施容易。如在集中监控评价时采用细评、详评的方法，而在日常监控评价时，采用不定期抽查的方法，必须要做到此种方法符合实际，且具有工作量较小、可操作性强的特点。

二、灾难医学培训的学员评价体系

灾难医学培训的学员评价体系包括普通队员、指挥组人员的胜任力评价和团队的能力评价。

（一）队员胜任力评价

所谓胜任力是指在特定工作岗位、组织环境和文化氛围中有优异成绩者所具备的任何可以客观衡量的个人特质。

灾难救援队员往往位于灾难发生最前线，在紧急有限的时间内听从指挥组人员指挥并做出最有效的救援。对于救援队员胜任力的考察应坚持理论与现场操作并重，医学与救援并重。一名优秀的救援队员必须是一名复合型人才，需要掌握5个层次的技能评价：

1. 通用技能评价 通用技能即指对队员搜索与营救知识、通信设备的使用、野外生存知识、外语、世界各国人文常识，以及身体、心理素质的考察与评价。此技能评价可通过技能考试或书面考试的方式完成。

2. 基本技能评价 基本技能即指对队员掌握医学救援基本技术方面的评价。如灾难现场创伤急救技术、灾难现场检伤分类技术、灾难现场急救的组织与指挥、心肺脑复苏、救援医疗设备的使用等。此技能评价可通过技能考试或自评互评的方式完成。

3. 专业技能评价 专业技能不仅仅要求掌握自己本专业的知识，还要求掌握其他灾难条件下常见内科、外科，以及其他专科急症的处理。需要队员对灾难医学相关知识整体的涉猎和掌握。此技能评价可通过技能考试或自评互评的方式完成。

4. 适应性技能评价 适应性能力指在灾难情况下，还需掌握资源短缺时的医学救治，例如如何在医疗资源短缺情况下选择最合适的治疗措施。此技能评价可通过技能考试或自评互评的方式完成。

5. 团队合作能力评价 团队合作能力指个人是否能适应团队、是否明确团队的目标、是否明确自己的职责、权利和义务，是否明确团队的组织架构、是否明确团队的工作流程。此能力评价可通过互评的方式完成。

（二）指挥组人员胜任力评价

指挥组人员在队伍中往往肩负组织协调的使命，具有统领表率的作用。因此一名优秀的指挥组人员不仅应具备通用技能，还应具备良好的沟通协作以及决策和指挥的能力。在对指挥组人员的考核过程中，应着重考察其个人能力与团队精神。

1. 医学知识评价 对临床问题能进行探索性和分析性思考，熟练掌握学科有关基础与临床知识，并将之应用于临床实践，并精准地进行指挥。此技能评价可通过书面考试或自评互评的方式完成。

2. 临床能力评价 合理及有效诊治条件下，指挥组人员必须要熟练掌握本科理论及技能。以达到病患所需要的医疗质量，并缩小病患期望值与实际获得的医疗卫生服务之间的差距。具体体现为：对于患者的诊疗有效，并能确实提高患者的健康；在诊疗过程中能通过患者的反应从一般的医学规律中,深入地制定个性化诊疗措施;被患者和同行认可;善于将医疗知识临床化等。此技能评价可通过书面考试、技能考试或自评互评的方式完成。

3. 人际沟通和交流技能以及团队协作领导力评价 指挥组人员需与患者建立良好的医患关系,面对复杂的病情,能依靠丰富的临床经验进行判别,清晰阐述有关医学术语,真正努力去理解和尊重不同的信念和态度,注重多学科诊治与医护人员有效合作,并能在自身负责的领域达到团队领导者水平。指挥组人员还需具有大局观,在面对多起复杂伤病时能够正确快速地进行决策,使伤亡达到最小化。此技能评价可通过自评互评的方式完成。

(三)团队能力评价

1. 救援队基础指标评价 包括救援队所属医院基本信息及救援队基本实力。救援队所属医院(或野外医院)基本信息包括医院名称、医院等级、归属地。救援队基本实力包括人员素质、救援装备、机构编设及支持设备。此技能评价可通过专家评估或自评互评的方式完成。

2. 医院支撑性指标评价 医院支撑性指标部分主要从医院基础设施、床位布局、科室调整能力、卫生信息系统、两室一库、医院疾病预防控制能力、医院医疗后送能力,以及药品器材、卫生装备的保障能力等方面考察医院对救援队建设的支撑作用。此技能评价可通过专家评估或自评互评的方式完成。

3. 救援队建设与训练指标评价 救援队建设与训练指标主要从救援队的指挥机构建设、方案计划制定、平时救援训练、救援队疾病预防控制能力等方面,考察救援队在平时的建设和训练情况。此技能评价可通过专家评估或自评互评的方式完成。

4. 桌面推演及模拟演练评价 在没有现场模拟条件的医院,采用桌面推演的方式对救援队的救援能力进行考评,通过设置不同的灾难发生状况,并提供相应文书、训练图表,针对救援行动全过程或部分流程考察救援队队员对救援流程的熟悉程度和各种注意事项的了解程度,以及每一名队员的临场组织指挥能力。对条件成熟的医疗队采取现场模拟的方式考察救援队的实际救援能

力。通过设置不同地区、季节、类型和样式的灾难发生背景,对救援队进行模拟评价。此技能评价可通过专家评估或自评互评的方式完成。

三、灾难医学培训的师资评价体系

为全面加强灾难医学教师队伍教学能力的建设,不断提高灾难医学人才培养水平及质量,应建立符合灾难医学教育特点的师资评价指标体系,提升师资评价管理的科学性、系统性和规范性,使教师们不断强化人才培养的意识和理念,不断获取教育教学新的理论和知识,不断提升教育教学的能力及水平,不断推进教育教学的交流与探索。

(一)灾难医学师资评价体系构建的目的及意义

为进一步提高师资质量,切实达到提升教师教育教学水平的效果,建立评价体系进行质量控制。通过完善的评价制度引导,促进师资的培训发展,为灾难医学的教育教学工作奠定基础。

(二)灾难医学师资的评价体系的内容

灾难医学师资的评价应包括专业水平、教学质量、学员反馈三个方面。

1. 专业水平评价 现今,组织灾难医学教育院校的课堂教学与相关培训通常由正规医学院校毕业后从事临床急诊医疗的医师或医学院校的教师(特别是军队从事卫勤教学的教师)负责,他们都具有急诊医学的相关专业基础。但灾难医学是一门新兴学科,其并不能等同于常规意义下的急诊医学,对此我国王一镗教授提出必须将灾难医学、急诊医学以及人道医学相结合,才能更好地理解及发展灾难医学,三者之间必须相互关联,相互补充,相互促进,共同发展。从事灾难医学培训的教师需对灾难医学、急诊医学和人道医学三个学科相关专业知识进行学习和掌握,具备一定专业知识水平。

2. 教学质量评价 该指标主要涉及实现培训目标的具体条件及途径,重点是和教学环节相关的几个要素,这些要素也是将直接影响到培训质量的关键。

(1)教学方式多样性:灾难医学培训方式有多种,如具有广泛适应性、灵活性、实用性、速效性和高接受度的短期培训;能将专业知识与实践相结合的模拟演练教学;在学校政策及课程计划中

未明确规定的、非正式和无意识的学习经验,能让受教育者在不知不觉中养成良好学习习惯,培养高尚职业道德操守的隐性课程;灵活开展的学术讲座;新兴的研讨式教学等。对于专业学习灾难医学的大学生来说,将专业知识与实际结合是学习的重中之重,这就需要在课堂中创新教学方式,四川大学华西医院的灾难医学培训采用了课堂讲授、游戏式教学、基于问题的学习和现场模拟等多个方法,收到了很好的培训效果。灾难医学是门实践性强、综合性强的学科,必要时应走出课堂,以场景模拟、综合演练的方法将灾难医学知识放到可视、可用、可学、有评价、有操作、有实践的动态教学中来,激发学生的学习兴趣并提高学习效果。因此考虑将教学方式多样性纳入评价指标。

（2）师资权威性:授课教师为灾难医学相关领域的权威,一方面能吸引更多学员参与培训,另一方面也增加了培训内容的前沿性、新颖度。同时需放开眼界,倡导培训邀请外校、外院教师参与授课,提高培训内容的含金量,推进教育教学的质量改善。此外,授课教师的职称在一定层面上与履历年限、专业层次及教学经验是呈正相关的,选择由高级职称教师承担授课教师也是本着对被培训对象负责任的态度。由此可见,师资权威性也反映出培训质量情况。

（3）教育教学的组织管理:包括安排条理性、组织有序性、考勤严格度和管理规范性四个方面。

1）安排条理性:对培训的整体安排是否有条理,反映了教师对培训的重视程度及工作态度。在开展培训前,教师应及时发布明确的学习日程表及大纲,且应条理清楚,信息准确,使学员对培训内容及步骤完全了解,这样才能更好地进行授课及学习。

2）组织有序性:所需讲义及教具、多媒体教室等应事先准备好,保证培训顺利进行。

3）考勤严格度:高效的课堂必然要求遵守纪律。严格考勤使学员在培训伊始树立认真的理念、敬畏的态度,从而形成良好的课堂氛围,使培训工作顺利开展。

4）管理规范性:要求所有培训留存过程性材料,这些材料要能反映培训的全过程,是考察教师培训质量的辅助材料。

3. 学员反馈评价　学员反馈在培训进行及改进中发挥着重要作用。教师能及时得到来自学生对培训内容、方式和进度等的意见建议,及时了解学员对灾难医学知识的掌握程度从而调整培训的开展。另外,学员反馈也是对教师教学情况、教学能力等的有效反映,是教师评价体系中不可缺少的环节。建立完善的教学信息反馈体系,有助于对灾难医学教学进行监督和评价,对存在突出问题的师资及时沟通反馈,及时纠正和完善,以达到持续改进的效果。

四、评价体系的保障机制

为了维持灾难医学培训评价体系的稳定运行,防止其陷入失准、失效的尴尬境遇,制定相应的保障机制是不可或缺的环节。良好的保障机制能够促进灾难医学培训评价体系进一步规范化、科学化,在一定程度上保证评价过程的公平公正,推进优秀人才队伍的发掘与培养,进而推动灾难医学培训与灾难医学的持续发展。

（一）加强评价人员队伍建设

评价人员是评价体系的执行者,其个人素质和专业能力在评价过程中起重要作用。因此,应挑选公平公正、认真严谨、灾难医学相关能力过硬的专家或专业机构工作人员组成评价小组,并定期对评价人员进行培训,加强评价人员队伍建设,切实提高他们的考核能力和评价能力,确保评价工作的顺利进行以及评价的准确性、合理性。

（二）明确评价标准

只有明确评价指标的评价标准,评价人员才能基于统一的标准对灾难医学培训做出公平公正的评价。对于培训整体,应明确培训周期、培训方式、培训内容、培训教材等方面的评价标准;在学员方面,应明确队员胜任力评价、指挥组人员胜任力评价、队伍能力评价等方面的评价标准;在教师方面,应明确其灾难医学专业水平、教学质量、学员反馈等方面的评价标准。

（三）实现全过程化评价与多样化评价

对灾难医学培训的评价不应该仅建立在某次或某几次的考核上,而应贯彻于培训的全过程。坚持形成性评价与终结性评价相结合的原则,这样才能更科学地反映教师的教学实施过程和学员的学习落实过程,及时发现培训过程中教师或学员方面的不足,促进教师进一步提高教学水平,以及督促学员及时复习掌握培训内容。培训评价应加入平时成绩或扩大平时成绩的占比，而平时成绩的分值可以分配在考勤、小组讨论、实践活动等形式上，同时评价人员可灵活运用网络科技，将线上与线下考核方式相结合，实现评价多样化。

（四）加强评价过程的监督

为了确保评价的公平公正和权威性，行政部门应重视对评价过程的监督，推进评价过程的透明公开化，杜绝教学人员、学员与评价人员的人情交易、权钱交易。同时也要落实合理的奖惩制度，对做得好、做得对的评价人员提出表扬，将其作为榜样让大家学习；而对于有过错的评价人员则提出批评，让当事人和其他评价人员都从负面案例中得到深刻认识，进而提高他们的评价能力和思想水平。

（五）加强评价主客体之间的沟通与交流

评价的价值在于提升培训学员的灾难医学专业水平和教师的授课能力，因此评价体系从学员和教师出发，最后还需回到学员和教师本身，才能不断得到提升和完善。评价人员应不断与学员、教师深入沟通与交流，从评价客体中了解该评价体系与他们是否相适配，依据得到的反馈认识并修正评价体系的不足，进而实现灾难医学培训评价体系的持续发展。

（胡海　曹钰）

第六节　灾难医学救援队伍后勤保障

灾难医学救援队伍的后勤保障是应急救援顺利开展的重要保障之一，是应急救援体系的重要组成部分。加强和完善后勤保障工作，为应急救援队伍的救援工作除去后顾之忧，事关整个应急救援工作的全局，是一项重要的系统工程。

一、灾难医学救援队伍后勤保障基本内涵

（一）概念

灾难医学后勤保障是指突发事件灾难医学管理机构为了保障组织或个人完成灾难医学救援工作任务，持续提供必需的救援物质条件。做好后勤保障是完成灾难医学救援任务的根本保障。

早在 20 世纪 50 年代，西方发达国家就开始构筑应急保障体系。进入 21 世纪以来，尤其是汶川地震以来，我国在处置一系列重大突发事件过程中，不断总结和积累经验，初步建立了具有一定特色的后勤保障体系。

（二）原则

灾难医学后勤保障的原则是"平急结合、常备不懈"。后勤保障应该根据不同性质和级别的突发事件制定应对预案、计划和实施方法，详细制定药品、器材、装备、设施等储备计划，根据保障内容分门别类采取不同的保障制度和方法，做到未雨绸缪。

（三）特点

1. 突然性　与常态下的后勤保障不同，突发事件的不可预见性决定了后勤保障具有突然性的特点，后勤保障人员必须在很短的时间内完成一切保障工作。

2. 灵活性　随着应急救援任务的变化和灾情的发展，随时做出快速反应，调整保障方式。

3. 复杂性　突发事件发生的时间、地点、性质、等级、范围、人员等的不同，造成了后勤保障预案和实际输出的复杂性。

4. 艰巨性　挽救生命是应急救援成功与否的重要衡量标准之一，因此，全方位的后勤保障是一项十分艰巨的任务。

5. 社会性　灾害后期的后勤保障进入国内外全民支援的局面，形成了其社会性的特点。

（四）基本框架

后勤保障体系必须有一个设置科学、组织严密的管理机构，后勤机构分为常态和突发状态、前方与后方。常态下的后勤机构一般依附于各级卫生行政部门原有的组织机构独立运转，后勤保障的主要工作是资金和物资的调拨、储备；突发状态下的后勤保障是保障应急资金和物质的供给、协调和组织。

不同情况下对后勤保障的要求不同，例如医学救援设小分队是自我保障，一般不设专门的前方后勤保障人员；移动医院需按比例配备一定数量的后勤保障人员。前方后勤机构负责现场的后勤保障、装备维护以及与后方联络；后方的后勤机构需要多部门多技术组合，统一指挥，集中管

理,负责资金预算、物资采购、交通运输以及与前方联络等。同时,后勤保障体系的指挥机构实行自上而下的直接联络通道和手段,使后勤保障工作及时顺利进行。

二、基本内容

应急保障内容一般包括人力、资金、物资、设施、技术、信息等资源保障,重点是做好后勤物资储备,建立采购绿色通道,实现运输保障。

（一）物质保障

物质保障是指在应急救援中所涉及的除医学救援装备外的后勤装备,包括帐篷、服装、工具、办公设备、水电供应、交通工具等。保障机构要建立物资采购、储备、运输等管理体系。根据不同类型突发事件确定物质保障的范围与品种,并对救援物资进行科学分类,如洪灾可能需要冲锋舟,地震需要探测器,疫情需要隔离衣等;对不同类型突发事件制定不同的保障预案;应急储备物资选择应遵循坚固耐用、轻便易带、综合性好、适应性强的原则,建立储备仓库储存。

应急储备物质的管理主要根据预案对保障物质的要求进行分类,基本原则是以共性物资为基础,针对不同类型突发事件性质设立各分包,再依据救援队伍的等级配备不同数量的物资包。

县以上政府和承担医学救援的医疗机构必须设立一定面积的储备仓库,并针对本地区突发事件的主要类型及所承担任务的范围,根据预案要求储备一定量的物资,其基本的管理原则是:专人负责、分类入库、数字化管理、定期维护。

物质保障的实现离不开交通运输,交通运输是整个医学救援的"生命线",而"生命线"的通畅直接影响医学救援的效果。《国家突发公共事件医疗卫生救援应急预案》规定:铁路、交通、民航、公安（交通管理）等有关部门,要保证医疗卫生救援人员和物资运输的优先安排、优先调度、优先放行,确保运输安全畅通。情况特别紧急时,对现场及相关通道实行交通管制,开设应急救援"绿色通道",保证医疗卫生救援工作的顺利开展。医学救援队伍应配备有交通工具,比如汽车、冲锋艇、四轮摩托车等。这些交通工具需要集中管理,专人负责,长期维护。在发生级别较高的灾害等特殊情况时,将动用飞机、火车、轮船等运输工具,

这类保障需要依靠政府预案,建立起长期的联络和协调机制,以保障实施。

（二）人力资源与技术保障

人力资源是医学救援工作的主体,其管理水平、技术能力以及配备合理的程度影响突发事件灾难医学救援成效。人才队伍的建设是灾难医学救援的基础性工作。各级政府卫生行政部门建立健全医学救援专业队伍;建立健全应急管理人员、专业救援队伍的培训、演练机制;建立健全突发事件应急管理的专家咨询队伍,既要有技术类专家,也要有管理类专家。加大灾难医学救援技术、检测等的技术研究、开发、应用及技术维护,加强灾难医学救援技术储备,利用现代化的科学技术手段,建设一支强有力的技术保障队伍。

（三）通信保障

通信保障是后勤保障中最重要的环节之一。政府卫生行政部门和相关机构开发和建立突发事件预警监测信息、应急救援力量、救援物资、药材等的信息数据库,掌握救援抢险队伍、救援物资储备等情况,以便预警和应急决策时随时调用。在整合应急职能部门现有专业通信网的基础上,逐步建立跨部门、多手段、多路由,有线和无线相结合、微波和卫星相结合的反应快速、稳定可靠的应急通信系统。逐步实现突发事件应急现场与各级应急管理机构、指挥部之间以移动或卫星通信为枢纽,视频、音频、数据信息、双向传递的应急指挥通信方式。应急通信常态管理维护由专门的信息保障机构承担,保障通信畅通。同时,建立"平急转换"机制,突发状态下能够立即进行应急救援指挥。

（四）生活保障

生活保障是指维持应急队员在执行任务时的生存和生活所需。主要分为安全保障和生活保障。

1. 安全保障 现代的应急救援理念主要原则是首先保障救援队员自身安全,这与以前以物为主的理念不同,体现了以人为本。安全保障是一切后勤保障工作的重点。安全保障除了加强常态下的危机意识和救援技能的培训外,也要做好安全保障措施,包括在一些非常环境下的防核辐射、防疫情、防毒、防灾等保护措施,其中涉及住宿帐篷、隔离屏障、工作用品、个人着装等,还有一些

后勤保障类的方法问题,比如工作地点和宿营地点的选择等。安全保障必须引起足够重视,并针对不同突发事件性质、地理环境做出预案,根据实时情况做出相应的调整。

2. 生活保障 应急救援首先要保障队员的生存需求,包括饮食、休息等。消耗性物资生活保障的特点主要是不易长期库存,只能以一定队伍规模配置基数量。一般采用基数流动库存法,即利用现有的后勤食堂或供应商仓库,以一定人员的数量配置基数储备,并不断流通,保持有足够的库存。比如一个 20 人的灾难医学救援队伍,应储备有 20 人 3 天的食物和饮水等,并定期予以更换。生活保障的另外一部分是非消耗性物资,比如个人携行背囊、生活保障车辆等,这些物资与一般的物质保障具有共性。

(孙贵新)

第四章 灾难医学救援研究领域与方法

灾难医学救援是涉及灾难预防、现场急救、临床救治、救援的组织管理和灾后防疫、心理救援等一系列的专业学科领域,需要具备有关完整的理论和系统知识的认知理解,以及整体灾难医学救援组织管理方法,需要规范培养具有灾难医学救援技能和管理才能的复合型专业人才,为灾难应急管理提供备用的专业化应急救援队伍。伴随着经济发展、社会进步、科技水平和智能化的不断进步,全社会对防灾减灾需求的日渐增长,政府对灾难救援的重视、要求和投入,也对灾难预防与应急管理提出了更高的发展目标。科技发展对灾难救援的时限、效率、性价比等的要求也越来越高,于是对投入灾难应急救援产品研发、产业化和实际应用的内容都有了更新。灾难救援智能化设施的使用以及灾难数据信息管理平台建设与应用也成为未来的重要发展环节。

第一节 灾难医学救援新理论与理念研究

一般意义上,灾难医学救援的理论是指人们对灾难医学救援相关知识的认知理解和系统论述,可以通过所探讨的有关理论来描述和预示灾难发生、进展的趋势,预测结论,帮助人们进行防灾减灾的决策。我国灾难医学救援领域虽有悠久的历史,但在工业和信息化时代发展进程中,突发灾难事故的原因更加复杂,形式多种多样,各类传统与现代、自然与社会、国际社会间的风险交织并存,问题错综复杂。当代欧美发达国家在灾难医学救援领域是先行者,在理论创立和知识体系的形成方面都处于领先水平,而我国虽处于后起阶段,却蓄势已发,有着很大的发展空间和根据国情进步的巨大创新潜能。

一、适合国情灾难医学救援新理论的建立

发达国家灾难医学救援领域的学术理论和发展模式有很多值得我们学习和借鉴的内容,但由于不同国家社会制度和体制的差异,拿来就用或照搬照套肯定是行不通的。在创建适合国情灾难医学救援的理论过程中,需要紧密结合我国的社会制度和运行体制,考虑地域的自然环境、公众的文化素质和传统习俗,通过对灾难医学的基本概念进行逻辑推理,经对众多灾难事件的短期或者长期的实践观察和思维判断,使理论不断在客观实际中得以验证,通过推演出正确的概念形成一整套理论体系,特别侧重在组织管理学的理论创新。我国灾难医学救援理论发展经历了不同阶段,包括"学习交流、吸收理解、融合创新"的过程。

(一)我国突发灾难应急管理的原则

1. 以人为本,减少危害 切实履行政府的社会管理和公共服务职能,把保障公众健康和生命财产安全作为首要任务,最大限度地减少突发公共事件及其造成的人员伤亡和危害。

2. 居安思危,预防为主 高度重视公共安全工作,常抓不懈,防患于未然。增强忧患意识,坚持预防与应急相结合,常态与非常态相结合,做好应对突发公共事件的各项准备工作。

3. 统一领导,分级负责 在党中央、国务院的统一领导下,建立健全分类管理、分级负责、条块结合、属地管理为主的应急管理体制。在各级党委领导下,实行行政领导责任制,充分发挥专业应急指挥机构的作用。

4. 依法规范,加强管理 依据有关法律和行政法规,加强应急管理,维护公众的合法权益,使应对突发公共事件的工作规范化、制度化、法

制化。

5. 快速反应,协同应对　加强以属地管理为主的应急处置队伍建设,建立协调联动制度,充分动员和发挥乡镇、社区、企事业单位、社会团体和志愿者队伍的作用,依靠公众力量形成统一指挥、反应灵敏、功能齐全、协调有序、运转高效的应急管理机制。

6. 依靠科技,提高素质　加强公共安全科学研究和技术开发,采用先进的监测、预测、预警、预防和应急处置技术及设施,充分发挥专家队伍和专业人员的作用,提高应对突发公共事件的科技水平和指挥能力,避免发生次生衍生事件。加强宣传和培训教育工作,提高公众防范和应对各类突发公共事件的综合素质。

(二)突发灾难事件应急管理的组织体系

在灾难医学救援中,我国是以中央政府为主导,形成各级地方政府及专家资源分别负责各行政区域和各类灾难事件的应对,以组织各类救援机构和公众参与灾难救援工作的组织体系。

1. 国务院作为突发灾难应急管理的最高行政领导机构和指挥机构,负责突发灾难应急管理工作,必要时派出国务院工作组指导有关工作。

2. 国务院办公厅是突发灾难应急管理的办事机构,内设国务院应急管理办公室,履行应急值守、信息汇总和综合协调职责,发挥运转枢纽作用。

3. 国务院有关部门依据有关法律、行政法规和各自的职责,负责相关类别突发灾难应急管理工作。具体负责相关类别的突发灾难事件专项和部门应急预案的起草与实施,贯彻落实国务院有关决定事项。

4. 地方各级人民政府是本行政区域突发灾难事件应急管理工作的行政领导机构,负责本行政区域各类突发灾难事件的应对工作。

5. 国务院和各应急管理机构建立各类专业人才库。可以根据实际需要,聘请有关专家组成专家组,为应急管理工作提供决策建议。必要时可直接参与突发灾难事件的应急处置工作。

(三)我国灾难医学救援理论的创新与实践

我国最初灾难医学救援实践以最大限度降低灾难造成的生命损失为目标,我国学者提出了适合国情的全灾难前、中、后救援过程"三位一体"

灾难医学救援过程管理理论,解决了缩短灾难事件人员伤亡急救的时间,争取最大的抢救成功率。通过针对灾难急救常发生的严重创伤和心搏骤停的突出问题,组建专门的创伤急救团队,规范创伤急诊救治路径、量化评估、统一标准,在心肺复苏、多发伤救治、损伤控制外科实际应用中验证提出理论的指导意义。为提升公众对灾难医学救援的认知和救援能力,提出"三分公救、七分自救;三分提高、七分普及"的管理模式,长期组织不同层级医务人员与公众的教育培训,使得他们在重大的突发公共事件中发挥了显著的作用。在理论不断探索中归纳出"分块构建、系统集成、迭代创新"的管理机制,表述为在灾难医学救援的各个部分、环节分块进行构建和发展;在灾难医学救援中实施系统集成、综合运作来汲取新的经验;针对实践所发现的问题及新吸纳的技术不断完善提高。围绕"始于灾前、重于灾中、延于灾后"创建了综合发展、联动运作、普及提高灾难医学救援体系,为我国灾难医学救援管理体系系统化运行提出了系列解决方案,并在实际应用中取得了明显成效。

二、灾难医学救援核心理念的研究

我国灾难医学救援核心理念应该以本领域的特殊语言形式来更确切地诠释所有的观念、概念与规则。我们先要考虑灾难医学救援理念的特性是什么。

(一)理念的局域性

任何一种理念都应有其适应范围,都有其局限性,不可能放之四海而皆准,要适应灾难预防、现场急救、临床救治、救援的组织管理和灾后防疫、心理救援等范畴。可将"灾前、灾中、灾后"共同构成一个完整的灾难救援应急系统,作为制定灾难救援应急原则的要素,着眼全局,统筹兼顾,转变人们以往只注重灾难发生后才实施的援救举措,忽略灾难发生前的充分备战准备的狭义救援观念;而灾难预防应急原则倡导灾难发生前、灾难发生中和灾难发生后三部分广义的灾难医学救援理念。

(二)理念的概括性

理念的目的是要对灾难医学救援中已有规律产生一定的认知,要概括其广度和深度。将灾难救援概括为"始于灾前、重于灾中、延于灾后"整体理念,可以提高认知,彰显丰富的信息内容。

(三)理念的客观性

对客观灾难救援现象的本质或特征要有整体性的诠释,就得尊重其客观实际情况,例如结合重大地震、火灾、暴恐等灾难现场救援,重大国际赛事主要医疗保障的实情,来使创新理念更切合灾难救援现场实际。

(四)理念的逻辑性

灾难救援理念又是一种对实际灾难情景的抽象理论认识,在理念中陈述的现象遵循着一定的规律、一定的形式,一定的方法来表达。例如在灾难救援准备中采用以制式转运系统、移动医院编组流程、后勤保障体系等,形成灾难应急救援队24小时常备"应急优先、平战结合"制度化运行管理机制。

(五)理念的深刻性

理念需要对各类信息进行加工,去粗取精、去伪存真、由此及彼、由表及里,是经过思维分析判断,将诸多感性的内容演化成为一种认知质变的过程,形成了揭示事物本质的观念、概念或规则。

灾难医学救援领域的创新与发展,不断构建和完善其核心理念是必不可少的,然而,一种理念的创新也非一蹴而就的,需要认识事物,提出最初的观念、概念或规则,经实践的检验,再修改观念、概念或规则,还需随时代和环境的变化与时俱进,所以建立我国灾难医学救援核心理念可能要几代人的不懈努力才能成就。

(沈 洪)

第二节 灾难医学救援研究方向与科学方法

灾难医学救援的研究是围绕着灾难预防、现场急救、临床救治、救援的组织管理和灾后防疫、心理救援等学科内容开展。但任何学科研究的最终目的都是研以致用,要以灾难医学救援的问题和需求为导向,既紧密结合在各次重大自然与人为灾难救援中出现而亟待解决的实际问题,或根据社会与政府对防灾减灾期待的更高需求;也要适合所在区域、客观环境物质条件,所在机构的特点和曾有的研究基础,以及结合研究人员的兴趣及意愿等。

一、灾难医学救援的经典研究

相关灾难预防、现场急救、临床救治、救援的组织管理和灾后防疫,以及心理救援等都是较长阶段一直关注的内容,在理论和实践层面上都取得了很多成绩。特别在现场急救、临床救治、救援的组织管理方面,积累的各类经验和所进行的有益探索都为灾难救援的发展奠定了坚实的基础。但如何改进仍旧表现出分散独立的专业学科发展的特点,在实际应用中容易出现首尾难顾,各自特色突出,融合协调作用差,未能更好地形成灾难医学救援全链条、全时程、各环节有机关联,更迅速、有效的整体灾难医学救援运作体系。这是一个灾难救援的系统工程管理体系,也是未来发展值得认真研究的主导方向。

二、灾难医学救援的创新性研究

只延续学科经典的研究方向,而不做开拓性探索势必会束缚更深入的发展。突出综合性的灾难预防与应急救援管理是医学救援的学科特点,融合更多相关灾难预防救援专业的学科优势,摒弃以拼凑组合式灾难预防与应急救援管理的学术现状,努力实现真正的学科交汇,构建成跨多专业的灾难预防与应急救援管理新型学科专业。也遵循国际化发展标准,组织制定国内灾难预防与应急救援的行业规范标准,发挥引领国内灾难预防与应急救援行业发展的作用。

1. 灾难救援管理学方向研究 通过管理科学方法研究灾难中人类心理和行为活动规律,对模拟各种灾难如火灾、地震及爆炸时人群响应和流动趋势,建立各种管理运作模型以指导灾难救援。

2. 灾难土木工程学方向研究 主要侧重防患灾难的土木工程设计,针对老建筑物灾前的抗御评估,灾难时对受损建筑的快速评估以及废墟结构的判断,指导如何采取救援方案和实施方法的研究。

3. 灾难测绘方向研究 更注重灾难时对受灾区域范围和受损严重程度进行测绘与具体评估,为指挥机构提供更准确的数据和图像信息,以指导组织救援资源的合理配置及管理。

4. 灾难救援创新应用技术研究 将灾难监测、预报预警、灾难救援专业技术作为研发方向，以产学研一体化的方式联合相关高校、企业和政府有关部门，开展相关应急救援产品的研发、推广、创新的应用技术产品和管理新运作模式。

5. 灾难应急救援智能化大数据管理方向研究 详见第五节。

三、灾难医学救援研究的科学方法

灾难医学救援研究的不同阶段都有各自特点及与其相应的研究方法，例如从演绎研究到归纳研究、从静态研究到动态研究、从单一专科研究到跨学科研究等。任何研究需要理论联系实际，紧密围绕要解决的问题和需求方向，除了遵循医学科学的方法，也要侧重管理科学研究方法，可以通过简单易行的剖析案例来发现规律；也可以采用实地调查法，通过现场访谈、观察，容易发现新的问题；使用问卷调查与统计分析法以发现规律，可弥补个案分析和实地调查的偏颇性，样本越大，普适意义越强；数学建模法通过计算、推理、模拟，便于发现管理过程中的各种关系和机制。

（一）研究对象及分类

1. 第一类研究对象 只研究系统不包含人，如救援装备系统、运输车辆系统、灾难救援知识系统等。研究对象没有主动行为，研究效率高，可以更多地使用自然科学的方法，如统计学方法、运筹学方法、微分方程方法、非线性方法等。

2. 第二类研究对象 直接研究对象包含人，如企业、学校、医院、科室、班组等。这类研究对象有思维、有需求、有主动反应，必须符合对象的行为特征和规律，必然要更多地借用心理学分析方法、行为分析方法、社会学研究方法等。

（二）研究方法

1. 实验研究 这类研究方法的基本特征之一就是可重复性。如操作层面的实验、霍桑实验、双因素实验、奖励预期实验、经济人与公平实验、风险精神实验、服从行为实验、不公平的破坏力实验等。

2. 实证研究 包括问卷，需要诚实回答，可以单选问题，答案容易有单一性。可以抽样和统计处理。

3. 长期跟踪 长期跟踪观察的研究是管理科学常用的基本研究方法之一，可以定量（统计某些特征和规律），也可以定性（要发现新的对总体有意义的行为）。

（三）研究数据处理与分析方法

1. 统计学方法 主要源于数学，部分来源于管理。

2. 优势比（OR） 主要源于管理，应用于优化。

3. 经济计量学方法 主要源于数学、部分来源于经济，用于模拟、预测、政策分析。

4. 控制模型 源于控制论，用于模拟、预测、政策分析。

5. SD 模型 源于系统科学，用于粗略模拟、预测、政策分析。

6. 非线性分析 源于数学、物理、生物、经济，用于金融等领域。

7. 大系统方法 源于系统科学，主要用于系统优化。

（四）统计学方法

1. 对象系统所处状况的统计。

2. 两组人群某特征量均值的比较（显著性差异）。

3. 方差分析（比较跨领域的差异）。

4. 相关性研究（比较品质相关问题）。

5. 回归分析（线性回归、Logistic 回归）。

6. 主成分分析与因子分析。

7. 聚类分析与判别分析。

8. 生存分析。

9. 正交实验与分析。

（沈　洪）

第三节　灾难医学救援管理人才培养模式探索

灾难应急救援管理人才培养在灾难医学救援领域中占据很关键的位置。人才培养的目标是造就出具有灾难医学救援技能和管理才能的复合型专业人才，为灾难应急管理储备专业化应急救援队伍，也要考虑到不断提高对灾难紧急救援的认知，落实"三分公救、七分自救；三分提高、七分普及"的管理模式,扩大灾难紧急救援现场的社会人力资源。

一、灾难应急管理人才培养的要求

人才培养主要标准就是具有灾难医学救援技能和管理才能。具体分为:

(一)培养现场救援技能

1. 掌握搜索与营救知识 即搜索生命迹象,寻找被困人员,判断其位置和危险程度,为营救行动提供依据,如何采用起重、支撑、破拆等方法营救存活者脱离险境。

2. 使用各种可救援方式 通信在灾难救援中尤为重要,是保证救援人员的联络方法。平时使用的通信设置在灾难中可能被毁坏,常不能正常使用。必须要能利用可替代的备用有线和无线通信设备,以及无人机等各种图像信息采集设备,保证救灾指挥部门与灾难现场、交通运输、各医疗机构、公安、消防、军警、药械和血液供应等部门保持通信联络畅通。

3. 培养野外生存技能 对于野外救援人员来说,野外生存也是一项基本业务技能,掌握这项本领有助于提高环境适应能力,减少不必要的自然减员,更好地发挥救援作用。

4. 熟悉语言和各地人文常识 灾难救援队伍不仅在当地、全国各地实施救援,还可能去其他国家或地区的灾区实施救援,需要了解被救援国家、地区的人文知识、风俗习惯、宗教信仰等,同时掌握基础外语知识,以更好地开展救援工作。

(二)熟练掌握急救技能

1. 现场创伤急救 主要包括通气、止血、包扎、固定、搬运等,是灾难现场中最常用的急救技术。

2. 现场检伤分类 创伤伤病员的早期紧急救治对降低死亡率起着决定性的作用。但对创伤伤病员进行有效的医疗救护,常常受到致伤的原因、受伤的人数、医疗条件和救援人员之间协调及后送的条件等因素影响。灾难事故现场的医疗救护包括灾难事故现场的评估、伤病员伤情的判定和伤病员的分类及给予相应的处理。

3. 心肺复苏 基本生命支持是最初数分钟在灾难现场患者能否存活的关键,应尽可能恢复其自主循环。尽可能提供高级生命支持,恢复或维持自主循环和有效通气。

4. 相关临床专科技能 灾难救援管理人员也需要有相关临床专业技能,如内科、外科救治,如颅脑外伤、脊柱骨折、腹部损伤等专科处理。灾难造成的伤害常常涉及人体各个器官,如地震造成挤压伤、火灾造成烧伤、交通事故造成多发伤、化学危险品事故造成灼伤、恐怖袭击造成枪伤等,在平时培训中要注重这些专业技术的培训。

5. 简易医疗救援设备 救援人员须学会使用常用医疗设备,如心电监护仪、除颤器、呼吸机、便携式超声仪、血尿常规仪器、采血箱等操作技术。

(三)自身素质的培养

1. 政治和管理素质 思想品质优良,组织纪律观念强,有爱心和责任担当,具有一定的组织协调和行政管理能力。

2. 身体和心理素质 当灾区情况异常危急,物资缺乏,缺少医疗设备,甚至连食物、饮用水都不能供给时,救援队员还要面对因灾难失去生命的悲惨境况,承受极度的体力消耗与巨大的心理压力。要求在平时的教育培训中,注重救援队员的体能训练和心理素质培养。必须经过指定医院体检合格,测试心理适应能力和承受能力。

二、灾难紧急救援队管理模式

1. 救援队伍组成 紧急医学救援队主要由富有临床经验的内科、外科、麻醉科医师及护士、司机、担架员等相对固定人员组成,可以根据突发事件的性质适当调整医疗队人员结构。组织框架包括:领队、副领队、队长、副队长、新闻媒体报道员、联络员、组长。

2. 紧急救援队的职责 主要负责各项突发公共卫生事件、常规突发性意外事故、各种重大以上自然灾害和重大、特大事故等突发事件应急现场的伤员急救与处置任务,统一听从上级职能部门领导指挥,确保应急救治工作能够及时、高效的实施。

3. 本着"平战结合,应急优先"的原则,实行常态化专项管理,做好随时应对突发公共卫生事件或常规突发性意外事故应急医疗救援的准备,落实有关人员的急救知识和救援技能培训,定期开展各种应急模拟演练,不断提高应急反应能力和医学救援水平。

4. 救援队员的基本素质　要求思想品质优良,组织纪律观念强,有爱心和责任担当。具备所从事专业的理论基础和临床经验,独立开展工作和解决问题的能力;有良好的仪表及个人素养;有良好的身体素质、较强的环境适应能力和心理承受能力;语言沟通能力,具有一定的外语听、说、读、写能力;医技和护理人员应具有本专业5年以上工作经历。

5. 救援队员的管理　紧急医学救援队缺编时,要及时提出、调整和补充队员。由紧急医学救援队队长负责协调、组织、实施相关人员参加国家或国际救援资格认证组织的考核和评定。

6. 救援设施、装备管理　紧急医学救援队要配备队员的防护、生活装备,施救、现场照明、通信、急救医疗器械、药品、运输等装备、设备及其他辅助器材等,并处于备用状态。加强设施、装备、器材的维护和保养,确保其完好能用的状态,须每月至少检查或运行一次,做好登记,发现问题要及时修复,确保功能正常。

7. 救援队员的训练　由救援队制订年度专项训练计划,根据年度训练计划,分别订出半年和阶段计划,在切实保障训练安全情况下,按训练计划、预案要求等有关规定对队员进行地震知识、抢险救援技术、方法、医疗急救技能、最新急救动态等业务培训。队员在救援队组织下进行拉练和演习,对各急救预案进行反复演练,要求对装备(设备)性能熟悉掌握,做到操作准确、动作规范、快速高效,提高紧急救援能力。

8. 训练检查与考核　救援队应建立队员考核档案,不定期对队员进行考核,录入档案。年度训练结束时,根据考核结果,经会议审定给予奖励。

9. 救援队例会制度　救援队定期组织召开各项救援工作会议,分析救援工作开展情况,及时总结经验教训,落实具体工作,并详细做好会议记录备案。

10. 紧急医学救援队接到政府、救援指挥部的调用命令后,立即迅速启动、集结、赶赴现场。

（沈　洪）

第四节　应急产品研发的产业化与实际应用

随着经济发展、科技水平和智能化的不断进步,全社会对防灾减灾需求的日渐增长,政府对灾难救援的重视、要求和投入,对灾难救援的时限、效率、性价比等的水平要求也越来越高,投入灾难应急救援产品研发,实施产业化并实际应用都有了新的需求。

一、整合成熟实用有效的应急救援技术

经历众多灾难救援实践,对已有的应急救援产品技术已有相对成熟认识和了解。有效地整合已有的应急救援产品技术,也可作为灾难应急救援技术创新的重要思路,因为已有相对成熟的产品技术可能是孤立、局限、零散的,将其有机地整合起来,发掘拓展其新的应用范围和综合实用性,也应作为灾难应急产品研发遵循的发展策略。转化已有的应急救援技术,把实验室里科研成果应用于灾难救援的实践中,需要完成从研究技术到应用产品的转化过程。用组合创新的思维给灾难应急救援技术注入新的活力,也有助于实现已有应急救援技术在应用中完善提高。

二、应急救援产品研发的创新

对用于未来灾难应急救援的产品进行创新,不能满足和局限于已有的产品技术更新迭代。全球的灾难谱在不断变化,灾难的形态也有所不同,这就需要创新的思维理念,创造出新的产品技术来适应灾难的变化。把已有的、创新的、创造未来的应急救援技术有机结合起来,形成一个全新的产品研发创新体系。结合灾前、灾中、灾后具体的复杂情形来开拓灾难应急救援新技术的前景。根据灾难不同阶段需求的技术方法开展研发。

（一）灾难前技术方法

研发灾难发生的预警技术方法,预报、识别灾难的统筹分类法,灾难危害屏蔽的控制技术,模拟灾难的演练仿真技术,掌握灾难的应对避险技术方法等。

（二）灾难中技术方法

研发灾难的全方位搜救技术产品,灾难现场

心肺复苏、创伤急救技术,规避灾难的防范次生技术,撤离灾难现场的转运技术。灾难中技术方法应着重对灾难现场的特定环境、时间、影响因素、特定器具等进行综合评估。

(三)灾难后技术方法

提高受灾民众救援的传媒产品、疏解受灾民众的人文心理救助方法、灾难区域的信息反馈、衡量灾难的总体评估方法、指导灾难救援的辅助决策方法等,都可以研发为应急救援的系列应用产品投入到灾难救援的实战之中。

(四)推动产、学、研、市场的产业化

应急救援产品的研发需要联合相关产业链各类机构广泛地参与合作,把已有的应急救援技术方法,通过与有关的应急产业紧密结合,实现研究技术成果到实际应用产品的转化,并由市场的方式推广到实际应用的灾难现场,从而完成从创新理念—原理设计—产品研发—形成商品—进入市场—实际应用的全闭环。

(沈 洪)

第五节 灾难医学救援智能化数据管理平台建设与应用

智能时代以生产力跨越式发展的势态影响到社会的各行各业,灾难医学救援领域更应注重应用互联网、人工智能和灾难救援大数据等现代科技方法,着力协助政府建设灾难预防应急救援的数据管理和辅助决策平台。

一、认识和推动灾难医学救援的智能化管理

2017 年国务院印发了《新一代人工智能发展规划》,提出"互联网+"人工智能三年行动实施方案,从科技研发、应用推广和产业发展等方面提出了一系列措施,也为智能化灾难应急医学救援领域的发展指出了方向。

以往的灾难应急医学救援都显得很被动、仓促,常难以达到最佳有效的救援效果。面对诸多灾难现场医学救援的急迫问题和实际需求,如灾难现场受灾人员未能快速采取自救互救的正确方法;早期到达现场的应急救援人员难于对灾情进

行及时、准确的客观评估,使救援机构难以获得更适当的人员、物资、装备的外援数据信息,往往造成不必要的前往人员、物资的浪费;某种程度造成了交通、救援现场的混乱和无序状况,在有效的救援时间未能发挥应有的救援效果,也成为影响我国灾难应急救援发展的瓶颈。如何解决灾难医学救援中所遇到的实际痛点问题?应试图从人工智能技术的应用和发展上探讨解决这些问题的方法。

1. 建立适合专业救援及公众普及救援方法知识库平台,可以采用自然语言理解和智能问询的方法,可随时用来解决灾难现场应急救援及自救互救知识技能缺乏的问题。

2. 根据各种灾难类型及等级分类构建一个具有权威解释的咨讯标准化资源库,可针对灾难具体情景,通过智能化询问系统协助灾难现场受灾及救援人员,科学、标准化完成针对灾难状况的客观评估,有助于救援机构对现场灾情进行综合分析判断,根据灾难救援原则准确地指导如何现场救援,并结合既往灾难大数据信息资源的综合研判,获得有效的救援具体解决方案,以及应实施救援的人力、物资和方法的配置。

3. 由政府主导建设灾难应急救援大数据资源管理和智能辅助决策平台,可针对灾难救援中可能出现的各类问题,汇集社会各方面人力、物力、救援资源信息,根据国内外灾难救援的经验共识,及时提供相应有效的实施方案,辅助政府及有关救援机构制定救援决策。

4. 在灾难紧急救援需求的基础上研发各种智能化搜救、可穿戴数据采集、生命定位检测设备,救援工程机器人,传递物品无人机等产品。获取灾难环境下各类现场灾情、受灾人群、地质变化、救灾条件、人员物资需求,相关的灾前人员、物资准备等数据资源。

二、数据智能化管理优化整合信息资源

1. 从众多国内灾难应急医学救援实践中总结经验,可加快提升我国灾难应急医学救援的能力和水平,以达到较高的国际水准或做出适合国情的创新之举。当务之急,将灾难评估与救援需求分析纳入科学应急救援机制是关键的环节。一旦灾难发生,救援现场的首要目标是评估医学救

援的任务需求,需抢救生命和受伤人群数,由灾难引发疾病人数;预防次发伤害、灾后传染疾病的发生,开展流行病学调查;评估医疗基础设施和固定财产的完整性,能源和水源的可用性,基本服务设施对受灾区域可否提供基本服务能力。根据掌握的数据信息做出可实施的救援方案;再划分优先需求和次要需求,以及通信、运输、人力资源信息。公共信息与社会媒体参与,监督救援物资的分配和实用性评估,并及时对救援提供建议和未来行动方案的更改等。

2. 在灾难救援过程中汇集了大量的数据信息,包括灾情评估、地质变化、受灾人群、救灾条件、人员物资需求等。当来自灾难的海量信息越来越多,而繁杂无序时,会使救援者深切感受到进入大数据时代的困惑。众所周知,大数据所具备的基本特征,即数据的大规模性、快速增长性、结构多样性和巨大价值,而在医学救援数据中又会表现为多样性、不完整性、时间性和冗余性。灾难医学救援往往是来自社会方方面面、在多重因素参与下产生的实时动态数据,如何更好调用、分析和挖掘这些数据的价值,已不能按照过去模式去总结统计这些数据的意义,分析有限的经验价值。判断真实大数据是在实时相关联的数据中发掘价值,寻找出事物发展中的基本规律。这可以使欠缺经验、判断能力或缺少决策力的救援机构和指挥者更好地优化整合各方面信息资源,在难以预测的灾难发生时,做出更好的综合判断和更合理的应对决策。

3. 基于日益增长的灾难医学救援在社会和国家人工智能各领域的发展战略需求,更有必要和责任建设灾难应急医学救援大数据智能管理和辅助决策平台,更好地调查汇集有效、真实相关联的灾难应急医学救援数据信息,使灾难应急救援资源数据实时可靠,决策有依据可信,达到灾难应急救援指挥客观有力,真正落实国家智能化产业规划在灾难应急救援领域的创新性发展。

三、智能技术可提升灾难医学救援水平

灾难医学救援采用智能大数据技术与灾难救援产业结合的优势突破点,并应用于灾难救援实践中,对我国灾难应急救援水平的提升,使其居于世界领先水平,无疑是一个不可错失的战略机遇。依据国家人工智能发展规划,将科技研发、应用推广和产业发展等与我国语音识别、视觉识别世界领先技术相结合,应用自主学习、直觉感知、群体智能、图像处理、智能监控、服务机器人、无人驾驶等技术,获取灾难环境下各类现场灾情、受灾人群、地质变化、救灾条件、物资需求、相关救援人员,以及物资准备等数据资源。开展人工智能方法对自然灾难的评估,围绕地震、地质、气象、水旱和海洋等重大自然灾难中的医学救援问题,构建智能监测、咨询、指挥的大数据智能辅助决策平台。

基于跨媒体统一表征、关联理解与知识挖掘、知识图谱构建与学习、知识演化与推理、智能描述与生成等技术的进展,已可实现跨媒体知识表征、分析、挖掘、推理、演化和利用,构建分析推理引擎;特别是自然语言的语法逻辑、字符概念表征和深度语义分析的核心技术,推进了人类与机器的有效沟通和自由交互。建立智能灾难医学救援体系,通过智能灾难医学救援咨询,柔性可穿戴、生物兼容的生理监测系统,提供人机协同灾难医学救援方案,从而加强灾难及相关伤病的智能监测和防控能力。

近年来,由国内多所知名医疗机构、科研院所及灾难救援产业集团形成了国内救援产学合作联盟,从灾难应急医学救援理论的探讨,到国内灾难医学救援规范标准的制定,灾难救援骨干人才的教育培训,并致力于灾难救援产品的研发和产业推动,特别在人工智能灾难救援大数据决策平台的研发方面奠定了坚实的工作基础。所开展的研发内容主要涉及:

1. **灾难应急救援方法智能咨询系统** 适用于灾难应急医学救援的语音咨询服务型机器人,使用者通过语言询问(包括方言),就可以获得所需来自智能数据软件系统有关救援知识,受灾或救援人员还可以凭借当时出现的各种灾难状态和情景提出各种问题,寻求救灾的解决方法。

2. **灾情调查智能问询系统** 可针对具体灾难情景,询问灾难现场受灾或救援人员,进行灾难状态的客观评估,有助于对现场受灾情况进行分析判断,并指导如何进行现场评估,获得相应的救援解决方案。

3. **图像及灾情智能综合评估系统** 应用于

现场的各类数据信息（图像拼接技术），结合系统进行综合评估灾难现场信息，同时与远程救援指挥中心实时联系，实施灾情数据共享。可实现大数据分析处理功能，适时提供有关灾情的相关处理实施救援方案，可更有效提供如何分配救援的人力物资和医疗资源的信息资讯。

4. 灾情综合应对处理指挥系统 智能化系统构建一个指挥中心可得到线下专家支持，并与灾难现场救援团队信息互动，形成智能转换的系统平台，更好发挥指挥机构与现场救援者的信息反馈，实时互动，更合理化处置各类灾难事件。

5. 无人机应用的辅助功能 灾难现场道路和房屋设施破坏严重，会造成道路交通阻塞和人员活动限制及安全隐患，及时了解现场的实际情况对实地救援、配备急救资源作用重大。①采用无人机航拍，序列图像拼接技术是运用图像拼接技术，将无人机航拍的视频序列图像进行拼接，形成一幅大场景的直观易理解的图像；②采用无人机运载物品，以及快速飞行数公里的搭载功能，可迅速运载除颤器、止血药物、辅料和保护支具等。

6. 在提高公众防灾避险的意识培养和技能培训中，要注重结合使用互联网、人工智能和语音机器人等现代智能技术，开发应用APP智能软件，方便随时随处可学习防灾避险的知识和技能。利用可人机对话的智能机器人交互式的灾情评估，对救灾进行指导，同时也为政府灾难应急救援不间断地积攒数据信息资源，为机器深度学习、挖掘数据价值奠定信息资源基础。

（沈 洪）

第二篇 灾难前准备（始于灾前）

一旦灾难发生,如何将损失降至最低是紧急医学救援的核心关注点,但事实上,在灾难发生前,开展一系列的调研、建立有效的针对各种灾难的应对机制和预案,将直接影响灾难发生时的紧急救治速度、能力和效率。预则立,不预则废!

　　灾难前准备是一个系统工程,涉及体系建设、人、物、流程、信息、管理等多个环节。本篇将从"风险管理""灾难医学救援装备准备""移动信息传输与数据管理",以及"应急救援人员培训"这四个方面入手,将科研的方法学引入灾前准备,对灾前准备进行全面的阐述。

第一章　灾难风险管理

国际标准化组织（International Organization for Standardization，ISO）对风险管理的定义为：协调各项活动以指挥和控制一个组织去处理和应对风险。在政府、企业（医疗机构等）、团体，甚至是个人开展灾难救援工作前，都应考虑本地区可能发生哪些灾难、可能面临哪些风险、可能产生哪些后果，以及如何应对以减低危害。因此，灾难风险管理就是识别灾难带来的潜在威胁，通过管理威胁来源以降低损伤后果的策略。本章将从什么是风险，如何评估灾难风险建立评估模型，以及如何实施管理这三方面逐一介绍。

第一节　风险的概念与特征

一、风险的概念

当人类对即将发生的事件进行评估，并开始设计应对措施时，就将面对风险的识别、评估与应对，因为风险广泛存在于人类的生产生活之中，事实上，人类社会的发展历史本身就是一部对抗风险、驾驭风险的历史。

风险（risk）是指不利事件发生的概率（可能性）及其效应的严重程度（不利后果）。可能性一般采用罕见、不大可能、可能、很大可能和必然发生五个等级进行描述。不利后果是指风险变为现实后对目标和对象可能造成的影响、影响的方式和严重程度。

二、风险的基本特征

对风险的认定主要有三种学说：客观风险学说、主观风险学说和风险因素集合学说。客观风险学说认为，风险具有客观存在的不确定性，通过长期、细致的摸索，风险是可以预测的；主观风险学说则认为，风险具有主观属性，人们在进行风险

评估和风险管理的过程中必然会加入自身的价值观和认知偏好，因此，风险的判定取决于人们的认知和判断，即在一个社会群体里认为的风险在另一个社会群体则不是风险；风险因素集合学说认为，风险产生原因中人类的行为是主要因素。这三种学说反映出风险具有以下特征：

1. 客观性　风险是否发生、何时何地发生、发生的后果都不是以人的意志为转移而改变，具有客观性。但是随着人类对风险的认识逐渐加深，发现风险发生的规律性并加以干预，这也是风险管理的基础。

2. 不确定性　风险事件带来的后果有各种可能性，不同后果出现的频率和严重程度无法预知。

3. 可测定性　虽然风险具有不确定性，但经过分析累计一定量的数据后，会发现风险的内在规律，因此可以运用统计学、概率论等方法进行描述和量化。

4. 损益性　风险作为一种随机现象，具有发生和不发生两种可能，其后果也就表现为损失和获益。

5. 相对性　风险发生后的后果不仅与风险本身有关，还与发生的时间、地区、效应主体、经济水平、应对措施等相关。不同的风险对于不同的主体其后果可能不同，对于不同时期的同一主体其后果也可能不同。

6. 可变性　风险是在特定的环境下导致效益的不确定性，随着环境的变化，风险的种类、性质和严重程度也会发生变化。这也是通过风险管理来降低损失的理论依据。

三、风险的分类

根据对风险的认知情况，可将风险进行分类：

1. 真实风险　由现实状况结合未来因素决

定,是产生真实不利后果的事件,如环境污染、水土流失所带来的风险。

2.统计风险 利用历史数据或现有大数据分析已认知的风险,属于历史不利后果的回归分析风险。

3.察觉风险 通过经验、观察、比较等方式发现的风险,属于人类的直觉判断,来源于人类的生物本能。

四、灾难风险的特点

灾难风险的效应严重程度或不利后果包括有形和无形两方面:有形的不利后果包括人员伤亡、经济损失、环境影响等可测量的客观损失;无形的不利后果包括对人群的心理影响、国际影响、国家形象、社会稳定等不可测量的损失。灾难事件的发生概率无法提前得知,我们学习了解灾难风险,不是为了精确计算概率,而是希望以百分之百的备灾行动去面对百分之一的灾难发生概率。

（唐时元 曹 钰）

第二节 灾难风险评估

灾难风险评估是通过识别灾难风险和分析应对能力,全面了解灾难风险管理对象面临的问题和现有应对能力,建立灾难风险评估模型,为制定切实可行的灾难风险管理方案提供理论依据。

一、风险识别

（一）风险识别的基本要素

风险识别是通过收集历史数据、整理汇总可能存在的风险因素、描述其性质和范围,最终确认可能发生的危险(hazard),包括可能诱发的次生危险,并评估其可能产生的影响。

风险识别应完成以下任务:①列举可能存在的风险;②探寻引发这些风险的因素(包括自然因素、人为因素);③分析风险可能导致的后果。

（二）危险评估要点

1.危险种类评估 危险分四类:自然环境及其产品产生的自然灾害,生物及其产品造成的生物危险,建筑环境和科学技术及其产品引起的技术危险,以及人类行为及其产品引起的社会危险。

大多数危险是多因素的,识别和描述危险的

过程就是描述社区内的综合信息,应考虑有关每个领域内各种可能性的信息。而且,这四类危险可以独立存在,也可由任何一种主要危险事件产生多种次生危险。如地震可导致火灾、骚乱、内乱等社会危险,出现化学品泄漏等技术危险,以及疾病暴发的生物危险。

2.危险特性评估 风险识别时,不仅要预估危险的种类,还需对发生概率、规模大小、强度、扩散区域、持续时间等信息进行评估;生物性的危险风险还需要描述高发季节、传染性、潜伏期、传播方式、人群抵抗力等信息。例如:在洪水灾害中,可参考历史水文资料获取河流高度、洪水持续时间、水位达峰时间、水位上升和下降速率等方面信息。

二、脆弱性分析

（一）脆弱性的概念与分类

脆弱性是指一个群体、个人或组织暴露于或遭受危险并出现不利影响的可能性、易损性,以及对灾难的可承受性、适应性和可恢复性,即应对风险承受能力和风险控制能力。

脆弱性包括两大类,一类是内在脆弱性,是指个体特征,如年龄、性别、健康状况、生活习惯、行为方式、死亡率、识字率等;另一类是外在脆弱性,是指一个社区或区域所共有的特征,如地理位置、环境状况、经济水平、文化特性、可提供的服务水平等。

（二）脆弱性分析基本步骤

第一步:确认脆弱性分析的主体。

"社区"是脆弱性分析的主体,也是面临风险的对象。这里的社区是指包含个体、区域内基础设施、公共服务能力(包含医疗、交通、通信、生活必需品供给、其他公共服务等)、所在地的地理位置、环境的总和。社区或区域依据危险的大小不同其范围也不同,可以是一个国家、一个省份,也可以是一个村庄、一个单位。

第二步:全面分析各方面的脆弱性。

1.针对个体的脆弱性分析 包括:能否获取医疗资源、安全水源、公共卫生服务、安全居所、稳定收入、麻疹疫苗接种率、5岁以下营养状况、5岁以下死亡率、女性识字率等指标。

2.针对财产的脆弱性分析 包括:医疗基础

设施状况、交通工具、医疗设备和物资供应。

3. 针对服务的脆弱性分析　包括：医疗保健服务、救护车服务、公共卫生服务、健康信息服务。

4. 针对环境的脆弱性分析　包括：自然环境、人造环境、城镇和乡村中的水、土壤、空气、航线、森林、农业环境等。

第三步：量化脆弱性分析。

针对每一个可能发生的"事件"，都要分析其发生的"可能性"与"风险"。可采取专家咨询法，对脆弱性和严重性进行主观评价并赋值，例如满分10分制。

三、应对能力分析

风险的评估不仅依赖于危险发生的可能性和效应强度，还和风险作用对象的应对风险能力相关。应对能力（readiness）是指在面临危险时社区所具备的能力。应对能力的水平直接决定风险评估的结果，与风险造成的不利后果成明显的负相关。应对能力包含社区内的相关法律体系、应急管理机构、应急预案和指南、应急物资准备、人力资源、预警系统、财政和保险、训练或演练、相关科学研究等一系列内容。在灾难医学方面主要是指社区内紧急医学救援体系的建设情况。

国外如美国、日本、以色列等国家已经建立了完善的紧急医学救援体系，特别是日本的紧急医学救援体系在历次灾难救援中都起到了决定性的作用。我国应对突发事件的紧急医学救援体系建设起步较晚，现已颁布《中华人民共和国突发事件应对法》《国家突发公共卫生事件应急预案》等相关法律法规，在法律体系、管理机构、预案和指南等方面提供政策支撑。

紧急医学救援能力的评价和分析是应对能力分析的主要内容。上述相关法律法规以及原卫生部和发展改革委《关于加快突发公共事件卫生应急体系建设和发展的指导意见》（卫应急发〔2010〕57号）、《国家卫生计生委办公厅关于进一步加强公立医院卫生应急工作的通知》（国卫办应急函〔2015〕725号）等规范性文件要求，卫生行政部门启动Ⅱ级或以上响应行动，需要迅速组织就近二级以上医疗机构派遣紧急医学救援队前往事发现场开展医疗救治。转诊伤员的主要救治场所也在二级及以上级别医疗机构，医疗机构紧急医学救援能力是风险不利后果的关键影响因素。

目前我国关于各医疗机构紧急医学救援能力综合评估的模型尚未建立普适性标准，但国内已有多项研究抽样调查部分医疗机构的紧急医学救援能力，也有研究调查各综合医疗机构紧急医学救援硬件配置，此类研究进展的多样性已经存在。此类研究多依据《全国医疗机构卫生应急工作规范（试行）》的框架指标，建立总体评估框架的"一级指标"和"二级指标"及其相应权重值。根据此计算出对每家医疗机构评估的总分值，建立较为全面的医疗机构紧急医学救援能力综合评价模型。

该模型指出医疗机构应急能力排序依次是应急管理能力、医疗机构综合能力、卫生应急队伍救治能力、集中收治能力、物资装备能力。

除针对医疗机构的一般应对能力外，针对一些特定的危险还需要进行专门的危险及应对能力分析。如某市针对危化品生产存在的风险和周边医疗机构的应对能力进行分析，结合地理位置信息得到当地的危化品风险地图，可以对风险和应对能力进行直观展示。

四、建立风险评估模型

（一）风险分析方法

常见的风险分析方法有：专家咨询法、风险矩阵法、决策流程图法、结构化访谈、情景分析法、层次分析法。每种方法都有各自的优势和劣势，现介绍常用的三种分析方法。

1. 专家咨询法　又称德尔菲（Delphi）法，是指按照确定的风险评估逻辑框架，采用专家独立发表意见的方式，采用统一问卷调查，进行2~3轮的专家调查，经过反复征询、归纳和修改，最后汇集成专家基本一致的意见，作为风险分析的结果。该方法的优点是专家意见相对独立，参与的专家专业领域覆盖广，所受的时间、空间限制较小，结论较为可靠。缺点是多轮次的调查耗时较长。

2. 风险矩阵法　是指由有经验的专家对确定的风险因素发生概率和严重程度进行量化评分，将评分结果导入矩阵表中进行计算，得出相应的风险等级。经过计算，将风险分级为：低危险度风险（2~4分），中危险度风险（5~6分），高危险度风险（7~8分），极严重危险度风险（9~10分）（表2-1-2-1）。

表 2-1-2-1 风险评估矩阵分类表

事件发生的可能性	事件发生的影响程度				
	极严重（5）	严重（4）	中等（3）	低（2）	极低（1）
必然发生（5）	10	9	8	7	6
非常可能（4）	9	8	7	6	5
有可能（3）	8	7	6	5	4
不大可能（2）	7	6	5	4	3
低（1）	6	5	4	3	2

风险矩阵法的优点是操作方便，可以量化风险，可同时对多种风险进行评估，并且对多种风险进行量化比对，便于风险管理的决策。缺点是通用性较差，要求参评的专家对风险因素有深入了解。

3. 决策流程图法 是根据逻辑推理，综合层次分析、问题节点、决策树模型等方法，将可能存在的风险、发生的可能性、产生的不同后果、社区脆弱性、社区应对风险能力、相关解决方法构建成形象的结构图像表达，决策者可以直观地了解风险的整体情况。

该方法的优点是直观表达，逻辑性强，便于操作，适用于快速评估和决策。缺点是决策树层级较多，需要专业能力和逻辑能力较强的人员来完成，不同地区、不同危险类型的决策流程图不具有通用性，一般需要前期设计和准备。

（二）风险分析步骤

风险分析是一个严谨的过程，如何开展风险分析，尽量减少信息因素和人为因素带来的误差，就需要按照科学的步骤进行。

1. 分析前准备 在风险分析之前准备好相关的制度和指南、关键信息来源、风险分析专家库、相关文献或历史数据。

2. 收集相关信息 对所需要的信息进行收集，包括危险源、社区脆弱性相关信息、社区应对能力相关信息等进行全面采样和随机抽样。

3. 文献检索 根据所面临的危险类型进行文献检索，获取包括危险特征、评价方法、解决方案等方面最新的信息资源。

4. 提炼相关证据 对收集到的信息、文献检索的资料进行整理提炼，形成格式化的表格或流程化的图表。

5. 证据评价 对提炼的证据根据其来源、可信度、文献中研究的设计与质量进行评价分级，一般分为好、满意、不满意三个级别。

6. 风险测算 将经过评价的证据代入到风险分析的方法中，定性或定量地得出风险大小或风险评估模型。

（三）建立风险评估模型

根据风险识别出来的结果，包括不确定事件发生的概率和后果、风险承担社区的脆弱性以及应对能力，可将风险分为不同等级。结合脆弱性的风险评估模型能够较为完整地描述风险。目前全世界不同地区均建立各自的风险评估模型，其中以世界卫生组织的社区风险评估模型和澳大利亚/新西兰风险管理标准（AZ/NZ，2004）的风险评估模型应用较为广泛。

1. 世界卫生组织的社区风险模型

community risks= hazards × (vulnerabilities / readiness)

其含义是社区风险（community risks）的大小与危险（hazards）的严重程度呈正相关，与社区的脆弱性（vulnerabilities）呈正相关，与社区应对危险的准备（readiness）呈负相关。

2. 澳大利亚/新西兰风险管理标准（AZ/NZ，2004）的风险评估模型

$$R=L \times I \times V - AC$$

其中 R（risk）代表风险，L（likelihood）代表危险因素发生的可能性，I（impact）代表危险的影响程度，V（vulnerability）代表脆弱性，AC（absorptive capacity）代表风险控制和适应能力。

（王婉婷 曹 钰）

第三节　灾难风险管理的决策流程

灾难风险管理为一系列的决策过程,包括风险准备管理、风险评估、风险处置、风险交流、风险监测与更新等过程。其中风险评估、风险处置是其核心内容。

一、风险管理准备

(一)确认灾难风险管理实施主体

灾难风险管理的基本单位和实施主体是社区。社区灾难风险管理不能在个别社区中独立存在,必须结合国家政策,制定准则和标准,提供共同目标和规划框架,使其成为一套经过验证的可复制的包含实施策略、监测方法和评估指标的完整方案。而该方案的本地化应根据社区脆弱性分析结果有针对的进行。

(二)制订风险管理计划

风险管理计划是风险管理的起始部分,没有计划的风险管理可能是无效的。风险管理计划包括风险管理目标、风险定义与分层、组织架构、管理者或管理部门、不同部门之间沟通协调机制。

(三)准备风险管理资源

制定风险管理相关的规章制度、技术方案和管理工具;培训同质化的风险管理团队,组建由不同领域专家构成的风险管理咨询团队;完善风险管理所需要的历史数据资源和当地相关风险信息数据。

二、风险评估

由于灾难前的风险评估既是风险管理的一个步骤,又是灾难风险管理的起始因素,故在前义中已详细介绍,具体内容参见本章第二节。

三、风险处置

风险处置是根据评估出的风险等级、脆弱性、应对风险能力等方面的情况,分析存在的问题和薄弱环节,确定如何降低风险的策略。风险处置的方法包括:

1. 回避风险　通过放弃某些引发风险的行为,消除风险的原因和后果。

2. 预防风险　通过采取预警、预防措施作用于保护对象,减少损失发生的可能性和损失的严重程度。

3. 降低/控制风险　通过控制风险因素降低风险发生的概率或采取措施降低风险所致的后果严重程度。

4. 自留风险　经过分析后确认风险所致的后果在可接受的范围而主动承担风险。

5. 转移风险　通过法律、协议、保险或其他途径,部分或全部转移责任和损失的策略。

四、风险交流

(一)风险交流的概念

风险交流是风险管理流程中涉及风险评估、决策、处置的部门、人员之间的信息交流,也包括针对新闻媒体、公众的信息发布。其目的是有效协调公众与管理决策部门对风险信息的认知和行为。

(二)风险交流的原则

1. 快速反应　当今社会的信息传播形式多种多样、传播扩散速度快,一旦出现风险事件应当快速反应、积极主动地启动风险交流机制,掌握舆论的主动权,避免各类谣言的传播。

2. 真实准确　风险交流的内容一定以真实准确为前提,对于一些尚不明确的信息可分阶段开展交流,避免发布不实信息而造成被动局面。

3. 以人为本　风险管理的本质是保护面临风险的对象,因此在开展风险交流的过程中要以平等的态度倾听他们的意见,以人为本是风险交流的基本原则。

4. 合作一致　风险交流是整个风险管理团队的共同任务,团队之间需要保持信息共享以保证所发布的信息一致,如有可能由专门的部门或人员来进行。

5. 团结媒体　媒体(包括公共媒体和自媒体)是风险交流信息的主要传播者,要了解媒体的特征和需求,积极争取媒体的合作可以达到更好的风险交流效果。

五、风险监测与更新

风险在出现和发展的过程中会不断演化,同

时在人类应对的过程中不同的应对措施也会出现不同的演变过程，因此风险的监测需要贯穿风险管理的全过程。

风险监测与更新分为周期性和临时性。周期性的风险监测是针对一些规律出现的危险，如台风、干旱、暴雨、洪水、流行性疾病等；临时性的风险监测则是针对一些无规律出现的危险，如地震、暴乱等。

随着风险的演化，前期所做的风险评估结果会过时，特别是在社区采取了风险管理措施后需要及时更新，为决策者进一步的风险处置提供依据。

综上所述，灾难风险管理是在灾前建立紧急救援体系的过程，是以国家政策和指导方针为基础，以达到降低灾难风险、实施灾难响应和灾后恢复为目的，实施一系列面向不同方面的联动计划：针对社区脆弱性设计的防灾减灾计划、针对人员脆弱性设计的防灾知识培训、社区网络建设计划，以及各种灾难的应急响应计划等。

（唐时元 曹 钰）

第二章　建筑结构的危险性评估

第一节　建筑结构的危险分级

一、建筑结构的安全等级

建筑结构安全等级是为了区别在近似概率论极限状态设计方法中,针对重要程度不同的建筑物,采用不同的结构可靠度而提出的。现行国家标准《建筑结构可靠性设计统一标准》(GB50068—2018)规定,建筑结构设计时,应根据结构破坏可能产生的后果,即危及人的生命、造成经济损失、对社会或环境产生影响等的严重性,采用不同的安全等级。建筑结构安全等级划分为三个等级,具体见表 2-2-1-1。建筑物中各类结构构件的安全等级,宜与结构的安全等级相同,对其中部分结构构件的安全等级可进行调整,但不得低于三级。

表 2-2-1-1　建筑结构的安全等级

安全等级	破坏后果
一级	很严重:对人的生命、经济、社会或环境影响很大
二级	严重:对人的生命、经济、社会或环境影响较大
三级	不严重:对人的生命、经济、社会或环境影响较小

二、建筑物的耐火等级

确定建筑物的耐火等级主要是使不同用途的建筑物具有与之相适应的耐火性能,从而实现安全与经济的统一。通常根据建筑物的重要性、建筑物的火灾危险性、建筑物的高度和建筑物的火灾荷载等因素来确定建筑物的耐火等级。为了预防建筑火灾,减少火灾危害,保护人身和财产安全,我国出台了《建筑设计防火规范》,现行的是GB50016—2014(2018 年版),对厂房、仓库、民用建筑、液体储罐(区)、可燃助燃气体储罐(区)、可燃材料堆场、城市交通隧道等新建、扩建和改建的建筑防火设计进行了规定,通过在建筑设计中采用必要的技术措施和方法来预防建筑火灾和减少建筑火灾危害。下面以民用建筑为例,介绍建筑物的耐火等级分类。

民用建筑是指非生产性的供人们居住和进行公共活动的建筑的总称,按使用功能可分为居住建筑和公共建筑两大类。民用建筑的耐火等级分级是为了便于根据建筑自身结构的防火性能来确定该建筑的其他防火要求,相反,根据这个分级及其对应建筑构件的耐火性能,也可以用于确定既有建筑的耐火等级。许多火灾实例表明,耐火等级高的建筑,火灾时烧坏、倒塌的很少,而耐火等级低的建筑,火灾时不耐火、燃烧快、损失也大。按照《建筑设计防火规范》规定,民用建筑根据其建筑高度、使用功能、重要性和火灾扑救难度等可分为一、二、三、四级,其中一级耐火性能最高,四级耐火性能较低。

三、建筑结构的抗震等级

我国对于建筑物抗震方面出台了一系列法律法规、标准规范和管理规定,其中 GB50223—2008《建筑工程抗震设防分类标准》和 GB50011—2010《建筑抗震设计规范》(2016 年版)中有关于建筑结构抗震等级方面的要求。建筑结构抗震等级是设计部门依据国家有关规定,按建筑物重要性分类与设防标准,根据抗震设防类别、结构类型、烈度和房屋高度四个因素确定,而采用不同抗震等级进行具体的设计。实际上,建筑结构的抗震措施是根据抗震等级确定,而抗震等级的确定与建筑物设防类别相关,因此,结构抗震等级的确定影响着建筑的安全。

（一）抗震设防分类

抗震设防分类是根据建筑遭遇地震破坏后，可能造成的人员伤亡、直接和间接经济损失、社会影响的程度，及其建筑功能在抗震救灾中的作用等因素，对各类建筑所做的设防类别划分，进而采取不同的设计要求，以达到既减轻地震灾害又合理控制建设投资的目的。建筑工程分为四个抗震设防类别：①特殊设防类，指使用上有特殊设施，涉及国家公共安全的重大建筑工程和地震时可能发生严重次生灾害等特别重大灾害后果，需要进行特殊设防的建筑，简称甲类；②重点设防类，指地震时使用功能不能中断或需尽快恢复的生命线相关建筑，以及地震时可能导致大量人员伤亡等重大灾害后果，需要提高设防标准的建筑，称乙类；③标准设防类，指大量的除1、2、4款以外按标准要求进行设防的建筑，简称丙类；④适度设防类，指使用上人员稀少且震损不致产生次生灾害，允许在一定条件下适度降低要求的建筑，简称丁类。各抗震设防类别建筑的抗震设防标准，应符合下列要求：①特殊设防类，应按高于本地区抗震设防烈度提高一度的要求加强其抗震措施；但抗震设防烈度为9度时应按比9度更高的要求采取抗震措施。同时，应按批准的地震安全性评价的结果且高于本地区抗震设防烈度的要求确定其地震作用。②重点设防类，应按高于本地区抗震设防烈度一度的要求加强其抗震措施；但抗震设防烈度为9度时应按比9度更高的要求采取抗震措施；地基基础的抗震措施应符合有关规定。同时，应按本地区抗震设防烈度确定其地震作用。③标准设防类，应按本地区抗震设防烈度确定其抗震措施和地震作用，达到在遭遇高于当地抗震设防烈度的预估罕遇地震影响时不致倒塌或发生危及生命安全的严重破坏的抗震设防目标。④适度设防类，允许比本地区抗震设防烈度的要求适当降低其抗震措施，但抗震设防烈度为6度时不应降低。一般情况下，仍应按本地区抗震设防烈度确定其地震作用。

（二）抗震等级

《建筑抗震设计规范》中规定了钢筋混凝土结构和钢结构的抗震等级如何确定。①钢筋混凝土房屋抗震等级：钢筋混凝土房屋的抗震等级是重要的设计参数，应根据设防类别、结构类型、烈度和房屋高度四个因素确定。抗震等级的划分，体现了对不同抗震设防分类、不同结构类型、不同烈度、同一烈度但不同高度的钢筋混凝土房屋结构延性要求的不同，以及同一种构件在不同结构类型中的延性要求的不同。钢筋混凝土房屋结构应根据不同抗震等级采取不同的抗震措施，并符合相应的计算和构造措施要求。钢筋混凝土结构的抗震等级划分为一级至四级，其中一级抗震要求最高，四级抗震要求较低。②钢结构房屋抗震等级：钢结构房屋应根据设防分类、烈度和房屋高度采用不同的抗震等级，并符合相应的计算和构造措施要求。钢结构的抗震等级划分为一级至四级，其中一级抗震要求最高，四级抗震要求较低。

四、建筑结构火灾危险性分级

当一幢建筑物发生火灾时，火灾产生的灼热烟气会在整个建筑物内迅速扩散，严重危及室内人员生命、财产的安全。随着经济快速发展，现代建筑中人员和财产高度密集，一旦发生火灾且火势失去控制，会造成巨大的人员伤亡和财产损失。为了尽可能避免火灾事故的发生，如何对建筑物的火灾危险性分级成为人们日益关心的问题。近几十年来，国内外基于火灾安全科学及工程提出了许多理论预测方法，常用的评价建筑物火灾危险性的方法大致分为定性分析和定量分析法，但尚未有统一的建筑结构火灾危险性分级规定。只有我国现行《自动喷水灭火系统设计规范》（GB50084—2017）中对自动喷水灭火系统设置场所的火灾危险等级划分有所规定，应根据设置场所的用途、容纳物品的火灾载荷（由可燃物的性质、数量及分布状况决定）、室内空间条件（面积、高度）、人员密集程度、采用自动喷水灭火系统扑救初期火灾的难易程度，以及疏散和外部增援条件等因素，将设置场所火灾危险性划分为四个等级：轻危险级、中危险级、严重危险级和仓库危险级。当建筑物内各场所的使用功能、火灾危险性或灭火难度存在较大差异时，要求遵循"实事求是"和"有的放矢"的原则，按各自的实际情况选择适宜的系统并确定其火灾危险等级。

（杜晓霞　刘亚华）

第二节　危险建筑物的评估及防御

建筑物在正常使用中会受到各种各样因素的影响进而产生一些危险,危险建筑物是指建筑结构已严重损坏或承重构件已属危险构件,随时有可能丧失结构稳定和承载能力,不能保证居住和使用安全的房屋。为了有效利用既有房屋,准确判断房屋结构的危险程度,及时处理危险房屋,做好防御准备,确保房屋结构安全,我国1989年出台了建设部令第4号《城市危险房屋管理规定》,并在2004年进行了修正,适用于城市内各种所有制的房屋,各地政府也出台了相关管理规定来贯彻落实。我国还在1999年出台了《危险房屋鉴定标准》,后进行了多次修订,现行的是JGJ125—2016版标准,适用于对高度不超过100m的既有房屋进行危险性鉴定。对危险建筑物的评估应调查、收集和分析房屋原始资料,进行现场查勘,对建筑物现状进行现场检测,必要时应采用仪器测试、结构分析和验算,进而开展综合评估。评估内容应包括建筑物地基危险性评估、基础及上部结构危险性评估,综合评估建筑物的危险性等级。

一、危险建筑物的评估

（一）地基危险性评估

地基危险性评估包括地基承载力、地基沉降、土体位移等内容,可通过分析建筑物近期沉降、倾斜观测资料和其上部结构因不均匀沉降引起的反应的检查结果进行评估,必要时宜通过地质勘查报告等资料对地基的状态进行分析和判断,缺乏地质勘查资料时,宜补充地质勘查。

（二）构件危险性评估

构件危险性评估是对基础、墙体、柱、梁、杆、板、桁架、拱架、网架、折板、索等各种构件进行结构分析和承载力验算,评估等级分为危险构件和非危险构件两类。当构件同时符合下列条件时,可直接评定为非危险构件:①构件未受结构性改变、修复或用途及使用条件改变的影响;②构件无明显的开裂、变形等损坏;③构件工作正常,无

安全性问题。

1.基础构件　基础构件的危险性评估包括基础构件的承载能力、构造与连接、裂缝与变形等内容。通过分析房屋近期沉降、倾斜观测资料和其因不均匀沉降引起上部结构反应的检查结果进行判定。判定时应检查基础与承重砖墙连接处的水平、竖向和斜向阶梯形裂缝状况,基础与框架柱根部连接处的水平裂缝状况,房屋的倾斜位移状况,地基滑坡、稳定、特殊土质变形和开裂等状况。必要时,宜结合开挖方式对基础构件进行检测,通过验算承载力进行判定。

2.砌体结构构件　砌体结构构件的危险性评估包括承载能力、构造与连接、裂缝和编写等内容。通过检查不同类型构件的构造连接部位状况,纵横墙交接处的斜向或竖向裂缝状况,承重墙体的变形、裂缝和拆改状况,拱脚裂缝和位移状况,圈梁和构造柱的完损情况,确定裂缝宽度、长度、深度、走向、数量及分布并观测裂缝的发展趋势来进行评估。

3.混凝土结构构件　混凝土结构构件的危险性评估包括承载能力、构造与连接、裂缝和变形等内容。通过检查墙、柱、梁、板及屋架的受力裂缝和钢筋锈蚀状况,柱根和柱顶的裂缝状况,屋架倾斜以及支撑系统的稳定性情况进行评估。

4.木结构构件　木结构构件的危险性评估包括承载能力、构造与连接、裂缝和变形等内容。通过检查木构件的腐朽、虫蛀、木材缺陷、节点连接、构造缺陷、下挠变形及偏心失稳情况,木屋架端节点受剪面裂缝状况,屋架的平面外变形及屋盖支撑系统稳定性情况进行评估。

5.钢结构构件　钢结构构件的危险性评估包括承载能力、构造和连接、变形等内容。通过检查构件各连接节点的焊缝、螺栓、铆钉状况,钢柱与梁的连接形式以及支撑杆件、柱脚与基础连接部位的损坏情况,钢屋架杆件弯曲、截面扭曲、节点板弯折状况和钢屋架挠度、侧向倾斜等偏差状况进行评估。

6.围护结构承重构件　围护结构承重构件主要包括围护系统中砌体自承重墙、承担水平荷载的填充墙、门窗洞口过梁、挑梁、雨篷板及女儿墙等。围护结构承重构件的危险性评估包括承重

能力、构造和连接、变形等内容，应根据其构件类型按照上述的规定进行评估。

（三）建筑物危险性综合评估

建筑物危险性综合评估应根据被评估房屋的结构形式和构造特点，按其危险程度和影响范围进行评估，通常以幢为评估单位。房屋危险性评估应以房屋的地基、基础及上部结构构件的危险性程度判定为基础，结合下列因素进行全面分析和综合判断：①各危险构件的损伤程度；②危险构件在整幢房屋中的重要性、数量和比例；③危险构件在相互间的关联作用及对房屋整体稳定性的影响；④周围环境、使用情况和人为因素对房屋结构整体性的影响；⑤房屋结构的可修复性。根据危险程度评估为四个等级：A级——无危险构件，房屋结构能满足安全使用要求；B级——个别结构构件评估为危险构件，但不影响主体结构安全，基本能满足安全使用要求；C级——部分承重结构不能满足安全使用要求，房屋局部处于危险状态，构成局部危房；D级——承重结构已不能满足安全使用要求，房屋整体处于危险状态，构成整幢危房。建筑物危险性综合评估在地基、基础、上部结构构件危险性呈关联状态时，应联系结构的关联性判定其影响范围。在地基危险性鉴定中，当地基评定为危险状态时，应将房屋评估为D级；当地基评估为非危险状态时，应综合评估房屋基础及上部构件（含地下室）的状况后作出判断。对传力体系简单的两层及两层以下房屋，可根据危险构件影响房屋直接评定其危险性等级。

二、危险建筑物防御对策

危险建筑物中存在各种各样的潜在危险，在开展危险评估或安全鉴定后应按照评估或鉴定的结果采取必要的措施进行处理，例如张贴明显标识、对一些危险采取措施进行消除、进行适当的加固处理等。因此，救援人员在进入危险建筑物前，必须首先了解识别建筑物中存在的潜在危险，明确知道自己可能面临哪些危险，必要时可寻求相关专家的帮助采取相应的措施，进而避免危险造成二次伤害，确保可以安全地开展工作。实际上，不管是灾害前还是灾害后，危险建筑物中存在的潜在危险可以归纳为

以下几类：①建筑结构的不稳定危险因素；②建筑物及周围存在的高空危险因素；③建筑物地面或废墟表面的危险因素；④建筑物内部的危险因素；⑤水、电、气等公共设施危险因素；⑥化学品、有毒有害物质等危险因素；⑦天气、夜晚、疲惫、压力、噪音等其他危险因素。针对建筑物中存在各种各样的危险，必须采取有效的防御对策来确保安全。

（一）增强安全意识，重视现场侦查评估

很多实际案例表明，现场出现的一些救援人员伤亡都是由于对现场存在的危险性认识不够才发生的意外，或者是救援人员未开展现场侦查评估直接进入现场造成的。因此，救援人员必须始终坚持"安全第一"的基本原则，增强安全意识，在进入任何危险建筑物前应首先对建筑物及其周边环境的危险性进行侦查评估，包括受损建筑物对施救的可能影响（如二次倒塌等）、建筑物及周围是否有容易掉落的危险物品，是否有危险品及危险源，以及崩塌、滑坡、泥石流、洪水、台风等潜在危险因素，在确保安全的前提下再开展现场救援行动。

（二）加强专业培训，提升抵御危险能力

对于危险建筑物可能存在的安全隐患，非建筑结构专业的人员很多时候确实不了解，但作为救援人员，必须加强安全方面的专业培训，了解建筑结构的基本知识，知道常见的几种建筑物倒塌类型，熟悉自己在现场可能面临的各种危险及应采取的应对措施，掌握现场开展救援工作的基本程序，并从实战需要出发开展一些针对性的训练或演练，确保相关知识和技能的正确应用。特别是关于安全方面的知识，每一名救援人员都必须熟练掌握，通过专业的学习提高自身素质，进而提升对现场危险的处置和应变能力，避免伤亡现象的发生。

（三）配备专业装备，做好个人安全防护

专业装备和防护设备在救援行动中能够有效保障救援人员的安全和救援行动的效率，因此，在专业装备特别是防护设备的配置更新上一定不能草率。应根据救援工作的实际需要，加强专业装备的配置，特别是个人安全防护设备方面，不仅要通过培训使其熟练掌握各种装备的操作使用，还要认真仔细地对防护设备进

行定期检查和更新,确保设备的安全和实用性。此外,对现场发现的一些危险能排除的及时采取措施,不能排除的应做出明显标识,现场设立警戒线,制定紧急撤离路线,并在救援过程中多方位设置安全员密切监视行动过程,确保救援行动的安全开展。

（杜晓霞　刘亚华）

第三节　防灾避难场所的管理与利用

防灾避难场所是指配置应急保障基础设施、应急辅助设施及应急保障设备和物资,用于因灾害产生的避难人员生活保障及集中救援的避难场地及避难建筑（以下简称避难场所）。历史经验表明,避难场所在安置灾民、防止及减少次生灾害,以及灾民的心理恢复等方面起到了重要作用。近些年来,国内防灾避难场所建设快速发展,各级政府和各地部门相继出台了一些避难场所规划设计、选址建设、运行管理、标识标牌等方面的标准规范、管理规定和意见办法,有效地保障了避难场所功能的正常发挥。现有的避难场所主要分为场地型避难场所和场所型避难场所。场地型避难场所的用地类型为具有一定规模的公园、广场、公共绿地、体育场、学校操场等开敞空间;场所型避难场所的用地类型为具有一定规模的学校室内场所、体育馆、影剧院、社会旅馆、救助站、度假村、人防汽车库等公共建筑。

避难场所按照避难应对的灾种可分为地震避难场所、防风避难场所、防洪避难场所等,而应对多灾种的可统称为综合防灾避难场所。根据我国灾害应急避难工作的特点,通常将避难场所划分为3种:紧急避难场所、固定避难场所和中心避难场所。其中,紧急避难场所用于避难人就近紧急或临时避难的场所,也是避难人员集合并转移到固定避难场所的过渡性场所;固定避难场所具备避难宿住功能和相应配套设施,用于避难人员固定避难和进行集中性救援的避难场所,按照开放时间又分为短期、中期和长期3种;中心避难场所具备服务于城镇或城镇分区的城市级救灾指挥、应急物资储备分发、综合应急医疗卫生救护、专业救灾队伍驻扎等功能的固定避难场所。各类避难场所的具体指标见表2-2-3-1。

表 2-2-3-1　避难场所的具体指标

场所类别		紧急避难场所		固定避难场所			中心避难场所
避难方式		就地		集中			远程
覆盖半径 /m		500		<2 000			2 000~4 000
面积 / m²		>2 000		2 000~10 000			>10 000
可选用地		居民住宅附近的小公园、花园、广场、专业绿地		公园、广场、体育场、绿地及具备避难功能的建筑物			位于城市中心,面积大,具备相应功能的公园或建筑
作用		将灾民临时集合并转移到固定避难场所的过渡性场所		供灾民较长时间集中生活和提供救援的地点			设置防灾、救灾、医疗抢救和伤员转运中心
开放时间	避难期	紧急	临时	短期	中期	长期	长期
	最长开放时间 /d	1	3	15	30	100	100
责任区范围控制指标	有效避难面积 /km²	—		≥ 0.2	≥ 1.0	≥ 5.0	≥ 5.0
	避难疏散距离 /km	≤ 0.5		≤ 1.0	≤ 1.5	≤ 2.5	≤ 2.5
	短期避难容量 / 万人	—		≤ 0.5	≤ 2.3	≤ 9.0	≤ 9.0
	建设用地 /km²	—		≤ 2.0	≤ 7.0	≤ 15.0	≤ 15.0
	服务总人口 / 万人	—		≤ 3.5	≤ 15.0	≤ 20.0	≤ 20.0

各地政府部门都会制定适合当地行政管理的避难场所管理规定,确立避难场所维护管理协调机制,并指定专门部门统筹负责维护管理工作。有些避难场所会预先成立避难场所管理委员会等组织机构,由政府主管人员、产权单位人员、志愿者和企事业单位代表等组成,共同负责保障避难场所平时的功能运转与应急期的正常使用;有些避难场所是灾时临时成立组织机构,有时候组织机构的负责人也是上级政府届时派来的。但避难场所的启用和关闭是涉及救灾行动全局至关重要的决策,应有组织地统一行动,发布启用和关闭的命令。一些地方政府制定了当地避难场所启用应急预案,对避难场所的组织体系、信息管理、应急处置、后期处置、应急保障等方面提出了要求;也有一些避难场所制定了启用方案,对避难场所的基本情况、启动条件、相关职责、结束条件、日常管理等进行了规定。下面以地震应急避难场所为例,从平时管理和灾时管理两方面介绍避难场所的管理与利用。

一、平时管理

避难场所平时由所属单位或个人管理,或者与防灾管理部门联合管理。管理目标是确保持续满足避难场所规划设计的防灾功能要求,一旦发生灾害即可启用,为避难人员提供安全的避难服务。管理内容包括制度建设、设施保障、物资储备、宣传演练和检查维护等方面。避难场所各种防灾设施完好与防灾功能的可持续性是平时管理的核心内容。管理的时域从避难场所建成或避难场所关闭后移交管理者管理到避难场所启用或再次启用转入灾时管理。

（一）制度建设

避难场所的所有权人或管理使用单位负责制修订疏散安置预案,主要包括:场所基本情况,组织机构、工作机构及其职责,疏散安置工作准备,疏散与安置等内容。还负责制定场所及设施定期维护、检查及使用登记与备案,场所运行相关部门、单位的协作联动,基本应急物资的储备、维护、更新,以及定期自查、报告等制度。

（二）设施保障

避难场所按照相关规定配备设施设备,明确

场所启用后所需新增移动厕所、垃圾处理设施、供水车、净化水设备、餐饮设备、应急电源（发电设备）等设施设备的提供部门或单位。避难场所设置场所平面图和周边居民疏散路线图的导向标志牌,场所启用后日常集中存放的场所标志牌及场所安置区域示意图等导向标志牌应及时安装到位。避难场所出入口、主要疏散通道、消防通道保持通畅。

（三）物资储备

避难场所平时结合当地实际情况,制定安置用工具、生活物资、医疗卫生用药品及器械等基本应急物资保障方案,建立与场所周边商场、超市、加油站、辖区卫生医疗等单位的基本应急物资的储备、供应保障机制,明确救灾物资储存、供应的工作职责及流程。

（四）宣传演练

避难场所平时通过广播、电视、互联网等媒介和社区宣传栏、宣传册等,向辖区内社会公众公布场所位置、设施、功能等信息,并组织有关负责人、志愿者以及其他相关工作人员开展避难场所疏散安置演练。

（五）检查维护

避难场所主管部门平时定期组织开展管理制度建立和执行情况、设施维护情况、物资储备情况、疏散安置预案制修订情况、宣传演练情况等方面的检查工作。避难场所的所有权人或管理使用单位指定专人负责场所设施设备的日常维护、保养及检修,定期开展应急物资检查。

二、灾时管理

避难场所灾时管理涉及应急启用、安置运行、结束关闭等方面,具体包括设立管理机构、管理避难人员、信息收集与报送、志愿者招募、重点服务管理、宣传报道,以及运行结束后的善后管理工作,确保避难场所在灾后的功能不瘫痪、管理不混乱、安置高效有序。管理的阶段可划分为初期、过渡期、稳定期和撤销期四个阶段。

（一）应急启用

当发布临震预报、发生破坏性或有较大影响的地震灾害事件,以及其他需要启用避难场所的情况时,可启用地震应急避难场所。由场所所有权人或管理使用单位开启场所所有出入口及设施设备,迅速安排专人对场所进行安全检查和破坏鉴定,并在场所出入口设置明显标识进行告知,组织人员对受损的设施进行抢修,及时将场所情况报告抗震救灾指挥部。负责疏散安置引导的工作人员按照场所内疏散路线采取边引导边就位的方式,有秩序地将受灾群众引领到指定安置区域,并注意对老年人、残疾人、孕妇、婴幼儿、轻症伤(病)员等特殊人员进行帮扶。

(二)安置运行

1. 运行管理 设立由政府工作人员、避难场所的所有权人或管理使用单位负责人、被安置社区(村)的负责人组成避难场所安置指挥部(以下简称指挥部),负责统一指挥、管理受灾群众疏散安置工作。指挥部下设协调联络组、人员疏散组、医疗防疫组、治安保卫组、后勤保障组、宣传教育组等工作组,协调联络组负责对外联络、场所情况统计报告、志愿者招募等工作;人员疏散组负责受灾群众疏散通知与引导、场所内受灾群众居民登记、失散人员的登记查询等工作;医疗防疫组负责场所内医疗救护、卫生防疫、心理危机干预等工作;治安保卫组负责场所内的治安保卫等工作;后勤保障组负责场所指挥管理设施保障、安置受灾群众住宿保障、受灾群众生活物资管理供应、垃圾处理及环境卫生维护、宠物安置等工作;宣传教育组负责信息通告、减灾知识科普教育等工作。场所运行期间,每日收集场所次生灾害、交通、人员救治及疫情、灾民失散、安置需求等信息并上报,通过场所内设置的电子显示屏、应急广播和无线局域网、信息公告栏等,向受灾群众及时发布疏散安置指挥部的工作部署动态、政策生活信息和抗震救灾知识等,还可根据需要进行志愿者招募、登记和培训。

2. 基本生活保障 避难场所运行期间,组织支援人员或志愿者搭建帐篷或活动板房等住宿设施,优先为孤儿、孤老、孤残人员及特殊人员提供住宿设施,设立住宿负责人负责相应区内的

受灾群众安置,指定专人看守和管理临时设置的应急物资储备点,以及集中设置的洗衣间和熟热食加工间。根据受灾群众的数量确保最低生存需要的物资供应量,对场所储备的生活物资、医疗物资分类并及时对物资接收和拨付情况进行登记清点,指定专人负责维持物资发放秩序、监督物资发放,优先为特殊人员提供食品、药品等物资。

3. 配套服务措施 避难场所运行期间,根据实际情况设置临时医疗点及医疗急救组,开展医疗诊治、发放药品、定时巡诊、心理咨询、疫情监控、疫苗接种、喷洒消杀等应急医疗卫生救护工作,医疗卫生救护区的有效避难面积应按病床数进行确定,且床均有效面积不宜低于表2-2-3-2的规定,当安排重伤患者救治时,不宜低于表中规定数值的1.5倍。设置满足应急生活需要的可移动的垃圾、废弃物分类储运设施,加强垃圾清扫清理,集中收集单独存放医疗废弃物,定期检测检查场所内的食物、饮用水源等卫生情况。在场所内架设临时通信设施,设立临时通信服务点,为受灾群众提供通信服务。利用场所监控设施对场内治安情况进行实时监控,对指挥部、物资储备点、供电设施等重点目标做好安全防范,开展场内及周边区域治安巡逻,对场所用火、用电情况等进行火灾隐患排查,为受灾群众提供法律咨询服务。通过设立失散人员登记查询工作点、建立失散人口查询平台、设立寻亲热线电话等提供失散人员登记查询服务,提供车辆安置和宠物安置服务等。

表2-2-3-2 医疗卫生救护区的床均有效避难面积

规模/病床	30	60	100	200
有效避难面积/(m²/病床)	40	30	20	15

(三)安置运行结束

当避难场所因安全原因不适宜继续安置居民、受灾群众进行了异地妥善安置或不再需要本场所安置、政府宣布应急期结束时,可结束避难场所运行。指挥部依据指令,向场所内安置

的受灾群众通知场所安置结束，告知场所关闭时间、撤离准备及注意事项等。对仍需要继续安置的受灾群众，指挥部根据当地实际情况，向上级政府申请，组织进行异地安置。场所内安置的受灾群众撤离后，指挥部组织有关人员检查、收集、清点、归还安置物资、设施、设备及器材，场所所有权人或管理使用单位编制提出场所恢复修缮方案报所在地人民政府，避难场所运行结束。

（杜晓霞 刘亚华）

第三章 灾难医学救援装备概述

灾难医学救援装备是灾难医学救援工作高效开展的重要物质基础，是灾难医学救援能力的重要组成部分。为应急人员和队伍提供专业的医学救援装备是保障卫生应急救援工作顺利实施，实现"挽救生命、减少伤残"救援目标的前提条件。

第一节 灾难医学救援装备的发展与现状

在人类应对各类灾难的过程中，灾难医学救援装备也在不断总结与创新，经历了从简单到复杂、从单一到系统、从个体研发到规模化转化生产的一系列过程。

一、国外灾难医学救援装备的发展历程

古今中外，针对大批量伤病员救治的紧急医学救援与军事医学的发展有着密不可分的关系，因此，如何提高大批量伤员现场救治与转运能力也是促进灾难医学救援装备（器械）发展的重要源动力。

在公元前4世纪，西方国家刚形成雇佣军时，古希腊就开始形成军事医疗机构。他们广泛应用盾牌或临时以木材、树枝制成手提担架作为短距离的伤员后送工具，双马担架、大车或雪橇作为长距离运输工具。到19世纪，开始采用听诊器诊断、急救包包扎、止血带止血、氯仿和乙醚麻醉、石膏绷带骨折固定等开展创伤诊疗工作，并使用铁路运输、后送伤员等。

两次世界大战造成后送伤员大量增加，夹板、敷料、卫生技术车辆、医院船只和卫生飞机等新型的军队卫生装备得到全面的发展，即使在非战争军事行动时的卫生应急保障和日益频繁的灾难医学救援中，也使现场伤员救治和后送工作得到不断的改善。

经过长时间的发展，现在发达国家的灾难医学救援装备已基本实现系列化模块化配置，且各类高科技产品层出不穷，尤其以美国、俄罗斯、日本等国家最具代表，其救援装备具有种类齐全、数量充足、功能稳定、性能可靠、机动灵活性强等特性。

二、中国灾难医学救援装备的发展历程

虽然关于古军医的装备无专门记载，但早在春秋战国时代，就有砭石或石镰等外科器械被应用。到晋唐代，创伤现场救治的装备已初具雏形。蔺道人的《仙授理伤续断秘方》中总结骨折的治疗原则为正确复位、夹板固定、功能锻炼、药物治疗直至骨折愈合。这些创伤现场救治的器具，在历代的战争伤病救治中发挥着重要作用。

到清代，吴谦等人编撰的《医宗金鉴·正骨心法要旨》中记录许多医疗设备与耗材已与现代使用的很多装备类似。如"裹帘"类似于现代的胸部固定带、"披肩"类似于现代8字绷带、"通木"类似于现代的长夹板、"竹帘"类似于现代的小夹板，并且在使用过程中都强调"布"类似于绷带的作用。除创伤现场救治的器具外，古军医尚有专用的药箱，称为"药函"，专门盛装行军必备药品。

受西方医疗技术与器械的影响，我国在近现代极其困难的条件下，逐步开始建立一些能生产部分简单医疗器械的生产厂。随着新中国的成立，特别是改革开放的全面实施，科学技术不断进步，国民经济形势逐步好转，医学装备技术有效地服务于卫生事业，对提升我国医疗卫生服务质量、人民健康水平、应对突发卫生事件等起到重要作用。以军队卫生装备为代表的医学救援装备生产规模和工业水平有很大的提高，并有专业的医疗器械检修单位与研究机构。国家"十五"规划初

期成功研制了野战手术车、野战X线车、野战运血车、野战制氧挂车、药械挂车等新型卫生技术和保障车辆,有的技术已达到国际领先水平,标志着我国医学救援装备研发事业的蓬勃发展。

三、我国灾难医学救援装备的现状

近年来,随着国家对突发事件卫生应急救援工作的重视,医学救援装备得到了迅速发展,但与国外发达国家相比,我国医学救援装备在装备的种类、功能、技术水平、质量等方面还存在较大差距。主要表现在以下几方面:

1. 种类少,使用率低 由于国家在医学救援装备研发的投入不足,导致专业灾难医学应急救援装备种类少。加之对灾难医学救援工作重视程度不够,装备配备标准较低而且缺乏有效的维护,装备老化、超期服役问题严重。

2. 功能单一,性能不稳定 由于受技术水平的限制,我国自主开发的灾难应急救援装备稳定性还较差。

3. 研发能力弱,适应性差 我国医学救援装备的研发起步较晚,缺乏系统化、规模化的研究机构,许多核心技术仍未突破。

因此,我国研发的部分装备除功能集成性和性能稳定性存在一定问题外,还存在装备体积大、能耗大等问题,不利于现场使用,一定程度上影响救援质量与效率。

(唐时元 曹 钰)

第二节 灾难医学救援装备的特性与分类

一、灾难医学救援装备的特性

1. 时效性 接到任务后,医学救援装备须在短时间内集结并输送,如车辆的调配,急救仪器设备、药品等救援物资的装载,因此,能快速准备是应急医学救援装备的首要特性。

2. 移动性 灾难医学救援装备要在短时间内备齐,并能适应多点流动、执行多样任务的工作特性,包括急救器材的装箱、物资装载、帐篷收展等装备都应具有高可移动性。

3. 通用性 首先,灾难医学救援装备要适应各种工作环境,如野外、高温、冰雪、洪涝、高原、高空、海洋等,设备的动力需求能适应不同地区提供的支持。其次,医学救援装备应尽量选择商业化产品,便于平时医疗与战时救治相结合,提升救援装备的使用效率,减少装备闲置造成的浪费,也解决战时装备补给的困难。再次,医学救援装备的研制和选型应符合同种或同类产品的设计规范,确保装备功能的通用性,便于联合救治时装备能互换使用,提高整体救治水平及救治效率。最后,医学救援装备的零配件和接口应选用通用件、标准件,便于装备的维修、保养、更换和补充,确保装备始终处于可用状态。

4. 易维护 各种应急医学救援的环境复杂多变,各类装备的维护、耗材的补充、消毒等都会受到各种条件的限制,因此,选择灾难医学救援装备时要充分考虑装备的可维护性、耗材的易补充性以及设备本身易清洁消毒的特性。

5. 集成性 医学救援装备的集约化程度。主要体现在以下两方面:

(1)功能集成性:一件装备具备多种功能,尽可能实现一物多用,如集止血、包扎与固定于一体的多功能急救包,集心电监护、电击除颤为一体的急救设备,制氧与发电功能相结合的制氧发电车等,减少了应急救援时装备选配的烦琐。

(2)技术集成性:充分利用成熟技术,通过集成创新,提高救援装备的综合技术性能。

6. 经济性 医学救援装备在全寿命周期内投入的费用与产生的效益之间的比例关系。无论是对新型装备进行研发,还是对已有装备的优化和采购,都要考虑其经济性,既要符合救援任务需求,又要结合具体的国情、军情和市场,以期达到最佳的性价比。

二、灾难医学救援装备的分类

根据不同的分类方法,灾难医学救援装备可以有以下几种分类:

(一)按装备功能分类

根据功能不同,救援装备可分为通信、搜救、诊疗、后送、防护防疫、保障六大类。

1. 通信装备 主要包括通信指挥、远程医学、医疗信息管理等器材与装备。

2. 搜救装备 主要包括现场侦检、搜索和营救等器材与装备。

3. 诊疗装备 主要包括现场伤病诊断、基本急救、手术、治疗、护理等器材与装备。

4. 后送装备 主要包括伤病员搬运工具、后送车辆、船舶、直升机或飞机等。

5. 防护防疫装备 主要包括个人防护装备、卫生防疫装备。

6. 保障装备 主要包括血液、氧气、制液等医疗保障装备和饮食、供电、宿营等生活保障装备。

（二）按装备的机动方式分类

根据机动方式的不同,医学救援装备可分为便携背囊、医疗箱组、帐篷医院、车载医院,方舱医院,医院船、空中医院等机动医疗救援装备体系。

1. 便携背囊 主要包括急救背囊、诊疗背囊、清创背囊、生化检验背囊、检水检毒背囊和卫生防疫背囊等。

2. 医疗箱组 主要包括单兵或个人医疗箱、指挥作业箱、携运行医疗箱、卫生防护医疗箱、特种医疗箱等。

3. 帐篷医院 主要由支杆式帐篷、框架式帐篷、充气式帐篷及配套设备组成的医疗救治单元和医技保障单元,可单独在野外环境下展开临时救护,也可与车载医院、方舱医院对接联合使用。

4. 车载医院 主要由救护车、诊疗车、卫生防疫车、宿营车、炊事车、设备装载车、救援保障车辆及其配套的设备组成。

5. 方舱医院 方舱主要包括扩展式或非扩展式医疗方舱、医疗保障方舱、卫勤作业方舱等,可抽组单个或多个方舱执行任务,也可与帐篷及炊事车、运水车、运油加油车、宿营车、厕所车等后勤保障车辆联合使用,整体展开后形成较大规模的野战医院,开展综合救治。具体介绍见第四章。

6. 医院船 医院船主要分为规范的医院船和非规范的医院船两类。

7. 空中医院 空中医院主要分为各种型号的救护直升机和固定翼飞机。

（三）按装备使用单位分类

根据使用单位不同,救援装备可分为个人或单兵现场急救装备以及军地各级卫生应急分队、救护所、野战及后方医院应急救援装备。

1. 个人或单兵现场急救装备 主要指在救援现场开展的止血、包扎、固定、搬运和心肺复苏等所需的救援装备。

2. 卫生应急分队装备 主要指对伤病员展开现场紧急救治所需的救援装备。

3. 卫生应急救护所装备 主要指对伤病员展开紧急救治及部分伤病员早期救治所需的救援装备。

4. 野战医院装备 主要指对伤病员展开早期救治、对部分伤病员展开专科救治所需的救援装备。

5. 后方医院装备 主要指对伤病员展开专科救治和后期康复治疗所需的救援装备。

（四）按装备使用范围分类

根据使用范围不同,医学救援装备可分为通用和专用医学救援装备两类。

1. 通用医学救援装备 指在伤病员诊疗、后送、卫生防疫等卫生应急救援任务中通常都会使用的各种卫生装备。

2. 专用医学救援装备 指在专属救援队伍和特定救援环境和气候条件下所使用的卫生应急装备。

（五）按装备使用状态分类

根据使用状态不同,医学救援装备可分为平时医学救援与战时医学救援装备。

1. 平时医学救援装备 亦称日常医学救援装备,是指医院、急救中心、疾控中心等卫生机构平时训练及开展疾病预防、救治、卫生防疫、卫生防护和管理等日常工作所需的系列装备。

2. 战时医学救援装备 指在灾难、事故或战争发生时,为开展现场应急指挥、伤病员卫生救治、卫生防疫、卫生防护等应急工作所使用的救援装备。平时医学救援装备与战时医学救援装备没有严格的界定,部分装备既可以是平时医学救援装备,也可以是战时医学救援装备。

（谢勇 曹钰）

第三节 灾难医学救援装备管理体系

灾难医学救援装备的管理工作是促使医学救

援装备转化为救援能力的重要手段。管理质量的好坏、水平的高低直接影响灾难医学救援能力。科学的管理不仅能够使医学救援装备发挥其应有的性能和作用，还可以激发救援装备的潜在性能和作用，进而提高医学救援的能力和水平。医学救援装备管理作为一项系统工程，不仅要履行管理的职能和程序，更要结合救援装备管理实践，创新理念，再运用于实践，使医学救援装备管理逐渐达到全系统、全过程、全寿命管理水平。

虽然应对不同种类灾难的灾难救援内容有其特殊性，不同种类灾难应急救援队伍的装备分类方式亦不同，但灾难救援装备的配备和管理有其共性特点。各级应急管理部门需要从宏观角度对应急救援装备进行科学分类，制定适应不同地区、不同灾难医学救援的应急救援装备产品目录，为分级分层管理各类救援队伍装备配备提出指导性意见，建立设备调用、保养维护更新机制，形成一套适合我国基本国情的装备体系。

一、健全救援装备生产及配备的标准体系

1. 救援装备生产的标准体系 我国的应急救援装备种类繁多，但装备统一的行业标准却很少。以消防装备为例，9大类125种抢险救援装备中，仅有9种装备具有行业标准或国家标准，其余116种侦检、警戒、破拆、救生、堵漏等抢险救援器材装备均无统一标准。即便是目前已有标准的9种装备中，还存在标准过时、与现代工艺技术不符等现象。因此，建设和完善符合时代的应急救援装备标准体系是灾难救援装备配备使用的前提。

2. 完善装备配备标准体系 在不同的应急救援队伍中，只有消防队伍具有明确的装备配备标准，如《消防员个人防护装备配备标准》《城市消防站建设标准》《乡镇消防队》《森林消防专业队伍建设和管理规范》等，对于其他灾种救援队伍，如地震救援队、矿山救援队等，应根据救援队伍的功能设置、覆盖区域完善分层次装备配备标准，明确不同类型救援队装备配备的种类和数量，进一步规范专业救援队的建设。

3. 加强各装备标准体系间的互通 不同种类灾难所需的救援方法有所不同，但所需救援装备在很大程度上却是可以相同的，尤其是消防、地震、危险化学品、矿山等行业的救援装备存在较大的通用性。在我国的应急救援装备体系建设中，存在不同种类的灾难应急管理部门对同一类的装备重复制定标准。因此，不同种类的灾难管理部门应加强沟通和协调，注重不同种类灾难救援装备标准体系之间的互通，对同一类装备采用统一的标准和专业术语。

二、建立统一的应急救援装备管理系统

随着国家应急管理部的成立，以前分散的应急救援力量都统一整合到应急管理部，这势必将带动应急救援装备和物资的整合，这就需要建立集中统一的应急装备资源管理系统。以便在发生重大灾难事故时，各级政府应急管理部门负责对装备资源的统一调配。

1. 建立统一的应急救援装备管理系统，需对应急装备资源进行统一汇总、分类。现今各类灾难救援管理部门的标准与装备分类方法都不尽相同，需要从宏观上对所有的应急救援装备资源进行统一分类。

2. 建立应急装备资源管理系统，需借助信息化手段。互联网、物联网、地理信息系统等现代信息化手段可为装备资源的数据采集和分析提供支撑，实现对应急装备资源的实时监测、分析，在快速响应的基础上，进行资源的定位和调配。

三、建立应急救援装备维护管理规范

灾难医学应急救援装备维护管理是对救援装备进行保养、维修、计量等的一项系统科学，是救援装备设计与使用保障的桥梁，是确保救援装备能发挥良好性能的关键。

灾难医学应急救援装备维护管理的作用主要表现在两个方面。一是社会效益，救援装备能否正常使用直接关系到灾难救援的效率、现场伤病员的安危。二是具有显著的经济效益，维修、保养可以大大减缓装备损耗和老化速度，计量校准可以使设备保持高精度运行，经过维护管理，可以显著提高设备效能。规范的救援装备维护管理主要体现以下几方面：

1. 建立科学的救援装备维护管理组织机构

设立专门的组织机构是实现救援装备科学维护管理的前提。为更好地维护管理救援装备，各级救援单位需成立救援装备管理维护部门，人员组成需要由生物医学工程、计算机科学、机械、水电等相关的多人组成。还需选择经验丰富、操作能力强、创新意识多的资深工程师，配备专业化的维护工具。

2. 建立详细救援装备的维护维修档案 灾难医学应急救援装备涉及通信装备，生命探测仪、破拆机械等搜救装备，还包括伤病员诊疗装备，后送所需的运输装备，防护防疫装备及水电宿营等后勤保障装备，因此维修保养必须定期完成，特殊装备必须特殊保养，确保每一件救援装备都处于最佳状态。

3. 培养专业高素质维护维修团队 维护维修人员必须全面掌握救援装备的构造、工作原理，能快速识别救援装备常见故障，并且能快速恢复救援装备正常工作状态，确保救援快速高效。

四、信息化建设是救援装备全程管理的必由之路

1. 基于上述救援装备标准化生产、管理、维护流程，建立全国性或区域性的救援装备全程信息化管理平台。装备的生产厂家以救援单位的需求为导向不断改进装备生产工艺；一旦生产交付的救援装备在平台上登记，则有了自己的身份证，此后无论是救援装备的管理、资源调配、保养维护考核都更加便捷。

2. 信息科技是我国未来产业变革的重要推动力，现代化信息技术的应用和推广必将带动相关行业创新发展。将物联网、大数据和云计算等技术应用于预警监测系统、指挥调度系统、装备物资管理系统、队伍管理系统等，可实现对应急救援装备实时动态、智能高效的管理；无人机、救援机器人等先进技术应用于应急救援实战，可极大提高侦察检测、救援排险的效率。

（谢勇 曹钰）

第四节　现代化灾难医学救援装备展望

现代化的灾难医学应急救援离不开现代化的应急医学救援装备。古语云，工欲善其事，必先利其器，如何才能拥有一套适合各类灾难事故的现代化救援装备是当下灾难医学救援发展必须要面对并解决的重大课题。

首先，必须深入研究各类灾难事故发生的特性，分析不同灾难事故所产生危害的特点，为指导灾难医学救援设备的研发和规范配置提供理论依据。为此，一门专门研究各类灾难事故发生发展特性，探究如何在灾难发生情况下实施紧急医学救治、疾病预防和卫生保障的新兴学科应运而生——灾难医学，这势必将推动现代化灾难医学应急救援高速向前发展。

其次，加快推进灾难医学救援装备生产与配置标准的建立，提高救援装备的通用性，为装备的高效利用打下坚实基础。要实现这个目标必须加快对应急救援装备的管理与研发人员的培养，加大对现代化救援装备研发、转化的投入，为灾难医学应急救援的现代化建设提供坚实的制度与物质保障。

最后，加快现代化救援装备的研发与转化步伐，随着"基因芯片、生物芯片"的出现使得快速检测、快速诊断变得更加方便快捷，为灾难医学救援装备的研发提供了借鉴；"5G"通信的发展为远程医疗的开展提供了强大推力，更为灾难医学救援现代化建设提供了强有力的通信保障。因此，现代化的救援设备完善是实现灾难医学救援现代化建设的前提条件。

灾难带来的危害是巨大的，唯有不断的深入研究，加快灾难医学救援设备的现代化建设，才能使我们在灾难发生时有更多的手段去减轻，甚至化解灾难带给我们的危害，提升灾难医学救援综合实力。

（谢勇 曹钰）

第四章　灾难医学救援移动装备

第一节　应急救援车辆配置与管理

现代救援医学是处理和研究现代社会生产、生活及在医院以外环境中发生的各种危重急症、意外灾害事故，并利用通信设备及时组织救援力量，在现场对个体或群体实施及时、有效的救护，以及必要的医学处理，以挽救生命和减轻伤残。同时，在医疗监护下，采用现代交通手段，将伤病员运送到后方医院接受全面救治。灾难救援时的医学救援转运模式与我国目前已经建立的日常转运模式有很大差异，其特点主要有转运距离远、时间长、路况差、"孤岛"转运，以及现场处理资源有限等。为适应灾难救援的医学转运，其转运工具有自身独特的要求。在灾难救援中，车辆的配置与管理起着举足轻重的作用；在车辆的配置上，一般来说，需要配备伤病员转运车辆、应急医疗物资保障车辆、医疗应急通信指挥车辆等；对于已有车辆的合理调配管理，也是提高救援效率的关键。

一、伤病员转运车辆

1. 救护车转运　在我国，无论是在非应急状态下的城市急救转运，还是在灾难救援时的后送转运，救护车转运都是最主要的转运方式。尤其在我国针对汶川地震和芦山地震的紧急医学救援中，救护车都是完成运输任务最多的转运工具。

但灾难救援的救护车与常规城市急救系统下的救护车不同，具有以下这些特殊的要求：

（1）越野性能：在灾难发生后，许多救护地点处于地面情况差的位置，有些甚至就在野外，因此具有越野性能的救护车才能满足灾难救援的需求。

（2）内部宽敞：针对灾难救援时转运距离长，时间长，现场资源有限的情况，救护人员需要在救护车上完成更多的医疗操作，宽敞的救护车有利于救护人员有足够的空间在途中对患者进行救护处理。

（3）能携带大量的绷带和外敷用品，可以帮助止血、清洗伤口、预防感染。车上还可配备夹板和支架以固定骨折，并避免患者颈部和脊椎的损伤加重。

（4）备有氧气、便携式呼吸机、监护仪和心脏起搏除颤器等抢救设备。

（5）备有自动上车担架、铲式担架等搬运设备。

（6）拥有通信信息系统：灾难救援时常常出现通信受阻的情况，需要有无线通信等独立的通信方法，并且需要配备以救护车为中心的个人便携式通信系统，以满足救援人员下车执行救援任务时的通信联系。

急救中心应急车辆的配置直接关系到急救中心的救治能力和一个城市公共卫生体系的救援能力。为应对突发灾害事故的医疗救援，急救中心应根据自身需要与能力，完善应急车辆的配备。

2. 专列转运　世界上第一辆提供转运专列的"列车医院"是法国1918年启用的"红十字列车"，二战中，参战的军事强国广泛采用列车运送伤员。苏联在卫国战争中利用列车运送的伤病员数量创造了历史纪录，共拯救了约200万名苏联士兵和平民的生命。俄罗斯目前配备着3列设备齐全的列车医院，承担着和平、战时救援任务。与救护车和空中转运相比，列车医院的优点在于转运时空间大，可以携带足够的装备与伤员，甚至可以在列车医院上开展手术。

我国在汶川地震时使用专列转运参与紧急医疗救援的任务是向其他省份大规模长途转运伤员。总结汶川地震时的经验，转运专列与常规列车相比，有以下特殊要求：

（1）空间宽敞：车门宽大，以利于担架通过。车厢空间宽敞，以利于车厢内部担架转运的挪转。汶川地震中需要转运的伤员多半是骨科、脑科、胸科等不适宜空中转运的重伤患者，空间宽敞有利于担架挪转，以减少造成二次损伤的风险。

（2）配置货物固定装置：设置固定的器械药品架、安置固定的输液挂钩，配备相应的医疗药品、设备等以便于医疗护理，有条件者可配备列车手术室。

（3）设置车内电源，为医疗设备如呼吸机等供电。有足够的车厢照明设备与减噪减震措施，以保证医疗监护治疗的需求。

（4）配备医疗信息传输系统。

3. 非专业转运　由于重大灾难常常导致医疗资源的破坏，而且瞬时涌入的大批伤员，也使本已紧张的转运和人员资源更加缺乏，此时，非专业转运就成为大量轻伤员转运的补充。汶川地震时就有大量的非专业转运工具，如卡车、巴士、面包车和私家车等参与伤员的转运。据四川大学华西医院在汶川地震时的不完全统计，非专业转运占全部伤员转运的30%左右，成为重大灾难发生时，紧急医学转运中不可忽略的一部分。但由于对伤员分检不到位，轻重混杂，而且在转运时又不能提供足够的医疗护理保障，其转运重症伤员出现预后不良的风险高，因此非专业转运不作为常规转运手段。

二、应急医疗物资保障车辆

应急医疗物资保障车用于突发公共事件现场医疗救援物资补给、电能供给、现场照明、医疗救援人员生活物资供给等保障任务。

1. 装备应急医疗物资保障车的必要性　①重大灾难、事故、突发事件发生时，现场受伤人员较多，急救人员赶到现场时可能缺乏急救设备、搬运设备、伤口处理耗材，伤者不能得到及时救治；②重大灾难如地震发生时，伤者不能及时、全部转往医院救治，现场需要搭建临时救治场所，并提供较多的急救设备与耗材；③重大灾难、事故、突发事件救援现场，急救人员基本生活不能得到保障。

2. 应急医疗物资保障车的功能设计　一般要考虑到以下方面：车辆底盘情况、侧板的展开折叠与空间扩展、上下侧板的液压缓冲机构、可随意调节平台高度、平台一定的离地高度以避免小规模洪水威胁及蛇鼠等动物侵袭、厢体的功能分区、装载紧急医疗救治设施和应急救援人员生活物资、发电机确保现场不间断供电、一定数量的220V充电电源插座、电缆线及卷盘、储物区照明、现场充气帐篷内照明、配有可拆卸式标准防水帐篷供现场紧急手术和应急救援人员生活等。

3. 医疗应急物质保障车的物资分类　①医疗急救设备类：心电图、监护仪、除颤仪和呼吸机等；②医疗物资类：充气帐篷、铲式担架、担架、急救箱、急救药品、止血包扎材料、颈托、创伤包、复苏包、液氧、防毒面具、防护服、夹板、检伤牌等；③保障设施：柴油发电机、照明灯以及电缆线；④生活保障类：野外净水机、电磁炉、炊事工具、头盔和工具箱等。

三、医疗应急通信指挥车辆

1. 装备医疗应急通信指挥车的必要性　①重大灾难事件发生时，急救中心有线、无线通信调度系统遭遇重创，不能正常进行通信指挥；②重大事故、突发事件现场救援信息不能得到及时、准确的反馈，使决策者不能及时发出指令；③重大事故、突发事件现场指挥人员无指挥场所，尤其是有毒现场，指挥人员不能深入。

2. 医疗应急通信指挥车的功能　医疗应急通信指挥车是突发公共卫生事件的临时移动指挥场所，主要为亲临现场的领导提供指挥调度和研究处理决策的技术环境。该装备应具备以下功能：①网像采集、视频监控；②现场照明、通信、广播；③数据及视频传输；④通信指挥、院前急救网络；⑤办公管理系统；⑥智能配电系统。

（1）指挥会议区与办公管理系统：指挥舱安装有指挥桌、工作椅，并配备安全带，且行车时可转动90°；配备查询软硬件，以使指挥者可随时查询急救中心救援车辆状态和全市医疗单位接诊情况等；配备独立的空调设施、车载传真机和饮水机。

（2）正压防毒舱体设计：采用正压原理将指挥舱进行密封设计和改装，并安装高效防毒过滤系统和正压形成系统，使灰尘不能进入，同时还能过滤气溶性传染病毒和有毒气体，以保证车内指挥人员安全。

（3）图像采集、视频监控系统：车载图像采集系统利用安装在升降台上的红外高倍摄像头，将采集到的图像直接显示在车内显示屏上。车内的升降台控制器可以根据现场情况调整升降台，以实现360°全方位采集不同方位的实时图像。背负式无线图像采集子系统采用小体积的功率发射机，可以进入到指挥车无法到达的事故现场，通过微波将图像传回到指挥车内和通信指挥大厅的显示屏上。

（4）通信指挥、院前急救通信网络系统：车载院前急救通信网络系统作为指挥中心的1个坐席进行网络连接，使得指挥中心与指挥车浑然一体，并且可以使得指挥车与指挥中心形成完全的信息、数据互动和共享。

（5）数据及视频传输系统：按无线图像传输功能，从指挥车将采集到的现场图像传回指挥中心，以使指挥中心的指挥人员可以在大屏幕显示墙观察事故现场图像信息。

（6）现场照明、通信、广播系统：车顶安装高亮度泛光型照明灯，保证夜间指挥车正常运作。不使用时，将照明和摄像装备保存于设备舱内。为防止误操作，天窗的开闭和气动升降杆的升降是互锁的。双向语音设备可与急救中心、分站、现场救护人员进行实时沟通。

（7）智能配电系统：配电系统由隔离变压器、UPS设备（不间断电源系统）、发电机，以及配电控制柜等组成，可以通过市电或发电机来供电，并可相互转换。

四、突发灾害事件情景下应急救援车辆的调度

自然灾害等突发灾害事件发生时，应急救援工作的主要任务是在最短的时间内进行应急响应，以减少人员伤亡和财产损失。其中应急救援车辆路径选择是应急响应的最主要工作之一，突发灾害事件情景下，建立合理的应急救援车辆路径优化模型，求解切合应急救援实际的车辆行驶路径是减少生命、财产等损失的有效途径。总的来说，合理的应急救援体系下，构建符合突发灾害事件特点的车辆路径优化模型、选择有效的算法求解车辆行驶路线是当下亟待解决的问题和重要的课题之一。

1. 应急救援车辆路径问题优化模型研究
（1）针对应急救援物资配送的车辆调度模型中，研究人员从突发事件发生受灾点需求和应急救援中心供给两个方面进行研究。

（2）应急救援时间是突发灾害事件应急救援过程中的重要因素之一，减少应急救援时间是降低生命财产损失的关键。

国内外学者在分析救援车辆路径优化问题模型时，在目标函数选择上均是从单目标优化模型发展到多目标函数优化模型；在目标选取层面上，大多数学者以最短车辆行驶距离、最大满足受灾点的需求等为主要目标；在约束条件选择层面上，大多数学者以道路通行能力为切入点建立模型的约束。然而，突发灾害事件有不同于一般事件的特点，模型中所考虑的约束只能够反映突发事件发生后，应急救援过程的一个或者几个干扰因素，远远不能够反映应急救援的实际情况。时间就是生命，救援行动应该尽量考虑以缩短救援时间为目标，约束条件也应该尽量从影响救援时间的方面考虑。同时，由于突发灾害事件的大规模性和不确定性，导致了路网交通、路况等的不稳定性，在约束条件的选取中，应尽可能地将影响救援时间的因素加入到约束条件中，准确进行救援时间的预测，提高模型约束的实际应用能力。

2. 应急救援车辆路径问题优化算法研究 突发灾害事件情景下的应急救援车辆路径优化问题是一个待解难题，针对模型的求解，主要分为精确算法和智能优化算法两大类，其中精确算法包括分支定界算法、割平面算法等，智能优化算法包括禁忌搜索算法、模拟退火算法、遗传算法、蚁群算法、粒子群算法等。国内学者在应急救援车辆路径优化模型的求解方面，主要的工作是致力于算法的改进与创新。

在突发灾害事件应急救援车辆路径优化问题的求解方面，由于问题的复杂性，需要用到组合优化的思想求解。在求解算法方面，发展历程可总结为精确算法、亚启发式算法和群智能优化算法。近几年来，群智能优化算法的兴起，各种算法层出不穷，算法改进日趋多样化，笔者认为，应急救援车辆调度的求解算法改进与创新将是未来发展的重点方向。

突发灾害事件发生时，事态较为复杂，虽然国

内外学者做了大量的理论研究,但是结合应急救援的特点,目前模型及算法的实际应用价值较低,切合突发灾害事件的特点,考虑应急救援车辆路径优化问题的实际需求,建立具有实际应用价值的模型,完善模型约束、创新及改进优化算法,这些课题在今后的研究中还有待完善。

(叶泽兵　林周胜)

第二节　航空应急救援的配置与管理

一、航空医学救援历史

航空医学救援(air ambulance)又称航空医疗救援或空中医疗救援,是指利用航空飞行器提供紧急医疗救护和突发公共事件医疗救援的行为。航空医学救援内容包括伤病员的空中生命支持、监护、救治和转运,特殊血液和移植器官的运输,以及急救人员、医疗装备和药品的快速运达等,通过减少交通、距离、地形等因素的影响,缩短抢救转运时间,使伤病员尽快脱离灾害或危险环境,获得相适应的医疗资源,达到减少致残率和死亡率的目的。

航空医学救援起源于对战场中受伤人员的转运,公认的全球首次航空医学救援是1870年法国使用热气球将160名伤员成功转运;20世纪20到40年代,国外因军事用途的需要,陆续出现伤病员的军用空中转运;20世纪40到80年代初,民用航空转运的需求越来越多,航空医学救援开始快速发展;20世纪80年代至今,航空医疗救护在民用领域发挥的作用越来越大,专业从事航空医疗救护的通航企业快速增加,通用机场及直升机停机坪的快速建设,经过改装的专业公务机和直升机被广泛应用、航空转运的安全保障水平不断提升都为航空医疗救援打下坚实的基础。如今,航空医疗救援已成为现代医疗的重要组成部分,成为民众生命和健康安全的重要保障。战争见证了航空医学救护的发展,随着航空医学救援的不断发展与进步,航空医学救援也逐步被应用到战争以外的灾难医疗救助当中,并逐步得到越来越多的关注与发展。尤其是在经济发达国家,已相继建立较为完备的航空医疗救援体系。

航空医学救援所需的人员及装备配置专业化程度高,单次使用成本高,在一定时期内与我国的社会经济发展水平不匹配,航空医学救援的发展明显落后于世界水平。随着中国经济水平的提高以及国人对航空医疗救护的需求,中国已从国家层面开始从制度方面加快了中国航空医学救援的发展。2010年,卫生部、发展改革委员会联合印发的《关于加快突发公共事件卫生应急体系建设和发展的指导意见》中提到要逐步建立综合与专项医学救援兼顾,陆地、海上、空中医疗救援相结合的全国紧急医学救援基地网络。2016年,国务院办公厅印发《关于促进通用航空业发展的指导意见》(国办发〔2016〕38号),明确2016—2020年的发展目标:建设500个以上通用机场,基本实现地级以上城市拥有通用机场或兼顾通用航空服务的运输机场;培育一批具有市场竞争力的通用航空企业;生产5000架以上航空器,明显提升国产化率;实现200万飞行小时,经济规模超过1万亿元;初步形成安全、有序、协调的发展格局。相关部门出台一系列推动通用航空发展的政策和制度,切实推进解决"上天难、落地难"的问题,特别是民航局《民航明传电报〈关于建立应急救援飞行计划申请绿色通道的通知〉》(局发明电〔2017〕3456号)要求,建立应急救助飞行审批绿色通道,为我国的航空医学救援发展开启了希望之曙光。

我国近些年也逐步开展采用航空运送的方式转运各类危重伤病员,当航空急救与陆上救护车、海上舰船等救护工具联合,建立"快速反应,立体救护"的医疗救护救援体系,势必将成为未来急诊医疗服务的发展方向。2018年4月12日国务院发布《关于落实〈政府工作报告〉重点工作部门分工的意见》,提出:要健全应急管理机制,推进突发事件应急体系建设"十三五"规划实施,加快预警信息发布系统和航空医学救援体系建设,强化综合应急保障能力。至此,我国航空医学救援步入了前所未有的高速发展期。

二、航空医学救援中医务人员的配置

开展航空医学救援所需的救援人员与其他救援方式所需的救援人员组成是有很大差别的,包

括飞行机组人员、空中医疗人员、运行控制人员、通信人员、地面急救人员、管理人员、规划监管人员、研发人员等。空中医疗人员与普通医务人员的区别在于必须接受航空医疗救护相关专业培训资质认证。一般参与航空医学救援的医疗人员包括医师、护士和其他医技人员。西方发达国家对航空医学救援的人员配置进行了较为系统全面的研究，制定了航空医疗救援人员配置标准与指南。由于我国航空医学救援起步相对比较晚、发展比较落后，国内航空医学救援专业队伍统一配置标准、航空医疗救护专业培训及人员资质考核认证标准正在逐步完善。加快航空医学救援人才队伍建设是提高和完善我国航空医学救援能力的核心，也是保证航空医学救援能够安全、顺利开展的关键。根据我国基本国情，结合我国航空救援的实际情况，由国家航空医学救援基地牵头，组织航空医学救援领域专家结合国内外航空医学救援发展现状，最终讨论制定了符合中国的航空医学救援医务人员配置的专家共识，为中国对航空医学救援中医务人员的培养提供依据和规范。我国航空医学救援医务人员常规配置组合见表2-4-2-1。

表2-4-2-1 航空医学救援医务人员常规配置表

类别	人员组成	特点
医-护组合	具备至少3~5年急诊科、重症监护室或院前急救等工作经验医师1名，以及具备良好专业技能护士1名	通过优势互补提高救治能力，发挥"1+1 > 2"的整体效能
医-医组合	具备至少3~5年急诊科、重症监护室或院前急救等工作经验医师2名	临床诊疗水平较高，人员成本较高，可调派性较差
护-护组合	具备良好专业技能护士2名	人员成本较低、人员稳定性和可调派性较好，但临床诊疗水平较低

三、航空医学救援装备配置

（一）机载航空医学救援装备概念

机载航空医学救援装备是指适合飞机内部装载且满足伤病员后送及途中救治的系列救护装备的总称。包括诊断、急救、监护、医学处置、远程医疗等装备。

（二）机载航空医学救援装备通用技术要求

航空医学救援中所需要的医疗装备除了要能满足上述常规医疗任务外，还需要满足航空器的特定环境要求。

1. 医疗装备配置要求

（1）功能通用性：全部机载装备应以功能需求为导向进行配套组装，做到功能分明、能分能合。能适应和满足伤病员的一般急救和部分专科急救需要。

（2）机动性：机载装备一般选用坚固轻便材料制作，机动性好，满足机上机下的救护需求。

（3）适航性：具有基本的适航性，在低气温、低气压、高噪音、高振动的情况下不影响其功能。所有设备应满足海拔4 000m的大气压、温度0~40℃、相对湿度5%~95%的工作环境要求。

（4）抗电子干扰：机载救护装备应具备不干扰飞机电子设备的运行，同时也具有不被环境的各种电子、电磁信号干扰的性能。

2. 药品配置要求 机载救护药品主要包括两大类：必需药品，主要是危重症伤病员急救药品，其配备数量以单个伤病员需要量计算；备选药品，主要是各系统疾病常用药品。两类药品均需要根据航空救援任务的实际情况增减。

（三）航空医疗救援装备配置标准

受我国航空医学救援发展水平的限制，针对专门用于航空医学救援的专业设备的研制尚少。为加快我国航空医学救援的进步与提高，我国航空医学救援医疗装备专家共识组参考美国、英国等航空医学救援中医疗装备配置标准，结合我国航空医学救援实际，商讨出了一份适合我国国情的中国航空医学救援设备专家共识，此专家共识所涉及的装备是按照搬运、诊断、监测、抢救、外伤处置和传染病防护等不同功能进行分类，并按照直升机航空医学救援（helicopter emergency medical service，HEMS）和固定翼航空医学救援（fixed wing air ambulance，FWAA）分类配置。配置清单对必备装备给出建议配置的最低数量。后附航空医学救援中医疗装备的配置表（附表1~附表7）。

四、航空医疗救援装备管理要求

（一）装备准入制度

按照国家民航管理相关制度，所有上机设备

均需要得到民航部门的适航认证才能被选用为机载装备。

（二）装备管理制度

航空医疗救援装备在每一次执行任务前由专人按照检查表逐项进行检查，检查内容包括：

1. 安全性检查　所有机载设备均需要进行危险性检查，比如带电设备是否漏电、氧气装置的压力是否在控制范围、机载设备安全锁定是否牢靠等。

2. 功能性检查　检查机载设备是否完成其功能要求，比如耗电设备电量是否充足、电动吸痰仪是否漏气、真空负压担架是否漏气、相关设备配件是否完整等。

3. 效期检查　主要是检查各类一次性无菌耗材是否在保质期内、各种药品是否在有效期内。

附：航空医学救援中医疗装备的配置表

附表 1　诊断和监测装备

序号	装备	直升机	固定翼
1	听诊器	1 个	1 个
2	听诊锤	选装	选装
3	体温计	1 个	1 个
4	血压计	1 个	1 个
5	快速血糖监测仪	1 台	1 台
6	血气分析仪	选装	1 台
7	快速生化检测仪	选装	1 台
8	便携式 B 超机	选装	选装
9	血氧饱和度仪	选装	选装
10	二氧化碳监测仪	选装	选装

附表 2　抢救装备

序号	装备	直升机	固定翼
1	固定氧气供应装置	≥ 2 000L	≥ 3 000L
2	便携式氧气供应装置	≥ 400L	≥ 400L
3	多功能除颤 / 监护 / 起搏器	1 台	1 台
4	便携式呼吸机	1 台	1 台
5	重症监护呼吸机	选装	选装
6	心电图机	选装	选装
7	自动心肺复苏机	选装	1 台

续表

序号	装备	直升机	固定翼
8	胸外按压泵	选装	选装
9	吸引器	1 台	1 台
10	雾化装置	选装	选装
11	喉镜	1 个	1 个
12	环甲膜切开器	1 个	1 个
13	舌钳	1 个	1 个
14	开口器	1 个	1 个
15	导管材料（气管插管、口咽导气管）	1 套	1 套
16	气管切开插管器械包	1 套	1 套
17	小型外科手术器械包	1 套	1 套
18	颅脑手术器械包	选装	选装
19	心包穿刺装置	选装	选装
20	胸腔引流穿刺装置	选装	选装
21	腹腔引流穿刺装置	选装	选装

附表 3　搬运和固定装备

序号	装备	直升机	固定翼
1	上车担架	1 台	1 台
2	铲式担架	1 台	1 台
3	担架固定装置	选装	选装
4	真空固定床垫	选装	1 个
5	便携式折叠椅 / 便携式非折叠椅	选装	选装

附表 4　外伤装备

序号	装备	直升机	固定翼
1	头部固定器	1 个	1 个
2	颈托	1 个	1 个
3	脊椎固定板	1 个	1 个
4	固定夹板（套）	1 套	1 套
5	牵引装置	选装	选装
6	三角巾	5 个	5 个
7	止血带	1 条	1 条
8	绷带卷	2 个	2 个
9	一次性纱布敷料	10 个	10 个
10	创口贴	1 盒	1 盒

附表 5 输液装备

序号	装备	直升机	固定翼
1	注射器和输液器	5 套	5 套
2	输液加压泵	1 台	1 台
3	输液加温器	1 台	1 台

附表 6 其他装备

序号	装备	直升机	固定翼
1	床垫	1 个	1 个
2	毯子、枕头	2 套	2 套
3	剪刀	1 把	1 把
4	镊子	1 个	1 个
5	胶布	2 个	2 个
6	锐器盒	1 个	1 个
7	一次性手套	1 盒	1 盒
8	一次性口罩	1 盒	1 盒
9	一次性帽子	1 盒	1 盒
10	冷藏设备或冰包	选装	选装
11	热水袋	选装	选装
12	妇产科手术器械包	选装	选装
13	新生儿处置包	选装	选装
14	新生儿保温箱	选装	选装
15	再植器官容器（能至少2h保持内部温度在4℃±2℃）	选装	选装
16	一次性导尿包	2 套	2 套
17	烧伤处置敷料包	选装	选装
18	消毒用品包	1 套	1 套
19	一次性呕吐袋/盆	2 个	2 个
20	一次性尿盆	1 个	1 个
21	一次性便盆	1 个	1 个
22	一次性垃圾/废物袋	1 个	1 个
23	急救药箱	1 个	1 个
24	照明手电	1 个	1 个
25	各项说明书	1 套	1 套

附表 7 传染病防护装备

序号	装备	直升机	固定翼
1	N99 口罩	选装	选装
2	一次性 C 级防护服	选装	选装
3	橡胶手套	选装	选装
4	刷手衣	选装	选装
5	护目镜	选装	选装
6	靴套	选装	选装
7	鞋套	选装	选装

（曹　钰　唐时元）

第三节　智能化救援装备的开发应用

人工智能的发展和产业变革，加大了非结构化救援场地及救援行动的复杂性、未知性以及安全隐患，驱动着原有的应急救援装备系统加快向数字化以及智能化发展，以提高特殊环境下救援行动的精确性和成功率。常见的现代智能化救援装备主要包括：救援机器人装备、多网络无线通信装备、医疗救援装备等。

一、救援机器人装备

智能化救援机器人是灾后搜救任务开展的重要组成部分，在原有机器人的基础上进行结构设计改进，很大程度上补充了人力搜救工作的能力限制，同时为救援人员提供了有效的安全保障和满足灾后救援工作快速、高效的要求。根据机器人移动结构不同可分为：履带、轮式、步行式、蛇形、四足/六足机器人，以及各类仿生机器人等。根据主要功能可分为搜救和救援后送机器人两大类。

（一）搜救机器人

搜救机器人（search and rescue robot，SARR）可快速采集场地信息、搜寻伤员和完成路线规划等工作，具备感知、通信、续航和良好的运动性能，大大节省救援时间和缓解救援困难。例如我国研制的蛇形机器人采用了蜿蜒运动形式，速度可达0.4m/s，具有良好的爬坡和越障能力，可快速深入各种狭小的角落，常用于地震灾害救援；日本的 Snakebot 也为典型的蛇形机器人，其上配备有"光学探测仪"，可实时传送救援地图像信息；呼吸探测和表面搜救机器人，配有生命体征探测和红外传感器，可随时搜索感知幸存者，提供实时信息；旋翼飞行机器人则可监测灾害场地的变化，提供救援位置和变化情况，加快事故灾害排查和辅助搜寻。

目前，防爆机器人作为国内外研究的热点，常用于火灾/爆炸抢险及核污染的灾害救援；可感知不同气体浓度，采用防爆和阻燃材料拼接，具有防爆壳体升降装置和消防水炮；保证爆炸性气体现场安全，避免潜在危险，实现快速搜救和援助。如日本研制的 RobeCue 机器人，配备红外探测成像及超声波探测系统，可识别伤员情况并具备吸氧装置，多次参与日本的地震灾害救援。新型重构机器人 Poly Bot 具有结构互换性，可根据现场环境不同，变形为蛇形、环形等多种构型。我国应用的消防机器人采用阻燃橡胶的履带式平台，可良好地抗击喷水压力和高温作业，配备有消防水炮和监控云台，实时传递信息和采用多种形式进行喷水，已投入使用。

（二）救援后送机器人

救援后送机器人（rescue and evacuation robot，RAER）由早期物资运送机器人发展而来，具备高承载力/自主搬运和适应地域限制等特点。但同样具有搜救性能，快速确定伤员位置并转运，一般具有机械臂及车载氧气瓶等基本装置。

双臂仿人机器人，双臂具有液压伸缩装置，并有履带 - 腿式复合驱动系统和传感器分布，可在崎岖路面自由行走和快速搬运；但存在受力不均缺点，对于危重及复合伤/脊髓伤患者不宜使用。

新型智能"电子担架"转运机器人，相当于小型救护平台，采用模块化设计可进行自由组合而实现不同功能，具有体积小、机动性强等优势。该类机器人具有基本的拖拽和伸缩功能，同时还配备有生命支持/功能监护和氧气供应等模块，内含舱体设置，可平稳运送和完成基础的医疗救护。

自主转运机器人为目前研发趋势，类似于传送带装置，采用手臂和铲床式结构相对运动，可使患者平稳受力避免产生继发性二次损伤。但采用两端式伸缩结构，前端插入板与伤员角度计算复杂。

伤员后送无人机是对地面救援和陆地机器人救援的补充和扩展，分为常规旋翼/多旋翼式和复合式等，由非载人无人机发展而来，在原有物资投送/伤员搜寻等基础上增加灾难地转运伤员的功能。例如 DP-14 HAWK 无人机仿照 CH-47 支奴干直升机进行研制，采用双旋翼纵列式结构，搭载激光雷达、惯性导航、GPS 和超声测距等载荷实现自主飞行；美国国防部的"Flying Car"项目则是基于地面车辆改装，采用卡特航空的减缓转子/复合旋翼技术，可容纳多个伤员和护送担架；我国在无人机方面相对起步较晚，如"亿航 184"，采用多旋翼动力机构，具有质量轻、结构坚固等特点，内部可容纳和固定伤员。相对于地面救援机器人而言，无人机的可活动范围和运行速度都具有很大的优势，但目前在传送伤员方面均处于测试和概念阶段，安全性能还需进一步研究。

智能化救援机器人研制的关键技术主要包含两个方面，一是机械结构的设计与分析，二是测控系统的设计与分析。

（1）机械结构的设计与分析：主要指运动底盘和力臂设计，具备小型化与轻量化；同时要求平台稳定性和自调整能力。可在行驶过程中，对自身的位置、方向、速度、加速度等进行估计，进而确定各驱动轮的速度和方向。应用中需建立移动机器人的运动学模型和应用机器人动力学研究。实现实时控制以及调节伺服系统的增益，改善系统的性能。例如拉格朗日法、牛顿 - 欧拉法、高斯法及凯恩法等充分考虑运动过程中移动车体与机械臂间的耦合作用，及移动过程中地形等因素。

（2）测控系统的设计与分析：由远程控制端和救援机器人探测感知系统构成。一方面，现场信息由各类视觉传感器、听觉传感器、超声传感器、气体传感器、生命探测仪等收集，通过各传感器合理布局和设计，完整融合现场信息，精确反映现场信息。另一方面，处理信息通过无线通信技术、图像传输设备等上传至人机交互平台，由控制端发出指令实施救援。

二、智能化应急医疗救援装备

应急医疗救援装备是灾害救援中生命安全的保障，多由专业人员随身携带或应急救援车辆装箱车载。要求在多种突发恶劣环境、伤情复杂和多变的地域类型等条件下快速高效实现救治。相较于传统的救援装备系统，新型智能化救援装备的理念逐步向集成化、模块化、便携及机械化等方向转变；更能满足远距离补充和维持的需要。常见的智能化应急医疗救援装备有：智能担架系统、自动心肺复苏系统、便携式连续性血液净化机等。

1. 智能担架系统 以海上伤病员智能担架系统为例，它是一种根据海上作战及水系灾难救援特点而研制的，集伤病员转运、生命保障系统、生命体征监测系统及信息储存处理系统、无线通信系统于一体的现代化伤员转运装置，是未来水系灾害救援中必备的卫生装备，对提高伤病员救援的成功率起着重要的作用。其具有高级生命支持、循环呼吸功能监护、除颤、血液样本采集快速检测、氧气供应、负压吸引、静脉输注、快速平稳转运等功能，在水上救援中，可充当临时手术台提供全身麻醉和术中监护，对溺水伤员提供初步复温和呼吸道吸引，危重伤病员转运中提供呼吸与循环支持和监护，紧急情况下由舰艇军医及卫生员在现场向危重伤员提供生命支持。另外，智能担架系统还应具有伤病员信息采集和储存功能、语音和数据传输交换功能等。

2. 自动心肺复苏系统 该系统可较好地解放医护人员双手，做到便携持久的心肺按压，大大节省人力且操作简易；新型的心肺复苏仪 Weil MCC 为 3D 环绕按压装备，在复苏同时可大大增加心肌灌注和动脉灌注压，但相关的临床研究较少，是否可广泛应用于灾后救援仍需进一步证实。对于合并有胸部骨折和肋骨骨折的伤员，传统的心肺复苏易加重继发损害，因此研究人员在心肺复苏仪基础上研制出腹部体压复苏设备，利用膈肌的上下运动建立有效的循环和呼吸支持。HFS3100B 型便携式呼吸机相对于人工按压具备双模式和不同氧浓度系统，更好地维持患者呼吸节律和实时监测呼吸状态，可自动工作，减少转运过程中不稳定因素。

3. 便携式连续性血液净化机 相较于医院配备的大型净化设备而言，便携式连续性血液净化机配备有减震装置和多匹配电源，可应用于车载系统；同时，各系统硬件均配有独立的驱动板和软件，减少了电控部分空间。实现在震动、摇摆等特殊环境中随时随地实施紧急床旁血液净化，争取抢救时机，多用于地震灾害的挤压伤的肾脏替代治疗，但在实际救援中，仍需配合方舱医院使用，较难到达灾后第一现场，更小型的背囊式血液净化机为日后研究方向。

4. 医疗检测和监测仪器 包括便携式心率/血氧监测仪、掌式心电图机、便携式笔记本超声检测仪，以及生化检测仪等；均可携带至现场，对伤员进行初步及系统评估。例用手机进行显微成像，采用光学组件，再加上 LED 发光二极管，就能十分有效地对疟疾和肺结核进行检验。同时，将以上设备信息化，可实现与救援小组、后方基地等部门的数据实时共享。

5. 智能化药品与血液管理 抗灾救援要求对多种突发事件进行快速反应和医疗保障，普通药品管理系统无法完成，目前普遍应用的是基于射频识别（radio frequency identification，RFID）技术建立的智能战备药箱，由 Android 系统的手持个人数字助理（PDA）以及服务器组成，通过蓝牙/wifi 系统为信息管理平台，实时查看药品区域和数量。虚拟血库建立——采用远程电子控制和自助式血液发放系统（可智能判断所用血液类型并进行电子交叉配血），设定计算机逻辑和输血规则，实现无纸化操作和紧急输血。

6. 供氧设备 采用分子筛变压吸附（pressure swing adsorption，PSA）气体分离和提纯技术，发展应用微型移动式高压氧供，可用于解决呼吸机、麻醉机的氧源问题，同时可满足多人用氧，起到了中心供氧的作用；改进了内部吸附材料的吸附装置和能力，减少了压缩氧气机容量，可用于灾后救援。

三、3D 打印技术

3D 打印（3D printing），又称增材和/或积材制造（additive manufacturing），诞生于 20 世纪 80 年代，其基本原理是：根据计算机辅助设计（computer aided design，CAD）模型或 X 射线计算机断层成像（X-ray computed tomography，CT）形成的数据，在电脑程序控制下，基于离散和堆积成型的原理，通过分层打印、逐层叠加的方式，对材料进行精确堆积以快速加工，制造任意形状的三维复杂物体（图 2-4-3-1）。

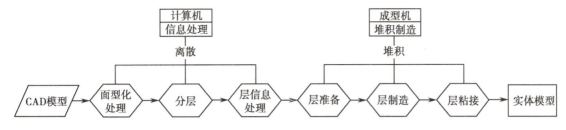

图 2-4-3-1　三维打印实现流程

相对于传统的铸造和切削等减材制造方式，3D 打印具有小批量制造、成本低、速度快、材料利用率高、可远程操作，以及有利于复杂产品的制作和个性化产品的设计等诸多优点，特别适合在医学领域，尤其是应急医学救援装备领域实践与应用。

应急医学救援具有事发突然、损毁多元、伤情严重、地域复杂、伤员批量、环境恶劣等特点以及其他诸多不确定性，对应急医学救援装备要求空前提高，尤其是在模块化、集成化、便携化及机动化等方面的要求更高。而 3D 打印技术的特点与优势，在很大程度上能够满足应急医学救援装备的需求。

如果 3D 打印技术发展到一定成熟阶段，并广泛应用于应急医学救援装备领域，配合计算机仿真技术的驱动，只需开发构建一系列经过仿真验证、可靠性较高的应急医学救援装备模型库，就可以替代应急医学救援装备体系中规格较小、数量较少和运用频数较低的设备器材，从而实现对应急医学救援装备体系的优化、简化。未来的应急医学救援装备体系可能会简化为大型核心装备（不适宜 3D 打印的）和 3D 打印系统。3D 打印技术将使应急医学救援装备的个性化定制成为可能，通过计算机仿真验证，个性化定制出来的装备在质量性能、操作运用等方面将会有较大的改善，未来面对各种突发事件将不再为装备的不适宜而焦虑。例如，运用 3D 打印技术，可根据救援人员的个体身形差异量身设计，打印生产出轻便合身的防护服。

随着高科技迅猛发展，3D 打印技术方兴未艾，4D 打印技术已经崛起，5D 打印技术也被提上日程。随着打印技术、材料技术以及计算机仿真技术的成熟、进步与完善，多维打印技术作为一项新兴科技，必将受到各行各业更加广泛的关注、重视与应用，可以预见其在应急医学救援装备领域也具有广阔的应用前景。

四、通信技术装备

灾害救援通信是对正常网络系统或有线网络系统中断时的补充，通过结合现代无线传感器网络（wireless sensor network，WSN）、生命体征传感器等技术，利用网络节点位置信息、图像监控、语音通信等手段，实现灾害救治中生命监测与精确定位、无线通信指挥和快速达到网络自愈的目的。

（一）实时定位系统

1. 室外定位　普遍采用卫星定位形式，可快速确定事故地点 / 灾害强度和可用资源及避难地区。但由于只覆盖室外空旷区域，对于室内定位存在局限性。

2. 室内定位　研究较多的有地理信息系统（geographic information system，GIS）、无载波通信技术（ultra wideband，UWB）、线性调频扩频定位（chirp spread spectrum，CSS）技术与对称双边双向测距（symmetric double-sided two way ranging，SDS-TWR）、蓝牙 /ZigBee 异构无线网络系统、惯性导航系统与激光扫描仪测距系统等。

（二）生命探测系统

在原有的音频生命探测、视频探测、红外生命探测、生物雷达监测、超声波 / 低频生命探测及超宽谱雷达生命探测的基础上，发挥各自的优势，并使其体积更轻巧、便携，探测的准确性更高。

（三）通信指挥

灾害救援通信应包括灾害指挥部、现场救援中心和现场救援队三个部分，前两者通信环境相对稳定，可基本实现实时和快速沟通，而现场救援队通信环境复杂，对于通信技术要求更为关键。

1. 无线传感器网络（wireless sensor network，WSN）　具有信息采集和数据整理等功能，通过自跳自组织方式进行无线通信，是矿山紧急救援网的最佳选择。整个 WSN 通过网关和上位数据信息进行数据交换，各个节点有独立电源供电。在灾害发生时，即使上位网关遭到破坏，仍存在有大量散在分布节点，可实现人员搜救和环境监测。

2. 容迟网络（delay tolerant network，DTN）理念 相对于传统网络而言，对于 DTN 不需要在源节点和目标节点之间存在完整的端对端链路，即是可容忍通信过程中的时限延迟和间歇链接，在原有局域网基础上覆盖网络，处理信号中段问题，在通信环境不稳定的灾害救援地具有广泛应用前景，具有"存储 - 携带 - 转发"的特点；关键技术为路由协议设定。

3. 4G LTE（第四代移动通信长期演进技术）应急通信指挥系统和自组网技术 LTE 是基于全球移动通信系统（global system for mobile communications，GSM）/增强型数据速率 GSM 演进（enhanced data rate for GSM evolution，EDGE）技术和通用移动通信业务（universal mobile telecommunications service，UMTS）/高速分组接入（high-speed packet access，HSPA）技术的网络技术，与传统的通信技术相比，最明显的优势在于数据通信速度，将自组网通信链路与外送网通信链路结合，自由选择网络路径，实现资源分配和应急部署。

（田军章　林周胜）

第五章　灾难医学救援特殊装备

第一节　医学方舱的概述

一、医学方舱的概念和特点

方舱是一种在野外条件下能够对工作人员和设备仪器提供适宜环境和安全防护的自承重舱室。它具有荷重比大、密封性好、隔热性强、机动性好等特点，能适应多种运输方式，如公路运输、铁路运输、船舶运输、空运、直升机吊运、短程行走、拖车滑行等，并有利于实现快速装卸。

医学方舱是配装有各种医疗设备、设施、仪器及药材，能独立展开医疗救治或技术保障的专用方舱，是一种可移动的医疗单元。医学方舱既可以某一种单独使用，也可按照不同的使用要求将几种方舱组合在一起，配备相应的辅助单元，形成相互配套、类型不同和规模各异的机动医院或救援诊疗所。

二、医学方舱的发展

方舱医院主要起源于军事行动，通常作为战略后方医院，为战役行动提供医疗保障支援。军用方舱是在民用集装箱基础上发展起来的一种机动军事设备。国外军用方舱的研制始于20世纪50年代初期，并在60年代得到广泛应用。

（一）国外医学方舱的发展概况

国外医学方舱的发展始于20世纪60年代，美军为了适应越南战争的需要，率先将医学方舱投入战场使用。自给式可运输野战医院，也叫轻便野战医院，由方舱、可扩展帐篷、充气帐篷及自给式公用设施系统（电力、空调、保暖、冷热水及废水处理）相结合组成。展开时方舱可作为功能单元，转移或运输时作为设备运输容器。医学方舱的使用给野战卫生设备提供了新的应用手段，

是野战医院方舱化的开端。越南战争后，美军把轻便野战医院设备到每个师，并且继续深入研究，不断提高其机动性，缩小规模，用传统帐篷代替充气帐篷与方舱结合，成为"新型陆军机动外科医院（MUST）"。

20世纪70年代以后，方舱的形式发生了许多变化，英、德、法等国家研制出了采用良好越野汽车底盘载运的拖车或半挂车式组合单元。例如，英国哈姆泼希汽车公司研制和发展了一种由26辆全挂车组成的方舱医院，拖车连接后，形成一条由防水帆布组成的穹顶式中央通道，拥有40张床位，2个加强护理病房，1个手术室，辅助设备拖车配备有临床化验室、X线室、药房、灭菌物品中心供应室、膳食配制室、水电供应和行政管理室，全部装有空调，机动性强，具有三防能力，已提供给伊朗军队使用。

英国皮阿维尔（Bearwall）国际分析设备有限公司还研制了VOGEL半挂车式移动野战医院，越野性能好，配备有先进的医疗救治设备。分为军用和民用两类，军用由17辆全装甲半拖挂车组成，拥有50张病床。民用由35辆非装甲半拖挂车组成，已在中东战场服役。法国布丁（Bertin）公司研制的TRANSCLINIQUE拖车式方舱医疗单元，机动性和越野性能优良，由内外科单元、眼科 - 牙科 - 放射科单元、技术支援单元组成，3个单元分别由3辆配备绞盘的大功率牵引车牵引，由2辆发电挂车、3顶帐篷、30张床位、2台装在牵引车内的收发报机组成。法军目前配备的方舱医疗单元是由法国索里蒂克（Sodeteg）公司制造的，由12个专用方舱、2个辅助方舱、10顶帐篷组成。德意志民主共和国人民军采用标准的折叠式方舱制成几种配套的医学方舱，有野战输液配制舱、机动手术舱、传染病流行病化验舱、机动供血站等。具有自备式装卸装置，均由汽车载运，展

收方便，机动性好。德意志联邦共和国英特梅德公司研制的履带式挂车医疗单元，由奔驰牵引车牵引，其向沙特阿拉伯军队提供了一种由 17 个半挂车装甲医疗单元组成的野战医院。

20 世纪 80 到 90 年代，医学方舱得到长足发展，除美、英、法、德等国家外，意大利、西班牙、奥地利、荷兰、新加坡、中国台湾等国家和地区都研制、配备和采购了类型各异的医学方舱，组成规模不同的野战医院。最具有代表性的是美军于 20 世纪 80 年代末期研制的"可部署医疗系统"，其特点是模块化水平较高、组合方式灵活，内部装有高科技卫生设备，如 CT 等。美军方舱医院由 2 组重症监护病房（ICU、床位 33 张）、1 组中度关怀病房（ICW、床位 44 张）、1 组轻度关怀病房（MCW、床位 7 张）组成。其符合现代战争卫勤保障要求，并在 20 世纪 90 年代初的海湾战争中使用，为方舱式医院的发展积累了宝贵经验。

20 世纪 90 年代初期，随着海湾战争的结束，各国军队对医学方舱有了新的认识，方舱的研究和发展又成为野战卫生设备系统发展的热点。法国 GIAT 公司研制的技术互联方舱成为许多北约国家引进、吸收及直接采购的主要目标。该方舱由手术舱、复苏舱、技术保障舱及互联舱组成，采取了方舱化集中供水、电、气等新的技术，由连接方舱代替蛇皮连接管扩大了使用面积。法军方舱组成了方舱伤员分类排（STM，配属师级）、方舱外科手术队（GCM，配属军级）和模块化制式卫生团（应对突发事件）3 种不同规模的救治机构，也可根据需要进行模块化组合。1994 年 7 月，法军将其列入其新成立的"模块化卫生团"的制式设备。同年，加拿大军队也将此方舱式医院列入现役设备。德国 DORNIER 公司研制的方舱式机动医院由 2 个中心方舱、1 个手术方舱、1 个特护方舱、1 个休克处理方舱、1 个技术供应方舱和 1 个电力供应方舱组成，已在柬埔寨和索马里的维和部队中使用。此方舱于 1995 年 5 月正式交付德国边防军使用。法国另一家 TOUTENKAMION 公司研制的单侧扩展方舱医院别具特点，方舱展开后宽度增加 67%，增加了使用面积。德国 ZEPPELIN 公司生产的"移动式医疗系统"是一种典型的"积木式"组合结构，由 104 个方舱、140 顶帐篷及 77 辆汽车和 30 辆拖车组成，其医疗设备相当

于德国中等县的医疗设备，可根据不同要求组成不同科室，全部医疗系统可组成 19 个医疗科室和配套单元，可完成普外、五官科、妇科等多种救治任务，已在联合国维和行动中使用，是 20 世纪 90 年代医学方舱发展模式的主要代表之一。

（二）国内医学方舱的发展概况

我国军用方舱起步较晚，从 20 世纪 80 年代起，我军才开始着手方舱的研制。20 世纪 80 年代初期，首先由电子工业部为空军研制了第一台过渡型 F400 骨架式电站方舱。之后，航天部开始了大板式方舱的研制工作，将大板式方舱应用到电子设备和武器系统中去。

我国医学方舱的发展始于 20 世纪 90 年代初期，为了提高我军野战条件下的机动医疗救治水平，研制了我军第一台医学方舱，S92 手术方舱，该舱是双扩大板式方舱。这种双扩舱在我国属首次研制，它是利用重锤平衡式原理设计的反对称式扩展形式，由于它是一个随意平衡系统，扩展舱展开时安全、省力，在 2 人操作的情况下舱体的扩展仅需 10 分钟、撤收仅需 5 分钟即可完成。

20 世纪 90 年代中期，为适应新时期军事卫勤的需要，分别研制了以医学方舱为主体单元的 S95-100 野战医疗系统、核化伤员急救方舱和船用医疗模块系统。S95-100 野战医疗系统主要包括医疗救治功能单元、伤员检伤分类与收容（病房）功能单元、技术保障功能单元。其中医疗救治功能单元含 8 种功能 10 台方舱，技术保障功能单元含 11 台方舱。核化伤员急救方舱由 1 台单扩舱连接 1 顶帐篷组成。按功能可分为伤员救治系统、三防系统和辅助保障系统 3 部分。核化伤员救治系统由设备、仪器、药材等硬件和急救方案、诊断智能化软件组成；三防系统由通风滤毒装置、压力检测控制装置组成；辅助保障系统由方舱与帐篷、电力保障系统等组成。船用医疗模块系统由 18 个功能模块组成，其中医疗功能模块 14 个，技术保障功能模块 4 个。主要有指挥室、眼耳鼻喉诊治室、X 线室、消毒供应室、药材贮藏、隔离病房、手术室、术前准备 / 污染手术室、护理站、中等伤 / 重伤病房、烧伤 / 重症监护病房、检验室等。该系统可在"世昌"号舰上或民用集装箱运输船上展开使用。可用于医疗救护训练、

医疗救护及战时组建模块化医院船或野战机动医院。

"九五"以来,解放军相继研制了第一代、第二代野战方舱医院系统。第一代方舱医院以野外医疗所为运营模式,由医疗功能单元、病房单元、技术保障单元3部分构成。该设备由21台医疗方舱、26顶卫生帐篷、2台发电挂车构成。第二代方舱医院在第一代方舱医院的基础上,对设备机械化、信息化水平和核生化防护能力进行了优化改进。由方舱医疗单元、收容留治病房单元、生活资源保障单元3部分构成,包括5台扩展方舱、7台固定方舱和20顶Ⅵ型折叠式网架帐篷。原中国人民解放军255医院、153医院、175医院、458医院配备了解放军第二代野战医院方舱,在汶川地震、玉树地震医疗救援中发挥了重要作用。

随着武警部队遂行多样化任务日益频繁,大规模维稳处突和抢险救灾对医疗救治的需求越来越多,对医疗救援集成化、规模化和体系化的要求越来越高。本着"力量编组模块化、技术设备精干化、信息传递数字化、保障要素集成化、平战结合一体化"的理念设计,2010年武警部队在解放军第一代、第二代方舱医院的基础上,着手研制适宜武警部队使用的执行应对突发事件或灾害救援任务的医疗救援方舱医院系统,以便在特定情况下能够有效实施快速、持续、综合的医疗救援保障。结合灾难情况下医学救援和平时在边远地方进行身体检查和治疗的双重任务需要,武警救援方舱医院在设计思路和理念上采用模块化设计,多方舱整体出队可以在灾区形成密闭式流动医院,也可单舱开放或调用其中任一方舱执行任务。其中关键设备上车入舱,其他辅以帐篷,便于快速出动、快速展开、快速撤收。

天津大学侯世科教授带领团队于2012年研发了一套救援方舱医院,并投入使用,将解放军第二代方舱医院配备的12台方舱调整为8台方舱,由方舱医疗单元(包括轮式车辆)、通道帐篷和病房帐篷等单元组成,充分利用舱体空间,功能更为实用,实现精简规模轻便化,参数性能均达到国内领先水平。本章第三节就主要以武警救援方舱医院为例,介绍医学方舱的组成与功能。

(范 斌 侯世科)

第二节 医学方舱类型

目前对医学方舱尚无统一的分类规定,分类方法主要按不同结构形式、使用功能、装载功能、运输方式等方式分类。下面主要介绍按使用功能、按使用用途、按结构形式、按展开方式分类。

一、按使用功能分类

(一)诊疗方舱

诊疗方舱是具有对伤病员进行检验、诊断、治疗、监护等功能的医学方舱,包括:

1. 术前准备方舱 用于配合手术方舱进行敷料、器械及医务人员作业准备和术前伤员处置的诊疗方舱。

2. 手术方舱 对伤员实施手术治疗的医学方舱。

3. 特护方舱 对危重的心血管、呼吸和代谢系统伤病员实施监护和急救诊疗的方舱。

4. 急救方舱 对危重伤病员实施紧急救治的医学方舱。

5. 烧伤诊疗方舱 配有空气净化装置,可对烧伤病员进行检查、诊断、治疗和抗休克处置的诊疗方舱。

6. 口腔科方舱 用于检查、诊断、治疗口腔、颌面疾病和创伤的诊疗方舱。

7. 耳鼻喉科方舱 用于检查、诊断、治疗耳鼻喉疾病和创伤的诊疗方舱。

8. 医用X线方舱 对伤病员实施X射线透视、摄影和特殊检查的诊疗方舱。

9. 医用超声诊断方舱 装有超声波仪器设备,对伤病员进行检查、诊断的方舱。

10. CT诊断方舱 装有CT诊断设备,对伤病员进行检查、诊断的方舱。

11. 临床检验方舱 开展临床化验分析工作的医学方舱。

12. 高压氧疗方舱 通过加压舱,使伤病员吸入高分压氧气,达到急救治疗伤病的诊疗方舱。

(二)医疗保障方舱

医疗保障方舱是为诊断、治疗提供支援保障的医学方舱,包括:

1. 卫生器材灭菌方舱 对敷料、医疗器械、输注液等进行灭菌的医疗保障方舱。

2. 药械供应方舱 储备与供应战伤急救药材、医疗器械和常备药材的医疗保障方舱。

3. 卫生洗消方舱 对受染人员或卫生设备清除放射性沾染以及消除毒剂、生物战剂的医疗保障方舱。

4. 消毒洗衣方舱 对污染的被服进行洗涤与消毒处理用的医疗保障方舱。

5. 医疗单元技术保障方舱 为医疗单元提供采暖、通风、通气、制冷、淡水、医药用水等的医疗保障方舱。

6. 通道方舱 用于两个以上医用功能方舱组合展开时，构成人流、物流通道，形成密闭式连接的医疗保障方舱。

7. 医疗器械修理方舱 用于检测、修理野战医疗器械、仪器和设备的医疗方舱。

（三）卫勤作业方舱

卫勤作业方舱是为卫勤组织、指挥、管理提供作业条件的医学方舱。

二、按使用用途分类

按方舱使用用途可分为简易型方舱、普通型方舱、高级型方舱和特殊型方舱。

1. 简易型方舱 用于装设一般工作设备，具有一般的密闭性能，采用自然或强制通风。

2. 普通型方舱 具有良好的密闭性和环境适应性，采用强制通风或空调。

3. 高级型方舱 用于配备高级电子设备或精密仪器，具有全密闭、全空调及良好的电磁屏蔽等效能的方舱。

4. 特殊型方舱 具有特殊功能，如抗核加固、防射线穿透等，或为某种特殊设备专门设计的方舱，如 CT 方舱。

三、按结构形式分类

按舱体结构形式可分为大板式方舱和框架式方舱。

1. 大板式方舱 壁板采用大板式结构，该舱具有荷重比相对较高、传热系数较小、密封性好、外观整齐美观等特点。

2. 框架式方舱 壁板采用框架式结构，该舱具有整体性好、强度高、抗扭性强等特点，但自重大，传热系数大。

四、按展开方式分类

按方舱展开方式可分为非扩展式方舱和扩展式方舱。非扩展式方舱多数用民用集装箱改制而成，主要供制液、储血或水电系统用。扩展式方舱为专门设计制造，具有使用时可扩大容积、运输时可缩小体积的特点，方舱收拢后运输尺寸与非扩展式方舱相同，展开后使用面积有较大增加，主要供设置外科手术、临床化验、医疗急救等科室，以满足医疗救治工作的需要。

扩展式方舱按扩展方式又可分为单侧扩展式和双侧扩展式；按展收方式又可分为折叠式扩展方舱、抽拉式扩展方舱、风箱按式扩展方舱等。

1. 折叠式扩展方舱 舱体展开时，根据结构的不同，展收程序有差异。如法国索里蒂克公司生产的一种医学方舱，展开程序是先将箱体两侧外壁由垂直展开成水平状态，与外壁内侧以及箱体顶侧板相连的弧形铝合金板呈扇形。比利时部队移动外科医院的术后单元亦属此类。美国布伦斯威克公司研制的医学方舱展开时先将最外侧的箱板撑起来作顶板，然后翻倒两侧的双层外壁，再将里层外壁竖起，分别作为地板和侧墙，再展开折叠在最内部的两个端板，最后将先撑起的顶板放下与侧板和端板咬合，形成封闭的箱体。

2. 抽拉式扩展方舱 未展开时和非扩展式医学方舱相同，展开时将两侧分别向左右推开，动力可用人工、机械（液压）或电力提供，这样使用面积可增加 1.5 倍。

3. 风箱式扩展方舱 这种方舱结构简单，两侧室就像可伸缩的方箱，展开时只需侧壁向外拉伸即可。

以武警救援方舱医院为例，介绍医学方舱的组成与功能、使用与维护和管理等内容。

（范　斌　侯世科）

第三节　医学方舱组成与功能

一、方舱主体组成

救援方舱医院主要承担重大灾害救援、应急支援保障、区域卫勤力量基地化训练等任务。救援方舱医院主体由医疗方舱单元（6台双扩方舱）、病房帐篷单元（8顶充气帐篷和2台固定方舱）和通道帐篷（3顶网架帐篷）组成，配套12辆保障车组。方舱配备人员100名，展开面积1 800m²，开设床位50张，日手术量40人次，伤病员通过量300人次，救治能力相当于二级甲等医院水平。布局按照救治流程依次为：门急诊救治单元→通道帐篷→CT方舱→特诊检验方舱→X线方舱→外科手术方舱→重症救治方舱→消毒灭菌/药房方舱→留观救治单元（图2-5-3-1）。

（一）医疗方舱单元

包括CT方舱、特诊/检验方舱、X线方舱、外科手术方舱、重症救治方舱、消毒灭菌/药房方舱，均为双扩展自装卸方舱，采用双侧手动翻板式扩展方舱结构形式，该扩展方式根据平行连杆运动设计原理，通过人员一次操作推拉方舱的侧板，使侧顶板带动侧底板进行动性的展开或收拢，打开端板即可进行使用，极大扩展了舱体使用空间。2个连接病房帐篷的舱体为非扩展式方舱，分别是门急诊方舱和留观救治方舱（图2-5-3-2）。

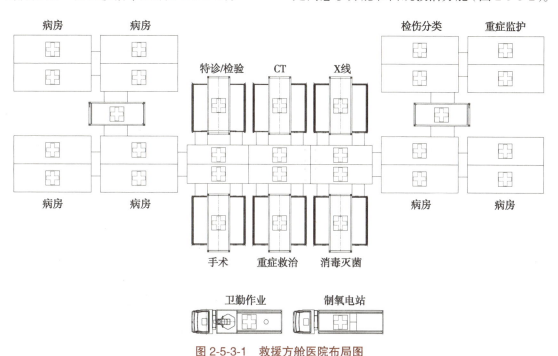

图2-5-3-1 救援方舱医院布局图

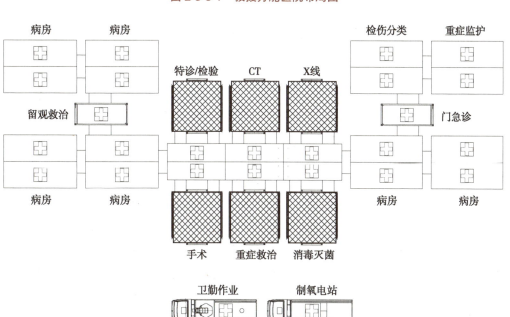

图2-5-3-2 医疗方舱单元布局图

1. **CT方舱** CT方舱攻克了防震、防高温、防高寒、稳定电压等8项技术难题，采取运载火箭减震等先进技术；舱体内主要包括1台CT及1个操控间。

2. **特诊/检验方舱** 由方舱、特诊检验医疗设备和设施、信息化设备、空调机和燃油加热器保障设备、配电系统等组成。舱内设有间壁将方舱对称分隔成两个工作区间，左侧为特诊区，右侧为检验区。左侧特诊区安装设备有：前工作台、活动工作柜、吊柜、空调室内机、彩色超声诊断仪、折叠器械台、折叠诊疗床、折叠污物袋、折叠桌、折叠椅、心电图机等；右侧检验区安装设备有：血库冰箱、洗手池、工作台、水浴箱、血细胞计数仪、离心机、显微镜、双通道血凝仪、尿液分析仪、生化分析仪、血气分析仪、医用冰箱、吊柜、空调室内机等。

特诊/检验方舱的基本功能包括：

（1）实施常规检验，配置相应的血气分析仪、血球计数仪、尿液分析仪、生化分析仪、心电图机、显微镜、彩色多普勒超声诊断仪、电解质分析仪、诊疗床、折叠器械台等设备。

（2）实现远程医疗会诊，配置相应的特诊检验医疗信息系统硬件平台，安装运行医疗信息系统检验管理模块；同时配置特诊检验音视频输入输出设备，通过信号转接口与远程医疗通信平台连接。

3. **X线方舱** 主要是供患者进行X线检查的场所。通过透视和摄影等各种功能，能够对多种疾病和部位进行检查。另外，X线方舱还有一个辅助的功能，就是储存功能。X线方舱体展开后，主要分为3个区域：工作间、左舱、右舱。工作间是医务人员进行X线影像系统设备操作、诊断的场所。工作的设备主要有工作台柜、图像采集工作站、图像诊断工作站、单联观片灯等设备。图像采集显示器、图像诊断显示器及单联观片灯都位于工作间左侧的墙壁上，右侧则为一个铅玻璃的观察窗口，用于工作人员对右舱体检人员的观察、诊断；左舱最前端有一个储物柜，储物柜旁边是收紧带安装座，可以储存一些其他放不下的工具或者设备，为运载时提供方便；右舱主要是用于X线影像检查的场所。设备从前往后，依次是高频高压发生装置、摄影床、图像探测器、立柱电器柜与胶片打印机。

4. **外科手术方舱** 主要由方舱、手术医疗设备和设施、信息化设备、保障设备、配电系统等组成。具有对危重伤病员实施胸腔引流、腹部探查、开颅减压等紧急救命手术和早期外科处置的功能。舱内配备了具有万级层流净化功能的手术间，可同时开展2台全麻条件下的大型手术，有效解决了野战条件下手术感染的难题；配有手术床、手术灯、麻醉机、监护仪、吸引器、高频电刀、清创仪、血液回收机等手术设备；摄像机、监视器、麦克风等音视频设备；空调器、燃油加热器、换气扇等保障设备。

5. **重症救治方舱** 主要由方舱、重症救治医疗设备和设施、信息化设备、保障设备、配电系统等组成。重症救治方舱具有对危重伤病员实施抗休克、心肺复苏、通气等紧急救命处置的功能。重症救治方舱配备了集成吊塔，极大节省了舱内空间，增加了危重症伤病员救治床位，提高了救治效率。舱体内配备4张急救床，可对危重伤病员实施输液、输血、给氧、监护、除颤起搏、气管插管、气管切开等急救处理。舱内配置呼吸机、监护仪、除颤器、输液泵、心电图机等主要急救设备；摄像机、监视器、麦克风等音视频设备；空调器、燃油加热器、换气扇等保障设备。

6. **消毒灭菌/药房方舱** 主要分为两个功能，一个是对器械进行清洗、消毒灭菌、干燥和储存等；另一个是存放、分发药品。消毒灭菌/药房方舱主要分为两个部分，右舱和左舱。右舱从前往后有3个药品柜和1个工作台柜。此之外还有3组移动药架，扩展状态下，放在右侧的扩展舱内，用于药品摆放。右舱前后端板都设有窗口以及折叠翻板，便于对病员分发药品；左舱最前端为1个不锈钢工作柜，工作柜台面上有1个干燥机。往后的设备依次是超声波清洗器、低温等离子灭菌器、高温灭菌器。这部分主要用于对医疗器械进行消毒灭菌。

（二）病房帐篷单元

分为门急诊单元和留观救治单元，由2台固定可自卸式方舱和8顶充气帐篷组成。2台方舱分别是门急诊方舱和留观救治方舱；8顶充气帐篷分别为门诊帐篷、急诊帐篷、急诊处置帐篷、门诊药房帐篷、2个外科病房帐篷、2个内科病房帐篷（图2-5-3-3）。

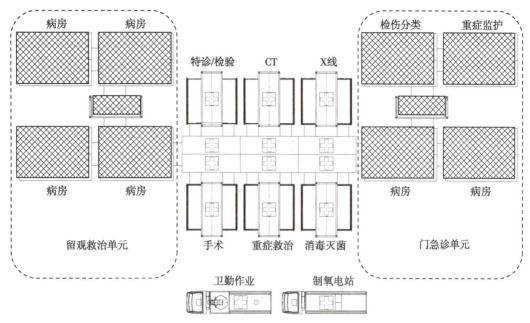

图 2-5-3-3 病房帐篷单元布局图

1.门急诊单元 门急诊单元由门急诊方舱和4顶充气帐篷组成:门急诊方舱为帐篷模块内提供空调和暖风机以及护士站等保障;充气帐篷分别为1顶检伤分类帐篷、1顶重症急救帐篷、2顶病房帐篷,帐篷采用内披外挂的帐篷结构形式。检伤分类帐篷内部布置1张诊疗床、2套医疗箱组以及折叠桌和折叠椅;急救帐篷内部配置6张折叠病床,配备4台监护仪、4台急救呼吸机、4个输液泵、4台个吸引器、1台心肺复苏机、3组氧气终端,同时配置折叠器械车。

2.留观救治单元 留观救治单元由留观救治方舱和4顶充气帐篷组成:留观救治方舱为病房帐篷内提供空调和暖风保障;充气帐篷分别为3个病房帐篷、1个药房帐篷,帐篷采用内披外挂的结构形式;每个病房帐篷内配置8张折叠病床、2组氧气终端和折叠器械台。

(三)通道帐篷

使用3顶网架式帐篷作为舱体连接通道,不但节约了建设成本,更提高了方舱医院机动性能,极大增强了方舱医院内部转运伤病员的能力(图2-5-3-4)。

(四)保障车组

保障车组中的核心为指挥通信车和制氧/发电车(图2-5-3-5)。

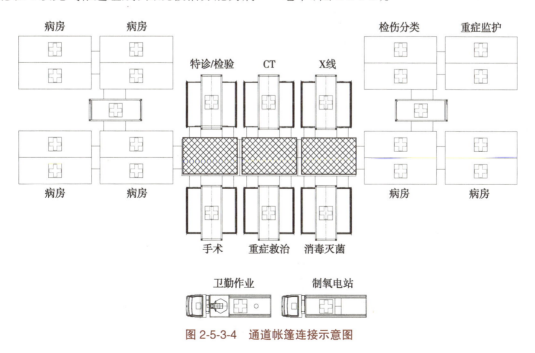

图 2-5-3-4 通道帐篷连接示意图

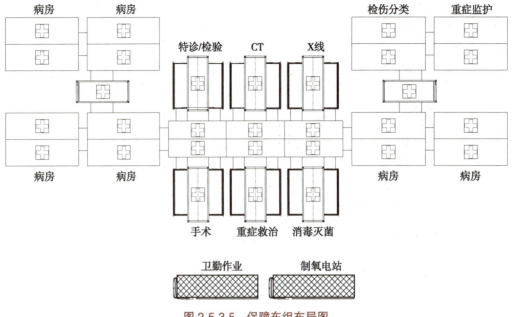

图 2-5-3-5 保障车组布局图

1. 指挥通信车 指挥车前部车顶安装有静中通卫星天线和喇叭，后部车顶安装有海事卫星天线，厢体前部安装有登顶梯和升降照明气泵箱，厢体后部安装有升降照明系统和挂梯，驾驶室下和底盘后部安装有 2 组调平千斤顶，底盘中部左右侧各安装 1 个土木工具箱和电缆盘箱。

厢体内部分为前隔舱和主舱；前隔舱左部为设备舱，安装有空调室外机、暖风机及暖风机油箱，右部为维修舱，方便对机架设备维护；主舱前部安装有 3 个标准机架和工作台柜，工作台柜上为桌面一体机和打印传真一体机，前部左侧壁上安装有空调室内机，中部为会议桌椅，后部为文件柜和电视墙，后部顶壁安装有摄像头。

2. 制氧 / 发电车 制氧 / 发电车整个车厢内部空间分为 3 部分，前舱为制氧设备及发电机控制间，中间为发电机排烟排风舱，后舱为发电机舱，整车主要功能是为系统集中供应医用氧气和供电，并可提供场地照明。该车制氧系统利用环境空气，采用分子筛变压吸附法现场制取医用氧气，并能压氧充瓶，为系统提供移动瓶氧。

此外，武警救援方舱医院还配备有独立保障单元，由自行式炊事车、运水净水车、野营淋浴车、被服洗涤车、野战厕所车、运油加油车等组成，可完成自身独立保障 6 个月。

二、方舱系统组成

（一）医疗信息系统

救援方舱医院数字化通信系统主要由一辆指挥通信车及多方舱数字终端组成，整合了当前多种先进通信手段，超短波电台、无线非视距传输系统、海事卫星通信系统、武警三级网络系统、全军远程医学信息网系统等。该系统充分考虑到恶劣复杂的工作环境，操作方便、紧凑耐用、功能强大，解决了各方舱内视频采集、显示、处理和传输问题，并且可以与后方单位进行数据、话音、视频对接，并实现远程医疗诊断。

系统功能包括：远程视频会诊及会议功能、非视距无线图传功能、电话与传真功能、超短波对讲功能等。

该系统按功能模块可分为：卫星通信伺服控制单元、远程医院信息网系统、多点视频会议系统、VoIP（互联网电话）电话通信系统、海事卫星通信单元、3G 公网系统、车载超短波单元、车载广播单元、音视频矩阵系统、车载升降照明单元、综合配电系统单元。

（二）水路系统

救援方舱医院水路系统采用 3 种供水方式：净水车（或自来水）供水、车（舱）外水囊供水和车（舱）内水囊供水方式。当各车（舱）单独执行任务，无自来水保障时，采用车（舱）外水囊供水方式;或者冬季严寒天气,不宜采用净水车供水方式时,采用车(舱)内水囊供水方式。

(三)电路系统

救援方舱医院配备了制氧/发电车,可以为方舱提供电力保障。同时,为了使整个系统扩展和撤收更方便、更合理,系统内增加了一个辅助配电箱位于 CT 舱和 X 线舱之间,辅助配电箱设计成防雨密封结构,使整个系统在雨雾的天气能够正常工作,通过电源车电源电缆能够将方舱电站车或市电的电源引入到各个方舱和帐篷单元中,在经过配电后,输送至医疗设备及辅助设备。

(四)气路系统

救援方舱医院通过制氧/发电车保障医用氧气。制氧方舱利用环境空气,采用分子筛变压吸附法现场制取医用氧气,并能压氧充瓶,为系统提供移动瓶氧。制氧/发电车通过供氧管路与手术方舱、急救方舱、病房帐篷、重症监护帐篷连接,提供给各单元医用氧气。

三、方舱功能

(一)方舱医院用途

1. 一般伤员检伤分类,伤情、治疗、后送分类。

2. 急救处置,紧急手术,早期治疗,部分专科治疗,影像诊断。

3. 临床生化、血液学、细菌学检验。

4. 手术器械、衣巾单、敷料等洗涤和灭菌。

5. 战救药材供应、处方调剂、供血配血。

6. 水、电、医用气体、空调等技术保障。

7. 医疗信息处理,远程医疗与通信。

8. 伤病员收容留治及勤务、医务人员工作基本环境条件保障。

(二)方舱医院作业能力

救援方舱医院作业能力可达到每 24 小时内:手术 25~30 例,急救 20~30 例,影像诊断 140~210 例,临床血液学检验 40~210 例,细菌检验 60~90 例,验血配血血型鉴定 20~30 例,输血率(800~1 500ml/人)40~210 例,输液率(1 500~2 500ml/人)40~210 例,伤员留治 20~30 例。留治范围是 5~7 天可以治愈归队的轻伤员,以及需要紧急处置不能立即后送、短时留治的伤员。

（范 斌 侯世科）

第四节 医学方舱设备的使用与维护

一、医学方舱设备的使用环境

(一)展开地面要求

展开或作业场地地面平坦坚实,一般选择硬质地面,允许 3% 的不平度。有方便车辆进出的道路和适应自装卸专用越野汽车行驶的道路,如急造军路、乡村泥泞土路等。有可利用的电源和洁净水源。方舱医院系统展开时,其场地面积不小于 $60m \times 40m$(长×宽)。

(二)使用环境条件

1. **环境温度** 工作环境温度范围:$-41℃ \sim 46℃$。在 $-25℃$ 以下,可以增加辅助采暖装置。储存极限温度范围:$-70 \sim 55℃$。

2. **相对湿度** 不高于 95%。

3. **海拔高度** 额定高度不高于 3 000m,超过额定高度时允许机电动力降低。

4. **抗风能力** 展开作业时,风速低于 9m/s。工作状态时风速低于 16m/s。

5. **淋雨强度** 不高于 6mm/min 淋雨强度,能在降雨量 16mm/h 条件下展收、作业。

二、系统展开方法及设备使用

(一)系统展开方法

首先展开通道帐篷,然后依次展开消毒灭菌方舱、重症救治方舱、手术方舱、X 线方舱、CT 方舱和特诊/检验方舱。其次展开与通道帐篷两端相连的充气病房帐篷,最后将两个模块方舱及卫勤作业车和制氧电站车放置到位并展开其余充气帐篷。

(二)特诊/检验方舱设备使用

1. **彩色超声诊断仪** 该设备安装在舱内间壁板左侧前部,在底部安装有橡胶减震器,在中部设有系固夹带,使用操作详见彩色超声诊断仪使用说明书。

2. **血库冰箱** 该设备安装在舱内间壁板右侧前部,在底部安装有橡胶减震器,在中部设有系固夹带,使用操作详见血库冰箱使用说明书。

3. **医用冰箱**　该设备安装在舱内间壁板右侧工作台后部，在底部安装有橡胶减震器，在里侧设有锥销锁固，使用操作详见医用冰箱使用说明书。

4. **血球计数仪**　该设备安装在舱内间壁板右侧工作台上部前端，在底部安装有限位围框，在两侧设有夹带系固，使用操作详见血球计数仪使用说明书。

5. **血气分析仪**　该设备运输状态，用原包装箱安装在舱内右侧工作台内，用快速夹带系固在隔板上；工作时取出设备放在工作台上部，接通电源便可以进入医疗作业，使用操作详见血气分析仪使用说明书。

6. **生化分析仪**　该设备运输状态，用原包装箱安装在舱内右侧工作台内，用快速夹带系固在隔板上；工作时取出设备放在工作台上部，接通电源便可以进入医疗作业，使用操作详见生化分析仪使用说明书。

7. **尿液分析仪**　该设备运输状态，装箱后安装在舱内右侧工作台内，用快速夹带系固在隔板上；工作时取出设备放在工作台上部，接通电源便可以进入医疗作业，使用操作详见尿液分析仪使用说明书。

8. **双目光学显微镜**　该设备运输状态，装箱后安装在舱内右侧工作台对开门内，用快速夹带系固在隔板上；工作时取出设备放在工作台上部，接通电源便可以进入医疗作业，作业操作详见双目光学显微镜使用说明书。

（三）外科手术方舱设备使用

1. **手术床**　方舱展开时，两台手术床纵向布置在两侧扩展底板上，头朝扩展前端板，具体使用方法详见其自身使用说明书。方舱撤收时，手术床腿板撤收，手术台板降到最低位置，并将其各个部位锁定。然后将手术床推至固定舱后部，对准T形槽，然后将T形螺栓入槽并旋转90°，再顺时针旋转锁紧螺母，将手术床快速固定在方舱固定底板上。

2. **手术灯**　两盏手术灯安装在固定舱顶板上，在使用时根据手术部位的变化调整灯头，具体使用方法详见其自身使用说明书。方舱撤收时，手术灯灯头采用快速卡带固定在方舱固定顶板上。

3. **麻醉机**　两台麻醉机通过梯形螺栓安装在固定舱底板上。方舱展开工作时麻醉机尽量不移动，麻醉机具体使用方法详见其自身使用说明书。

4. **高频电刀**　方舱展开工作时，高频电刀放在折叠器械台上部；方舱撤收时，高频电刀及附件装箱并采用快速夹带固定在工作台下部间壁上。高频电刀具体使用方法详见其自身使用说明书。

5. **清创仪**　方舱展开工作时，清创仪放在器械台上部；方舱撤收时，清创仪装箱采用快速夹带固定在工作台下部间壁上。清创仪具体使用方法详见其自身使用说明书。

6. **监护仪**　方舱展开工作时，监护仪放在麻醉机上部；方舱撤收时，监护仪装箱采用快速夹带固定在工作台下部间壁上。监护仪具体使用方法详见其自身使用说明书。

7. **血液回收机**　方舱展开工作时，血液回收机可根据实际情况摆放，运输状态的固定方式同手术床。

其他医疗设备、附属设备的使用详见各自本身使用说明书。

（四）重症救治方舱设备使用

1. **吊塔及吊塔上的设备**　舱内配置了2组吊塔，安装在舱内顶壁靠中心的位置。工作状态每个吊塔两侧下层托盘上放置急救呼吸机，上层托盘上放置心电监护仪，输液泵夹挂在输液杆上。运输状态，上述设备装箱后，采用卡带系固在急救床上部或旁边。吊塔中部左右侧面各设置1个面板，其上安装2组氧气终端和湿化器，电源插座、网络接口等，使用时直接接插。

2. **血液过滤机**　血液过滤机工作时，可根据需要摆放在舱内适当位置；运输时存放在包装箱内，采用棘轮夹带系固在方舱后部的环上。

3. **急救床**　方舱展开时，4台急救床横向布置在两侧扩展底板上，头侧朝向中央吊塔，具体使用方法详见急救使用说明书。方舱撤收时，将急救床推至固定舱底板上，对准T形槽，然后将T形螺栓入槽并推至腰形孔内，再旋紧。

（五）门急诊单元设备使用

1. **折叠桌**　平时折叠桌镶嵌在后隔板内，将其掀起展开即可使用，撤收时将台面底部折叠支撑限位开关按住，台面即可收拢。

2. 折叠设备 将设备取出,折叠床头柜、折叠病床、折叠椅子等直接展开即可使用。

3. 医疗设备 呼吸机、监护仪、除颤监护仪、吸引器、输液泵、心肺复苏机等设备运输时将其装入医疗箱组内部,模块展开使用时取出,具体设备操作使用时详见设备使用说明书。

4. 空调暖风一体机 整个模块展开后,将通风管道取出方舱安装在机组两侧的出风口,将帐篷与固定舱体连接完好开机即可,使用时具体操作详见设备使用说明书。

5. 笔记本电脑 方舱展开时,笔记本电脑放在折叠桌上;方舱撤收时,笔记本装箱用快速夹带固定在墙壁上。使用时详见设备使用说明书。

6. 其他设备 帐篷等设备使用时详见其使用说明书。

(六)留观救治单元设备使用

1. 折叠桌 平时折叠桌镶嵌在后隔板内,将其掀起展开即可使用,撤收时将台面底部折叠支撑限位开关按住,台面即可收拢。

2. 折叠设备 将设备取出,折叠床头柜、折叠病床、折叠椅子等直接展开即可使用。

3. 医疗设备 监护仪、湿化瓶等设备运输时将其装入医疗箱组内部,模块展开使用时取出,具体设备操作使用时详见设备使用说明书。

4. 空调暖风一体机 整个模块展开后,将通风管道取出方舱安装在机组两侧的出风口,将帐篷与固定舱体连接完好开机即可,使用时具体操作详见设备使用说明书。

5. 笔记本电脑 方舱展开时,笔记本电脑放在折叠桌上;方舱撤收时,笔记本装箱用快速夹带固定在墙壁上。使用时详见设备使用说明书。

6. 其他设备 帐篷等设备使用时详见其使用说明书。

(七)制氧/发电车设备使用

1. 空压机冷干一体机 空压机为制氧设备提供原始气源,其上部为压缩机的散热风口,下部和侧面为空压机的进风口,使用时必须先打开空压机排风壁盒和进风壁盒。设备操作时详见其使用说明书。

2. 储气罐 两个储气罐一个用来储藏空气,一个用来储藏氧气。

3. 制氧机 将压缩空气进行氮氧分离,将氮气排出舱外,将氧气输送到储气罐。

4. 氧压机 将氧气压缩后输送至充供氧平台,具体使用操作详见其使用说明书。

5. 供氧平台 将氧气充瓶,设置安全压力值。具体使用操作详见其使用说明书。

6. 切换台 对气瓶切换充氧,具体使用操作详见其使用说明书。

7. 发电机 发电机启动前检查机组设备状态是否完好,检查油箱及冷却液是否满足使用要求。开机切换及控制通过其控制柜控制,具体使用操作详见其使用说明书。

8. 升降照明 升降照明为系统提供场地照明,使用时可以通过遥控将其升起,收拢时必须先复位再降下升降杆。具体使用操作详见其使用说明书。

9. 暖风机 暖风机为设备舱内人员的操作环境提供循环暖风,具体使用操作详见其使用说明书。

三、医学方舱设备的维护

为了能够使救援方舱医院保持良好的状态,设备的日常维护、保养、利用十分重要。

(一)医学方舱设备特点

1. 设备种类多 在整个方舱医院内,根据不同方舱的救治功能分别配置了能够独立开展工作的各种仪器数千件。涉及的设备包括:手术类设备,如麻醉机、监护仪、呼吸机、手术台、无影灯、自体血回输机等;危重病救治类设备,如血液净化机、转运呼吸机、中心监护仪、除颤仪、输液泵、微量泵等;检验类设备,如手提血气分析仪、自动生化分析仪、血常规分析仪等;以及辅助检查类设备,如超声、X线机、CT机等。其中既有大型的如CT机,也有小型的如手提血气分析仪及微量泵、输液泵,因此设备种类繁多。据清点,手术方舱设备239件,重症方舱设备209件,消毒灭菌方舱设备52件,特诊检验方舱设备254件,X线方舱设备55件。

2. 设备精密程度高 现行配置设备先进,且均为精密度较高的电子设备,设备内置精密,对操作者水平要求较高。

3. 设备维修难度大 从麻醉、手术的保障设备再到急危重患者救治设备及信息化网络设备,方舱医院所配置的仪器涉及多领域、多学科,因此设备的维修、维护难度较大。

4.设备机动性大 根据方舱医院执行的不同,方舱医院的开展时间及地点具有不确定性,医疗设备在配套方舱医院执行任务时,要进行长途转运、随时转运,因此设备的机动性大。

5.设备需适应各种环境 根据卫勤保障性质的不同,方舱医院可能在各种复杂环境下进行医疗救治,这些设备可能在高热、严寒及潮湿等环境下使用。因此在使用过程中必然会出现这样或那样的问题,问题严重的情况下将直接影响患者的救治,减弱了方舱医院的救治效率。

(二)医学方舱设备的日常维护与保养

1.设备的日常维护人员 方舱内的医护人员为医疗设备的直接使用者,因此维护与保养设备首先应从医务人员着手。但不同的救援任务,各个方舱内的医护人员配置不同,很难在各个方舱内指定医护人员进行设备管理。因此方舱医院应该成立一支专业的设备管理小组,负责设备的维护与保养,小组成员应包括设备维修人员、医务人员以及设备厂商。一方面可以减轻医务人员的压力,让医务人员更专心地致力于医疗救治,同时对设备进行更精密及科学的管理。

2.设备的日常维护方法 设备管理小组分为平时及战时组合,战时管理小组应从平时管理小组中抽调,医疗设备管理小组主要从以下几个方面开展工作。

(1)熟悉各种设备的性能:突发灾害随时、随地均可发生,因此可能存在交通不便、自然条件恶劣等诸多不利因素,而这些因素势必对精密医疗设备产生影响。在汶川地震救援中,就曾经出现高温、潮湿等因素影响了诊断类医疗设备的使用。而一些医疗设备在低温、低气压等特殊环境下也可能无法运转。因此对医疗设备的管理,必须了解各种医疗设备的工作环境及工作条件,在事件发生后要迅速根据事发地的自然条件作出设备的抽调,保证任务的顺利完成。而且在野战条件下,因情况特殊,对机器的维护较平时更为重要。因此必须熟悉各种仪器的工作状态,发现和排除可能引起的故障隐患,使设备处于良好的工作状态。

(2)建立设备维修网络:在战时阶段,由于地点及时间均不确定,而一旦出现仪器故障将直接影响医疗救治任务,调换医疗设备可能存在一定困难,因此设备小组必须熟悉各种医疗设备的配套维修途径,一旦出现故障,必须做到小故障能够排除,大故障能够调换。

(3)建立各种设备登记细则:在战时,时间紧、任务重,难免出现忙乱,尤其是远距离卫勤保障,可能导致一些设备的丢失,因此,在出发前,要对此次执行任务的各种设备建立细则,尤其是要细化到各个方舱所携带的设备是什么,这样在完成任务后,对各个方舱内的设备进行统计,防止出现设备的丢失。

(4)补充设备器材:应根据救援的特点,在方舱自身设备基础上提出补充设备器材的种类,比如增加与救治任务需求相适应的特殊模块,增带妇儿科器械,眼科、口腔、耳鼻喉设备,为展开全科医院做准备。

(5)医疗设备模块化管理:方舱医疗模块组成方舱医院,各个模块成立独立救治单元,设备的管理可以立足方舱内现有医疗设备,根据各个方舱的实际情况,建立各个方舱内医疗设备模块。同时根据设备模块,对每一个模块内的仪器进行数字编码,编码可根据设备的种类,做到每一个设备一个编码。在设备更新时,数字编码要相应更新,力争做到对仪器进行精细化管理。这些编码要登记在册,一旦出现救援任务,要进行模块化抽调设备,在每一次执行任务时,各舱体要指定设备管理人员,同时设备管理人员要保证人手一册设备编码明细。

(范　斌　侯世科)

第五节　医学方舱的管理方式

救援方舱内配置了大量高精尖的医疗设备,而医疗设备的水平决定着方舱医院的水平,配备精良及先进的医疗设备提升了救援实战能力,但同时也对设备的管理提出了更高的要求。

一、医学方舱设备管理的重点

设备管理的重点在于对设备的完整性及质量进行管理。首先,不论是在平时还是战时,要做到设备完整,不应在使用过程中发生丢失,如果发生丢失,要及时统计、补充。其次,要进行设备质量控制,医疗设备质量控制就是为保证医疗设备达到质量要求所采取的作业技术和活动。也就是通过监视医疗仪器质量形成过程,消除质量环节上所有引起不合格或不满意效果的因素,以达到质量要求。在调集设备时保证设备能正常使用,在方舱医院展开后,不能因为设备质量问题不能投入使用影响了救援工作。

二、医学方舱设备管理的难点

突发事件具有的共同特点是发生时间短、伤亡人员聚集,伤情在短时间内集中暴发。因此医疗救援的时间较短,而且突发灾害具有不确定性,因此方舱医院相对于后方医院,运行的时间相对较短。一旦任务完成,方舱医院将进行撤收,在平时这些医疗设备可能面临闲置,在闲置的过程中,设备出现的问题将无法及时发现。因此,医疗设备在平时的管理是一个难点,应依托医院为基础建立方舱医院与依托医院联动的管理模式。依托医院应具有足够的实力消化方舱内的医疗设备,而且能够在使用的过程中有效管理这些设备。方舱医院内的医疗设备可根据性质,分别依托各个科室管理使用,在使用的过程中,应遵循以下原则:

1.建立设备模块的去向登记　根据之前建立的医疗设备模块,以模块的方式投放科室,这样可以保证模块的完整性,在调度时方便、快捷,同时在使用过程中防止出现医疗设备的丢失。

2.建立使用故障记录本　在设备投放科室的同时,建立设备使用故障记录本,对在使用过程中出现的问题进行详细的记录,并提出解决方案。这样不但可以有效地利用设备,而且能够熟悉各种设备的特点,为维护相关设备积累实践经验。

3.建立设备备用制度　在科室应用设备的同时,必须要求科室建立备用设备制度,所谓备用设备制度是指,在突发事件发生时,各科室必须在要求的时间内把方舱医院的设备备齐,同时如果方舱医院的医疗设备出现问题,科室必须提供备用机器供选择。这样,可以解决设备无法正常运转从而影响救援的难题。

4.定期统计明确设备质量　在医院应用设备的同时,设备管理小组统一实施对设备的管理。平时要定期下科室统计各种设备的状态,并与科室沟通设备经常出现的问题,同时监督科室定期对设备进行维护。通过以上措施,可以与依托医院建成资源共享平台,在满足武警救援方舱医院卫勤保障能力的同时,提升医院的设备管理水平。

立足方舱医疗设备的特点建立设备管理模式仍需在实战中检验,而且需要在实际应用中不断调整和完善。

（范　斌　侯世科）

第六章　移动信息传输与数据管理

第一节　灾难应急通信建设

一、概述

灾难应急通信(disaster emergency communication, DEC)是指重大灾难发生时,能够在最短时间内发现灾难情况,并利用各种可能的沟通管道,将灾情传送至灾难应变中心的机制,它是灾难紧急应变系统的核心机制之一。灾难应急通信不仅是提供政府内部应变的重要信息渠道,也是面对新闻媒体及提供广大民众灾难信息需求的重要机制。

顾名思义,应急通信可以分为两个方面:一方面是应急,要求能够在任何时间、任何地点迅速部署指挥通信系统;另一方面是通信,要求所构建的通信系统可以提供稳定、灵活的通信手段,在指挥中心与事件现场之间实时交互语音、数据、视频等信息,保证指挥员不出办公室就能全面了解事件现场状况、掌握势态发展,从而作出准确的判断和部署。

根据通信专家的研究指出,灾难应急通信主要面临三种挑战,包括:①技术的挑战;②社会的挑战;③组织的挑战。而这三大领域共同发展的目标,则是确保有效的灾难通信系统功能。

传统的应急通信以卫星通信、集群通信、微波等技术为主。随着宽带无线、异构等新技术的出现,为应急通信带来了更快速、更方便、功能更强大的解决方案,产生了很多技术热点,可以实现高效快捷、形式多样的应急通信。一个完整的应急通信过程通常包括应急指挥中心、公众通信网/专用通信网、应急现场三个关键环节,技术热点也集中在这三个方面。

应急通信建设的技术难点体现在以下几个方面:①快速可部署性。②自配置和自管理。③电源便捷性和功率控制。④网络的异构性。⑤可靠性和顽存性。⑥安全性。⑦可扩展性。⑧跟踪定位,在应急通信中,各种人员的位置信息至关重要。可以考虑根据射频识别(radio frequency identification, RFID)、GPS、信号到达强度、信号到达角度等多种方式来确定各类人员的位置。⑨服务质量,应急通信系统应针对不同的用户和业务特性提供有差别的服务质量保障,在确保重要指挥控制信息可靠、及时传递的同时尽量保障其他用户和业务的通信需求。

二、灾难应急通信建设原则

1. 应急通信网络的内涵　应急通信的内容随着电信业的发展及电信改革的不断推进在不断变化。它是公用通信网络的重要组成部分,而不应该将应急通信与我们的公网隔离开来,它是大网的延伸和补充,这是个人应急方式和手段的组合,这里面包括了应急通信的技术,也包括了应急组织管理的内容,应该是技术和组织管理的统一。应急通信承担的任务,我们将它概括成三个方面,一个是平时服务;一个是及时应急,主要是为突发事件提供保障,这也是应急通信主要承担的任务职责;另外一点是战时应战。

2. 灾难应急通信网络的特点

(1)能够在出事地点快速地建立通信网络。

(2)通信网络的拓扑是不确定的,这主要是由于网络中各个节点的位置不确定,根据实际情况而改变。

(3)支持高速率的实时通信,比如实时图像、视频会议等。

（4）支持优先级的通信。由于灾难发生地区内各个子区发生灾难的严重情况不一样，因此对于紧急的地区应给予高优先级的通信方式。

三、灾难应急通信建设模式

灾难发生后可能会面临通信设施部分或全部被损毁,灾后应急通信建立的首要任务是在灾区建立可靠稳定的通信网络,以便幸存者通过手机等电子设备和救援中心取得联系,或由救援队通过手机讯号对于幸存者进行准确定位。

目前有三种可供选择的灾难应急通信建立模式,具体方式如下所述:

1. 灾难发生后应用残存基站或警察移动基站建立的应急通信　如果灾难发生后尚有移动通信的基站可以使用,应急通信可以通过改变移动通信基站的传输模式(如使用不同的频率波段或增加能量等)以达到扩大覆盖区域,从而对于灾区的个人讯号进行定位和搜寻。如果灾区尚存的移动通信基站不能做到很好的信号覆盖,但警察移动通信基站可以到达灾区(图 2-6-1-1),则可以通过在合适的位置设置警察移动通信基站以达到对于灾区的讯号覆盖。

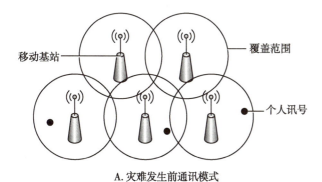

A. 灾难发生前通讯模式

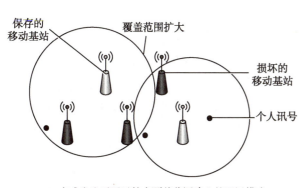

B. 灾难发生后通过扩大覆盖范围建立的通讯模式

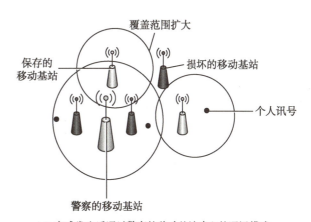

C. 灾难发生后通过警察的移动基站建立的通讯模式

图 2-6-1-1　灾难发生后应用残存基站或警察移动基站建立的应急通信

2. 灾难发生后通过卫星建立的应急通信　灾难发生后也可能面临所有移动基站均被损毁的情况,此时可以考虑通过强大的通信卫星和灾区建立应急通信(图 2-6-1-2),此时需要卫星能够覆盖受灾地区且没有明显的遮挡,同时移动手机必须具备和卫星之间建立通信的功能,这样才可以通过这种方式建立应急通信。例如北斗卫星导航应急通信系统,通过各种技术模块的相互配合与互动,才能顺利完成互训、传达信息。其主要通过 RS232 串口发送给北斗的收发射信息器,再经过其发射机传送到地面控制系统。通过这种简单、高效的通信模块能对目标的位置、速度、周围环境等数据进行准确监测,在遇到紧急情况时,地面控制指挥中心便能快速掌握事故的相关数据,为救援的顺利进行提供技术保障。地理信息系统是实现北斗卫星导航应急通信应用的必要条件。没有它对综合地理信息的处理和发送,北斗系统就不能完成对实时目标位置、天气等数据的搜集和计算。地理信息系统的核心就是对空间数据库的存储和分析,并通过数据库与地面终端的互动而掌握位置等信息。

3. 基于 ad hoc（自组织）网络的灾难应急通信网络　ad hoc 网络是由一组带有无线收发装置的移动终端组成的一个多跳临时性自治性系统(图 2-6-1-3)。移动终端具有路由功能,可以通过无线连接构成任意的网络拓扑,这种网络可以独立工作,也可以与互联网或蜂窝无线网络连接。和其他传统通信网络相比,移动自组织网络(移动自组网)具有以下显著特点:

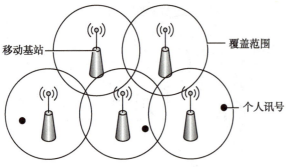

A. 灾难发生前通讯模式

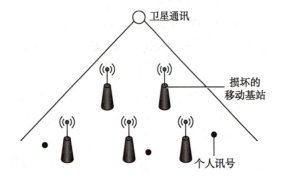

B. 灾难发生后通过卫星建立的通讯模式

图 2-6-1-2 灾难发生后通过卫星建立的应急通信

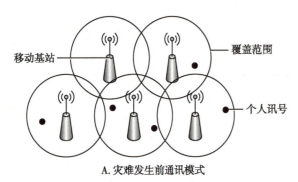

A. 灾难发生前通讯模式

B. 灾难发生后通过 Ad Hoc 网络建立的通讯模式

图 2-6-1-3 灾难发生后通过 ad hoc 网络
建立的通信模式

（1）无中心和自组织性：移动自组网采用无中心结构，网络中没有绝对的控制中心，所有结点的地位平等，即是一个对等网络，各结点通过分层的网络协议和分布式算法协调彼此的行为。结点可以随时加入或离开网络。任意结点的故障不会影响到整个网络的运行，与中心网络相比，有很强的抗毁性。

（2）动态变化的网络拓扑：移动终端能够以任意可能的速度和运动模式移动，并且可以随时开启或关闭信号收发装置。加上无线发送装置的天线类型多种多样、发送功率的变化、无线信道间的相互干扰、地形和天气等综合因素的影响，移动终端间通过无线信道所形成的网络拓扑随时可能发生变化，而且变化的方式和速度都难以预测。在网络拓扑图中，这些变化主要体现在结点的数量和分布的变化上。

（3）多跳路由：由于结点发送功率的限制，结点信号的覆盖范围是有限的。当要与其覆盖范围之外的结点进行通信时，需要中间结点的转发，即需要经过多跳。与普通网络中多跳不同，移动自组网中的多跳路由是由普通结点完成的，而不是由专用的路由设备完成的。

（4）无线传输：由于无线信道本身的特性，它所能提供的网络带宽相对于有线信道要低得多，并且无线信道的质量较差。考虑到竞争共享信道产生的冲突、信号衰减、噪声和信道之间干扰等因素，移动终端获得的实际带宽远远小于理论上的最大带宽，并且会随时间动态变化。

（5）移动终端的便携性：移动终端具有携带方便、轻便灵巧等优点，但也存在缺陷，如能源受限、内存较小、CPU 处理能力较低和成本较高等，从而给应用的设计开发和推广带来了一定的难度，同时移动结点不能配备太多数量的发送接收器，并且结点一般依靠电池供电。因此，如何高效地使用结点的电能和延长结点的工作时间是一个十分突出的问题。

（6）安全性差：由于采用无线信道、有线电源、分布式控制等技术，它更容易受到被动窃听、主动入侵、拒绝服务、剥夺"睡眠"等网络攻击。不存在网络边界的概念，这就使得移动自组网中的安全问题非常复杂，传统网络中安全策略和机制将不再适用，信道加密、抗干扰、用户认证、密钥管理、访问控制和其他安全措施都要特别考虑。

移动 ad hoc 网络既可以作为独立的网络运行，也可以作为有线网络基础设备支持网络的补充，其发展和应用前景十分广阔。它作为一种无固定网络设施的无线网络，其组网速度快、无固定基础设施要求、节点可以任意移动等特点近年来引起了业界的广泛关注，成为研究的热点。但在 ad hoc 网络的研究中还存在许多急需解决的问题,比如移动无线网络由于采用无线信道、有限电源、分布式控制等原因,容易受到安全性的威胁,如窃听、电子欺骗和拒绝服务等攻击手段。

我国目前的应急响应工作主要由国家计算机网络应急技术处理协调中心(CNCERT/CC)来承担,提供公益性的协调和支撑。企业的应急响应主要是靠自身,由系统所属单位负责,而专门针对互联网网络安全监控的工具和应急响应服务由安全厂商提供。保障全社会整体的应急响应保障体系,成为学术界和企业一致关注的问题。电信运营商具有较大规模的基础设施网络,承载了重要信息系统的数据,具备从事安全应急响应的天然优势。如果利用运营商的通信网络,结合政府的管理功能,建立完整的应急响应等级体系,可以为社会提供更广泛的互联网安全服务。目前信息在基础电信网中的安全问题已经越来越受到用户的关注,而应急响应体系的安全尤为重要,如果将同余理论的加密模型应用于应急响应体系,应急响应体系可能在一定范围可以抵抗网络中的不安全。例如中国剩余定理,当突发事件发生时,管理者应根据突发事件类型、通信网络受损状况、通信服务需求等级和通信保障的环境状态四类元素,进行加密,并安全、快速、准确传达到下一级,才能对突发事件进行相应的处理,启动相应的预案级别(图 2-6-1-4)。

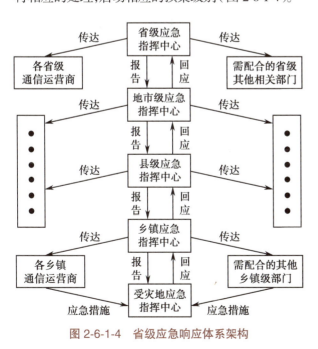

图 2-6-1-4 省级应急响应体系架构

(叶泽兵 林周胜)

第二节 灾难信息管理

一、概述

准确、及时掌握灾难的灾情信息是提高灾难管理水平的基础,是各级政府做好抗灾救灾工作的决策依据,是申请救灾补助资金,安排部署灾后群众生活和重建工作的重要指标。新中国成立以来,我国政府十分重视灾情调查统计工作,制定了一系列的规范和章程,进行了大量的灾情调查统计工作,为防灾救灾提供了重要依据。同时,随着中国减灾工作的逐渐深入,尤其是灾难信息管理水平的不断提高,中国逐渐形成了国家灾难信息管理系统,并在不断完善过程中。灾难信息管理工作就是为应对突发公共事件所做的一系列活动,它是应对突发公共事件应急机制中的重要一环。通常包括突发公共事件发生前应急信息管理机制、突发公共事件发生中应急信息管理机制、突发公共事件发生后信息管理机制三个主要部分。其主要目的就是提高政府应急信息管理能力,提高政府应对突发危机事件处理能力,维护社会稳定。

二、美国灾难信息管理系统

美国对于灾难信息的管理极为重视。1979年,美国就组建了联邦紧急事务管理署,统一协调全国所有自然灾害信息的收集、分析、处理和传送,以保证联邦政府为受灾地区提供及时而周到的援助。1992年,美国制订了联邦应急计划,1994年,对这一计划进行了新的修订。规定联邦政府27个部门的灾害救助职责。并规范了相当具体的工作程序,以应对任何重大的自然灾害、技术性灾害和紧急事件,如地震、风暴、洪水、火山爆发、辐射与有害物质泄漏等。2001年"9·11"事件以后,美国以联邦紧急事务管理署为基础。组建了联邦国土安全部。以应对更为广泛的紧急事件的救助,但联邦紧急事务管理署依然具有相对的独立性。

联邦紧急事务管理署的灾害救助职责主要有三个方面:一是协调全国救灾机构信息方面的收集、分析、处理、合成、报告和发布活动,以及制定灾害救援的总体性规划；二是协调全国的灾情评估，包括组建评估小组和调度评估人员，运用遥感和勘测技术以及地理信息系统对救灾工作进行指导与协调等；三是为各州紧急事务救援中心、地区救援中心和灾害现场办公室等级别的灾情信息报送与整理提供人员支持。

三、我国灾难信息管理现状和存在的问题

我国在 2003 年非典疫情之后，党中央、国务院提出了加快突发公共事件应急机制建设的重大课题。2005 年 1 月 26 日，《国家突发公共事件总体应急预案》经国务院第 79 次常务会议讨论通过。上述政策确定后，引发学者对应急管理研究热潮。当时部分学者便指出中国应急信息系统存在下列几项主要问题：

（1）缺乏面向高层次的应急指挥自动化系统。因此，一方面反映整体利益、长远利益的综合性、系统性管理决策显得十分薄弱；另一方面在应付重大突发事件时，缺乏对政府的指挥、协调的自动化支持。

（2）政府职能部门的系统，大都局限在各自部门和范围的专业管理，且系统功能不全，普遍缺乏辅助决策功能。

（3）分头建设，条块分割比较严重，不能互联互通互操作，也无法实现资源共享。

（4）没有完整的基础数据，各部门的数据存在很多信息孤岛，特别缺乏大型综合性、公用性数据库的支持。

（5）缺乏经常性的定量分析，停留在经验决策阶段。

我国政府应急决策指挥主要架构如图 2-6-2-1 所示。为了更好地完善我国灾难信息管理系统，提出了要坚持平战结合，在平时加强各类基础信息的收集整理，危险源和关键基础设施的辨识、监测和保护，应急资源的储备和管理，应急预案的完善和演练、应急能力的建设和演练、应急信息系统的维护和完善，在战时才能充分利用信息、合理调配资源和快速进行指挥决策。

当前，我国的各类应急信息系统需要着重解决以下关键问题：

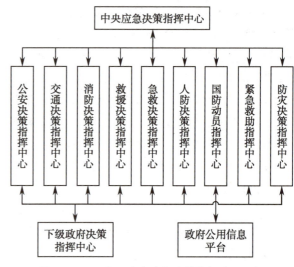

图 2-6-2-1 我国政府应急决策指挥主要架构

（1）系统分散问题：应急信息系统的各功能子系统由不同的部门、在不同的时间建设而成，无法进行系统集成。

（2）"信息孤岛"问题：即信息分散在不同的部门、单位和机构；应急信息没有统一的标准和格式，不能做到信息共享。

（3）系统不完善问题：有不少应急信息系统是在特定的突发公共事件背景下仓促上马建设的，事后没有能够进一步完善，有的甚至长期无人维护。

（4）应急信息缺乏问题：由于应急工作刚刚起步，对应急信息的定义、来源、加工整理、存储和应用都还没有统一认识，平时不积累、战时无信息。

（5）平战分离问题：我国目前的大多数信息系统都是服务于日常管理工作，为应急而建设的信息系统大多强调应急指挥调度、辅助决策支持等战时功能，造成平战分离。

（6）系统安全问题：系统的网络结构、数据库、信息流、应用系统和使用管理等方面，缺乏完善的安全机制和技术手段。

（7）标准化问题：应急信息系统的体系结构、数据库结构、接口、功能需求、信息平台、安全性等方面都还没有统一的标准和规范。

2006 年 4 月 10 日，国务院应急管理办公室（国务院总值班室）正式成立，其主要职责：

（1）承担国务院总值班工作，及时掌握和报告国内外相关重大情况和动态，办理向国务院报

送的紧急重要事项,保证国务院与各省(区、市)人民政府、国务院各部门联络畅通,指导全国政府系统值班工作。

(2)办理国务院有关决定事项,督促落实国务院领导批示、指示,承办国务院应急管理的专题会议、活动和文电等工作。

(3)负责协调和督促检查各省(区、市)人民政府、国务院各部门应急管理工作,协调、组织有关方面研究提出国家应急管理的政策、法规和规划建议。

(4)负责组织编制国家突发公共事件总体应急预案和审核专项应急预案,协调指导应急预案体系和应急体制、机制、法制建设,指导各省(区、市)人民政府、国务院有关部门应急体系、应急信息平台建设等工作。

(5)协助国务院领导处置特别重大突发公共事件,协调指导特别重大和重大突发公共事件的预防预警、应急演练、应急处置、调查评估、信息发布、应急保障和国际救援等工作。

(6)组织开展信息调研和宣传培训工作,协调应急管理方面的国际交流与合作。

(7)承办国务院领导交办的其他事项。

而国务院应急管理办公室办理的主要业务,包括各地区、各部门报送国务院涉及下列业务的文电和有关会务、督查工作等:

(1)涉及防汛抗旱、减灾救济、抗震救灾,以及重大地质灾难、重大森林草原火灾及病虫害、沙尘暴及重大生态灾难事件的处置及相关防范业务,重要天气形势和灾难性天气的预警预报等业务。

(2)涉及安全生产、交通安全、环境安全、消防安全及人员密集场所事故处置和预防等业务。

(3)涉及重大突发疫情、病情处置,重大动物疫情处置,重大食品药品安全事故处置及相关防范等业务。

(4)涉及社会治安、反恐怖、群体性事件等重大突发公共事件应急处置和防范业务,涉外重大突发事件的处置等业务。

总体预案是全国应急预案体系的总纲,明确了各类突发公共事件分级分类和预案框架体系,规定了国务院应对特别重大突发公共事件的组织体系、工作机制等内容,是指导预防和处置各类突发公共事件的规范性文件。

综合上述,国务院是中国突发公共事件应急管理工作的最高行政领导机构,在国务院总理领导下,由国务院常务会议和国家相关突发公共事件应急指挥机构负责突发公共事件的应急管理工作;必要时,派出国务院工作组指导有关工作。国务院办公厅设“国务院应急管理办公室”,履行值守应急、信息汇总和综合协调职责,发挥运转枢纽作用;国务院有关部门依据有关法律、行政法规和各自职责,负责相关类别突发公共事件的应急管理工作;地方各级人民政府是本行政区域突发公共事件应急管理工作的行政领导机构。同时,根据实际需要聘请有关专家组成专家组,为应急管理提供决策建议。

中国 2006 年建立起来的这套应急管理机制,经历了 2008 年年初冰雪大灾难、“5·12”四川汶川大地震等灾难的冲击;通过 2008 年主办奥运会,以及 2009 年新中国成立 60 周年大阅兵等一系列庆典活动的公共安全考验,确实积累了不少经验。

值得注意的是,分类分级的灾难风险管理概念,已经融入这套总体预案之中。依总体预案,所称突发公共事件是指突然发生,造成或者可能造成重大人员伤亡、财产损失、生态环境破坏和严重社会危害,危及公共安全的紧急事件。根据突发公共事件的发生过程、性质和机制,突发公共事件主要分为以下四类:

(1)自然灾难:主要包括水旱灾难、气象灾难、地震灾难、地质灾难、海洋灾难、生物灾难和森林草原火灾等。

(2)事故灾难:主要包括工矿商贸等企业的各类安全事故、交通运输事故、公共设施和设备事故、环境污染和生态破坏事件等。

(3)公共卫生事件:主要包括传染病疫情、群体性不明原因疾病、食品安全和职业危害、动物疫情,以及其他严重影响公众健康和生命安全的事件。

(4)社会安全事件:主要包括恐怖袭击事件、经济安全事件和涉外突发事件等。

而各类突发公共事件按照其性质、严重程度、可控性和影响范围等因素,一般分为四级:Ⅰ级(特别重大)、Ⅱ级(重大)、Ⅲ级(较大)和Ⅳ

级（一般）。

总体预案也明确规定，突发公共事件的信息发布应当及时、准确、客观、全面。要在事件发生的第一时间向社会发布简要信息，随后发布初步核实情况、政府应对措施和公众防范措施等，并根据事件处置情况做好后续发布工作。信息发布形式主要包括授权发布、散发新闻稿、组织报道、接受记者采访、举行新闻发布会等。这意味着社会公众有了获得权威信息的管道。这也显示中国政府已经知道要在第一时间发布灾难信息，满足公众的知情权。

四、应急信息管理中的政府与媒体关系

突发公共事件信息是指应急管理部门为了有效地预防和应对突发公共事件所需要的各种相关信息，包括突发公共事件发生的时间、地点、原因、类别、损失程度、影响范围、发展趋势、处置措施等。按照突发公共事件演进的顺序，通俗地讲可以分为事前信息、事中信息、事后信息。突发公共事件信息在突发公共事件发生、处置的全过程中都起着至关重要的作用，不论是迟报、误报、漏报，还是谎报、瞒报，不论是客观原因，还是主观原因，如果缺少了全面、准确的信息，应急管理决策与处置就不能起到有效减轻突发公共事件影响、最大限度维护社会公众利益的作用。应急信息管理中政府的媒体战略主要包含以下四个方面内容：

1. 建立互信机制 正因为媒体在应对突发公共事件信息传播中起着举足轻重的作用，所以政府在建立应急信息管理机制时就必须把媒体也纳入进来，要争取媒体的正确舆论导向，就必须与媒体建立互信机制。

2. 对焦点新闻信息及时跟踪报道 当突发公共事件发生时，人们会高度关注媒体的焦点新闻，迫使政府及时准确地调查事件的事实，政府处理突发公共事件的好坏直接影响着群众对政府的信任，媒体在群众与政府之间起着桥梁作用。

3. 让传媒主动承担起政府的代言人 政府与媒体沟通除了建立互信机制外，最终目的还是让媒体主动承担起政府新闻发言人的代言人。我国新闻媒体有着特殊地位，是为党服务，是党和政府的喉舌，承担着坚定不移地传达党的精神、路线和政策，配合党和政府开展各项党性宣传的工作，

但是这也不能否认我国媒体的独立性，在某些领域和事件上，我国媒体也会发挥自己的主观能动性，积极展现媒体的舆论监督职能。

4. 注重事前事后与各种传媒沟通 与新闻媒体沟通，除了在突发公共事件处理过程中进行沟通，还必须要注重在突发公共事件处理的前后沟通。媒体也应自觉配合政府的调度，营造自由民主的良好媒介生态环境。

五、应急通信保障机制的建立与实施

为保障通信工程安全，同时促进我国的国民经济发展和社会稳定，通信企业需要加强通信工程突发事件的应急管理水平，只有不断提高通信工程应急管理能力，才能有效地处理我国出现的如地质灾害等突发事件。提高通信工程突发事件的应急管理水平，对我国推进通信应急管理工作，全面提高应急管理水平具有非常重要的意义。

1. 培养一支素质高，技能强的通信保障队伍。

2. 建立、健全突发事件应急通信保障快速反应机制。可从队伍建设、通信装备管理、突发事件应急预案及应急工作程序、日常工作运行四个方面着手，逐步建立、健全应急通信保障快速反应机制。

3. 加大资金投入，完善应急通信保障装备。要根据实际通信保障工作需要，加大装备资金投入，做好通信装备的维护与更新工作，对无线通信网络进行完善，确保通信装备的可靠性与先进性。

4. 建立科学有效的突发事件应急通信保障工作程序。了解并熟悉突发事件通信保障应急方案，在最大程度上缩短实施时间，做好通信装备检查、维护工作，按照执行要求完成通信保障工作，做好工作总结与点评工作，不断完善突发事件应急通信保障工作程序。

（叶泽兵 林周胜）

第三节 物联网技术在灾难医学中的应用

一、物联网概念与原理

物联网（internet of things）概念最早在比

尔·盖茨 1995 年的《未来之路》中首次被提及以来已经发展了十余年。目前，不同国家和机构组织对物联网的认知还不够统一，对其也有着各自不同的理解和定义。在我国，物联网被正式列为国家五大新兴战略性产业之一，并在 2010 年政府工作报告的附录中给出了物联网比较具有权威性的解释。中国电子学会物联网专家委员会主任委员邬贺铨院士对物联网的概念又进一步做了修正："物联网是指通过信息传感设备，按照约定的协议，把需要联网的物品与网络连接起来，进行信息交换和通信，以实现智能化识别、定位、跟踪监控和管理的一种网络，它是在网络基础上的延伸和扩展应用"。

物联网比较简洁明了的定义：物联网（internet of things）是在计算机互联网的基础上，利用射频识别（RFID）装置、红外感应器、全球定位系统、激光扫描器等装置，构造一个按约定的协议，把世界上任何物品与互联网连接起来的巨大网络。在这个网络中实现物 - 物、物 - 人、人 - 人间信息交换和通信，智能化识别、定位、跟踪、监控和管理。

物联网主要的构成有感知层、网络层和应用层三部分。感知层以电子产品代码（EPC）、RFID、传感器技术为基础，实现信息采集和"物"的识别。网络层是通过现有的互联网、通信网、广电网及各种接入网和专用网，实现数据的传输与计算。应用层由个人计算机、手机、输入输出控制终端等终端设备，以及数据中心构成的系统或专用网络，实现所感知信息的应用服务。

二、物联网的应用与发展

物联网作为国家战略计划之一，其应用涉及国民经济和人类社会生活的方方面面，因而被称为继计算机和互联网之后的第三次信息技术革命，其应用前景非常广阔，业内专家表示物联网可以将我们的生活拟人化，身边的万事万物成了人的同类，物联网描绘的是充满智能化的世界。物联网可以遍及智能电网、智能交通、智能物流、智能家居、环境与安全检测、工业与自动化控制、医疗健康、国防军事等众多领域。例如在智能交通方面，物联网技术可以自动检测并报告公路、桥梁的健康状况，控制过载车辆，还可以根据光线强度

自动控制路灯的开启和关闭。在交通控制方面，可以根据道路车流情况，自动调配红绿灯并将实时情况告知车主。停车难问题是现代城市中各界都比较关注的难点问题，通过应用物联网技术可以帮助人们更好地找到车位。智能化的停车场通过采用超声波传感器、摄像感应、地感性传感器、太阳能供电等技术，第一时间感应到车辆停入，然后立即反馈到公共停车智能管理平台，显示当前的停车位数量。同时将周边地段的停车场星系整合在一起，作为市民的停车向导，这样能够大大缩短找车位的时间。

在全球信息产业的第三次浪潮中，以物联网为代表的新一代信息技术产业正在蓬勃发展。物联网把传统的信息通信网络延伸到了现实世界中，做到真正的"物 - 网"的融合，对全球经济发展和社会生活具有深远影响。但是物联网的发展正处于起步阶段，各国发展很不平衡，对我国物联网发展而言，这既是机遇又是挑战。我们只有在努力研究基础上积极吸收各家之长，才有可能在物联网产业大发展中跻身先进国家之列。

三、物联网在灾难救援中的应用

物联网技术应用于区域应急救援，可实现物资人员的识别与实时定位、伤员生理信息采集与传输、基于移动手持设备的实时信息传输与交互，以及应急救援资源整合、信息集成与指挥决策，从而辅助救援行动、提高救援效率。物联网技术应用于社区应急医学救援体系构建，平时利用健康小屋监测社区居民的生活环境、健康状况，建立健康档案，进行应急教育和宣传；发生突发事件时利用基于个体 / 家庭的紧急时间报警系统，以及社区的医疗服务人员实行紧急处置和就地救助，提高反应速度、争取救援时间。

北京时间 2013 年 4 月 20 日 8 时 2 分，四川省雅安市芦山县（北纬 30.3，东经 103.0）发生 7.0 级大地震，地震的发生造成了雅安地区重大的人员伤亡和财产损失。地震造成了当地电力和通信设施的毁坏，尤其是通信的阻断给抗震救灾工作带来了很大的阻力。如今在物联网时代，人与物、物与物的时刻相连与动态感知，以及智能决策和泛在应用，使城市减灾救助服务工作的重点前移，从灾后救助逐步转移到以防为主的感知预警。可

以说这是革命性的转变，大大减少了灾难的发生，从被动应急救助逐步转向主动的预警防灾。物联网在救灾中的应用给灾难救援带来极大的便利。我们所说的物联网，是将人与物、物与物时刻连接在一起，并能够实时监测它们之间的变化关系，以及及时对所发生的事件进行处理，使得城市地震灾区的工作能够提前做出预警，可以说物联网的技术对于地震预警机制的建立是一项具有重大意义的技术发明，物联网预警机制的有效建立将会大大减少地震灾难对于城市人员和重要财产的破坏程度，从而实现由被动应急救助向主动预警防灾方向转变。

物联网在地震预警中的应用同样也给地震灾后救援带来了极大的便利。英国研究者已开始研究使用 RFID 和传感器来监控地震中的房屋，称为"自治愈"房屋。房屋墙体中留有一点间隙，墙体中放入一种特殊材料，这种材料在强压力之下可以变成一种流体材料。因而一旦有地震发生，墙面受到挤压的时候，流体材料就会深入墙缝隙当中，这样大大减轻了强震对房屋墙体的破坏，减小了房屋倒塌的概率，即使是房屋发生偏移，房屋也会完好无损，通过无线网络收集的数据可用来判别房屋的位置偏移量。而 RFID 标签和传感器可以共同构建一套地震房屋警报系统，通过这一套系统人们可以提前预警即将到来的地震。

物联网技术在灾后的救援工作中也会发挥其独有的作用，在有些地震频发的国家，物联网技术应用比较广泛的是对灾后人员的搜救上，大家很清楚传统的搜集方式就是通过施救人员的逐一排查，对建筑物进行逐一的清理，费事又费力，尤其是对于抢救被困者来说，时间就是生命，而物联网技术的应用将会大大方便施救人员对被困人员的施救。被困者可以通过内置 RFID 标签的手机提供给搜救人员自己的具体位置信息，以便搜救者能以最快的速度展开营救，为生命赢得宝贵的时间；另外还可以在安全避难所设置 RFID，这样可以起到对避难人员的及时引导作用，使得他们脱离危险区域。在日本，RFID 标签被贴在避难道路路面上，这样避难者可以通过便携设备清楚地知道安全避难场所的具体位置，起到了很好的引导作用。物联网技术应用于灾后救援物资的管理可显著提高资源管理效能，减少资源浪费。应急医疗救援物资包括常规或专用创伤药品、急救药品、医用消耗性材料、医疗设备等。应急医疗物资动员是否可行有效，筹备是否全面充分，存贮是否得当可靠，抽组携行是否科学合理，不同任务、不同分队出动时如何有效进行物资补充和管理，成为制约应急医疗救援队救治工作快速顺利展开、成功救治伤病员的关键。

通过物联网，将地震预警技术与轨道交通互相结合在一起，这样无线传感器会实时地对地震进行信息采集、数据分析和发出预警信息，使得人们对即将发生或正在发生的地震灾难有一个很好的判断。最主要的原理就是运用物联网技术自动在轨道沿线和车辆上布置无线传感设备，实现对地震灾难的实时监测，及时准确告警，为相关部门应对地震灾难提供准确数据和各种决策。在地震监测仪上安装的无线传感器，一旦有地震发生，传感器会马上向指挥中心输送信息，如果在传感器检测时设定地震强度信息，当地震级别达到预先设定数值时，那么系统就会立即发出警报并将地震强度信息发送出去，同时启动防御系统和防御方案。这样在地震造成破坏之前，列车会采取相应的安全措施，避免在地震中侧翻。指挥中心发出警报，组织乘客紧急疏散，寻找安全庇护场所，这套预警系统可以在地震来临前半分钟进行预报，那么这个宝贵的时间就增加了乘客应急逃生的时间，减少了更多人员的伤亡和财产的损失。

新型应急救援系统在功能上主要包括以下四大功能模块：①全方位的应急医学救援物质与人员的识别与实时定位；②实时的伤员生理信息采集系统；③稳定可靠的实时信息传输与交互；④综合的应急医学救援管理系统以及信息整合与资源调度。

对应新型应急救援系统的功能模块，新型物联网、远程医疗技术可以在以下几个方面发挥重要的作用。首先，基于物联网的智能采集终端，可以实现应急救援现场的伤员生理信息实时采集与智能传输；其次，基于物联网的 RFID 技术，可以完成应急救援现场的伤员及医护人员与设备的定位；再次，基于物联网无线网络传输技术，可以实现应急现场与指挥中心、后方医院的实时信息传输与交互；最后，该系统还能进一步实现基于物联网的应急管理系统的信息整合及共享。

信息整合与资源调度是整个应急管理系统的核心，相当于人体的大脑和神经中枢。利用各种物联网技术采集和汇聚起来的生命体征信息以及医疗资源信息，只有通过很好的整合和调度才能充分发挥作用。建立区域应急救援信息共享平台和应急信息数据中心，通过对各种分散的信息整合，为应急指挥、资源调度、政策制定提供翔实、可靠、全面的数据依据。区域共享急救信息共享平台将区域内各医院的医疗业务服务器连接起来，记录区域内每家医院的已使用床位、空余床位、医疗资源、医疗设备等动态医疗资源使用情况和各院内获取病员信息的情况，实现区域内急救信息共享。建立区域急救信息共享平台，使医院急救和院前急救工作的环节能得到紧密结合，反应迅速，安排合理，运行无阻，使现场患者被准确无误地运送到救治方案所安排医院，合理分配救治资源，让区域内各医院资源达到最大饱和度的利用，为病员抢救赢得时间，提高区域内急救应对能力。

（田军章　林周胜）

第七章 灾难医学应急救援人员培训

第一节 灾难医学救援培训方案设定

一、课程设计建议

参照城市搜索救援（USAR）和国际创伤生命支持（ITLS）的标准，独立完成课程设计，开展不同层次的灾难现场医疗救援培训。

1. 一级培训 主要针对在紧急事件发生前和发生时直接执行救援任务的人员。

2. 二级培训 主要针对在紧急事件发生前和发生时执行现场救援队伍管理的人员。他们可在紧急事件管理中心或区域性协调中心工作。

3. 三级培训 主要针对灾难现场救援的管理者，并可为国家地区紧急事件管理（CDEM）的管理人员提供培训。

灾难医学救援课程设计针对灾难现场进行现场救护的专业医疗队（医生、护士和救护员）的一级培训，时间2天，每天不低于7学时，培训突出技能练习和场景模拟。内容设置主要强化在灾难现场的复苏和创伤急救技能，以及现场安全、常用搜救技术和救援管理方面的知识，以加强应急医疗队的综合反应能力和实战能力。

二、教学内容建议

灾难救援4天课程的参考培训课程方案见表2-7-1-1。现场操作演练为主（70%），课堂教学为辅（30%）；医学内容占60%，救援内容占30%，管理学内容占10%。

表2-7-1-1 灾难救援培训课程方案示例

时间	第一天	第二天	第三天	第四天
08:30—10:00	学员登记 培训注意事项 中国的灾难风险 医务人员在灾难现场的职责	救援课： 场景3（灾难现场担架传递） 临时担架制作 对讲机的使用	医疗课： 灾后快速心理评估方法与技巧 个人卫生 救援营养	夜间场地演练 现场伤员搜索法 技能考核
10:00—10:15	课间休息	课间休息	课间休息	
10:15—12:00	医疗课： triage（伤员检别分类） 救援课： 安全、个人防护和救援步骤 场景1 灾难现场伤员搜索	医疗课： 野外现场诊断 患者评估的优先原则 患者交接和病情记录	医疗课： 灾后常见疾病 头、胸、腹部外伤、烧伤、内科急症的野外处理	日间场地演练 多伤员场景演练技术总结 （演习结束11:30） 整理装备 场地清理
12:00—13:00	午餐	午餐	午餐	午餐

续表

时间	第一天	第二天	第三天	第四天
13：00— 15：00	救援课： 绳结、担架、担架的捆绑	医疗课： 复苏/气道/除颤仪使用 静脉和经骨输液	医疗课： 脊柱损伤 场景 5 车祸现场演练	课程总结、反馈颁发证书 手续办理
15：00— 15：15	课间休息	课间休息	课间休息	
15：15— 18：00	救援课： 灾难现场伤员搬运	医疗课： 伤口处理/骨折 场景 4 野外创伤治疗	医疗课： 场地演练介绍 分组讨论（问与答） 场地演练准备	队伍解散
18：00— 19：00	晚餐	晚餐	宿营	晚餐
19：00— 21：00	场景 2 室内搜救及 triage 练习		救援课： 野外生存 营地选址及展开 野炊/净水 发电机的使用	

（范　斌　樊毫军）

第二节　灾难医学救援人员专项训练

一名优秀的医学救援队员必须是一名复合型的人才，需要掌握四个层次的技能。

一、通用技能

1. **搜索与营救知识**　搜索就是找寻遇难者并判断其位置，为营救行动提供依据，而营救则是指运用起重、支撑、破拆及其他方法使遇难者脱离险境。

2. **通信设备的使用**　平时设置的通信线路在灾难中可能被毁坏，故在灾难救援中必须要有可替代的备用有线和无线通信设备，以保证救灾指挥部与灾难现场、交通运输部门、各医疗机构等部门的畅通联络。

3. **野外生存知识**　对于救援队员来说，野外生存也是一项基本的业务技能，掌握这项本领有助于提高环境适应能力。

4. **外语、世界各国人文常识**　灾难救援没有国界，这就要求救援队员要了解需要救援地区的人文知识等。同时掌握一些基础的外语，这些都能使我们更好地开展救援工作。

5. **优秀的身体、心理素质**　灾难医学救援的环境往往是一个极端恶劣的危险环境，同时面对大量的伤员。救援队员要承受极度的体力消耗与巨大的心理压力；这就要求在平时的训练中，重视救援队员的体能与心理素质训练。

二、基本急救技能

1. **灾难现场创伤急救技术**　主要包括通气、止血、包扎、固定、搬运等，这些都是灾难现场中最常见、最实用的急救技术。

2. **检伤分类技术**　创伤病员的早期紧急救治对降低死亡率起着决定性作用。但对创伤病员进行有效的医疗救护，常常受到致伤的原因、受伤人数、医疗条件和救援人员之间协调及后送条件等因素影响。所以灾难事故现场的医疗救护包括灾难事故现场的评估、伤病员伤情的判定和伤病员的分类及给予相应的处理就显得非常重要。

3. **心肺脑复苏技术**　主要包括 BLS 和 ALS。在死亡边缘的患者，基本生命支持（basic life support，BLS）的初期 4~10 分钟是患者能否存活的最关键的"白金时刻"。决定着抢救程序是否继续进行。在 BLS 之后，应尽可能恢复自主循环，因为心肺复苏术仅产生临界的血流，持续几分钟以上，对维持脑和心的血流都是不相适应的。高级生命支持（advanced life support, ALS）意味着进一步恢复自主循环和呼吸，是 BLS 的延续，常需借助器械实施，因而疗效更为确切。

三、救援医疗设备的使用

在灾难救援的现场没有平时医院里的辅助科室，而且医疗条件、设备都特别简陋。救援队员必须学会使用一些常用医疗设备，如心电监测仪、自动心脏除颤器、呼吸机、便携式超声仪、血尿常规监测仪、采血箱等。此外，在紧急情况下，有时需要为伤员进行手术和输血，这就需要完成一些特殊的检查，如肝炎六项、梅毒、艾滋病等的检测。

四、临床专科医学知识技能

除了熟练掌握临床基本急救技能和灾难救援的基本理论知识外，还要求掌握灾难条件下常见内科、外科以及其他专科急症的处理，需要在平时的培训中加强这方面的训练。

（一）外科专项训练

1. 创伤急救 创伤急救原则上是先抢救，后固定，再送医院；并注意采取措施，防止伤情加重或污染。外部出血立即采取止血措施，防止失血过多导致休克。外观无伤，但呈休克状态，神志不清或昏迷者，要考虑胸腹部脏器或脑部受伤的可能性。

2. 烧伤、烫伤急救措施 立即冷却烧（烫）伤的部位，用冷水冲洗烧伤部位 10~30 分钟或冷水浸泡直到无痛的感觉为止。冷却后再剪开或脱去衣裤妥善保护创面，不可挑破伤处的水疱，不可在伤处乱涂药水或药膏等。完成初步处理后，尽快送往医院进一步治疗。

3. 触电急救措施 关掉电闸，切断电源，然后施救。无法切断电源时，可以用木棒、竹竿将电线挑离触电者身体，如挑不开电线或其他致触电的带电电器，应用干的绳子套住触电者拖离，使其脱离电流。救援者最好戴上橡皮手套，穿橡胶运动鞋等。

伤者神志清醒，呼吸心跳均自主，应让伤者就地平卧，严密观察，暂时不要站立或走动，防止继发休克或心衰。发现其心跳呼吸停止，应立即进行口对口人工呼吸和胸外按压等复苏措施，直到使触电者恢复呼吸、心跳，或确诊已无生还希望时为止。

处理电击伤时，应注意有无其他损伤。如触电后弹离电源或自高空跌下，常并发颅脑外伤、血气胸、内脏破裂、四肢和骨盆骨折等。对电灼伤的伤口或创面不要用油膏或不干净的敷料包敷，而用干净的敷料包扎，或送医院后处理。

4. 颅脑外伤 保持正确体位，给予平卧位或头高 15°~30° 卧位，有利于脑部静脉回流，减轻脑水肿，头偏向一侧，防止舌后坠及呕吐物阻塞气道而影响呼吸功能。对于有脑脊液或血液外流者，应将患者平卧，患侧向下，让血液或脑脊液顺利流出来。切忌用布类或棉花堵塞外耳道或鼻腔，以免其逆流而继发颅内感染。

快速建立有效静脉通路。在维持循环的前提下，利用脱水剂、利尿剂等降低颅内压，同时注意防止应激性溃疡的发生。术后 48 小时内严密观察有无中枢性高热的出现，一旦出现采用冰帽降低头部温度。严密观察生命体征，意识状态的改变可反映病情的轻重，瞳孔是反映颅脑伤情变化的窗户，应密切观察神志、瞳孔等病情变化。

5. 腹腔脏器血管损伤 迅速评估伤情，使用止血药物，并行抗休克治疗，扩容后仍出现休克体征没有改善时，警惕腹腔实质脏器破裂或血管破裂的可能，协助医生进行腹腔穿刺，腹腔穿刺阴性不能放松内出血的警惕性，仍需密切观察。

如有腹腔内脏器脱出，嘱伤员平卧，双膝屈曲，以放松腹肌。开放性腹部损伤应及时止血并用干净的纱布、毛巾、被单等包扎固定腹部伤口；对已脱出的肠管，用消毒或清洁器皿或用温开水浸湿的干净纱布覆盖保护，适当包扎后送医院抢救，以免加重腹腔感染。立即给予破伤风抗毒素（TAT）肌内注射预防破伤风。但如有大量脏器脱出，则应将这些脏器送回腹腔，以免暴露过久导致休克。

若患者腹痛缓解后又突然加剧，同时出现烦躁、面色苍白、肢端温度下降、呼吸及脉搏增快、血压不稳定或下降等表现，常提示腹腔内有活动性出血。在诊断尚未明确前忌用吗啡等强镇痛药物，以免掩盖病情。

出现以下情况时,应终止观察,进行剖腹手术:①腹痛和腹膜刺激征有进行性加重者;②肠蠕动音逐渐减少、消失或明显腹胀者;③全身情况有恶化者,出现口渴、烦躁、脉率增快或白细胞计数上升者;④膈下有游离气体者;⑤胃肠出血不易控制者。如手术者按术前准备要求处理。

6. 脊柱脊髓损伤的应急救护　评估患者生命体征、意识、有无复合伤。尤其注意评估四肢肌力、感觉,以判断是否存在脊髓神经损伤及程度。

保持呼吸道通畅:高位颈髓损伤在出现呼吸困难时应及早行气管切开术。正确搬运,严格制动,避免不正确的搬运导致损伤加重。常规予吸氧、药物治疗减轻脊髓水肿和继发损害,必要时行牵引复位,解除脊髓压迫,需要时手术治疗。

(二)内科专项训练

1. 急性职业中毒的现场处理　吸入中毒的患者,应首先从中毒现场抢运到新鲜空气处,保持安静、保暖。解开衣扣和裤带,保持呼吸道通畅。

经皮肤吸收中毒的患者,立即脱去被污染的衣服,用大量清水或解毒液彻底冲洗皮肤,要特别注意冲洗头发及皮肤皱褶处。

经口中毒的患者及时催吐、洗胃、导泻,但强酸、强碱等腐蚀性毒物口服后不宜催吐、洗胃,可服牛奶、蛋清以保护胃黏膜。现场若备有特效解毒药品,要及时使用。

当发现突然有大量毒气散发时,要迅速戴上适合的防毒面具。如果身旁无个人防护用品,可拿湿毛巾、手帕或衣物包住口、鼻,并立即离开毒源向上风向跑。皮肤和眼睛受到毒物沾染时,迅速用清水彻底冲洗。

2. 中暑　在高温环境下作业,人体通过一系列的体温调节还是不能维持机体的热平衡时,就造成机体过度蓄热。同时,由于大量出汗导致脱水、失盐,从而发生中暑。

发现中暑患者后,首先应使患者脱离高温作业环境,到通风良好的阴凉地方休息,解开衣服,给予含盐的清凉饮料。如有头昏、恶心、呕吐或腹泻,可服中药藿香正气丸;如呼吸、循环衰竭时,给予葡萄糖生理盐水静脉滴注,并可注射呼吸和循环中枢兴奋剂。

(三)产科紧急分娩专项训练

评估孕妇生命体征、宫缩强弱、胎心音的波动、胎位、阴道流血、妊娠史、产程进展、孕妇的疼痛程度等情况。

取孕妇觉得舒适的体位,每5分钟听胎心1次,宫缩后听诊,胎心率<110次/min或大于160次/min。发现宫缩乏力或过强及时处理。若宫口开全两小时仍未分娩,寻找原因,对症处理。宫口开全时指导孕妇屏气用力的方法与技巧,遵循无菌原则,协助胎儿娩出。防止会阴严重撕裂,预防产后出血,胎儿前肩娩出后肌注缩宫素,胎儿娩出后进行肌肤接触,实施晚扎脐带。协助胎盘娩出,观察子宫收缩及阴道,准确评估阴道流血量。

(四)儿科专项训练

儿童年龄小,哭闹烦躁,语言表述不清,病情复杂、严重,应急护理难度大,因此应多次评估病情。先按儿童急诊评估流程进行检查:气道有无堵塞、是否开放、呼吸活动度及频率如何。

对于大量出血的患儿应首先止血,止血后用清洁的布覆盖后立即送医院处理。严重创伤尽快恢复充足的组织氧合作用,控制外出血和尽快输液复苏。受伤及出现以下征象的儿童情况是不稳定的,应及时救治:①呼吸困难;②出现休克或循环不稳定的征象;③伤后任何时段失去知觉;④胸部或腹部有严重的钝性创伤;⑤肋骨骨折;⑥骨盆骨折。注意观察尿液颜色、性质和量,了解有效循环血量情况及泌尿系统损伤程度;胃肠减压者观察胃液颜色、性质和量;胸腔闭式引流者严密观察引流液颜色及量,确保引流管通畅等。

(五)心理专项训练

1. 评估　评估幸存者心理创伤的程度,评估周围环境的安全性,发现和创造可利用心理干预的场所。

2. 干预措施　心理护理强调针对不同年龄与背景的灾难幸存者,提供合乎情理与文化背景的处理策略。

心理干预须适当地维持保密性。必须适当了解当地的文化风俗包括宗教信仰等敏感性议题。并留意自身的情绪与生理反应,实施自我照护。

当灾难应急人员在灾后进入紧急管理的场所,便已开始心理急救。首先礼貌地观察,不打扰周围的人。接着询问简单且尊重的问题,决定你可以如何处理。只在你已经观察过情境、个体或家庭，判定接触可能不致唐突或干扰时，才开始首次接触。最佳的接触方式是提供实际援助（食物、水、毯子）。平静地说话，保持耐心，不用专业术语，若幸存者想说话，做好倾听的准备，重点放在他们想告知什么以及你能如何协助等。告诉幸存者为了目前安全情况所作的正面行为，谨记心理急救的目标是减轻不适感、协助处理目前需求及促进适应性功能的运作，而非导出创伤与失落的情节和细节，以免加重幸存者的心理问题。不要疾病化，基于灾难者的经历，多数急性反应是可以理解或预期的。不要臆测或提供可能错误的信息。如果你无法回答幸存者的问题，尽量了解事实后再做回答。

（六）检验专项训练

检验医学专业在救援队内不可或缺。它是建在检验医学基础上的一个特殊领域或分支，不是某个检验科的缩影——小型化验室。它的特殊性包括人和装备两要素：①高素质检验专业人员，应具有 10 年左右的检验工作经历，熟练掌握临检、生化、血清及免疫学、微生物学等专业常规操作方法；熟练操作、使用常用仪器设备；对仪器备有一定维护、保养能力；能独立完成任务。②便携、精良、智能化装备，灾区大量危急重症患者的诊断、抢救仅靠医生的临床经验处理，急需检验技术人员和设备。需做充分准备，包括仪器、设备、试剂、耗材，对灾区病情、疫情充分评估。自带设备和试剂能在野营条件下迅速开展常规急诊检验工作。

（七）影像科专项训练

应急医学影像学：利用现代医学影像技术来对应急医学处置病患进行检查，获得患者解剖、病理信息，为快速分诊、处理和治疗提供依据的一门学科。移动式医学影像设备包括移动式 X 光机（透视、摄影、造影）、移动式 B 超机（腹腔脏器破裂、引导穿刺治疗、孕妇胎儿动态监测等）、远程会诊系统等。

需影像技术协助诊断的情况：①四肢骨折和关节脱位，需要 X 线摄片协助诊断；②传染病、大面积中毒等均可引起批量性病患，如 SARS、人感染高致病性禽流感等；③子弹、炮弹、地雷，主要引起穿通伤、爆震伤等；④挤压综合征在房屋倒塌、工程塌方、战争、强烈地震等严重灾害时可成

批出现，损伤主要发生于人体软组织、肾脏，X 线作用不大，影像检查主要为超声。

利用现代医学影像技术，在救援现场，可以大显身手，为灾民在第一现场得到全方位医疗服务，减少因灾致死、致残的发生率。

五、特殊救援环境的专项训练

特殊救援环境下的救援需要对救援队员进行专项训练，以适应特殊情况下、特殊险种的救援需求。下面以海上救援、火灾救援、极地救援等作一概述，详细内容可参阅相关章节。

（一）海上救援

海上救援主要是指针对海上事故等做出的搜寻、救援等工作，海上救援需要较强的技术系统等支持。其包含较为特殊的培训：救生衣穿着；救生圈使用；穿着救生衣自高处跳水；穿着救生衣游离遇险区；低温水中的自救、维持体温和集体保护；救助水中难员；救生筏的使用；直升机逃生迫降过程中人员的保护；迫降至水面逃生；浸入水中逃生；浸入水下倾覆后逃生等。其中常见伤害的急救原则与常用急救技术包括：实施海上急救时人员的自身保护、软组织损伤的急救方法与包扎、止血技术；骨折的急救方法等。

（二）火灾救援

火灾系指在时间或空间上失去控制的燃烧所造成的灾害。其救援培训包括灭火基本方法：①隔离法，将着火物移开，不与其他物品接触；②窒息法，隔离空气接触火，用干粉灭火器、砂、湿棉被等物灭火；③冷却法，用水、灭火器将火冷却。了解火灾物质燃烧特性，可划分为固体物质火灾、液体火灾和可熔化的固体物质火灾、气体火灾、金属火灾、带电物体和精密仪器等物质的火灾。了解灭火器的种类，按其移动方式可分为手提式和推车式等。

（三）极地救援

极地地处高原，氧气稀薄，且气温极低，有气候变化快、紫外线强烈、风大、干燥等特点，野外作业环境恶劣，并存在诸多安全隐患如冰裂隙。其培训包括体能训练、专业技能的培训；掌握远洋、极寒和高原情况下特殊疾病的诊疗方案，了解远航、南极科考等特殊条件下的疾病谱和特点；冻

伤、紫外线灼伤、高原病、维生素缺乏性疾病的预防。同时救援需配合破冰船，船舱空间狭小，空气流通性较差，注意预防呼吸道等传染性疾病的发生。同时需配备加温液体、复苏用热水袋、呼吸器、氧气瓶、骨折夹板、电除颤器等。同时考虑到室外温度低，液体类药品易发生冻结，通过对药品箱的改造，有效地提高保温效果。

（四）地震救援

地震救援特点：伤员数量多、伤势重、伤情复杂，常合并休克或心肺功能衰竭，首要处理威胁生命的窒息、心搏骤停和大出血等。迅速进行止血、包扎、骨折固定、搬运。

（叶泽兵　林周胜）

第三节　灾难医学应急救援
平时演练

灾难医学救援演练是对突发灾难应急医学救援过程的模拟，包括设定关键事件、启动应急预案、展开救援行动、部门及队伍之间配合等。救援演练的目的是检验组织指挥能力、救援预案、培训效果、救援装备、救援基础设施、救援技术、后勤保障等，以发现问题和薄弱环节，强化应对突发事件风险意识，提高预案的可操作性和综合应急救援能力。

一、灾难医学救援演练规划及组织机构

（一）演练规划

演练组织单位依据相关法律法规和应急预案的规定，根据实际情况制订年度应急演练规划，按照"先单项后综合、先桌面后实战、循序渐进、时空有序"等原则，合理规划应急演练的频次、规模、形式、时间、地点等。

（二）组织机构

演练应在相关预案确定的应急机构或指挥机构领导下组织开展。演练组织单位要成立由相关单位领导组成的演练领导小组，通常下设策划部、保障部和评估组；对于不同类型和规模的演练活动，其组织机构和职能可以适当调整。根据需要，可成立现场指挥部。

1. 领导小组　演练领导小组负责应急演练活动全过程的组织领导，审批决定演练的重大事项。演练领导小组组长一般由演练组织单位或其上级单位的负责人担任；副组长一般由演练组织单位或主要协办单位负责人担任；小组其他成员一般由各演练参与单位相关负责人担任。在演练实施阶段，演练领导小组组长、副组长通常分别担任演练总指挥、副总指挥。

2. 策划部　策划部负责应急演练策划、演练方案设计、演练实施的组织协调、演练评估总结等工作。策划部设总策划、副总策划，下设文案组、协调组、控制组、宣传组等。

（1）总策划：总策划是演练准备、演练实施、演练总结等阶段各项工作的主要组织者，一般由演练组织单位具有应急演练组织经验和突发事件应急处置经验的人员担任；副总策划协助总策划开展工作，一般由演练组织单位或参与单位的有关人员担任。

（2）文案组：在总策划的直接领导下，负责制订演练计划、设计演练方案、编写演练总结报告，以及演练文档归档与备案等；其成员应具有一定的演练组织经验和突发事件应急处置经验。

（3）协调组：负责与演练涉及的相关单位以及本单位有关部门之间的沟通协调，其成员一般为演练组织单位及参与单位的行政、外事等部门人员。

（4）控制组：在演练实施过程中，在总策划的直接指挥下，负责向演练人员传送各类控制消息，引导应急演练进程按计划进行。其成员最好有一定的演练经验，也可以从文案组和协调组抽调，常称为演练控制人员。

（5）宣传组：负责编制演练宣传方案，整理演练信息、组织新闻媒体和开展新闻发布等。其成员一般是演练组织单位及参与单位宣传部门的人员。

3. 保障部　负责调集演练所需物资装备，购置和制作演练模型、道具、场景，准备演练场地，维持演练现场秩序，保障运输车辆，保障人员生活和安全保卫等。其成员一般是演练组织单位及参与单位后勤、财务、办公等部门人员，常称为后勤保障人员。

4. 评估组　负责设计演练评估方案和编写演练评估报告，对演练准备、组织、实施及其安全

事项等进行全过程、全方位评估，及时向演练领导小组、策划部和保障部提出意见、建议。其成员一般是应急管理专家、具有一定演练评估经验和突发事件应急处置经验的专业人员，常称为演练评估人员。评估组可由上级部门组织，也可由演练组织单位自行组织。

5. 参演队伍和人员 参演人员包括应急预案规定的有关应急管理部门（单位）工作人员、各类专兼职应急救援队伍以及志愿者队伍等。参演人员承担具体演练任务，针对模拟事件场景作出应急响应行动。有时也可使用模拟人员替代未在现场参加演练的单位人员，或模拟事故的发生过程，如释放烟雾、模拟泄漏等。

二、灾难医学救援演练准备

（一）制订演练计划

演练计划由文案组编制，经策划部审查后报演练领导小组批准。主要内容包括：

1. 确定演练目的 明确举办应急演练的原因、演练要解决的问题和期望达到的效果等。

2. 分析演练需求 在对事先设定事件的风险及应急预案进行认真分析的基础上，确定需调整的演练人员、需锻炼的技能、需检验的设备、需完善的应急处置流程和需进一步明确的职责等。

3. 确定演练范围 根据演练需求、经费、资源和时间等条件的限制，确定演练事件类型、等级、地域、参演机构及人数、演练方式等。演练需求和演练范围往往互为影响。

4. 安排演练准备与实施的日程计划 包括各种演练文件编写与审定的期限、物资器材准备的期限、演练实施的日期等。

5. 编制演练经费预算，明确演练经费筹措渠道。

（二）设计演练方案

演练方案由文案组编写，通过评审后由演练领导小组批准，必要时还需报有关主管单位同意并备案。主要内容包括：

1. 确定演练目标 演练目标是需完成的主要演练任务及其达到的效果，一般说明"由谁在什么条件下完成什么任务，依据什么标准，取得什么效果"。演练目标应简单、具体、可量化、可实现。一次演练一般有若干项演练目标，每项演练目标都要在演练方案中有相应的事件和演练活动予以实现，并在演练评估中有相应的评估项目判断该目标的实现情况。

2. 设计演练情景与实施步骤 演练情景要为演练活动提供初始条件，还要通过一系列的情景事件引导演练活动继续，直至演练完成。演练情景包括演练场景概述和演练场景清单。

（1）演练场景概述：要对每一处演练场景进行概要说明，主要说明事件类别、发生的时间地点、发展速度、强度与危险性、受影响范围、人员和物资分布、已造成的损失、后续发展预测、气象及其他环境条件等。

（2）演练场景清单：要明确演练过程中各场景的时间顺序列表和空间分布情况。演练场景之间的逻辑关联依赖于事件发展规律、控制消息和演练人员收到控制消息后应采取的行动。

3. 设计评估标准与方法 演练评估是通过观察、体验和记录演练活动，比较演练实际效果与目标之间的差异，总结演练成效和不足的过程。演练评估应以演练目标为基础。每项演练目标都要设计合理的评估项目方法、标准。根据演练目标的不同，可以用选择项（如：是/否判断，多项选择）、主观评分（如：1——差、3——合格、5——优秀）、定量测量（如：响应时间、被困人数、获救人数）等方法进行评估。

为便于演练评估操作，通常事先设计好评估表格，包括演练目标、评估方法、评价标准和相关记录项等。有条件时还可以采用专业评估软件等工具。

4. 编写演练方案文件 演练方案文件是指导演练实施的详细工作文件。根据演练类别和规模的不同，演练方案可以编为一个或多个文件。编为多个文件时可包括演练人员手册、演练控制指南、演练评估指南、演练宣传方案、演练脚本等，分别发给相关人员。对涉密应急预案的演练或不宜公开的演练内容，还要制定保密措施。

（1）演练人员手册：内容主要包括演练概述、组织机构、时间、地点、参演单位、演练目的、演练情景概述、演练现场标识、演练后勤保障、演练规则、安全注意事项、通信联系方式等，但不包括演练细节。演练人员手册可发放给所有参加演练的人员。

（2）演练控制指南：内容主要包括演练情景概述、演练事件清单、演练场景说明、参演人员及其位置、演练控制规则、控制人员组织结构与职责、通信联系方式等。演练控制指南主要供演练控制人员使用。

（3）演练评估指南：内容主要包括演练情况概述、演练事件清单、演练目标、演练场景说明、参演人员及其位置、评估人员组织结构与职责、评估人员位置、评估表格及相关工具、通信联系方式等。演练评估指南主要供演练评估人员使用。

（4）演练宣传方案：内容主要包括宣传目标、宣传方式、传播途径、主要任务及分工、技术支持、通信联系方式等。

（5）演练脚本：对于重大综合性示范演练，演练组织单位要编写演练脚本，描述演练事件场景、处置行动、执行人员、指令与对白、视频背景与字幕、解说词等。

5. 演练方案评审 对综合性较强、风险较大的应急演练，评估组要对文案组制定的演练方案进行评审，确保演练方案科学可行，以确保应急演练工作的顺利进行。

（三）演练动员与培训

在演练开始前要进行演练动员和培训，确保所有演练参与人员掌握演练规则、演练情景和各自在演练中的任务。所有演练参与人员都要经过应急基本知识、演练基本概念、演练现场规则等方面的培训。对控制人员要进行岗位职责、演练过程控制和管理等方面的培训；对评估人员要进行岗位职责、演练评估方法、工具使用等方面的培训；对参演人员要进行应急预案、应急技能及个体防护装备使用等方面的培训。

（四）应急演练保障

1. 人员保障 演练参与人员一般包括演练领导小组、演练总指挥、总策划、文案人员、控制人员、评估人员、保障人员、参演人员、模拟人员等，有时还会有观摩人员等其他人员。在演练的准备过程中，演练组织单位和参与单位应合理安排工作，保证相关人员参与演练活动的时间；通过组织观摩学习和培训，提高演练人员素质和技能。

2. 经费保障 演练组织单位每年要根据应急演练规划编制应急演练经费预算，纳入该单位的年度财政（财务）预算，并按照演练需要及时拨付经费。对经费使用情况进行监督检查，确保演练经费专款专用、节约高效。

3. 场地保障 根据演练方式和内容，经现场勘察后选择合适的演练场地。桌面演练一般可选择会议室或应急指挥中心等；实战演练应选择与实际情况相似的地点，并根据需要设置指挥部、集结点、接待站、供应站、救护站、停车场等设施。演练场地应有足够的空间，良好的交通、生活、卫生和安全条件，尽量避免干扰公众生产生活。

4. 物资和器材保障 根据需要，准备必要的演练材料、物资和器材，制作必要的模型设施等，主要包括：

（1）信息材料：主要包括应急预案和演练方案的纸质文本、演示文档、图表、地图、软件等。

（2）物资设备：主要包括各种应急抢险物资、特种装备、办公设备、录音摄像设备、信息显示设备等。

（3）通信器材：主要包括固定电话、移动电话、对讲机、海事电话、传真机、计算机、无线局域网、视频通信器材和其他配套器材，尽可能使用已有通信器材。

（4）演练情景模型：搭建必要的模拟场景及装置设施。

5. 通信保障 应急演练过程中应急指挥机构、总策划、控制人员、参演人员、模拟人员等之间要有及时可靠的信息传递渠道。根据演练需要，可以采用多种公用或专用通信系统，必要时可组建演练专用通信与信息网络，确保演练控制信息的快速传递。

6. 安全保障 演练组织单位要高度重视演练组织与实施全过程的安全保障工作。大型或高风险演练活动要按规定制定专门应急预案，采取预防措施，并对关键部位和环节可能出现的突发事件进行针对性演练。根据需要为演练人员配备个体防护装备，购买商业保险。对可能影响公众生活、易于引起公众误解和恐慌的应急演练，应提前向社会发布公告，告示演练内容、时间、地点和组织单位，并做好应对方案，避免造成负面影响。

演练现场要有必要的安保措施，必要时对演练现场进行封闭或管制，保证演练安全进行。演练出现意外情况时，演练总指挥与其他领导小组成员会商后可提前终止演练。

三、灾难医学救援演练的实施

灾难医学救援演练实施阶段是指从突发事件发生到演练结束的整个过程。模拟突发事件及其衍生事件出现后，各应急力量严格按照演练脚本的程序及分工，按照准备、出发、行动、撤收、总结五阶段逐一展开演练。整个过程应环环相扣、有条不紊、紧张有序。在实战演练中，各种意外情况较容易发生，演练控制难度大，演练控制人员应在关键时间点、特定场所及时准确注入信息。控制人员应分布在演练现场的关键区域对演练人员的行为进行全过程的监督和控制，确保演练的真实性和严肃性，并及时与演练指挥沟通，严格把握演练的尺度和进度。所有演练项目完成以后，控制人员应向演练指挥部报告，由演练指挥长宣布灾难医学救援演练结束，所有演练活动应立即停止。

（一）演练指挥与行动

演练总指挥负责演练实施全过程的指挥控制，当演练总指挥不兼任总策划时，一般由总指挥授权总策划对演练过程进行控制。按照演练方案要求，应急指挥机构指挥各参演队伍和人员，开展对模拟演练事件的应急处置行动，完成各项演练活动。演练控制人员应充分掌握演练方案，按总策划的要求，熟练发布控制信息，协调参演人员完成各项演练任务。参演人员根据控制消息和指令，按照演练方案规定的程序开展应急处置行动，完成各项演练活动。模拟人员按照演练方案要求，模拟未参加演练的单位或人员的行动，并作出信息反馈。

（二）演练过程控制

总策划负责按演练方案控制演练过程。

1. 桌面演练过程控制　桌面演练中，演练活动主要是围绕对所提出问题进行讨论。由总策划以口头或书面形式，部署引入一个或若干个问题。参演人员根据应急预案及有关规定，讨论应采取的行动。在角色扮演或推演式桌面演练中，由总策划按照演练方案发出控制消息，参演人员接收到事件信息后，通过角色扮演或模拟操作，完成应急处置活动。

2. 实战演练过程控制　实战演练中，要通过传递控制消息来控制演练进程。总策划按照演练方案发出控制消息，控制人员向参演人员和模拟人员传递控制消息。参演人员和模拟人员接收到信息后，按照发生真实事件时的应急处置程序，或根据应急行动方案，采取相应的应急处置行动。控制消息可由人工传递，也可以用对讲机、电话、手机、传真机、网络等方式传送，或者通过特定的声音、标志、视频等呈现。演练过程中，控制人员应随时掌握演练进展情况，并向总策划报告演练中出现的各种问题。

（三）演练解说

在演练实施过程中，演练组织单位可以安排专人对演练过程进行解说。解说内容一般包括演练背景描述、进程讲解、案例介绍、环境渲染等。对于有演练脚本的大型综合性示范演练，可按照脚本中的解说词进行讲解。

（四）演练记录

演练实施过程中，一般要安排专门人员，采用文字、照片和音像等手段记录演练过程。文字记录一般可由评估人员完成，主要包括演练实际开始与结束时间、演练过程控制情况、各项演练活动中参演人员的表现、意外情况及其处置等内容，尤其是要详细记录可能出现的人员"伤亡"（如进入"危险"场所而无安全防护，在规定的时间内不能完成疏散等）及财产"损失"等情况。照片和音像记录可安排专业人员和宣传人员在不同现场、不同角度进行拍摄，尽可能全方位反映演练实施过程。

（五）演练宣传报道

演练宣传组按照演练宣传方案做好演练宣传报道工作。认真做好信息采集、媒体组织、广播电视节目现场采编和播报等工作，扩大演练的宣传教育效果。对涉密应急演练要做好相关保密工作。

（六）演练结束与终止

演练完毕，由总策划发出结束信号，演练总指挥宣布演练结束。演练结束后所有人员停止演练活动，按预定方案集合进行现场总结讲评或者组织疏散。保障部负责组织人员对演练现场进行清理和恢复。演练实施过程中出现下列情况，经演练领导小组决定，由演练总指挥按照事先规定的程序和指令终止演练。

1. 出现真实突发事件，需要参演人员参与应急处置时，要终止演练，使参演人员迅速回归其工作岗位,履行应急处置职责。

2.出现特殊或意外情况,短时间内不能妥善处理或解决时,可提前终止演练。

四、应急救援演练评估与总结

(一)演练评估

演练评估是在全面分析演练记录及相关资料的基础上,对比参演人员表现与演练目标要求,对演练活动及其组织过程作出客观评价,并编写演练评估报告的过程。所有应急演练活动都应进行演练评估。演练结束后可通过组织评估会议、填写演练评价表和对参演人员进行访谈等方式,也可要求参演单位提供自我评估总结材料,进一步收集演练组织实施的情况。

演练评估报告的主要内容一般包括演练执行情况、预案的合理性与可操作性、应急指挥人员的指挥协调能力、参演人员的处置能力、演练所用设备装备的适用性、演练目标的实现情况、演练的成本效益分析、对完善预案的建议等。

(二)演练总结

1.现场总结　在演练的一个或所有阶段结束后,由演练总指挥、总策划、专家评估组长等在演练现场有针对性地进行讲评和总结。内容主要包括本阶段的演练目标、参演队伍及人员的表现、演练中暴露的问题、解决问题的办法等。

2.事后总结　在演练结束后,由文案组根据演练记录、演练评估报告、应急预案、现场总结等材料,对演练进行系统和全面的总结,并形成演练总结报告。演练参与单位也可对本单位的演练情况进行总结。演练总结报告的内容包括:演练目的、时间和地点、参演单位和人员、演练方案概要、发现的问题与原因、经验和教训,以及改进有关工作的建议等。

(三)成果运用

对演练暴露出来的问题,演练单位应当及时采取措施予以改进,包括修改完善应急预案、有针对性地加强应急人员的教育和培训、对应急物资装备有计划地更新等,并建立改进任务表,按规定时间对改进情况进行监督检查。

(四)文件归档与备案

演练组织单位在演练结束后应将演练计划、演练方案、演练评估报告、演练总结报告等资料归档保存。对于由上级有关部门布置或参与组织的演练,或者法律、法规、规章要求备案的演练,演练组织单位应当将相应资料报有关部门备案。

(五)考核与奖惩

演练组织单位要注重对演练参与单位及人员进行考核。对在演练中表现突出的单位及个人,可给予表彰和奖励;对不按要求参加演练,或影响演练正常开展的,可给予相应批评。

(刘亚华　米玉红)

第四节　灾难医学救援队培训与演练

突发灾难现场救援环境复杂、人员伤害类型各异、伤情种类繁多,这些特点都极大加深了应急救援工作的难度,对灾难医学救援队伍的素质提出了更高的要求。强化培训与定期演练是确保灾难医学救援队伍在现场救援中沉着应对、有效处置的重要保证。

一、灾难医学救援队伍的培训

培训内容应坚持理论与现场操作并重,医学与救援并重。一名优秀的救援队员需要掌握三个层次的技能:

1.通用技能　搜索与营救知识,通信设备的使用,野外生存知识,身体、心理素质要好。

2.基本技能　掌握灾难现场创伤急救技术、灾难现场验伤分类技术、灾难现场急救的组织与指挥、心肺脑复苏、救援医疗设备的使用。

3.专业技能　除掌握自己本专业的知识外,还要求掌握其他灾难条件下常见内科、外科以及其他专科急症的处理。懂外语、了解世界各国人文常识。

二、灾难医学救援队伍的演练

灾难医学救援演练是对实际突发灾难医学救援过程的模拟,包括常规的应急处置流程和设定的关键事件等。救援演练的目的是检验救援预案、救援装备、救援基础设施、后勤保障等,从而发现问题和薄弱环节,提高预案的可操作性,提高应急救援反应能力。

（一）灾难医学救援队伍演练的分类

按演练规模划分，可分为局部性演练、区域性演练和全国性演练。局部性演练针对特定地区，可根据区域特点，选择特定的突发事件，如某种具有区域特性的自然灾难，演练一般不涉及多级协调；区域性演练针对某一行政区域，演练设定的突发事件可以较为复杂，如某一灾难或事故形成的灾难链，往往涉及多级、多部门的协调；全国性演练一般针对较大范围突发事件，如影响了多个区域的大规模传染病，涉及地方与中央及各职能部门的协调。

按演练形式划分，灾难医学救援演练可分为模拟场景演练、实战演练和模拟与实战相结合的演练。模拟场景演练，以桌面练习和讨论的形式对应急过程进行模拟和演练，也可称为桌面演练；实战演练，可包括单项或综合性的演练，涉及实际的应急、救援处置等；模拟与实战相结合的演练形式是对前面两种形式的综合。

灾难医学救援演练的形式多样，可以根据需要灵活选择，但要根据演练的目的、目标，选择最恰当的演练方式，并且牢牢抓住演练的关键环节，达到演练效果，重在对公众风险意识的培养、对紧急情况下逃生方法的掌握以及自救能力的提高。如高层住宅来不及撤出的居民的救援、危险区域内居民有秩序地疏散至安全区或安置区、受污染人员前往消洗去污点进行消毒清洗处理等。

（二）灾难医学救援队伍演练的形式

按不同的分类标准，划分不同类型的灾难医学救援演练，但其具体内容并不存在明确区分，往往各种演练活动都要综合运用多种演练类型，常用的灾难医学救援演练形式有：

1. 模拟场景演练　模拟场景演练是指由应急指挥机构成员以及各应急组织的负责人参加，按照应急预案及其标准运作程序，以桌面练习和讨论的形式对应急过程进行模拟的演练活动。因此也被称为桌面演练。

2. 单项演练　单项演练又称功能演练，是指针对某项应急响应功能或其中某些应急响应活动进行的演练活动。单项演练的特点是目的性强，演练活动主要围绕特定应急功能展开，无须启动整个应急救援系统，演练的规模得到控制，既降低了演练成本，又达到了"实战"锻炼的效果。

3. 综合演练　综合演练是指针对某一类型突发事件应急响应全过程或应急预案内规定的全部应急功能，检验、评价应急体系整体应急处置能力的演练活动，又称全面演练。综合演练一般采取交互式进行，演习过程要求尽量真实，调用更多的应急资源，开展人员、设备及其他资源的实战性演练，并要求所有应急响应部门（单位）都要参加，以检查各应急处置单元的任务执行能力和各单元之间的相互协调能力。

4. 区域性灾难医学救援演练　区域性灾难医学救援演练是在虚拟的事件条件下，区域应急救援系统中的各个机构、组织或群体人员，执行与真实事件发生时相一致的责任和任务的演练活动。这类事件往往影响范围广，参与应急行动的职能部门多，应急联合行动的指挥和调度是一项十分复杂的工作。因此，区域性灾难医学救援演练是检验、评价和保持区域应急能力的一个重要手段。

灾难医学救援演练类型有多种，不同类型的灾难医学救援演练虽有不同特点，其差别主要体现在受限于辖区应急管理实际需要和资源条件，演练的复杂程度和规模上有所差异，但在策划演练内容、演练情景、演练频次、演练评价方法等方面有着相同或相似的要求。

（三）灾难医学救援队伍演练的实施

灾难医学救援队伍演练实施阶段是指从宣布初始事件起到演练结束的整个过程。因为灾难医学救援演练有多种类型，实施的内容也有所不同。在各项准备基础上，主持人宣布灾难医学救援演练开始，模拟突发事件及其衍生事件出现，各应急力量严格按照演练脚本的程序及分工进行操作，模拟预先设计好的场景，如事件发生、信息报告、抢救人员、事故排除、现场清理等，逐一展开演练。整个过程应环环相扣、有条不紊、紧张有序。在实战演练中，各种意外情况较容易发生，演练控制难度大，控制人员要确保演练按照既定目标进行，责任重大。控制人员应分布在演练现场的关键区域，对演练人员的行为进行全过程的监督和控制，确保演练的真实性和严肃性，并及时与演练指挥沟通，严格把握演练的尺度和进度。例如，为了使整个演练活动能在规定时间内完成，一些在真实情况下需要几个小时才能完成的应急行动可以进行压缩,当出现响应和操作步骤后,控制人员即可停止该项演练。所有演练项目完成以后,控制人员应向演练指挥部报告,由演练指挥长宣布灾难医学救援演练结束。所有演练活动应立即停止,控制人员按计划清点人数,检查装备器材,查明有无伤病人员,若有则迅速进行处理,演练控制人员将组织专员清理演练现场,撤出各类演练器材。最后,演练后及时总结,进一步改进非常重要。

(孙贵新)

第三篇　灾难中救援（重于灾中）

第一章　灾难中建筑结构的评估

第一节　建筑结构的破坏等级评估

当发生地震灾害时，建筑结构会发生不同程度的破坏，进而造成不同程度的人员伤亡和经济损失。为满足震后对建筑结构破坏程度进行评估的现实需求，我国陆续出台了一些政府文件和技术标准，如原建设部抗震办公室印发的《建筑地震破坏等级划分标准》[（1990）建抗字第 377 号]和中华人民共和国国家质量监督检验检疫总局、中国国家标准化管理委员会发布的《建（构）筑物地震破坏等级划分》（GB/T 24335—2009）、《地震现场工作第 3 部分：调查规范》（GB/T 18208.3—2011）等，对建（构）筑物地震破坏等级划分的原则和方法，特别是不同结构类型建筑物破坏等级划分的具体要求和宏观描述都做出了相关规定和要求，具体如下：

一、划分原则和步骤

地震现场建筑物破坏等级的划分以承重构件的破坏程度为主，兼顾非承重构件的破坏程度，并考虑修复的难易和功能丧失程度的高低为划分原则，对不同类型的建筑物，应按照不同的结构特点划分，并引入相应的数量概念。建筑物地震破坏等级的划分，应以建筑物直接遭受的地震破坏为依据，震前已有其他原因造成的损坏，在评定地震破坏等级时不应考虑在内。具体应按照以下步骤划分建筑物地震破坏等级：①将建筑物按结构类型分类；②区分建筑物的承重构件和非承重构件，分别评定它们的破坏程度；③综合各个构件的破坏程度、修复的难易程度和结构使用功能的丧失程度，评定建筑物的破坏等级。

二、划分类别和标准

现有的标准中将建筑物遭受地震灾害时破坏的轻重程度划分为 5 类：①Ⅰ级，基本完好（含完好）；②Ⅱ级，轻微破坏；③Ⅲ级，中等破坏；④Ⅳ级，严重破坏；⑤Ⅴ级，毁坏（倒塌）。其实，对于不同结构类型的建筑物破坏等级划分有不同的评估标准，下面简要综合《建筑地震破坏等级划分标准》《建（构）筑物地震破坏等级划分》（GB/T 24335—2009）和《地震现场工作第 3 部分：调查规范》（GB/T 18208.3—2011）三个标准中的相关内容，给出以下划分标准供参考：

1. Ⅰ级　建筑物承重和非承重构件完好，或个别非承重构件轻微损坏，附属构件有不同程度破坏，一般不加修理即可继续使用。

2. Ⅱ级　个别承重构件出现可见裂缝，非承重构件有明显裂缝，附属构件有不同程度的破坏，不需要修理或稍加修理仍可继续使用。

3. Ⅲ级　多数承重构件出现轻微裂缝，部分有明显裂缝，个别非承重构件破坏严重，需要一般修理，采取安全措施后可适当使用。

4. Ⅳ级　多数承重构件破坏较严重，或有局部倒塌，需要大修、局部拆除，个别建筑修复困难，应采取排险措施。

5. Ⅴ级　多数承重构件严重破坏，结构濒于崩溃或已倒毁，已无修复可能，需拆除。

上述划分标准中破坏数量的含义如下：个别宜取 10% 以下；部分宜取 10%~50%；多数宜取 50% 以上。

（刘亚华　杜晓霞）

第二节　建筑结构的安全等级评估

破坏性地震发生后，为了快速有效地判定震

后建筑的安全性，最大限度地减少震损建筑对人员的二次伤害，在地震应急期内需开展科学合理、快速有序的震后建筑安全性应急评估工作。震后建筑物的安全性应急评估是判断震后建筑在一定条件下能否安全使用，让评估为安全的建筑物及时得到使用，有利于尽快安置灾后居民，这对稳定公众情绪、维护灾区社会稳定、保证抗震救灾工作有序进行具有重要意义。目前，为满足震后应急评估的现实需求，我国陆续出台了一些政府文件和技术标准，如住建部印发的《震后房屋建筑安全应急评估技术指南》（建质抗函〔2016〕84号）、《震后房屋建筑安全应急评估管理暂行办法》（建质〔2016〕253号）、《地震灾后建筑鉴定与加固技术指南》（建标〔2008〕132号）、《建筑震后应急评估和修复技术规程》（JGJ/T 415—2017），以及国家质量技术监督局发布的《地震现场工作第二部分：建筑物安全鉴定》（GB/T 18208.2—2001），一些地方政府也出台了相关技术标准，如《四川省震后建筑安全性应急评估技术规程》（DBJ51/T068—2016）等，对震后建筑物安全应急评估的相关内容做出了规定。但由于应急评估工作的组织部门不同，加之不同水平的评估人员使用的标准不一致、评估方法不同、评估内容和尺度各异等因素，导致了即使同一栋建筑物，不同的评估人员给出的评估结论可能不一致。下面分别简要介绍地震部门和建设部门在震后开展建筑物安全应急评估的具体工作内容。

一、地震部门的建筑物安全鉴定

地震部门的建筑物安全鉴定是按照《地震现场工作第二部分：建筑物安全鉴定》开展的，适用于震后地震应急期间在地震现场对震区建筑物的安全性进行鉴定，主要通过检查建筑的震损状况和原建筑的抗震能力，对在预期地震作用下的安全性进行鉴别和判定。应急期地震现场建筑物的安全鉴定只对单体建筑物进行快速鉴定，而且只是对建筑物在预期地震作用（即依据震情分析预估可能再次遭受到的地震影响）下的安全进行评定。特别是应首先对在抗震救灾应急期间急需恢复使用或尚在使用的重要建筑，可能用作救灾避难场所和可能危及救灾避难场

所安全的建筑，生产、贮藏可能引发严重次生灾害的建筑进行安全鉴定，并在安全鉴定的基础上提出预防措施建议。2005年11月26日江西九江、瑞昌5.7级地震现场，是《地震现场工作第二部分：建筑物安全鉴定》标准颁布后，地震部门组织开展的规模最大的一次地震现场建筑物安全鉴定工作。

地震现场建筑的安全鉴定，应按所处的地震作用、建筑物的使用性质、震损现状和原抗震设防水准，以及场地、地基和毗邻震害的影响，进行综合判断，必须在现场逐幢细致查看，对单体建筑快速进行鉴定。现场鉴定以目测其震损情况、查建筑档案和震害预测结果等资料，询问用户该结构的震前状况和以往震害经验为主，必要时采用仪器测试和结构验算。对建筑物上部结构的震损，要判断是否由场地影响和地基失效所致。开展建筑安全鉴定时，根据在地震应急期的使用性质，将建筑分为甲、乙、丙、丁4类：①甲类建筑，用作救灾避难中心和指挥部的建筑；②乙类建筑，生产、贮藏有毒、有害等危险物品或地震时不能中断使用的建筑和在地震应急期有大量人员活动的公共建筑；③丙类建筑，人员密集的公共建筑和居住建筑；④丁类建筑，除上述3类之外的其他建筑，也称一般建筑。建筑物安全鉴定的结果分为两种：

1. 安全建筑　在预期地震作用中可安全使用的建筑。根据在地震应急期的安全建筑震损现状，其基本要求如下：①甲类安全建筑，应无震损，或有个别损伤点，不影响承载能力和稳定性，若该建筑震前已有轻度损坏，但在震时应无扩展。②乙类安全建筑，主体结构和非结构构件无震损，或有个别损伤点，但不影响承载能力和稳定性；震损的抹灰层或其他装修装饰，无发生或再发生成片、成块跌落的迹象；在震前已有轻度损坏，但在震时应无明显扩展。③丙类安全建筑，主体结构可出现少量轻度震损，不影响建筑结构的稳定性，承载能力可稍有降低；震损的非结构构件或装修装饰，在采取紧急措施后，不再有发生倾倒、跌落的迹象；震前原已损坏处可有扩展，但不危及建筑整体和局部的安全。④丁类安全建筑，建筑的整体可为轻度震损，个别震损可较明显，不影响整体和局部稳定性，个别构件承载能力可有下

降,整体可稍有降低;非结构构件和装修装饰可有损坏,或已震落震倒,在采取紧急措施后,不再有发生倾倒、跌落的迹象;受震建筑在震前已有的破损,可有扩展,但不危及建筑整体和局部的安全。此外,安全建筑周围环境还应满足以下要求:①场地稳定,无山体崩塌、滑坡、垮岸、液化、水患等危及建筑安全的影响;②地基持力土层稳定,无滑移、不均匀沉降、承载力下降等影响;③毗邻建筑的震损,不会危及被鉴定建筑的安全。

2. 暂不使用建筑　在预期地震作用中,可能发生危及生命或/和导致财产重大损失的震害,不能确保使用安全,或建筑物的抗震能力和使用安全在地震现场一时难以评定的建筑。不符合上一条4类安全建筑各项要求的建筑物,应鉴定为暂不使用建筑。对暂不使用建筑进行应急排险后,可按受震建筑进行安全鉴定。

二、建设部门的建筑物安全评估

目前地震发生后由建设部门针对震后房屋建筑破坏程度组织开展的安全应急评估工作较为普遍和广泛。建设部门开展的建筑安全应急评估工作原则是属地为主、分级负责、客观公正、安全第一,评估结论可作为临时安置、防范次生灾害、确定震害损失和恢复重建的参考依据,评估对象应覆盖标准设防类(丙类)以上所有工程项目,优先评估特殊设防类(甲类)和可作为临时安置场所使用的重点设防类(乙类)工程项目,评估方法应按照《震后房屋建筑安全应急评估技术指南》和有关标准规范开展,通过实地观察和简单测量对震后房屋建筑的破坏程度做出应急评估。应急评估的工作内容主要包括对场地环境、地基基础、结构部分和非结构部分破坏情况的评估。应急评估的基本程序是:①确定需要应急评估的建筑;②对场地环境进行评估;③对建筑(包括地基基础、结构部分、非结构部分)进行评估;④做出应急评估结论;⑤对评估建筑提出原则性处理建议;⑥填写相关评估表格。

应急评估的具体方法如下:①场地环境同时满足地震后建筑场地无明显变化和周边相邻建筑物对其无安全影响2个条件,评为安全;场地环境如出现有对建筑造成直接危害的地质灾害(如滑坡、泥石流、滚石、液化等)的地段或有较宽地裂、较大震陷或隆起变形的地段中的任一种情况,评为危险。②地基基础同时满足地基保持稳定、地基基础无明显不均匀沉降(包括沉降、隆起、开裂等现象)、基础无明显平移、转动和变形3个条件,评为安全;地基基础如出现明显基地液化、地基失去稳定、地基基础整体破坏、多数(指多于50%,下同)基础构件破坏中的任一种情况,评为危险。③结构部分满足结构构件无损伤或个别(指少于5%,下同)结构构件损伤轻微,不影响主体结构安全中的任一条件,评为安全;结构部分出现结构局部倒塌或多数结构构件破坏任一情况,评为危险。④非结构部分满足非结构构件无损伤或部分(指少于50%,下同)非承重墙体出现轻微裂缝、部分抹灰层剥落、部分吊顶等装饰局部散落,但不影响人员生命安全中的任一条件,评为安全;非结构部分出现多数非承重墙、女儿墙等局部倒塌或严重开裂,多数悬挑阳台、雨篷等掉落或根部严重开裂中的任一种情况,评为危险。对地基基础和不同结构形式房屋建筑的构件破坏按照相应的评估细则进行判别。基于上述的评估方法,根据震后房屋建筑对人员生命安全的影响程度,评估结论分为"可以使用""禁止使用""暂停使用"三级。

1. 可以使用　同时满足场地环境安全、地基基础安全、结构部分安全、非结构部分安全4个条件,评为"安全使用"。评估为可以使用的建筑,当地震部门判定地震为孤立型或主震-余震型地震后,可以继续使用。

2. 禁止使用　出现场地环境危险、地基基础危险、结构部分危险中的任一种情况,评为"禁止使用"。评估为禁止使用的建筑,必须禁止使用,及时采取排险或适当的隔离措施。

3. 暂停使用　不属于安全和危险的建筑,评为"暂停使用"。评估为暂停使用的建筑,应暂停使用,必要时需采取排险措施。

当余震对建筑造成新的损伤或破坏时,对已经应急评估为安全和待定的建筑,应重新进行应急评估。应急评估结束后,应及时将评估结论用张贴(或悬挂)标识、油漆涂写等方式,在建筑出入口等明显位置进行标识(图3-1-2-1,见文末彩插)。

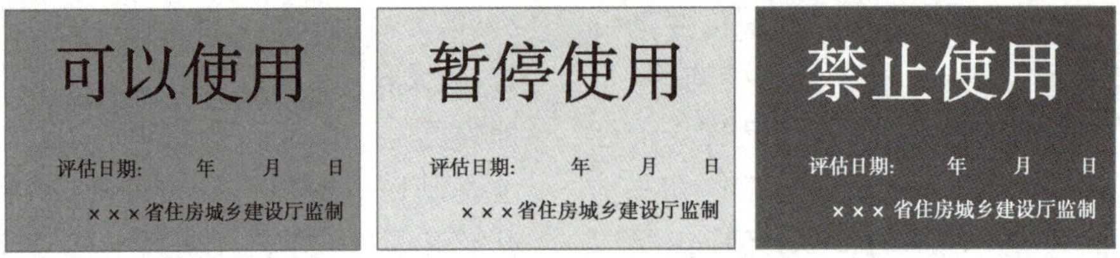

图 3-1-2-1 应急评估结论的标识示例

（刘亚华 杜晓霞）

第三节 建筑物倒塌救援特点

近年来随着我国经济建设的快速发展，城市规模不断扩大，各种建筑物特别是高层以及超高层建筑越来越多，但是由于普遍存在的自然破坏力和社会极端因素，各种建筑物都存在着不同程度倒塌的危险。地震、地质、台风、洪水、火灾等各种灾害都会造成建筑物不同程度的破坏乃至倒塌，造成一定数量的人员伤亡和财产损失，特别是高层及超高层建筑的倒塌后果更为严重，也会给救援带来更大困难。建筑物倒塌作为一种常见的灾难事故类型，是救援队伍抢险救援的重要任务之一，如何有效地组织开展建筑物倒塌救援是当前救援工作的一个难点。多年来的建筑物倒塌救援经验表明，建筑物倒塌救援有其自身的特点，需要进行深入分析并针对其特点采取科学有效的救援方法和技术，才能最大限度地抢救人民生命和财产安全。

一、建筑物倒塌的原因及事故特点

（一）建筑物倒塌的原因

自然和社会中能致使建筑物倒塌的因素有很多，例如地震、台风、海啸、泥石流、洪水等各种自然灾害都会造成建筑物倒塌，火灾、撞击、施工安全等事故中建筑物也会出现倒塌，各种原因引起的爆炸也会导致建筑物倒塌，甚至一些恐怖活动和犯罪行为等极端社会因素也能致使建筑物倒塌。事实上，根据我国现行相关规定，正常设计、正常施工、正常使用的建筑物在规定的竖向荷载作用下极少发生倒塌，但在发生偶然事件时可能发生倒塌。有些偶然事件是可防或 / 及可抗的，如撞击、爆炸、地震、火灾，以及人为错误等；有些偶然事件是几乎不可防、不可抗的，如泥石流、山体滑坡、洪水、森林火灾和风灾等自然灾害。我国

出台了《建筑结构抗倒塌设计规范》（CECS 392：2014），针对上述可防或 / 及可抗的偶然事件，对建筑结构抗连续倒塌设计、抗地震倒塌设计、抗火灾倒塌设计、施工期间防连续倒塌设计，以及房屋建筑外围护结构抗爆炸倒塌设计进行了规定，避免发生偶然事件时建筑结构倒塌破坏，减少人员伤亡及经济损失。

（二）建筑物倒塌事故的特点

1. **突发性强** 建筑物倒塌事故的原因比较复杂，不管是地震、台风、火灾等灾害，还是设计缺陷、施工质量、人为破坏等事故，有很多都是偶然因素。除个别自然灾害有一些先兆外，大部分建筑物倒塌事故都不可预见，瞬间发生，使正在工作、生活的人们来不及做出有效的反应和抗御，就被埋没在建筑物倒塌的废墟中，具有很强的突发性。

2. **破坏性大** 正是由于建筑物倒塌事故具有突发性，大量的人员和财产来不及做出防范和转移就被掩埋，人员受到致命伤害，财产遭受严重损失。而且一般的建筑物倒塌事故可能会使建筑物内部供电、燃气等设施毁坏，容易引发火灾、二次倒塌等，尤其是化工企业建筑物倒塌还容易造成有毒有害物质泄漏等，导致灾害进一步扩大，破坏性极大，而且恢复时间也很长。

3. **社会影响大** 建筑物倒塌事故毫无规律性，加之其突发性和破坏性，大量的人员生命和财产遭到破坏，现场秩序比较混乱，幸存者迫切搜寻亲人的哭闹、慌张，加之现在网络新媒体广泛应用，现场的图片视频等信息第一时间就能传播出来，引发社会普遍关注，影响极大。

4. **救援难度大** 建筑物倒塌事故往往会导致大量的人员埋压，投入的救援力量较多，涉及消防、公安、医疗、水电、燃气、交通等多个部门，还有民间组织和志愿者，相互交叉影响，而且现场还存在着

水电、燃气等泄漏以及发生火灾、二次倒塌的危险，特别是初期对倒塌现场和埋压人员情况不了解，救援队伍之间协作联动还不顺畅，救援难度很大。

下面以地震灾害为例，分析建筑物倒塌的主要类型和特点，以及建筑物倒塌救援的主要特点和对策。

二、建筑物倒塌的主要类型和特点

地震灾害现场往往会造成大量建筑物倒塌，在不同类型的倒塌建筑物中进行救援其过程极其复杂，对埋压人员的搜救方案、方法与技术也存在差异，特别是一些建筑物倒塌后造成的深层埋压救援对救援人员和埋压人员更是极大考验。因此需要对建筑物倒塌进行分类，掌握不同建筑物倒塌类型的生存空间和特点规律，为快速定位埋压人员位置，采取科学高效的救援技术和方案提供支持，还能有效缩短救援时间，提高救援行动效率。国内外相关人员针对震后建筑物倒塌的类型开展了大量的案例研究，提出了不同的分类方式，目前普遍应用的是根据建筑物倒塌后形成的生存空间等特点进行分类，下面主要介绍几种常见的建筑物倒塌类型。

（一）层叠式倒塌

地震灾害中，如果建筑物某层的竖向承重构件如承重墙或柱都发生破坏，经常会出现楼板完全塌落并堆叠在一起的倒塌类型，有时候是建筑物底层或中间某层塌落，有时候是多层楼板一起塌落，就会形成"层叠式倒塌"，也叫"馅饼式倒塌"（图3-1-3-1）。由于建筑物构件以及内部家具、设备或较大物品的存在一般会阻断楼板的堆叠，并形成一些独立的狭小空间，救援实践中，幸存者一般被发现于这些独立的狭小空间，但这个空间可能会位于几层楼板之下。因此，这种倒塌类型的建筑物内空间往往非常有限，比较狭小，并且很难进入，被困人员的存活率较低，需要进行复杂的搜索定位和足够长的废墟瓦砾移除时间来建立营救通道，救援难度较大，如果有吊车等大型设备可能会加快救援进程。

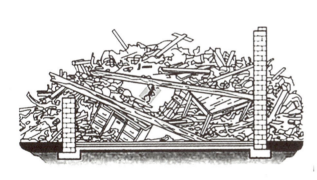

a

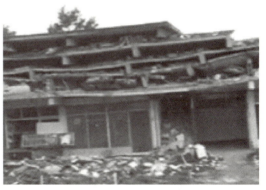

b

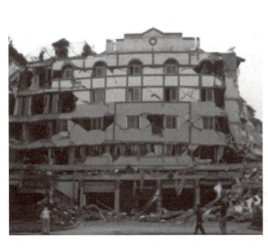

c

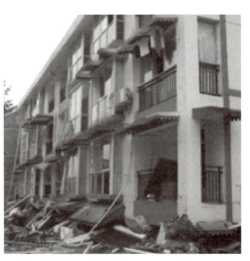

d

图 3-1-3-1　层叠式倒塌类型

a.层叠式倒塌示意图；b.多层倒塌堆叠；c.中间某层倒塌；d.底层倒塌

（二）倾斜式倒塌

地震灾害中，如果建筑物一侧的墙体或柱或梁端发生破坏，如砌体结构承重墙外闪或框架结构的柱或梁端破坏等，导致楼板或屋顶一端完全塌落，另一端未发生破坏或仍有连接和支撑，就形成了"倾斜式倒塌"。如果塌落的一端下方有支撑，被称为"有支撑的倾斜式倒塌"，这种倒塌类型通常会形成一个三角空间，如果幸存者恰好位于三角空间内意味着生存的可能性比较大。如果塌落的一端下方没有支撑，被称为"无支撑的倾斜式倒塌"，这种倒塌类型极其不稳定，是最具有危险性的倒塌类型，因为即使很轻微的外部冲击力也可能导致二次倒塌，使废墟中的救援人员和被困人员面临生命危险，因此进入这种废墟结构营救被困者十分危险。在进入前必须采取措施如进行支撑加固等以消除危险（图 3-1-3-2）。

（三）V/A 字形倒塌

地震灾害中，如果建筑物楼板由于中心支撑部位破坏或楼板超载造成中间部位破坏，楼板中部不堪重负断裂塌落并止于下层楼板上，而楼板梁端尚支撑在外墙上，就形成了"V 字形倒塌"。这种倒塌类型在 V 字形两翼下方会形成较大的生存空间，如果幸存者位于这种空间内，倒塌的楼板形成了一道屏障，使废墟构件不会落在他们身上，存活率较高。与 V 字形倒塌相反，如果建筑物楼板两端的支撑墙体向外倾斜或倒塌，楼板梁端与外承重墙分离但被一个或多个内承重墙、框架梁和非承重隔断墙所支撑，就形成了"A 字形倒塌"。这种倒塌类型中，位于承重墙两侧三角空间内的幸存者存活率较高，而楼上的被困人员往往被上层构件和瓦砾压埋，存活率较低（图 3-1-3-3）。

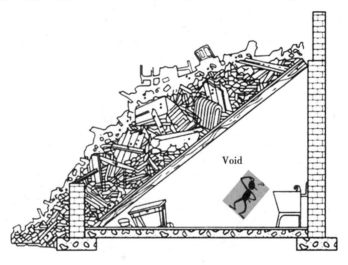

a

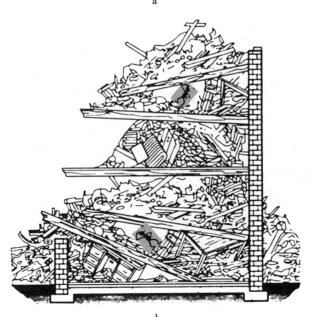

b

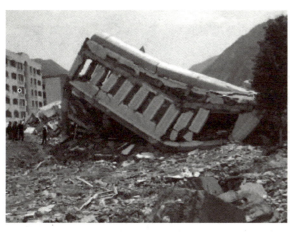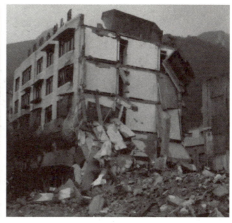

图 3-1-3-2　倾斜式倒塌类型

a. 有支撑的倾斜式倒塌示意图；b. 无支撑的倾斜式倒塌示意图；

c. 有支撑的倾斜式倒塌；d. 无支撑的倾斜式倒塌

（四）复合式倒塌

地震灾害中，由于墙、梁、柱等承重构件严重破坏造成建筑物大面积倒塌，各种构件相互随机支撑形成不规则的狭小空间，空间上方和周围往往堆积大量倒塌的建筑物构件和瓦砾，有时极不稳定，给救援行动带来较大的危险和难度。实际情况中，建筑物的倒塌类型非常复杂，在一栋建筑物内经常可以见到各种倒塌类型的组合形式，形成各种复杂的生存空间，称为"复合式倒塌"（图 3-1-3-4）。

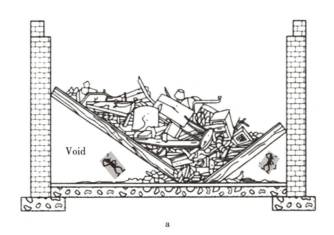

a

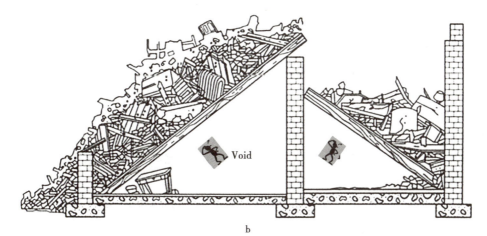

b

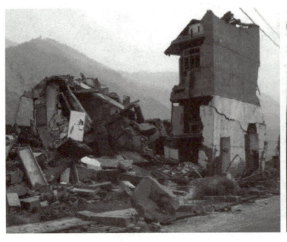
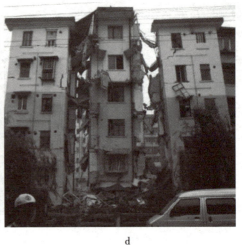

c   d

图 3-1-3-3 V/A 字形倒塌类型

a. V 字形倒塌示意图；b. A 字形倒塌示意图；c. V 字形倒塌；d. A 字形倒塌

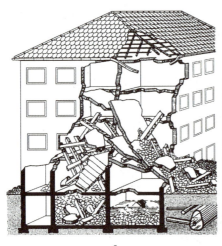
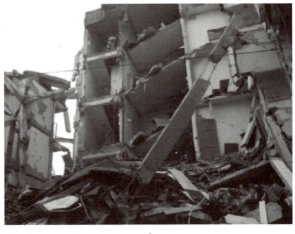

a   b

图 3-1-3-4 复合式倒塌类型

a. 复合式倒塌示意图；b. 复合式倒塌

三、建筑物倒塌救援的主要特点和对策

很多建筑物倒塌事故救援工作中都出现过救援人员伤亡的案例，因此在掌握建筑物倒塌原因及事故特点的基础上，分析建筑物倒塌救援的主要特点，研究制定建筑物倒塌救援的针对性对策，可以大大提高建筑物倒塌救援工作的效率。

（一）建筑物倒塌救援的主要特点

1. 救援人员多，指挥协调难 地震灾害现场造成的建筑物倒塌数量多、分布广，政府、消防、公安、供水、供电、煤气、医疗乃至军队等相关部门都会派出人员到现场参加救援行动，各职能部门任务不同，相互不了解，救援力量相互之间需要协同作战，现场救援行动可能是多路、多方向、多种类、多方式同时展开，组织指挥纷繁复杂，沟通协调存在困难，很大程度会影响救援行动的效率。

2. 救援时间长，保障任务重 地震灾害现场的建筑物倒塌救援往往需要较长的时间，特别是针对埋压较深的被困人员，还需要专业的救援装备保障，包括各种生命探测装备、可燃气体和有毒气体检测仪等侦检装备，手动、机动和化学切割破拆装备，以及躯体固定气囊、自动呼吸复苏器等救生装备，可能还需要吊车、铲车等大型装备。同时还得做好燃料、饮食、生活等各项后勤保障和通信保障。

3. 救援难度大，潜在危险多 地震灾害现场大量建筑物倒塌，残垣断壁、危梁斜板互相缠绕、挤压、掩埋，对被困人员埋压的具体方位和准确地点很难把握，即使搜索定位到了被困人员，建立营救通道也需要各种专业的救援装备和有经验的救援人员，而且倒塌现场往往隐藏着多种潜在危险因素，对开展安全高效的救援行动会造成一定的影响。

4. 救援经验少，心理压力大　虽然平时经过培训演练，救援人员对建筑物倒塌救援的处置程序和方法已经了如指掌，但一旦亲临现场参加救援行动，理论与实践的差距就会表露出来。加之救援现场气氛紧张，救援人员无时无刻不在面对来自各方的压力，对指挥人员的决策判断和操作人员的搜救行动都会造成一定的影响。

（二）建筑物倒塌救援的主要对策

1. 突出重点，积极救人　救援队伍要在第一时间内开展搜救行动，始终坚持"以人为本"的指导思想积极救人。地震灾害现场有大量建筑物倒塌，首先需要确定重点救援目标，通过对有无幸存者、倒塌建筑物中生存空间大小、倒塌建筑物的稳定性、救援所需时间的长短等因素的判断，按照先浅后深、先易后难的原则确定救援的优先顺序；其次在第一时间到达建筑物倒塌现场后就要通过询问当地群众，了解倒塌建筑物的基本情况，开展结构安全评估和搜救方案的制定，快速准确地判断幸存者的具体位置，进而展开营救行动，最大限度抢救生命。

2. 明确职责，统一指挥　各种救援力量到达建筑物倒塌现场后，要迅速成立现场指挥部，统一指挥调度并协调各方救援力量共同开展救援行动。公安部门设立警戒区，清理现场无关人员、家属、群众，交通部门采取交通管制措施疏散周边道路拥堵，医疗部门为埋压人员和营救出来的人员提供紧急医疗救助，市政部门调派吊车、铲车等机械开展现场吊拉、扒运作业，电力部门切断电源和提供应急供电，消防救援队伍和专业救援队伍负责现场搜索和营救行动。各方力量在现场相互配合，统一指挥，协调行动，最大限度抢救生命。

3. 安全第一，做好防护　建筑物倒塌救援要坚持"安全第一"的基本原则，在进入倒塌现场前做好危险品侦检和废墟结构安全评估工作，判断现场是否存在有毒有害等危险品和废墟结构的稳定性能否进入，识别现场各种潜在危险做出标识并采取必要措施，同时根据现场调查评估结果确定倒塌建筑物的进入通道、紧急撤离路线和安全区域，评估搜救行动过程对倒塌建筑物稳定性的影响，并设置安全员从多角度全方位对救援行动持续进行监控，避免出现二次倒塌，救援过程中必须树立"防护"意识，做好个人防护准备，确保安全行动。

4. 强化装备，加强训练　建筑物倒塌救援有其专业性和特殊性，往往需要专业的救援装备支持，救援队伍配备的装备水平决定着队伍的技术水平和行动能力。建筑物倒塌救援应按照专业队伍组成的管理、搜索、营救、后勤、医疗五项功能所对应的任务强化装备配置，特别是搜索、通信、破拆、剪扩、顶升、移除、绳索、安全、医疗等装备，甚至可以配置一些先进的机器人装备，以降低救援过程中的危险性。同时还应该加强救援人员的培训和演练，使其熟悉现场的处置流程、救援的技术方法、装备的操作使用，以及突发的应变能力，最大限度地发挥救援人员和装备的效能。

（刘亚华　杜晓霞）

第二章　灾难发生时的现场评估

现代城市面临的主要自然灾害类型包括地震、台风、暴雨、洪涝、泥石流、滑坡塌陷等多种灾害，同时，还有很多人因灾害包括火灾、泄漏、爆炸及交通事故等，一旦上述灾害发生后且超过工程设施设防能力，就可能会对人民生命或财产造成破坏和损失，从而形成灾难性后果，即由灾害转为灾难。面对发生的自然灾害或因灾害导致的各类灾难，开展灾中的及时救援尤其是医学救护对保障人民群众生命安全、尽量减少损失具有十分重要的意义，为此，为指导和配合现场开展医疗救援和救治，需对灾难现场进行及时评估。根据城市主要灾害类型及其破坏，从灾害发生的区域及其影响、建构筑物破坏和人员活动等方面进行分析。

近年来，国际组织对灾害评估工作高度重视，通过研究开发了一系列专业的灾害评估工具，包括联合国拉丁美洲和加勒比海经社理事会（ECLAC）于20世纪90年代初提出的一套评估自然灾害对社会经济影响的方法，世界气象组织（WMO）和全球水伙伴（GWP）发展的一套洪水损失评估工具，联合国、欧盟和世界银行开发一套灾后需求评估软件，美国联邦应急管理署（FEMA）组织针对地震、台风、洪涝和海啸研制的Hazus系统等，重点针对灾前风险、灾后早期灾情和救灾需求进行评估。在我国开展灾情评估有一定的历史，我国的灾情评估集中在两个层面，一是履行减灾救灾管理职能的政府部门实施灾情评估，二是研究层面对于不同类型灾情评估的应用实践。配合城市灾害医学救援等需求，开展灾害发生时的现场评估，对指导现场组织医学救援等具有重要的现实意义。

第一节　灾害区域地质灾害危险性评估

一旦城市等区域发生地震、洪水等自然灾害，其区域内地质状况将会发生影响变化，尤其是高烈度地震。在地震影响范围内，地壳表层出现的各种震害及破坏现象称为地震效应。对于工程建筑物来说，地震效应大致可分为场地破坏效应和强烈地震动效应两个方面，它与场地工程地质条件、震级大小和震中距等因素有关。其中，地震灾害可能导致的场地地质破坏形式有：①场地破坏效应，包括地面破裂效应、斜坡破坏效应和地基变形破坏效应；②强烈地震动效应，包括地震力对建筑物的作用以及地震周期对建筑物的影响。同时，若区域场地发生地震等灾害，潜在的地质灾害破坏形式表现为：①地面运动，地面运动是地震波在浅部岩层和表土中传播而造成，地面破坏与地震烈度有关；②断裂与地面破裂，在地面发生地震破裂的地方，往往出现建筑物开裂、道路中断、市政管道断裂等现象，所有位于断层上跨越地层的地形地貌均被错开，有时地面还会产生规模不同的地裂缝；③余震，余震经常使地震灾害加重，余震是主震后较短时间内发生震级较小的地震；④火灾，地震后引发次生火灾是一种比地面运动造成的灾害还要大的次生地震效应；⑤斜坡变形破坏，在陡峭的斜坡地带，地震震动可能引起表土滑动或陡壁坍塌等地质灾害；⑥沙土液化，沙土液化现象在多数大地震中可见；⑦地面标高改变，地震还会造成大范围的地面标高改变，诱发地面下沉或岩溶坍塌；⑧海啸，地震引发海浪主要发生在沿海区域，也称海啸，水下地震是引发海啸的主要原因；⑨洪水，洪水是地震的次生灾害或间接灾害,地震诱发的地面下沉、水库大坝溃决或海啸均可引发洪水。

针对常见的地质灾害,主要是地质场地发生滑坡失稳等问题。场地内发生地质灾害后,通过对评估区地质灾害调查和资料的综合研究,查清评估范围内的地质环境条件及地质灾害类型、分布、规模,对可能遭受地质灾害的危险性进行评估,分析评价地质环境的影响和可能诱发或加剧的地质灾害的危险性,并作出预测及综合评估,提出应采取的防治措施和进行场地适宜性评价。根据地质灾害分析可包括两个部分,即灾害区域地质现场调查和地质灾害危险性评估。

灾害区域地质现场调查以环境工程地质测绘为主,主要采用穿越、追踪法及剖面测绘等方法进行。现场地质调查需出具原始卡片记录和调查路线实测手图等原始资料,报告中应反映现场调查的点、线密度。收集资料主要包括:区域地质、水文地质、工程地质、环境地质、地形地貌、地震、气象水文、植被及人类经济工程活动等,其中需要重点收集的资料包括:矿床地质勘查资料、成果、矿产资源开发利用方案,需列出所收集利用资料目录(明确编著单位及时间)。

常用地质灾害危险性评估技术要求包括:①现状评估,应对评估区内潜在致灾地质体或致灾地质体作用的发生可能性、可能造成的损失大小和危险性进行评估;②预测评估,应对评估区内工程建设中和建成后诱发或加剧地质灾害的可能性、可能造成的损失大小和危险性进行评估;③地质灾害可能造成的损失大小;④综合评估,应根据地质灾害危险性现状评估、预测评估结果,按照致灾地质体发生地质灾害的危险性区内相同、区际相异原则进行地质灾害危险性分区;⑤地质灾害防治措施建议和用地适宜性评估,根据地质灾害危险性评估结果,应提出地质灾害防治措施建议,并做出场地地质灾害安全风险评估。

（胡群芳　翟永梅　丛北华）

第二节　灾害区域建筑物受损及危险评估

各类灾害中导致建筑物发生破坏的主要灾害类型是地震灾害,国内外发生的历次地震灾害表明,一旦建筑物发生受损或破坏后将会导致严重的人员伤亡和经济损失,从而形成灾难事件。震后房屋安全性应急评估的目的是在建筑物遭受地震灾害后,尽可能迅速地判定由于随后的余震引发倒塌的危险性以及建筑物的局部坠落或翻倒、倒塌的危险性,并据此判定结果,为受灾建筑物在震后实施加固修复之前的临时使用提供现状安全状态信息,防止再次发生威胁人身生命的二次灾害。

一、地震灾害现场调查及建筑物评估

地震对人类的危害主要是由地震断层、地层形变和地震弹性波造成的地表破坏、建筑物损毁等引发的人员伤亡与经济损失。我国一直没有真正意义上的地震灾后应急评估方面的标准。汶川地震中的应急评估主要是依据原建设部抗震办公室印发的《建筑地震破坏等级划分标准》[(1990)建抗字第 377 号]开展工作。该标准根据建筑物的破坏情况将建筑的地震破坏划分为基本完好、轻微损坏、中等破坏、严重破坏、倒塌五个等级。2017 年 2 月发布了《建筑震后应急评估和修复技术规程》(JGJ/T 415—2017),该标准中将建筑的应急评估结论分为安全、待定、危险三级。

2017 年 8 月 8 日九寨沟地震发生后,按照《四川省震后建筑安全性应急评估技术规程》(DBJ 51/T 068—2016)开展了震后房屋安全性应急评估工作。根据地震对建筑造成的破坏程度评估建筑的现状安全状况,分别作出"可用""限用"和"禁用"结论(表 3-2-2-1)。

表 3-2-2-1　九寨沟"8·8"地震建筑物应急评估结果统计

房屋类型	评估等级类型百分比		
	可用	限用	禁用
住房	58.1%	28.9%	13.0%
学校	75.3%	16.1%	8.6%
医院	80.9%	12.8%	6.3%
政府	76.1%	16.1%	7.8%
寺庙	8.3%	33.3%	58.4%
宾馆	52.9%	30.0%	17.1%

二、一般砖混结构的典型震害分析

1.墙体的剪切型破坏裂缝　砖混结构中多

数刚度较大墙体出现该类型的损坏，剪切型破坏裂缝首先出现在窗下带，当出现在窗间垛时破坏较为严重，破坏分为四个阶段：开裂—滑移—碎落—压溃。

图 3-2-2-1 所示的裂缝具有一定宽度，但裂缝两端发展未到达墙体边缘，即裂缝尚未发生滑移，处于开裂阶段，竖向承载力仍有一定保障。

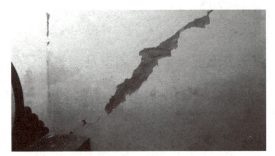

图 3-2-2-1　剪切斜裂缝破坏形态（开裂阶段）

图 3-2-2-2 所示的裂缝发展到边缘，将墙体划分为几个几何体，两侧边三角形发生滑移错动，处于滑移阶段，如果两侧没有约束构件，则竖向承载力受到很大影响。

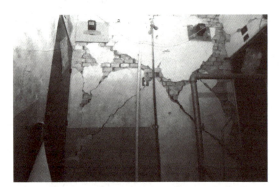

图 3-2-2-2　剪切斜裂缝破坏形态（滑移阶段）

如图 3-2-2-3 所示，底层承重纵墙出现严重交叉斜裂缝，墙体已经出现压溃情况，并形成很多独立几何体散落，丧失承载能力，房屋岌岌可危。

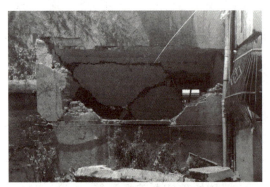

图 3-2-2-3　剪切斜裂缝破坏形态（压溃阶段）

2. 弯曲型破坏裂缝　该类型裂缝主要是多层空旷房屋的震害，表现为房屋出现平面的弯曲破坏导致局部倾倒。如图 3-2-2-4 所示，因建筑本身具有前倾平面布局，加之纵横墙连接不善，致房屋发生弯曲破坏，后侧纵墙完全倒塌，房屋整体前倾。

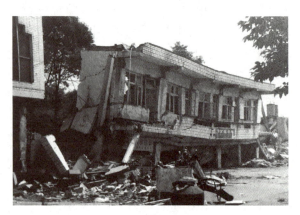

图 3-2-2-4　外纵墙外倾、房屋整体前倾破坏图

三、火灾现场调查及建筑物评估

参考《消防词汇第 1 部分：通用术语》（GB/T 5907.1—2014）将火灾定义为在时间或空间上失去控制的燃烧所造成的灾害。建筑火灾的起因多种多样，大致可分为六类：①生产生活用火不慎；②违反生产安全制度；③电气设备设计、安装、使用或维护不当；④自燃、雷电、静电、地震等自然灾害引起；⑤人为纵火；⑥建筑布局或者材料选用不当等因素促进火灾蔓延。

建筑火灾是一种空间受限的燃烧，根据室内火灾温度随时间变化的特点，可以将其划分为图 3-2-2-5 所示的四个阶段。

火灾后建筑物受损诊断的现场检测，是利用

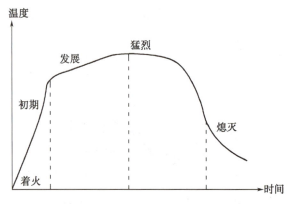

图 3-2-2-5　室内火灾温度 - 时间变化图

专业的仪器设备等进行现场测试以获取各种物理力学参数的过程,检测结果是对结构构件乃至整个建筑物进行受损分析和加固的依据。现场检测的主要内容包括:①火灾后结构材料性能的检测;②受损结构外观检测;③火灾引起的建筑物及建筑构件变形检测。由于遭受火灾后的结构损伤、材料性能变化很复杂,仅仅依靠某种单一的方法很难获得可靠的检测结果,所以应尽可能地采用多种方法进行检测,然后加以综合分析。现场检测应分区进行。区域划分原则上依据火灾温度区域特征,特殊情况下可根据现场调查的构件损坏情况来确定。

根据调查、检测、计算和分析结果,对建筑结构的损伤程度进行分级综合评定,以决定结构是采用修复还是拆除。建筑物火灾受损评定可分为四个等级,具体分级特征如下:

1. 钢筋混凝土结构

一级:轻度损伤。混凝土表面温度低于70℃,混凝土表面有少许裂缝和龟裂,钢筋保护层基本完好,不露筋,不起鼓脱落,对结构承载能力影响很小。对此类轻度损伤的结构,只需将结构表面粉刷层或表面污物清除干净,用涂抹灰等措施处理即可。

二级:中度损伤。混凝土表面温度在700℃左右,受力钢筋温度低于300℃,露筋面积小于25%,裂缝较宽,并有部分裂缝贯通,局部龟裂严重,但混凝土与钢筋之间的黏结力损伤较轻,结构承载能力下降幅度不大。对此类中度损伤的结构,除对表面裂缝处理外,对损伤严重部位应采取局部补强加固措施处理。

三级:严重损伤。混凝土表面温度达700℃以上,受力钢筋温度低于350℃,露筋面积小于40%,局部龟裂、爆裂严重,混凝土与钢筋之间的黏结力局部破坏严重,结构承载能力严重下降。对此类严重损伤的结构,应根据高温下结构强度计算,按等强度加固原则,采用配置加固钢筋措施予以加固处理。

四级:严重破坏。混凝土表面温度达800℃以上,受力钢筋温度低于400℃,露筋面积大于40%,结构挠度超过规范允许数值,混凝土与钢筋之间的黏结力严重破坏,结构承载能力基本丧失。对此类严重破坏的结构,一般应予以拆除(表3-2-2-2,图3-2-2-6)。

表 3-2-2-2　混凝土烧损情况的近似温度

表面颜色	开裂和破损情况	近似温度 /℃
沾有黑烟	少数裂缝和龟裂	200~300
粉红色	有爆裂和沿钢筋的纵向裂缝	300~600
灰白色	有保护层剥落和露筋	600~800
浅黄色	有大块保护层脱落和混凝土呈疏松粉末状	800~900
浅黄色	有熔结现象	950~1 200

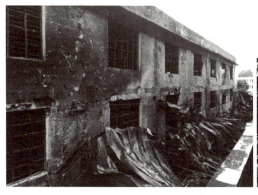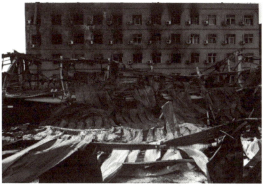

图 3-2-2-6　钢筋混凝土建筑火灾受损

2. 钢结构

金属材料在不同温度下其结构状态将发生变化(表3-2-2-3),根据金属材料不同的耐火等级可分为四级。

一级:轻度损伤,仅防护层和耐火覆盖材料损伤。

二级:中度损伤,构件略有变形(局部弯曲、扭曲等),表面温度达400~500℃。

三级:严重损伤,构件有明显变形,表面温度达500~600℃。

四级：严重破坏，构件有严重变形，表面温度大于 600℃。

表 3-2-2-3　金属材料变态温度

材料名称	代表物件	变态情况	近似温度 /℃
铅	铅管、蓄电池	锐边变圆或有滴状物	300~350
锌	小五金、机具	有滴状物	400
铝和铝合金	门窗建筑配件	有滴状物	650
银	餐具、装饰物	锐边变圆或有滴状物	950
黄铜	小五金、锁、建筑装修	锐边变圆或有滴状物	950
青铜	窗框、工艺品	锐边变圆或有滴状物	1 000
紫铜	电线、铜币	锐边变圆或有滴状物	1 100
铸铁	水管、暖气片	有滴状物	1 100~1 200
低碳钢	支架、家具	扭曲变形	> 700

轻度受损构件只是在构件局部范围内的表面受损，如局部剥落或微裂等。这种构件只要铲除原粉刷层，用钢丝刷刷去烧损层和浮灰，再用纯水泥浆刷一道，最后用 1 : 2 的水泥砂浆粉刷至原设计尺寸即可。

严重受损和中度受损构件由于在火灾中已失去或部分失去承载能力，混凝土爆裂、露筋、截面削弱严重，严重受损构件还伴随有附加挠度出现。因此，对于这两类构件的烧伤层修复处理应按以下顺序进行：①设置安全支撑。②铲除构件原粉刷层，凿去混凝土烧疏层；混凝土烧疏层和烧伤层从宏观上看有明显的分界线。烧疏层的混凝土一般呈浅黄色，强度明显降低，用手指即可捏成粉末；而烧伤层的混凝土一般呈粉红色，强度有一定的下降。由于各构件甚至同一构件不同位置的烧伤程度各异，凿除烧疏层的厚度应在火灾检测或加固人员指导下完成。凿除工作应仔细，避免因施工而将混凝土未烧疏层振松脱落。③用钢丝刷刷去浮浆，并用具有一定压力的清水将表面冲洗干净，最后用纯水泥浆或其他界面剂刷一道。④构件截面复原，构件截面复原须根据烧伤层凿除后的实际情况，并结合结构修复加固方案和使用要求选择合理的截面复原方法。

四、台风现场调查及建筑物安全评估

台风是热带海洋上生成的热带气旋中强度最强的一级（表 3-2-2-4），具有突发性强、破坏性大的特点，是最为严重的自然灾害之一。一般来说，达到 12 级以上的大风（即台风）可以吹倒树屋、摧毁测风仪器。除了强风、暴雨、风暴潮等直接灾害外，台风还会引发洪水、山体滑坡、泥石流、内涝、龙卷风、瘟疫、生态灾害等次生灾害，造成严重的建筑破坏、经济损失和人员伤亡。

表 3-2-2-4　热带气旋的分类

热带气旋等级	中心附近最大风力	风速 /(m/s)
热带低压	6~7 级	10.8~17.1
热带风暴	8~9 级	17.2~24.4
强热带风暴	10~11 级	24.5~32.6
台风	≥ 12 级	> 32.6

由于高层建筑和高耸结构的主要特点是高度较高和水平方向刚度较小，因此，水平荷载会引起较大的结构变形。

强风导致建筑物等工程结构破坏的案例屡见不鲜，其导致工程结构破坏主要表现在以下方面：①导致结构发生强度破坏，出现结构开裂、屈服甚至倒塌；②造成结构出现过大变形，引起外墙、装饰材料出现疲劳破坏；③引起过大震动，影响工程结构内部人员的舒适感；④局部强风作用引起门窗、女儿墙等外围护结构破坏。例如，1926 年的一次大风导致美国 Meyer-Kiser 大楼钢框架发生严重的塑性变形，造成围护结构严重破坏，大楼在强风中剧烈摇晃（图 3-2-2-7）。2016 年 9 月 15 日，第 14 号台风"莫兰蒂（Typhoon Meranti）"在福建厦门登陆，造成严重的建筑物损坏。

针对不同类型建筑中选出有代表性的结构作为模型样本进行分析，定义了损伤级别，分为未破坏、轻微破坏、中度破坏、严重破坏、完全破坏五个等级，并给出了各构件相对应的损失程度。

1. 老旧民房风灾破坏形式　单层老旧民房一般为双坡屋面，由砖墙和木屋架组成，木屋架搭在砖墙上，上面搁置木檩条，用瓦或油毡作为屋面覆盖层。老旧砖房的破坏主要集中在屋面易损部位，包括屋檐、屋脊、屋面转角处等，砖墙少有破坏。

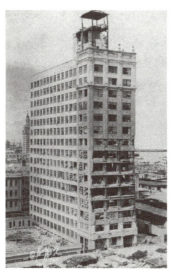

图 3-2-2-7　美国 Meyer-Kiser 大楼风致破坏

少部分严重的整个木屋架被吹垮,塌落到室内;而大部分则是屋面瓦或油毡局部被掀掉(图 3-2-2-8、图 3-2-2-9)。

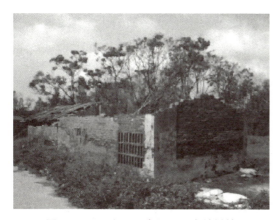

图 3-2-2-8　老旧民房屋面完全被掀掉

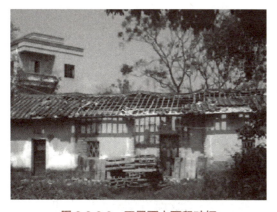

图 3-2-2-9　瓦屋面大面积破坏

2. 轻钢结构工业厂房风灾破坏形式　简易轻钢结构厂房整体刚度差,主体结构强度和稳定性不足,抗侧向风荷载能力弱,在强台风中容易发

生整体性倒塌(图 3-2-2-10、图 3-2-2-11)。

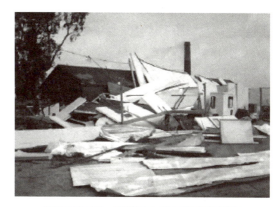

图 3-2-2-10　某简易办公厂房完全倒塌

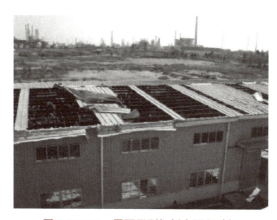

图 3-2-2-11　屋面压型钢板大面积破坏

五、洪涝现场调查及建筑物评估

洪涝灾害发生后,由于城市建筑物及生命线系统如供水系统毁损、食物安全难以保障、居住条件受到破坏、人群与病媒生物的接触机会增多、人口流动性加大、人群抵抗力降低,以及卫生服务可及性降低等因素影响,极易发生各类传染病疫情,特别是肠道传染病和自然疫源性疾病疫情的暴发和流行。因此,针对城市洪涝灾害重点调研易发积水、滑坡和建筑物毁损等区域,需要开展安全性评估和疾控状态评估。

（丛北华　翟永梅　胡群芳）

第三节　灾区受灾人员活动安全评估

近年来,我国自然灾害频发,特别是地震、洪涝、干旱等较大灾害多次发生,对当地的公共安全构成严重威胁。同时,自然灾害往往会造成人与其生活环境间生态平衡的破坏,为传染病的流行创造条件,进一步威胁灾区公众的身心健康和生命安全。因此,开展灾区受灾人员活动状况评估,做好传染病预防和控制工作,对保护灾区居民健康、维护灾区社会稳定、减轻灾区损失具有重要的意义。

一、人员活动对灾区传染病流行因素的影响

自然灾害往往造成大规模的人口聚集流动。1976年,唐山地震时伤员后送直达位于我国西南腹地的成都和重庆。在城市重建期间,以投亲靠友的方式疏散出来的人口,几乎遍布整个中国。而在现今的经济条件下,灾区居民外出从事劳务活动,几乎成了生产自救活动中最重要的形式。人口的大规模迁徙,首先是给一些地方病的蔓延创造了条件。历史上的一些著名的疾病大流行,如中世纪的黑死病,以及我国云南历史上最近一次鼠疫大流行,都是从人口流动开始的。

人口流动造成了两个方面的问题。第一,当灾区的人口外流时,可能将灾区的地方性疾病传播到未受灾的地区;更重要的是,当灾区开始重建,人口陆续还乡时,又会将各地的地方性传染病带回灾区。如果受灾地区具备疾病流行的条件,甚至可能造成新的地方病区。人口流动带来的第二个重大问题是,它干扰了一些主要依靠预防接种控制的疾病的人群免疫状态,造成局部的无免疫人群,从而为这些疾病的流行创造了条件。在我国,免疫规划已相当广泛地开展,脊髓灰质炎、麻疹的控制已大见成效,甲、乙型肝炎的发病也得到有效控制。由于灾害的干扰,计划免疫工作难于正常进行,人群流动使部分儿童漏种疫苗,这些状态均有可能使这类疾病的发病率升高。一些在儿童和青年中多发的疾病,人群的自然免疫状态在疾病的流行中起着重要作用。无论是灾区的人口外流,还是灾区重建时的人口还乡,都会使一些无免疫人口暴露在自然流行的人群之中,从而造成这些疾病的发病率上升。

二、人员活动对灾区传染病发病趋势影响

灾区人员活动可能造成两个发病高峰。第一

个高峰由于人口外流引起,但由于患者散布在广泛的非受灾地区之内,这个发病高峰往往难以觉察,不能得到相应的重视。当灾区重建开始,外流的灾区人口重返故乡时,将出现第二个发病高峰,并往往以儿童中的高发病率为特征。最后,灾后实际上是一个生态平衡重建的过程,这一时期可能要持续两三年甚至更长时间,在这个时期内,人与动物共患的传染病、通过生物媒介传播的传染病,可能呈现与正常时期不同的发病特征,并可能具有较高的发病率。

三、灾后人员活动监测与传染病暴发控制

加强对灾后人员活动监测是预防灾后传染病流行和暴发的重要环节。

1. 灾后传染病监测内容和方法

（1）重点传染病监测:流行病学研究已经对各种传染病流行的特点和规律积累了大量的知识。根据这些知识,结合灾区的地理、气候、灾情、灾害发生的季节等情况,可以判断灾后可能发生流行的疾病种类,以此作为防控的重点,同时也是流行病学监测的重点。例如:冬春季节常见传染病主要有麻疹、流行性脑膜炎、流感、百日咳、轮状病毒感染性腹泻、水痘、流行性腮腺炎等疾病;夏秋季节常见传染病主要有痢疾、流行性乙型脑炎、甲型肝炎和戊型肝炎、手足口病、沙门氏菌病、伤寒、致病性大肠埃希菌肠炎、霍乱、疟疾、钩端螺旋体病、血吸虫病、鼠疫等。

（2）症状监测:在灾后的危机状况中,为了尽快掌握疫情发生的预兆,常常收集症状发生频度等资料,作为疾病监测的第一步,这种做法被称为症状监测。如果在人群中某一类症状短时间内集中出现,可能预示某种疾病的发生或开始流行。

用于灾后症状监测的症状主要有:第一类是发热,很多传染病的前兆症状都是发热,如果发热患者增多,就应该警惕。第二类是腹泻,一些肠道传染病常表现为腹泻,同时,腹泻增多提示肠道传染病的流行。对这两类症状的监测,可以得到很高的敏感性,而对疾病监测的特异性不高。为此,可采用症状组合的方法:①腹泻的症状组合,腹泻伴粪便带血,可能与痢疾发病相关;腹泻伴水样便,可能与轮状病毒性肠炎相关;腹泻伴大量

米汤样便,则预示霍乱的危险。②发热的症状组合,发热伴咳嗽、呼吸增快,可能与肺炎有关,发热伴卡他症状和皮疹,可能预示麻疹发生,发热伴头痛、呕吐、惊厥,可能预示脑炎发生等。当监测到具有某一症状的病例增加时,就应迅速进行专题调查,配合必要的实验室检查,尽快明确诊断。在诊断确定前就要对风险作出初步评估,并采取必要的临时防控措施。最终可能撤销预警,但也比在灾区延误某种传染病的控制要安全。

2. 灾后传染病监测系统的恢复和建立

（1）恢复和建立灾后传染病监测系统的基本原则:在重大灾害发生以后,要迅速建立疾病监测和报告系统。监测系统应覆盖所有临时医疗急救点、当地的卫生机构、临时居民安置点。明确监测的疾病和症状,以及信息报告的途径、方法和人员。要实行零报告制度。对重大疾病及可疑病例要实行个案即时报告制度。重点疾病要开展哨点监测,作为对常规监测的补充和加强。对资料要及时分析和反馈,缺乏反馈会降低基层报告人员的积极性。灾区人员活动性大,参与监测和报告的人员更换时,要确保新的人员熟知自己的职责、任务和报告途径。

（2）设计监测系统:在开始设计监测系统之前,应明确下列问题:①明确监测的目标人群,是转移安置人群还是当地人群;②应收集什么数据,用途是什么;③谁提供数据;④数据收集的期限;⑤数据怎样传输（数据流）;⑥谁对数据进行分析,多长时间分析一次;⑦报告如何发布,多长时间发布一次。

（3）确定监测的优先项目:没有必要对灾后面临的所有传染病都进行监视,必须优先明确出对灾区群众健康形成威胁的疾病种类。在确定优先监测的项目时,需考虑这种情况是否会引起严重的疾病后果（发病率和死亡率）、是否有明显的流行性（如霍乱、脑膜炎和麻疹）等问题。灾后最需报告的主要疾病种类应包括感染性腹泻、病毒性肝炎、麻疹、脑膜炎、水痘和急性出血性结膜炎、乙脑、疟疾等。

（4）监测数据收集方法:灾后监测数据收集有常规报告（包括易暴发并需要及时报告的疾病）、多次重复调查和暴发调查三种方法。其中,常规报告是由临床工作者将重点监测疾病的病例数和死亡数记录在住院部或门诊部,以及临时医疗点的就诊登记表上,然后在规定时间内由监测信息收集人员进行汇编和分析;多次重复调查是对特定的监测对象进行连续不断的跟踪;暴发调查是在发生暴发后,进一步搜索病例,并深入调查,从而发现异常的病例数和死亡数产生的原因并实施控制措施。

（5）监测工作实施:①医疗卫生机构首先需强化常见传染病诊断和报告,必要时启动传染病零报告制度。②采取多种途径,尽快恢复传染病病例和突发公共卫生事件的报告。③指定专人负责疫情报告工作的指导、培训和督导;同时要做好疫情信息的审核订正和分析报告工作。④及时浏览、分析报告数据,对发现的"异常情况"及时进行核实。报告数据既要以行政区划为单位进行分析,又要以报告点为单位进行分析。同时要注意观察分析数据的变化及趋势,以便及时发现病例的聚集现象。⑤根据当地传染病疫情历史数据、人口学数据、灾区群众安置状况、医疗服务资源分布情况,以及不同传染病的流行病学特点、公共卫生影响等,设定疫情异常信号的发现阈值,做好疫情的预警和调查处置工作。⑥及时评估传染病监测系统状况,及时掌握报告单位数量的变化,及时发现疫情报告的盲点,根据发现的问题及时采取措施进行解决。⑦建立疫情分析会商机制,及时对疫情信息、实验室检测数据、现场调查处置,以及疫情报告情况进行通报、交流和研判。⑧及时将灾区疫情监测日报、周报、月报、阶段性分析报告和应急疫情分析报告等向上级疾控机构和同级卫生行政部门报告。同时,向基层疾控机构和疫情报告单位反馈。⑨对暴发疫情和有重要公共卫生影响的重点传染病（如鼠疫、霍乱、急性迟缓性麻痹、脑炎及脑膜炎、病毒性肝炎、出血热等）散发病例开展实验室诊断。

3. 灾难暴发监控
通过上述对人员活动及灾害的监测发现疑似传染病暴发,一旦有征兆或有暴发问题,应立即组织灾区救灾人员,特别是流行病学人员开展调查和处置。

（胡群芳　翟永梅　丛北华）

第四节　灾区应急需求状况评估

所谓应急需求是指灾害等突发事件发生后，为减少人员伤亡、降低经济损失、减小对生态环境和社会稳定的危害，而在救援活动中所需的人力、物力、财力的总和。灾区所需应急需求的研究是为了在灾害发生时，根据灾害评估结果给灾区提供适量的救援人员、救援物资，从而最大可能地减轻灾害损失。救灾具有时效性，灾后救援越迅速，损失就越小。随着科技的进步，现在已经能够实现在灾害发生后较短时间内快速进行灾害损失评估，灾情评估的结果可以作为判断灾区救援需求的依据，有助于准确地估计应急需求，避免应急需求供应不足或过度。

2008 年 5 月 12 日，汶川发生距离现在最近的震级 8 级特大地震，严重破坏地区超过 10 万平方千米，造成 69 227 人死亡，374 643 人受伤，17 923 人失踪，汶川地震是继唐山大地震后伤亡最严重的一次，也是新中国自成立以来破坏力最大的地震。汶川地震发生后第三天，因医药等物资不足，导致救援告急，延误了受伤人员及时救治。2013 年 4 月 20 日发生的雅安地震，在震后第二天发现电筒、发电机等短缺，给搜救造成阻碍，造成灾民生活不便和救援效率低下。2014 年 8 月 3 日发生的鲁甸地震，在地震后第二天，救援队伍（志愿者等）大量涌向灾区，造成交通拥堵和急需物资运送障碍。通过这些震灾案例可以看出，重大突发灾害发生后救援力量过大或者不足都会造成救援效率低下。这种应急救援供给过度或不足的不合理救灾，都是灾害应急缺乏科学指导的表现。

一、应急需求的特点

灾害发生后造成灾难则需立即组织救援活动，灾害应急具有如下特点：

（一）突发性

破坏性灾害如地震等发生之后，灾区的需求量激增，而灾区的这些需求涉及衣、食、住、行等各个方面，不仅种类巨多，需求量上更是巨大。灾害的突发性决定了灾害应急需求的突发性。

（二）时效性

时间就是生命。无论是 1976 年唐山大地震还是 2008 年汶川大地震，被埋压人员越早被救出，存活率越高。这就决定了救援队伍越早进入灾区展开救援，援救的效率就越高，同样，救灾物资也是这样。例如，2013 年 4 月 20 日芦山地震，由于地震没有造成较大滑坡，当天就有物资进入芦山县城，在短时间内，大量的物资涌入灾区，造成了灾区救援物资过度供给，所以，在短时间内判断灾区总需求，能够避免物资的不足或过度供给，提高物资使用效率。

（三）阶段性

这是根据灾害发生后主要任务变化而变化的，应急需求具有阶段性特点。以地震为例，通过总结历史震例，根据地震应急过程中存在的明显分段性，将地震应急期的 10 天划分为特急期、突急期、紧急期三个阶段。通常情况下，特急期是指震后第 1 天，主要任务是救人，救援队伍和救援器械包括大型器械等大量调配到灾区，对灾区实施紧急救援。突急期是地震发生后 2~3 天，主要任务是治伤，这决定了此时需要大量的卫生医疗队伍和外伤药品、转移用的担架等物品。紧急期是震后 4~10 天，主要任务是安置灾民生活，此时主要需求是向灾区提供灾民所需要的饮食和安置所需的物资。

二、应急需求的分类

对于应急需求的分类，有很多分类方法和标准。根据应急期的工作次序和对灾区救灾的重要性，需求可分为重要的需求、中等重要性需求和一般性需求。其中，重要的需求，如帐篷、流动厕所、救援人员、食品、纯净水等；中等重要性需求，如营养品、肉、蛋、新鲜蔬菜等；一般性需求，为时间上可稍缓的需求，如医疗费用、锅、碗等。根据应急救援的时序性，应急需求分为横向维度和纵向维度。其分别是指受灾者个体的需求和受灾者灾后随着经历的变化引起变化的需求，其中，横向维度（需求）包括生理需求、安全需求、社会需求、尊重需求、自我实现需求，这是一种由低级到高级的需求；纵向维度是指需求随时间的变化而变化的特性，是自生理需求、安全需求始，经过社会需求、尊重需求，最终到达自我实现需求。生理需求是受灾者对于自身生命和生活的基本需求，从生活所需的物资到救助所需的医疗以及居住所需的场所等各个方面;安全需求方面有传递信息的工具、用于逃生的工具以及有组织的自救;社会需求和自我实现需求是在基本需求得到满足后的更高级需求,包括对满足他人的需求和与他人相互沟通交流的需求。通过运用比较矩阵得到各评价因子指标的相对重要性,得出灾民对安全需求和生理需求的要求是最高的,这一结果也说明了救灾物资、医疗队伍和救援队伍对灾区救助的重要性。

(一)应急救援队伍

我国的应急救援队伍涉及多方面的力量,其中,最主要的是公安武警和消防,以及民兵预备役,这是由国家主导的有组织有纪律的救援队伍,是我国应对多种自然灾害的主要力量;其次是应对风雪灾害、地震灾害以及医疗救助的专业救援力量;最后是以非政府组织,由民间团体或个人组织形成的救援力量,如红十字会和志愿者队伍为主的救援队伍。每一类救援队伍都有主要任务,如军队、武警、消防和专业救援队等的主要任务是搜救群众、维护治安、疏导交通、转移疏散群众、搭建帐篷、抢救物资、挖出粮食、协助分发食物、排除险情等;医疗救护人员的主要任务是救治伤员和排除灾区疫情。

2012 年 9 月 7 日发生在云南省彝良县与贵州省交界处的 5.7 级地震,地震发生后,各方的救援力量即刻采取行动,首先是公安部门和市公安局采取紧急行动,首批调集了地震发生省份 30 余辆消防车、3 200 多名消防人员赶往灾区展开救援。此外,公安部调集了四川省、重庆市 306 名救援队员,并下达做好增援准备的命令。截至 8 日凌晨,就已经有 4 000 余名消防武警人员到达灾区,充分体现了救灾的时效性。在之后几天时间内,根据对灾情的逐步了解,时时对灾区救援力量进行相应的调整,截至 11 日,已有达 7 000 余人次的兵力参与抗震救灾,转移安置达到十万余名受灾群众,救助了上千人,并协助灾区群众搭建帐篷、分发物资等。负责排险、救援和转移伤员的队伍在短时间内紧急到达灾区采取紧急行动,负责抢救、治伤的医疗队伍也在紧急时间内抵达灾区实施救助活动。此次地震发生后,医疗救援队在灾害发生的 3 天内,对灾区群众提供医疗救助、心理疏导和干预,以及安抚灾区群众,帮助灾区群众调整心理,积极应对地震灾害。医疗救援队积极到灾民安置的帐篷走访救助,走访了 50~60 顶帐篷,共救助了约 3 000 名灾民,并为灾民提供了足够的药物,帮助灾民熬药;由于在救灾的中后期主要任务之一是开展灾区的消毒防疫工作,医疗人员在灾区主动开展了防疫工作,消毒面积达 5 000m²,日均消毒次数达到 4 次,有效防止了灾区疫情的发生。上述典型震例应急救援表明,充足合理的人力资源供应是确保及时有效救援的保证。

(二)应急救灾物资

应急救灾物资有广义和狭义之分,前者包括从灾害未发生之前的灾害预防物资、灾害发生后的救灾物资和灾害发生后的恢复重建物资,涉及的时间段包括灾害发生的前后始终;而后者只是特指灾害发生后短时间内所需要的应急物资。根据我国发展和改革委员会对应急物资的分类,应急物资按照用途分为 13 类,用于灾后灾区民众的救助和安置。根据物资的用途将救灾物资主要分为 3 类,分别是生活类物资,救生类物资和医药类物资。生活类物资是指地震发生后灾民所需要的用于衣、食、住、行等方面的生活用品;救生类物资指救援队伍以及灾区民众在相互救助的过程中可能用到的挖掘机、千斤顶等专业救生物资;医药类物资指的是对灾区民众在抢救和治疗过程中所需要的药物等物资。可以看出,最重要的救灾物资都是生命支持类和生活必需类,因为在严重受灾的情况下,首先应该满足的是人的最基本的生理需求。2014 年 8 月 3 日云南鲁甸 6.5 级地震,首先运抵灾区的物资是帐篷、简易厕所、彩条布、棉被和大衣,以及大米、矿泉水、牛奶和方便面等食用品,必需品的有效供给大大缓解灾民的不良应灾情绪。

三、应急需求量的评估

在预测应急需求量方面,一般用到的方法是定性方法与定量方法。定性预测方法有一定的主观性,主要是以专家提供的信息为依据,根据从专家的专业知识和以往的经验,综合并且主观地根据过去的现象,对现在或未来将要发生的事情进行预测,所以结果受专家经验以及预测者的主观影响比较大。虽然定性方法容易受主观影响,造成结果有一定的主观性,但是这种方法应用依然比较普遍,因为这种方法在缺乏统计数据和原始资料的情况下，依然能够根据专家或预测者的认识来进行预测和判断，操作具有可行性；专家预测法、主观概率法等方法是常见的定性预测方法，因为这种方法的主观性大，并且涉及的问题都是定性问题，因此对预测的精度没有确切的要求，这是定性方法的主要缺点；而定量预测是根据基础数据，采用适当的数学模型，运用合理的统计学方法对基础数据进行分析，得出的不依赖于专家主观判断的一种方法，需要收集历史数据，通过对历史数据的分析和整合，对研究对象进行量化研究的一种方法，根据历史情况对将要发生的情况进行预测和测定。定量方法比较常见的有相关性分析、回归拟合等。

随着社会的发展，以及我国对灾害及应急工作的转变，救灾的风向也相应发生了变化，应急需求和供给应遵循以下基本原则：①以人为本原则，即灾害发生后，要始终将挽救灾区灾民生命和满足灾区灾民需求放在第一位。②资源效率原则，针对灾情的严重程度，合理调度资源，防止救援过度和救援不足；提供给灾区的物资和人力应该随着灾害严重程度增加而增大，相反则减少。③公平公正原则，在经济发展上，我国实现了从重效率到重公平的转变，在救灾方面顺应这个趋势，向重公平转变，对待灾民一视同仁。

（丛北华　胡群芳　翟永梅）

第三章 救援队安全与后勤保障

第一节 营地建设与安全

一、营地的选择

营地选址原则与任务配置地域一致、与伤员流和物流一致、便于实施医学救援、有一定的展开地幅、有较好的安全条件、有良好的交通条件(水陆空)、有充足洁净的水源、有直升机着陆场。

营地应背风、向阳,而且附近有可使用的充足水源。不要选择山顶的开阔地,这里风会很大。山谷底会聚集下沉的冷空气,潮气很重。山腰的平地是接纳雨水的好地方,但很潮湿,也不宜选。在河流或小溪边扎营,尽量选择高地势。

二、营地的建设

1.水源补给 在选择营地时应选择附近有溪流、水潭、河流、涌泉等有水源补给的地方扎营。

注意:选择好水源点后要寻找好上下取水的取水路线,把取水道路平整好,并做好标识,以方便取水。不能选择在河滩上或者河谷中央扎营,也不能选择在河流转弯处的内侧扎营。平时流量很小的一些溪流也不能选择为营地,因为一旦遇到暴雨,两山脊分水线之间大面积的落雨量都会向合水线(溪谷)汇聚,很易形成山洪,在雨季及山洪多发地区尤其要注意防范。

不适合选择做营地的地点如下:

(1)河滩上或者河谷中央——放水或者取水不方便、山洪。

(2)河流转弯处的内侧——洪水。

(3)山顶迎风面——风大、取水不方便。

(4)谷底低洼处——潮湿、落石。

(5)枯木或者蜂巢底下——落木、野蜂袭击。

(6)动物觅水点——动物骚扰。

2.营地平整 营地选址后,将准备展开帐篷区域清洁干净,清除石块、矮灌木等各种不平整、带刺、带尖物等,可用土或毛草等物填平,挖布好排水沟。理想营地应该是地面平整不潮湿,排水性好的区域。

3.背风背阴扎营 在一些山谷、河滩上,要选择一处背风的地方扎营,帐篷开口朝向不要迎风。如长时间工作和宿营营地,应当选择一处背阴的地方扎营,如在大树下面及山的北面,最好是早照太阳,而不是夕照太阳。

4.远离危险 不能将营地扎在悬崖下,一旦山上有大风,有可能将石头等物刮下,造成伤亡事故。在雨季或多雷电区,营地绝不能扎在高地上、高树下或比较孤立的平地上,很容易招至雷击。营地尽量选择靠近村庄、房屋或者路边的最近点扎营,如果有意外,方便营地的转移与求救。

三、营区安全

1.选定营区后巡营周边察看,"二选择一评估":选择布置营地触发报警绳的范围,选择好意外情况出现时的安全逃生路线,评估营地安全系数。

2.所有营区帐篷布设最好朝着同一个方向,帐篷与帐篷之间保持安全距离。帐篷区域必须在野外用火的上方。

3.在帐篷区外洒放石灰、雄黄粉等刺激性物质,这样可以防蛇虫老鼠蚁等爬行动物骚扰。

营区功能区域划分,要根据突发事件现场情况进行科学合理布设(图 3-3-1-1,见文末彩插)。

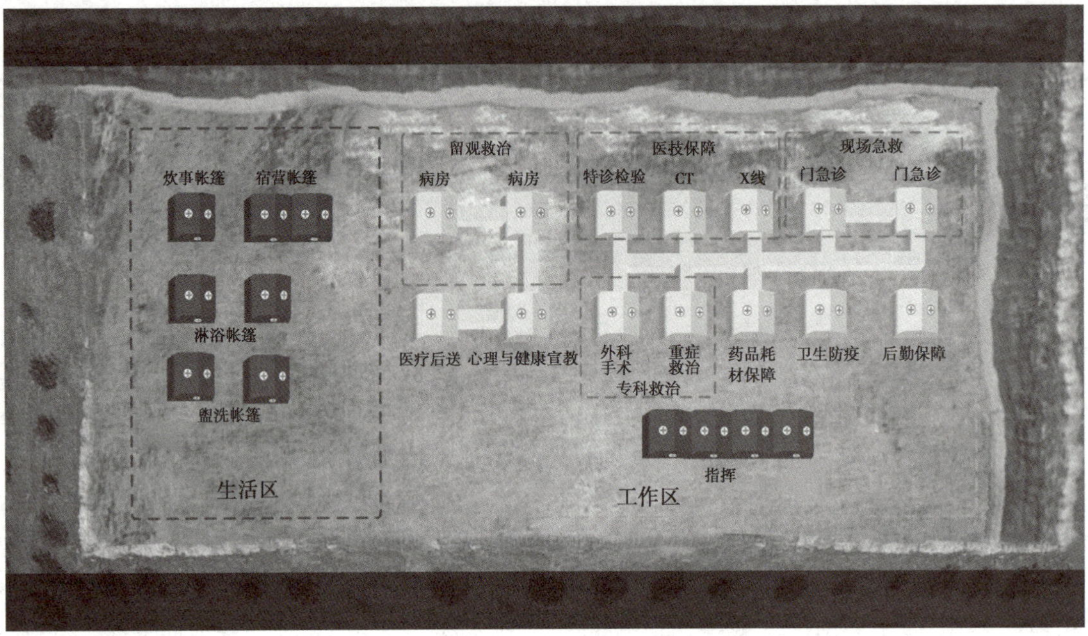

图 3-3-1-1　营区功能区域布局图

（范　斌　樊毫军）

第二节　简易帐篷搭建方法

一、选择合适的帐篷搭建地点

选择在合适的位置搭建帐篷是非常重要的。这不仅关系到居住与工作环境，更重要的是关系到队员在野外的安全以及是否容易实施救援等。

（一）合适的帐篷搭建地点一般特征

1. 平坦、开阔、相对避风之地，如学校操场、广场。

2. 局部相对高地，避免水淹；帐篷周围具有排水沟。

3. 距离水源不能太远，方便取水。

4. 如果是交通意外，又不幸受伤，需要等待救援，应该离事故地点不远，发现事故地就能发现伤员。

（二）选择帐篷搭建地点禁忌

1. 不要在风口搭建帐篷，避免被吹倒。

2. 不要在距离水源太近的地方扎营。

3. 雨季不可在河床附近及干涸的河床上搭建帐篷；不要在瀑布下面宿营。

4. 营地上方不可有滚石、滚木以及风化石头。

二、搭建帐篷注意事项

1. 为防雷击，请勿将帐篷搭建在山顶或空旷原野中；在泥地或沙地上安装时，可以在帐篷四周挖排水沟，保证篷内地面干燥。

2. 如需在帐篷内炊事，务必让火焰远离篷布或用防火板隔离火焰，炊事时人不可离开帐篷，平时做好灭火预案，必要时安装排气扇排除油烟。

3. 预知当地风力超过八级以上时，请提前撤除帐篷。

4. 帐篷须通过地脚、地桩、砂袋或其他重物等进行可靠固定。

5. 如涉及多帐篷或帐篷医院的搭建，应注意生活区、医疗区、后勤区、隔离区等帐篷在空间分布上的合理布局。

三、搭建帐篷流程

不同规格、种类帐篷在搭建方法上有所区别，一般简易帐篷搭建流程如下：

1. 打开包装，人员分组将楄架抬放到架设位置。

2. 拔出檐通上的插销，打开单楄框架，调整榀架之间距离。

3. 连接脊横杆。将两端凸起与通头连接座上的缺口对齐后插入通内。将插销插入檐通固定。

4. 连接底部横杆,调整围杆后用勾桩固定地脚。

5. 展开外篷,抓住底边往篷架上披挂,注意篷布有无勾挂篷架。调整外篷与篷架的位置后,进入篷内系捆带。

6. 把内篷抬入篷内展开,依次把脊线上的挂带与篷架顶斜杆对应挂好,注意挂带位置。

7. 把内、外篷围墙下部的扎带绕过横杆捆扎,调整后打入勾桩固定地脚。

8. 拉开外篷门帘,拉展地布,将钩桩穿过门槛两侧拉带后敲入地布上对应篷圈。

9. 在对应位置打桩,系上拉绳。

10. 调节拉绳板使篷体平整,将压土袋装沙后压在帐篷埋土布上。

(叶泽兵　林周胜)

第三节　灾难现场医疗救援中心的组建

一、国家紧急医学救援队在灾难现场医疗救援中心所起的作用

自 2019 年 12 月底起,湖北省武汉市暴发新型冠状病毒肺炎(novel coronavirus pneumonia,NCP),疫情发展迅猛,不足一个月的时间内迅速蔓延至全国乃至境外多个国家和地区。2020 年 1 月 30 日,世界卫生组织(WHO)将这种病毒命名为 2019 新型冠状病毒(2019-nCoV)。鉴于其人群普遍易感性,2020 年 1 月 20 日国家卫生健康委员会(国家卫健委)将新型冠状病毒肺炎纳入乙类传染病,并按甲类传染病管理。因 2019-nCoV 传播迅速,人群易感性强。当前仍处于新型冠状病毒肺炎(COVID-19,2020 年 2 月 11 日命名)防治的关键阶段,国际形势不容乐观,尽管目前已经采取了最严格的隔离和封闭管理措施遏制疫情蔓延,自 2020 年 1 月 23 日武汉封城以来,患

者数量仍急剧上升。武汉为重灾区,患者数量多,床位有限,住院困难。2020 年 2 月 3 日,按照"集中患者、集中专家、集中资源、集中救治"的原则,湖北省武汉市防控疫情指挥部决定对患者进行分类救治,在武汉市启用方舱医院,由国家紧急医学救援队集中收治新型冠状病毒肺炎确诊病例轻症患者,定点医院主要集中收治重症和危重症患者,从而实现科学施策、分类救治,有效控制传染源、切断传播途径,提高治愈率、降低病死率的目标。因为是传染病防疫,根据病情特点,一些队伍做了医生的调整,涉及传染性疾病灾难临床救治救援的组织管理和灾后恢复等一系列的专业行动,需要规范有关灾难应急医疗救援理论知识和管理方法,需要系统培养灾难应急医疗救援技能和管理的复合型专业人才,建立一支统一标准、统一装备、统一管理,同时能够处理新型冠状病毒肺炎疫情的专业化应急救援队伍。

2020 年 2 月 3 日,国家应急救援队(上海队)接到国家卫健委指令,安排当天去武汉参加方舱医院建设。上海市东方医院国家紧急医学救援队暨中国国际应急医疗队(上海),主要负责重大突发事件紧急医疗救援、重大社会活动医疗保障等工作,这次因为是新型冠状病毒肺炎传染病防疫,根据病情特点,队伍进行了医生的调整,换为以内科医生、监护室医生为主。因为要到武汉建立帐篷医院,遵循兵马未动,粮草先行的原则。除了医护之外,还有后勤辅助人员,同行一共 55 名队员,其中 32 名医疗人员,23 名后勤保障人员。于 2 月 3 日夜间队员几乎一夜无眠,进行了重约 30 吨的医疗救援物资装车,2 月 4 日早晨 8 辆救援车辆,2 辆物资车构成的车队携带物资出发。32 名医疗人员于 2 月 4 日接收指令后当天下午 3 时从虹桥火车站乘高铁,晚上 8 时到达武汉。接收湖北省防疫指挥部指令后,到达武汉市东西湖区,参与建设武汉客厅方舱医院。东方医院整建制承建的国家紧急医学救援队暨中国国际应急医疗队(上海),55 名队员、10 辆专业车辆装载物资、药耗、生活保障、帐篷医院等共计 30 吨,驰援武汉。

二、辅助灾难现场医疗救援中心的国家紧急医学救援队的基本要求

1. 国家紧急医学救援队编成　主要由临床经验丰富的感染科、呼吸科、重症监护室、部分内科、外科、麻醉科医师及具备相应经验的护士、后勤行政等人员组成，并根据突发事件的性质及接受的任务灵活调整医疗队的人员结构。

2. 国家紧急医学救援队的职责　国家紧急医学救援队主要负责各项突发公共卫生事件、常规突发性意外事故，以及市内重大以上其他自然灾害和重大、特大事故等突发事件应急现场的伤员急救与处置任务，统一听从上级部门和医院领导指挥，确保应急救治工作能够及时、高效处置，本次新型冠状病毒肺炎疫情为国际关注的突发公共卫生事件。

3. 坚持"平战结合，应急优先"的原则，实行常态长效管理　国家紧急医学救援队要做好随时应对突发公共卫生事件或常规突发性意外事故应急医疗救援的准备工作，加强有关人员的急救知识和技能培训，根据实际情况开展各种应急模拟演练，不断提高应急反应能力和医疗救治水平，本次疫情期间，所有队伍均在接受任务6小时内出发及启动。

4. 队员管理　国家紧急医学救援队缺编时，要及时提出、调整和补充队员。国家紧急医学救援队负责协调、组织、实施相关人员参加国家或国际救援资格认证组织的考核和评定。

5. 救援装备、设备管理　国家紧急医学救援队要配备队员的防护装备、生活装备，施救、现场照明、通信、急救医疗器械、药品、运输等装备、设备及其他辅助器材等，并处于备用状态。加强装备、设备、器材的维护和保养，确保装备、设备、器材完好能用，时刻处于战备状态。各种装备、设备、器材必须每月至少检查或运行一次，发现问题要及时修复，确保功能正常。

6. 开展国家紧急医学救援队队员救援训练　每年开训前由国家紧急医学救援队制订年度专项训练计划，并根据年度训练计划，制订半年训练计划和阶段训练计划。救援专业训练分阶段进行。国家紧急医学救援队结合年度训练计划，对队员进行地震知识、抢险救援技术、方法、医疗急救技能、最新急救动态等业务培训，组织拉练和演习，对各急救预案进行反复演练，对装备（设备）性能熟悉掌握，做到操作准确、动作规范、快速高效，提高紧急救援能力。

7. 训练检查与考核　国家紧急医学救援队应建立队员考核档案，不定期对队员进行考核，并记录档案。年度训练结束时，根据考核结果，经国际应急医疗队会议审定，给予适当奖励。国家紧急医学救援队应按照训练计划、预案要求等有关规定执行；切实保障训练安全。

8. 国家紧急医学救援队会议制度　国家紧急医学救援队定期组织召开各项救援工作会议，分析救援工作开展情况，及时总结经验教训，落实具体工作，并认真做好会议记录。

三、国家紧急医学救援队人员建设

1. 建立组织框架　主要框架包括领队、队长、副队长、联络员、医疗及护理组长、通信员。

2. 医疗队构成　由医疗组、护理组及后勤组组成。医疗组包括感染、重症、呼吸、内、外、妇、儿、急救、麻醉、心理科医生等医学专业专业人员；医技包括放射、检验、院感控制等；护理组为专业护士（监护室、急诊科、重症呼吸科、内、外、妇、儿科）；医疗组及护理组的职责是急救和生命支持、稳定和转诊、病患一般处理。后勤组包括司机、环境勘测、担架搬运、电工及炊事员。职责为通信发电、转运、消毒、医疗废弃物处理等。

3. 医疗队员的基本素质要求　政治立场坚定，组织纪律观念强；具有良好的身体素质，经过指定医院体检合格，身心健康，有较强的适应能力和心理承受能力；良好的外语沟通能力，具有一定的外语听、说、读、写能力；医技和护理人员应提供详尽的临床资质资料，一般具有本专业5年以上工作经历，具有所从事专业的理论基础和临床经验，具备独立开展工作和解决问题的能力；良好的仪表及素养。由于现阶段医务人员太过专科化，疫情发生时，发热门诊医生力量不够就要调配呼吸科医生，甚至一些内科医生和其他专科也要参与到人手补充中。这就需要医务人员加强在应急、防疫等方面的基础

能力。

4. 医疗队员的合理编队　为满足不同救援模块及不同救灾任务，编排医疗队员形成不同救治小组。主要模块包括：帐篷移动医院、车载移动医院、现场救治组、一类队伍、二类队伍、三类队伍、不同灾害（瘟疫、地震、海啸、水灾等）救治组的人员安排。同时构建后备医疗队员，建立后备人员登记制度。核心医疗队员因不可抗拒原因不能参加救援任务时，由其相对应的后备人员接替救援工作。核心医疗队员与后备医疗队员的人数比例要求为 1∶5。

5. 医疗队员的更新　每两年根据自愿原则、结合队员考核及日常训练表现，招募及更替医疗队员，更新比例为 20%。

6. 医疗队员的安全保障　国家紧急医学救援队应为每位队员购买队员医疗保险，保障外出及训练安全。每年组织医疗队员进行健康体检。了解医疗队员当前疫苗注射状态，并根据外援地针对性地进行疫苗注射，当无特殊疫苗时，可根据自身情况，注射胸腺肽，增强免疫力。例如本次疫情，部分队伍队员注射胸腺肽，同时制订人员轮换及紧急情况撤离计划。

四、国家紧急医学救援队在救援中心的作用，以上海队为例

上海市东方医院承建的国家紧急医学救援队始建于 2010 年，是首批通过 WHO 认证评估的国际应急医疗队之一，包含 10 辆大型医学救援车和帐篷移动医院，这次新型冠状病毒肺炎疫情暴发后，该帐篷移动医院充分发挥了作用。2020 年 2 月 5 日上午，在与方舱医院指挥部沟通并实地勘察后，派出队伍中的感控及医疗专家，对方舱医院的整体布局、空间设置、感控规范和流程步骤提出了科学、严谨、细致的整改建议，指挥部采纳并实施。2 月 5 日下午全体队员共同参与，仅 3 个多小时即完成达到中型医院规模的 25 顶帐篷移动医院搭建。"移动医院"装备共涉及手术车、医技车、通信指挥车、水电油保障车、生活车、宿营车等近 10 种特种车辆，展开后相当于一所二级甲等综合医院，机动性好、模块化组合、展开部署快速、救治功能范围广等，各医疗模块可根据灾情及伤

情自由组合，灵活性强，并可减少资源浪费，能够完成手术、急诊、急救任务，同时可以保障救援人员的基本生活所需。拥有诊断放射科、实验室、ICU 等设施，能对患者进行有效全面的检查和治疗。这一阶段旨在实行人道主义行动，确保医疗服务在军队中能够正常工作。其功能满足基础检查、治疗、手术、X 光检查、加强护理单元以及实验，提供 50 个及以上床位，系统配置为 1 个手术舱、2 个技术舱、1 个 X 光舱。基础医疗设备包括造氧机、超声设备、麻醉设备、基础医疗设备、X 光设备、较复杂手术设备、实验设备、加强护理床位以及卫生单元。根据方舱医院的实际情况，对帐篷移动医院的布局和功能设置进行了适应性调整，作为救援队的工作清洁区、办公及物资后勤保障基地，还设立了监护室、沐浴室、远程会诊中心、留观室等，并为后续工作做好充分预案，可随时根据疫情需要设立发热门诊、留观隔离及住院病房，成为标准的战地医院，是唯一整建制展开帐篷移动医院的国家紧急医学救援队。

移动医院主要由指挥系统、医疗系统和后勤保障系统 3 部分组成：指挥系统负责整个灾难现场的系统安排，包括灾区伤员的疏散、转移，救援人员的合理分配等；医疗系统是移动医院的"心脏"，担任着灾难现场救命的重任；而后勤保障系统是指挥系统和医疗系统的强大后盾，为灾难救援提供必须的水、电、食品以及生活的保障。包括门诊、预检、观察室、监护室、药房、办公室、会议室、更衣室、休息室、食堂、浴室、厕所的全功能，并接通远程会诊中心，可联通上海湖北两地，进行病例互通互联。帐篷医院中的两顶被设立为"武汉客厅"方舱医院的指挥中心，成为"方舱医院"的"大脑"和"神经中枢"。帐篷是移动医院第二个重要的组成部分。自行搭建的帐篷可以在短时间内准备就绪，并与方舱一起提供一个封闭的医疗基础设施。基于方舱医院临时组建，功能配套设施不足，空间布局、流程环节存在缺陷，感控达不到要求，指挥部提出将帐篷移动医院纳入方舱医院体系的要求。我队积极配合主动谋划，先后提供了 16 顶帐篷作为方舱医院的医护清洁区更衣和进出通道、指挥中心、行政办公中心、后勤保障

基地、物资库房、其他救援队办公休息区等，使整个方舱医院在短时间内更加合理和满足感控要求，不仅保证了初期的及时顺利开舱，完成中央指导组下达的收治任务，而且随着功能不断完善，除患者收治外的几乎所有运行工作都在这里进行，极大地改善了方舱医院指挥办公系统的工作条件和便捷度，降低了工作人员感染的风险，为后续运行提供了示范效果，为方舱医院整体做出了重要贡献。

（孙贵新 刘中民）

第四章　灾难现场搜救

搜救（search and rescue, SAR）是对局部、地区、全国乃至国际的灾难或事件导致的人员受困、受伤或失踪的一种应急反应。主要包括定位、搜救和医疗救援等内容，由于常需以专业搜救、后勤保障和投送力量等专业参与，综合运用军方和地方各种力量和手段，故多为联合搜救，是有组织地对伤员、失散人员及特定目标实施定位、搜寻、援助、转运和现场急救，集搜救、支援和保障于一体的联合行动。

基于地震等灾难现场情况和实施搜救人员等情况不同，各个废墟单元的用途、面积、人员占有率、被困人员数量、建筑物的危险程度都会对搜救行动的难度、搜救时间、被困人员的生存概率，以及救援队员所面临的风险产生影响，每次搜救都有独特性，搜救人员需主动合理判断，以用最少的时间、最低的投入，搜救出更多的受困人员作为现场搜救行动的最终目标，不得完全依赖过去的经验或搜救手册等文本。

灾难发生时，通常是某个个人或机构发现紧急状况，并报告地区或国家的应急管理部门，后者通过获取更多信息后加以评估，并制订搜救计划，派遣搜救救援分队抵达现场，才展开搜索、援助和急救等救援行动。除地震灾难搜救外，常见的搜救有航海、航空等事故搜救，洞穴搜救、矿山搜救、山地野外搜救、洪水搜救等。本章主要介绍城市地震现场搜救的主要类型、搜救技术、组织管理，以及现场废墟破拆、救援中基本生命保障技术等。

第一节　灾难现场搜救分类

搜救地震后被困在废墟中的人员需要团队合作，废墟中被困人员的位置、建筑物倒塌的方式以及建筑材料错综复杂，幸存者可能在坍塌建筑物中的蜂窝状空穴存活 2~3 周以上。建筑物倒塌的方式及其最终形状取决于多个因素，包括承重结构的几何形状、非结构墙的分布、建筑材料等。其中关键是建筑各结构局部失效的顺序。建筑物倒塌方式是影响现场搜救进度的主要因素，现场搜救行动可以分为从完全倒塌的建筑中搜救和从部分倒塌的建筑中搜救两类。

一、从完全坍塌的建筑中搜救

（一）完全坍塌建筑物特征

完全坍塌建筑物废墟有两个共同的非常重要的特征：①存在足够的生存空间；②废墟体积是稳定的。这两个特点是自我保护和确定搜救行动方法的重要基础。

在倒塌的建筑中，其三维空间中只有高度降低。由于梁、柱和墙夹在中间，避免了天花板和地板之间距离完全变为零。故建议地震时采用俯卧或卷曲体位降低自身高度，并在坚固的家具等结构下面，避免受到倒塌结构件伤害，从而保护自己。

如果遵循这些策略，受困者很大程度上可能避免重伤，并使最终被救出的机会增加。通过避免受伤和保持意识清醒，受害者能够帮助并引导救援人员确定其位置，加快救援速度。建议高地震风险地区的普通人群从小就接受专门培训，形成这种习惯。

建筑全部倒塌可造成一人或数人被困，但即使是同一栋大楼邻近地区的两个人，搜救行动所用技术和设备、所涉及的人员和所需时间也可能有显著区别。

（二）完全坍塌建筑物中搜救行动

在完全坍塌的建筑物中，幸存者可能遭受严重创伤，行动不便，甚至失去意识，无法协助救援人员。搜寻、接近受害者可能特别艰难、费力和耗时。但废墟体积稳定，即使受到余震的影响也不会受到影响,因此救援队受伤的风险几乎为零。

二、从部分坍塌的建筑中搜救

（一）部分坍塌建筑物特征

钢框架建筑由于钢材的高延展性,局部坍塌比整体坍塌更常见,坍塌通常发生在含有易碎建筑材料的建筑内。多层钢筋混凝土结构等建筑遭遇地震时,如果楼梯、走廊、电梯、门等逃生路线被封锁,或建筑材料落压在受害者身上,常使未受伤或受伤的人员被困在部分坍塌建筑物中。

部分坍塌建筑物对搜救行动可产生两类影响:①有助于救援的因素,接近受害者较为容易,速度快,不需要费时的贯通作业;大多数居民要么设法在地震后撤离大楼,要么没有严重受伤,多数能协助救援行动。②不利于救援的因素,整个建筑或部分建筑的承载力严重下降,不稳定,一旦发生余震将严重威胁救援人员和受害者,这类威胁给救援人员和受害者带来极大的心理负担,通过脚手架、拆除作业等改善建筑物或其部分平衡又极为困难、费时。故在部分坍塌建筑物中搜救,任何行动都必须非常小心。

（二）部分坍塌建筑物中搜救行动

当一栋建筑部分坍塌时,余震可导致进一步坍塌,搜救行动方式主要取决于部分坍塌建筑带来的风险。在危险区域作业的救援人员必须尽可能少,以免在快速撤离的情况下相互妨碍。必须制定危险区进出和停留的方案,时间要尽可能短,包括使用消防车上的梯子快速进入,从拉伸的金属索数秒内滑下离开危险区等。任何必须采取的行动和必要的工具必须事先准备好。整个搜救行动期间,必须采用长臂机械等辅助支撑墙体等补充安全措施。部分倒塌建筑物中的搜救行动类似从着火的建筑物中进行的救援。

（张连阳）

第二节 主要搜救技术及其应用

地震等灾难救援搜救时应根据受害者的紧迫性和成功的可能性决定搜救先后次序,主要根据建筑物内被困人员的数量、生存概率、救援人员的可进入性、搜救空间的大小、建立搜救通道的难度和工作量、现场存在危险及潜在危险等因素综合

考虑。

不论是完全坍塌建筑物内严重受伤的幸存者,还是部分坍塌建筑物中面临再次坍塌威胁的幸存者,搜救都应力争在最短时间内完成。这些建筑物中搜救涉及生命探测、结构坍塌、绳索救援、车辆救援、机械救援、密闭空间、壕沟和挖掘等多个专业的相关技术和装备,搜救工作的重点是搜索、救援和初步稳定受害者。应使用固定、醒目的符号对已经完成搜救的区域进行标识,以节约宝贵的时间和人力。

一、受害者定位技术

找到被困受害人员的确切位置是快速安全接近和救援的前提,搜救行动根据灾难现场特点采用不同搜救的方法。如果不是基于目视、对话等直接确认幸存者存在的搜索方式,而是采用搜救犬、仪器设备等方式时,须由两个独立搜救分队确认,以保证之后的营救工作有的放矢。在大面积、全方位搜救时,经常采取综合搜索方法,即搜救犬搜索、仪器搜索和人工搜索相互配合,最终完成被困人员定位。没有哪一种搜索仪器是万能的,最好的搜救是综合运用所有可以利用的搜救方法。

收集来源于未被困的租户、亲属或邻居等告知的建筑物等信息,对于受害者定位有重要价值。搜救行动期间,这些人员应留在现场附近。所需信息包括被困人数、被困人员在建筑物中的位置、公寓布局、识别贯通作业团队拖出来的家具等。然后根据收集到的信息,由经验丰富的工程师进行现场检查,以了解坍塌类型和识别建筑物各部分,规划出寻找受害者最快和最安全的路线。

（一）搜救犬搜索

犬的嗅觉数百倍、听觉18倍于人类,依靠对犬的训练,犬可以根据它的嗅觉帮助定位被困人员(包括已死亡者)。一支搜救犬分队通常由两只搜救犬及其训练师和一名队长组成。在搜救任务开展初期一般部署两支搜救犬分队参加搜救。

搜救犬分队队长负责分析搜索区域的地形、结构特点,标识出所有重点信息,并将结果报送搜救行动指挥部。任何一支搜救犬分队发现有幸存者的可疑区域后,队长应该将该分队调离该区域,但不马上标记,而应派遣另一支分队对该区域再次搜索。如果第二支搜救犬分队同样认为该区域

可疑,则标记该区域。一旦某个可疑区域被标记,队长应马上将标记结果报送搜救行动指挥部,以便采取后续营救行动。

(二)仪器搜索

指受过专业培训的操作人员使用特殊的仪器设备进行搜索,仪器设备包括声波生命探测仪、光学生命探测仪、热红外生命探测仪、雷达生命探测仪等。有条件应当将多种仪器结合起来使用,以提高搜索效能。操作人员搜索受灾区域并概括情况,标识出值得注意的信息,然后将这些信息报送搜救行动指挥部。

1. 使用声波 / 震动监听设备搜索 在建筑物或空穴周边部署至少两个探测器,应用大功率扬声器或其他喊话设备,向可能被困在建筑物中神志尚清醒的幸存者喊话。要求幸存者发出重复信号(例如,"连续敲墙3下")。如果受害者意识清楚,并能发求救声音,则对救援相当有帮助。由于不参与救援的人员常聚集在废墟周围,且机械和车辆产生噪音,现场通常有多种噪音干扰,故搜救区域必须严格戒严,并最大可能保持安静。

发现有幸存者的可疑区域后,和搜救犬分队确认幸存者类似,应该派另一位仪器搜索人员对可疑地区独立进行确认。如果第二名搜索人员也确认该区域可疑,则标识该区域。标识结果应尽快报送搜救行动指挥部,以利于尽快开展后续营救行动。

2. 光导成像设备搜索 可以精确、有效地定位坍塌建筑物空穴中的幸存者,配合混凝土锤 / 钻使用时尤为有效。搜救人员可在坍塌建筑物表面(例如楼板上)钻一系列观察孔,搜索人员随后使用光导成像设备进行快速侦测。

光导成像设备的操作人员应该对被搜索区域的地形、结构特点进行分析。因为光导成像设备可以清楚地看到幸存者,所以通常不需要进行二次确认。应标识该区域有幸存者,并将标识信息尽快报送搜救行动指挥部。

(三)人工搜索

人工搜索人员可使用视觉、听觉等对受灾区域进行搜索。在受灾区域内部署人工搜索人员,直接对空穴和狭小区域进行搜索,寻找幸存者。使用大功率扬声器或其他喊话设备向被困的幸存者喊话并给予指示。然后保持受灾区域安静,人工搜索人员仔细倾听并标识出有声音的区域。人工搜索比其他搜索方式更为准确,但搜救人员在受灾区域进行人工搜索有一定风险。

二、接近和救援技术

地震现场搜救首先是评估坍塌区域,评估结构稳定性,评估并关闭水电气设施。搜救地面或被掩埋的可能幸存者,并迅速、安全地转移地面幸存者。搜寻并探查所有空隙和坍塌建筑物中的空穴,发现掩埋者;定位、使用特殊工具和技术,有选择性地移除建筑物残骸,拯救幸存者。地震灾难现场搜救面临诸多困难,如建筑结构不稳、可能触电、水和煤气管道损坏,以及如何定位并接近受害者、传递物品给受害者,拆除厚重的建筑材料、保护搜救者和受害者等。现场搜救主要分表层搜救和深层搜救两类。表层搜救通常采用呼叫、查看等人工方法,快速高效。本节主要介绍深层搜救相关技术。

在倒塌的建筑中,搜救行动的差异取决于承重结构和建筑材料的种类。城市地区的大多数建筑为多层钢筋混凝土结构。部分旧建筑为混合结构的小型建筑,包括垂直承重砌体(石头或砖)墙和木制、钢制或钢筋混凝土楼板,此类建筑常见于建设更新速度缓慢的村庄和郊区。

(一)坍塌的钢筋混凝土建筑中搜救

钢筋混凝土建筑常见于城市地区,尤其是基础建设快速发展的城市。常为多层建筑,可高达10余层,甚至更高。由于是根据抗震规范和建筑法规建造的,这些建筑通常不会在第一次地震时完全倒塌。如果逃生路线没有被局部坍塌堵塞,通常有足够的时间撤离。但是,如果低估了该地区的地震风险或土壤条件变化,或结构布局、设计错误,未按照设计施工,或建筑施工后进行修改和改动,仍然有可能发生完全坍塌。

从坍塌废墟中掘进贯通,接近并解救受害者的作业技术有水平、垂直和正面贯通三种方法,后两种方法的最后阶段也都是水平贯通。由于影响贯通接近和救援过程的不可估量因素较多,估计接近被困人员所需的时间存在很大的不确定性,因此选择最佳路线也存在很大的不确定性。因此,如果有足够的可用人员,建议同时尝试多种贯通路线。

救援人员和受害者的安全在救援行动中可能受到各种原因的威胁，如废墟中不稳定的部分、不稳定的邻近建筑物、地面上的带电电线、破裂的供水或煤气管道等，故在搜救受害者时，必须在救援行动之前和期间发现并避免所有可能的风险。除破拆所需的重型设备外，搜救人员需戴手套、护目镜和面罩，头盔应有头灯，并有话筒或对讲机耳机以便与废墟外人员沟通。

1. 水平贯通 是利用建筑邻近两层之间废墟的空隙，救援人员平行于建筑地板移动，利于运输建筑材料，在接近过程中受害者进一步受伤的风险较小（图 3-4-2-1）。但水平贯通较长时间在空气少、灰尘多的有限空间内平卧工作，易疲劳，且接近受害者路线相对较长，有时因建筑材料和家具阻挡通过困难、耗时，封闭黑暗空间可造成救援人员心理恐惧。

在确定受害者位置后，规划出最短、最省力、风险最小的路线。首选路线具有稍微向上的角度，以便移除废料。隧道的宽度应 >1.20m，以便两名救援人员能够互相协助，利于使用设备，容易为严重受伤者实施医疗救助，特别是便于将其从废墟中转运解救出来。有时为减少工作量和时间，穿越梁或柱时，隧道的宽度可以减少到 60cm。

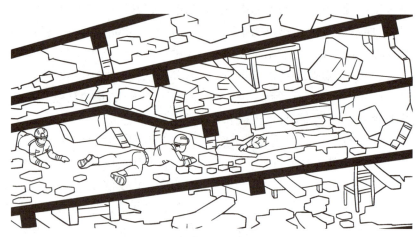

图 3-4-2-1 钢筋混凝土建筑水平贯通

2. 垂直贯通 指救援人员在由建筑物楼板构成的层间地带间垂直移动，包括工作面向下移动的下行贯通，以及工作面向上移动的上行贯通。垂直贯通时救援人员穿过较支撑梁柱薄的钢筋混凝土楼板，开口处常较容易且宽松。但通常贯通前对楼板上方或下方的情况了解不多。

禁止在受害者上方或下方进行垂直贯通，垂直贯通应至少距离受害者 2m，接近和解困的最后阶段只能通过水平贯通进行。因此，只有当估计用垂直贯通到达同一地点所需时间少于水平贯通所需时，才进行垂直贯通。

（1）下行贯通：通常在倾斜幅度不大、露天环境时采用，移动更容易，操作设备更方便，能更详细地监督工程进度；受灰尘、烟雾和可能漏水的影响较小；安全感更强。但从低处向高处清除工程产生废料费力、耗时，很难限制粉尘不吹向受害者，对受害者位置的错误估计可能造成进一步的伤害。

贯通时可开凿探测孔，确保受害者不会面临再次受伤的风险。或者逐次移除 1.2m×2.5m 大小的混凝土、固定块，直至到达相应楼层（图 3-4-2-2）。

（2）上行贯通：通常在废墟的某个较低楼层或地下室进行水平贯通后进行。清除通道沿途的废料相对容易。但在有限的黑暗空间作业，身体位置不舒适，救援人员周围的灰尘难以控制，由于材料下落，救援人员受伤的风险增加，设备和工具也易丢失，容易引起救援人员的恐惧。同样，对受害者位置的错误估计可能造成进一步的伤害。

贯通时也可钻探测孔，确保受害者不会面临再次受伤的风险。或破拆 0.7m×1.5m 的混凝土，常需分成小块依次连续进行，以避免大量材料突然掉落造成救援人员受伤、产生大量灰尘或造成设备损失（图 3-4-2-3）。

（3）正面贯通：指在较高、较宽的建筑物上进行，针对大量人员被困，目的是为在不同水平面上同时进行多个水平贯通创造条件。

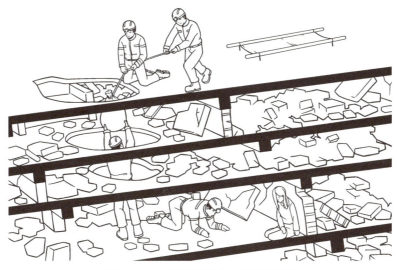

图 3-4-2-2　钢筋混凝土建筑下行贯通

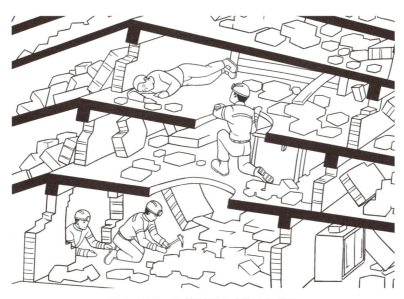

图 3-4-2-3　钢筋混凝土建筑上行贯通

贯通时在废墟的一侧,从最高一层到底层,沿到特定平面纵深移走所有材料。贯通工作面至少宽 3m,或与框架的净跨度同宽,从建筑一侧平行向坍塌建筑内推进。一直持续到有破拆价值的最低一层(图 3-4-2-4)。

(二)坍塌的砖石和木板建筑中搜救

砖石和木板建筑常见于乡村或城乡接合部,多为一层或低层建筑,其建造没有遵循抗震规则,在强烈地震中常会坍塌。坍塌过程中废墟的力学性能与钢筋混凝土建筑完全不同,此类建筑的承重墙虽然很重,但却不能保持其连贯性,常被破碎而散落各处,显著减少了可能的生存空间。因为居民数量有限,且疏散路线短,如果地震不发生在睡眠时间,被困的受害者人数常较少。

此类建筑中搜救的危险主要来自工作面附近半坍塌的墙壁,或者余震中滚落的物体,故要求拆除半坍塌的墙。如果救援队需要通过一面可能失衡的墙时,必须竖起木栅栏支撑,以确保救援人员和受害者安全。

1. 正面贯通　拆除前方宽度为 1.2~1.5m 的坍塌墙体,未完全坍塌时应视情况确定是否支撑,然后再贯通木质承重结构。而完全坍塌的墙壁应该拆除或支撑,不得在其上面钻孔等操作,主要难题是必须移除巨大重量的墙体材料,以找到通往受害者的路线(图 3-4-2-5)。

2. 垂直贯通　穿过瓦制屋顶和木地板打开隧道速度更快更容易,更常采用,使救援人员能够清楚地了解受害者的位置,并因此规划贯通方式(图 3-4-2-6)。

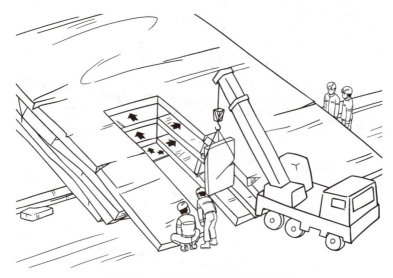

图 3-4-2-4　钢筋混凝土建筑正面贯通

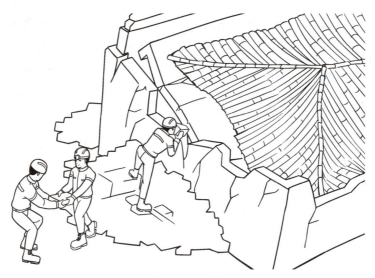

图 3-4-2-5　砖石结构承重墙正面贯通

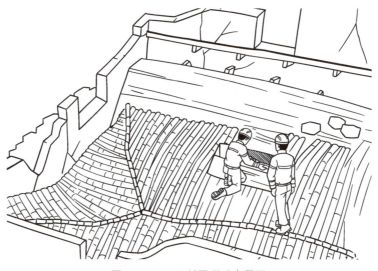

图 3-4-2-6　瓦制屋顶垂直贯通

（张连阳）

第三节 灾难现场搜救组织管理

灾情发生时,各级政府要协调配合,有效开展区域内搜救行动。为达到最高效率,搜索和营救应由独立团队完成。每个搜救地点都必须指定一人专门负责协调,统一指挥,全权进行人员调度。搜救分队队长、安全员、医疗队员等应佩戴明显标识。在搜救人力、资源、时间有限时,须对搜救地点的优先级进行选择。

一、大规模搜救时优先权确定

(一)按待搜救区域划分

根据受灾区域面积的不同和可支配资源的数量,搜救区域可按城市街区或其他易于辨识的标准来划分。按照面积比例将资源配置到每个待搜救区域。这种区域划分的方式对于面积较小的搜救区域较为适用,但是对于较大的区域,如一个城市或城市的一部分来说,由于资源限制,这种方法并不实用。

(二)按不同受灾类别划分

针对不同类别的受灾地区设置搜救优先级。优先搜救最可能有幸存者的地区(根据建筑类型来判断)以及潜在幸存人数最多地区(根据受灾建筑的用途判断),如学校、医院、养老院、高层建筑、复合住宅区和办公楼等。

二、搜救分队设置

搜救分队是执行搜索、救援或类似行动的资源。一个区域搜救行动通常配置两支搜救分队,每支均可作为首发队伍或后续队伍,从而持续交替执行任务。

(一)搜救分队组成

一支搜救分队应包括以下人员:①队长,分队的领导者,概括情况并记录信息,与指挥部联络沟通,汇报细节并提出建议;②搜救犬专家,指挥搜救犬搜索,对发现的幸存者进一步确认;③技术搜索人员,使用电子仪器搜索;④医疗急救人员,为幸存者及参于搜救人员提供医疗急救处理;⑤结构专家,评估建筑物稳固性,并提出支撑加固建议;⑥有毒物质处理专家,监测搜索区域及周边空气状况,评估、鉴别并标记出毒物的威胁;⑦搜救专家,对搜救分队进行辅助,包括确定电子监视设备(相机、摄像机)钻孔位置,负责设置监听措施;⑧重型设备专家,在搜救工作需要起重机、重型搬运机等设备时提供建议,并作为搜救人员和设备操作人员之间的联络员,保证双方有效的沟通。

(二)搜救分队任务

搜救分队应按照行动计划实施搜救行动,在搜救结束后,向现场指挥官汇报已搜索区域和搜救结果。

1. 评估和报告建筑物结构 是确定搜救优先权、评估和进行系统报告等工作的基础。

2. 确认幸存者位置 使用搜救犬、仪器和人工等方法搜索对幸存者位置进行确认;幸存者位置应该被明确标识。

3. 鉴别和标识潜在危险 危险区域应该用警戒线标识并管制。对受灾区域内部及周边的基本空气情况进行评估。对搜救区域进行信息概括并列出所有需要注意的问题。向搜救行动指挥部报告搜救发现,并就搜救优先顺序安排提出建议。评判并标识建筑物的悬空部分、结构不稳或者潜在坍塌区域、有害物质、煤气、水电等任何潜在危险。图3-4-3-1是标识建筑物内有漏电和放射性物质,不可进,做出此标识的是中国国际救援队,进入建筑物的时间是5月2日下午2时25分,1个半小时后离开。其他信息如幸存者、遇难者等信息,由后来的搜索组、救援组标识。危险物质信息英文缩写:有毒有害物质,GAS;易燃易爆物质,EXPL;放射性物质,RAD;化学物质,CHEM;漏电,ELEC;燃料泄漏,FUEL;可能垮塌,COLL。如果标识有危险信息,还可进的话,就说明危险因素已经被排除了。

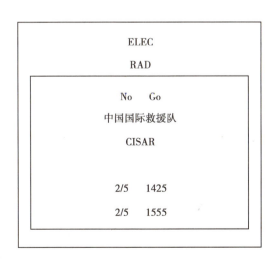

图 3-4-3-1 建筑物内潜在危险标识

三、搜救行动实施

首先应确定搜救协调管理者、参与搜救的资源，划分搜救区域、创建搜救通道，设置搜救地点和按阶段分步搜救，评估并确保安全。

（一）搜救管理及协调

每个搜救地点都必须指定一人为现场指挥官，专门负责协调，拥有指挥调度那些本属于其他编制、但目前在这个搜救地点工作的人员。为确保指挥的连续性，应尽量避免频繁更换现场指挥官。

现场指挥官应履行以下职责：①与搜救任务下达的上级建立并保持通信联络，承担所有被指派搜救分队的行动控制指挥和协调，实施搜救行动计划，根据现场条件的变化对搜救计划进行调整；②使用指定的现场通信通道与所有搜救分队建立并保持通信；③接收并评估所有搜救分队提交的目击报告，并安排搜救分队对目击报告的情况进行调查，从已离开的搜救分队处获取搜救结果；④定期向上级提交按顺序编号的情况报告。

搜救分队应在到达搜救现场前15分钟与现场指挥官取得联系，并告知现场指挥官其预计到达时间、行动操作限制、现场通信能力、计划搜救速度等。大型而复杂的搜救行动有时需要两支或多支搜救分队合作。当两支或多支搜救分队在一起合作时，搜救行动指挥部应该指定其中某支队伍的队长为此搜救地点的全权负责人，并一定要将此人事任命传达到所有参与搜救的人员。

（二）搜救分队以外资源协调

搜救行动常常需要获得搜救分队以外的人员或组织的帮助，包括军队、市政、重型设备操作人员等。搜救行动指挥部应及时协调获得这些外部资源的协助。有效管理和指挥搜救分队之外的资源，对搜救行动的整体安全和效率非常必要。此类人员应配戴明确的标识以表明身份，并穿戴防护眼镜、安全帽等基本安全装备，并为没有（或很少）救援经验的工作人员提供基本的安全和危险评估指导。

（三）进入和离开救援地点的控制

为保障安全和提高搜救效率，必须制定并遵守进入和离开救援地点的规定，搜救人员必须遵守规范、一致的管理流程。同时，搜救专家应严格

管理整个受灾地区，包括危险状况评估和解决办法，关闭所有水、电、煤气等基本设施，确认和标识高危地带，确定搜救区域，清除无关人员，安排场地进行器械装备，完成搜救地点评估和确定行动计划之后，召集简短会议通报情况等。

（四）搜救行动地点设置

在开展搜救工作之前，必须立即将受灾区域设为禁区，进行封闭式管理，设立一个只允许搜救队伍和其他救援人员进入的工作区域，并保证相关工作人员的安全。

1. 在工作区域周围设置封锁线 坍塌现场附近可能会发生二次坍塌、坠物或其他危险情况，需将这些区域划为坍塌/危险区域。该区域只限搜救队伍中负责搜索和进行救援工作的主要队员进入。未被许可进入该区域的搜救人员，必须留在该区域以外。

2. 建立搜救工作点的其他设置 在危险区外应设安全监视区作为缓冲区域，在缓冲区域之外需建立以下场地：

（1）进入、撤出路线：进入废墟之前一定要明确搜救路线和撤离路线。必须保证人员、工具、装备及其他后勤需求能顺利出入。另外，对出入口进行有效控制，以保证幸存者或受伤的搜救人员迅速撤离。

（2）紧急集合区域：是搜救人员紧急撤退时的集结地。

（3）医疗处置区：是医疗小组进行紧急救治等医疗服务的地方。

（4）轮换休整区：暂时没有任务的搜救人员可以在这里休息、进食。

（5）装备集散区：安全储存、维修及发放工具及装备的地方。

（6）建材仓库：存放搜救行动中所需要的建筑材料，并在行动时分发。

（五）按阶段分步搜救

坍塌现场的搜救行动可分为五个阶段：

1. 第一阶段 评估坍塌区域：①搜救区域内的可能幸存者（在地面上/被掩埋）；②评估结构稳定性；③评估水电气设施状况，并关闭设施以确保安全。

2. 第二阶段 迅速、安全地转移地面幸存者。

3. 第三阶段 搜寻并探察所有空隙和坍塌建

筑物中的空穴，以发现可能的幸存者。本阶段可使用喊话设备。只有经过训练的搜救犬或搜救人员才可对空穴／可进入空间进行搜救。

4.第四阶段　确定幸存者位置后，使用特殊的工具和技术，有选择性地移除建筑物残骸。

5.第五阶段　大规模清理。通常在所有已知幸存者均被安全转移后才可实施大规模清理。在作出此项最艰难的决策之前，搜救分队必须充分考虑幸存者生还的可能性和耐久能力。

（六）搜救人员安全保障

必须事先让所有参与搜救人员明确了解警示信号和撤退流程，如暂停行动、保持安静、撤离该区域、重新开始行动等的警报信号。在工作区域内外设置安全哨，监视搜救过程中建筑物的稳定性，一旦有坍塌危险，或者周边建筑物有倒塌、滑坡、滚石，或者有余震，及时发出终止和撤离指令。

（张连阳）

第四节　灾难现场破拆及挖掘技术的应用

一、破拆及挖掘专业队伍建设

我国地域辽阔，灾难事故频发，因此需要组建专业的现场破拆及挖掘队伍。对于破拆这项技术，与常人想象的不同，建筑内部爆破还不到所有拆除工程的1%，超过99%的拆除工作是由专业的拆除设备或熟练的人工拆除完成的。一项成功的拆除工程需要团队对结构物理及机械操作方面的深刻了解及对无数安全规章制度的严格遵守。他们需要在拆除过程中迅速识别各项危险情况，做出准确判断，小心谨慎地处理各种危机。

这只队伍需要包括工程师、技术经理、支撑专家及受过专业设备培训的有经验的工人，能够根据当时的危险情况包括地震、火灾或者化工厂爆炸来选择合适的个人防护装备。同时他们要配备必要的防护、施救、照明、通信、运输设备及其他辅助器材等，并处于备用状态。加强装备、设备、器材的维护和保养，确保装备、设备、器材完好能用，时刻处于战备状态。各种装备、设备、器材必须每月至少检查或运行一次，发现问题要及时修复，确

保功能正常。此外，队伍需要制订年度专项训练计划及阶段训练计划，还需更新地震、火灾及化工厂泄漏知识、抢险救援技术及最新急救指南。

二、破拆前评估

在破拆前应对建筑、可能发生的二次倒塌、公用设施及生存空间进行评估。

（一）建筑评估

对于未着火建筑，需评估楼板、承重墙及屋顶之间结构的稳定情况；对于着火建筑，需评估钢筋混凝土骨架所构成的水平梁和垂直柱构成的结构稳定性。

（二）可能发生的二次倒塌

对于非垂直墙体，需评估墙体破损情况及其与地面的倾斜程度；对于有烟雾或水迹从墙裂隙渗透处，需注意火灾现场的地面坍塌情况；对于横梁脱出，需注意支撑梁与承重墙之间的分离情况；对于钢筋横梁，需注意在严重的火灾高温环境下那些下垂或变形的横梁；对于各个墙壁、屋顶或楼板及其他结构出现的大裂缝则需要注意其是否有扩大的倾向；对于未脱落或潮湿的楼板需注意是否是消防行动后的已灭火楼板；对于老化的建筑，需注意下垂的屋顶、楼板或墙壁。

（三）公用设施评估

应注意天然气是否有泄漏、水电设施是否完整及下水道有无渗漏的情况。

（四）生存空间评估

生存空间的形成有多种原因，也有多种形式。在搜索评估阶段，幸存者最有可能在生存空间里被发现。这些生存空间可能有不同的大小和形状，并受到建筑物倒塌的自然条件的影响。能够识别以下类型的生存空间：①楼板旁的生存空间，在其中一面墙发生故障或楼板搁栅在一端断裂时发生，这种类型的塌陷通常会产生一个大的生存空间。②悬梁旁的生存空间，这种形式产生时，楼板或屋顶部分的一端仍然连接到墙壁的部分，另一端将挂在没有支撑的地方，这种生存空间十分不稳定，尤其危险。③Ｖ形生存空间，这种情况发生时，沉重的负荷导致楼板中心倒塌，被困楼层以上的居住者通常会在坍塌的楼板底部找到，而坍塌楼板下的受害者将在生存空间中被发现。④煎饼形生存空间，是由于上一层的总承重墙或柱

发生破坏,导致上一层与下一层的楼板被压扁而引起的。受害者可在楼板之间或支撑楼板的家庭或办公室家具形成的生存空间中被发现。

三、受困人员定位

在现场搜索及破拆前,需对损坏的区域和大小进行全面的调查,重点确定以下信息:

1. 建筑使用情况。
2. 居民人数。
3. 被困人员及可能地点。
4. 救援行动是否在进行。
5. 可能存在的危险,包括水电气、可燃物、水管爆裂、下水道故障等。
6. 毗邻建筑物的结构稳定性。

在对现场被困人员救援时,需遵守以下原则:

1. 在废墟顶部或轻微掩埋的受灾者应首先被转移。
2. 所有的救援工作都应首先针对看得见或听得到的受灾者。
3. 救援工作还应针对那些位置已知的受灾者,即使看不见或听不见他们。
4. 需要通过大喊大叫或循声定位受灾者。

此外,对于整个救援工作需要列举完整的工作表并进行核对:所有的公用设施都关闭了吗;结构完整性是否得到保证或评估,现场是否有安全人员和观察员;是否需要工程师或建筑师;救援部队是否正在指挥救援行动;是否已经选定每个救援队队的长;坍塌区域是否划分为可管理区域;是否有应急计划。

在搜索被困人员时,以下区域需特别注意:楼梯下的空间、地下室及地窖、靠近烟囱或壁炉的位置、没有完全倒塌的楼板下的生存空间、由家具或重型机械造成的生存空间。可使用以下方法定位被困人员:将救援人员置于"呼叫"和"倾听"的位置;让周围行动人员保持安静;每一个救援人员通过呼叫或敲击物体的方式搜寻;每次通话后应保持一段时间的沉默;所有成员都应该尝试任何回声指向的位置;在接收到声音之后,至少应该从另一个角度尝试并确定发声位置;一旦与受害者建立了联系,就应继续保持这种联系。

四、支撑结构搭建

在展开救援前,必须确保救援人员和被困者的安全,这就离不开救援过程中的安全支撑。用支架或顶升设备支撑有倒塌或垮塌危险的墙体和楼板,以保护救援者和被困者;用顶升设备支撑倒塌的梁、柱、楼板,形成空间后接近并救援幸存者。应注意:以上方法适用于压埋不深和压埋物能够被托起的状况;宜采用合适的支撑,并考虑基础和材料的坚实,一旦做好支撑,不允许再移动支撑物。

（一）支撑方法

支撑的重点主要有四个方面:楼板受到严重损坏的建筑物;具有松散混凝土碎块的建筑物;有裂缝或者破碎的预制板;有裂缝的砖石墙。常见的支撑方法主要有:横向支撑、斜向支撑、垂直支撑等。

1. 横向支撑 为防止建筑的再次倒塌,对具有倒塌危险的物体进行水平方向的支撑,这种支撑一般出现在墙体凹陷、或者有明显的裂纹时,对具有危险的墙体进行的支撑加固。

2. 斜向支撑 在救援过程中对进出口通道和生存空间中倾斜倒塌的建筑构件进行的加固,这种支撑一般应用于倾斜式的生存空间。

3. 垂直支撑 垂直支撑是对存在具有向下倒塌危险的建筑构件进行的加固,一般应用于开辟救生通道,防止上部建筑构件向下垮塌。

需要注意的是一开始要尽量避免墙壁断裂,否则可能会破坏建筑其余部分的结构完整性;尽量因地制宜,在楼板上凿洞和搭建垂直支撑可以提供较安全的庇护区域;如果必须破墙或挖楼板,可以预先挖一个小洞,确保没有坍塌的风险。对于支撑结构也需要注意以下几点:

（1）支撑结构不应该支撑在原来的破损部位。

（2）强行依靠在楼板及墙体可能会引起塌陷。

（3）支撑结构需要尽可能的短,最大长度不应超过其宽度的50倍。

（4）支撑结构的强度取决于其锚定的位置。如果锚定在地板上,那么楼板的强度决定了支撑结构的稳定性。

（5）应该由专业人士进行支撑结构的搭建。

（6）支撑物一旦被放置就不应被移走。

（二）常见的支撑材料

常见的支撑材料有木方、支撑顶杆、钢筋、起重气垫、砖石等，其中木方是最常用的支撑材料，它具有取材容易，可以根据需要制作不同形状的支撑物，操作简单，但容易变形，当支撑物超过其承受重力时，就会变形或者破坏。

五、破拆技术的应用

破拆技术是指对创建营救通道过程中遇到的不能移动的建筑废墟构件，或压在幸存者身上的构件进行安全有效的切割、钻凿、扩张、剪断等方法。

应注意：避免废墟墙体地板碎片落到受害者身上造成的不良后果；应考虑可能存在的电路和毒气；移走废墟，创建安全的工作环境。

（一）切割

用无齿锯、链锯、焊枪等工具或设备将板、柱、条、管等材料分离、断开的方法。

（二）钻凿

用钻孔机、冲击钻、凿岩机等工具、设备将楼板、墙体等材料开孔、穿透的方法。

应注意：在钻孔实施过程中应保证有足够的支撑材料；在受限空间和缺氧空间保持通风；估计废墟的稳定性及其他条件。

（三）扩张、挤压

用扩张钳、顶撑杆等工具将板、柱、条、管等材料分离、压碎的方法。

（四）剪断

用剪切钳、切断器等工具、设备将金属板、条、管等材料断开的方法。

常见的破拆工具很多，具体使用情况见表3-4-4-1。

表 3-4-4-1　破拆工具的分类

动力类型	范围	优点	缺点	用途
手动破拆工具	撬斧、撞门器、消防腰斧、镐、锹、刀、斧等	主要以操作者自身的力量来完成救援工作，不需要任何能源	力量小，效率低	适合迫切性小的事故救援
机动破拆工具	机动锯、机动镐、铲车、挖掘机等	主要以燃料为动力转换机械能实施破拆清障，工作效率快，不受电源影响	设备大，不便于携带	切割木材、塑料、混凝土、石材、金属、玻璃幕墙
气动破拆工具	气动切割刀、气动镐、气垫	以高压空气转换机械能工作，设备小	功能单一	切割非金属墙壁、金属、玻璃、起重和堵漏
电动破拆工具	电锯、电钻、电焊机等	以电能转换为机械能，工作效率快	灾难事故停电或野外作业时无电源可取	实现切割、打孔、清障的目的
液压破拆工具	扩张期、切割器、顶杆等	主要以高压能量转换为机械能进行破拆、升举，能量大、工作效率快	设备笨重，质量不稳定	用于剪断门框、金属框架或非金属结构，救助被夹持或被锁于危险环境中的受害者
其他破拆工具	气割、无火花工具等	以其他动力源工作		适合特殊的救援场所

六、挖掘技术的应用

如果有人员被困在倒塌的建筑下，可以对建筑构件进行挖洞作业来开辟救生通道，救出被困者。挖洞作业根据挖洞的方向可以分为横挖、上挖和下挖三种，每一种都有各自的使用条件。

应注意：保证足够的支撑材料；在受限空间和缺氧空间保持通风；估计废墟和土壤的稳定性及其他条件；使用重型机械和工具时注意震动引起的二次伤害；注意边缘保护；只允许那些训练有素的营救人员参加。

（一）横挖

被困者上下方救援困难、倾斜式和V形式的生存空间，通过横向挖洞开辟救生通道时使用。

（二）上挖

被大型建筑构件埋压,被困者下方地面坚硬或无法挖掘,无法从侧面救援,现场无起吊设施时使用。

在救援过程中首先要对建筑物楼板进行外面的支撑,确定牢固后对楼板和墙体进行挖洞,在挖洞的过程中最好是用手动或机动破拆工具凿开建筑楼板的水泥和砖石;然后用剪断器剪断被凿开的裸露钢筋,在切割被救者周围的构件时,要对幸存者进行简单的防护,防止作业伤及被困者;最后在幸存者身体周围选准作业点,利用凿岩机、钢钎、锤子等救援工具对墙体等构件进行掏洞作业,并以此为支撑点,撑顶后,将幸存者救出。原则上不得使用大型器械,以免产生二次伤害。

（三）下挖

上部有大型建筑构件埋压,救援困难,易破坏被困者的生存空间,被困者下方地面易于破拆开辟救生通道且有一定的操作空间,从下部向上挖洞救援方便。

七、破拆挖掘救援实例

泰国洞穴救援

2018年6月23日,来自泰国的"野猪"少年足球队包括12名球员与1名教练共13人在足球赛后进入当地"睡美人洞"进行大型洞穴探险,后因突降暴雨被困其中。该洞穴长度约4km,洞口至孩子们的平台路上有多个狭窄地形,其中最小的只能通过不背包的人,同时该洞穴有多处被水淹没,需要潜水通过。因而失踪后10天,才有英国洞穴潜水专家在洞穴深处的溶洞里发现被困者。被困时间已达10天,救援任务非常紧急,但救援还是有诸多难点:①地形复杂,多处需要攀爬,对潜水员的体力及精力要求较高;②往返需要4~5小时,同时多处需要潜水,对孩子的心理素质和潜水训练有要求;③水中泥沙多,设备故障率增高,难以确保整个救援过程的成功。就在救援行动陷入困境的时候,美国科技"狂人"埃隆马斯克提出了一个大胆的设想:采用一根直径1m具有一定延展收缩性的尼龙管道,充气之后创造出一条水下通道供被困者向外转移。得益于马斯克的构想及强悍的执行能力,1天后由其公司研发的充气潜水滑撬组装完成并运输至泰国。被困

18天后,在国际救援力量的帮助下被困的12名足球少年和1名教练全部获救,但可惜的是,1名前海豹突击队员在救援途中因供气不足死亡。

在一些复杂艰难的救援困境中,我们有时需要突破思维定式,以救援受困群众为目的,在全人类共通的理念下,带着希望携手共同应对危难,才能得到圆满的结局。

（卢中秋）

第五节　救援中基本生命保障技术

生命保障技术的实施均是在施救者与被施救者均处于相对安全的情境下进行。

一、空气输送技术

在密闭空间内引起患者死亡的各种原因中,90%是空气的问题。可利用空气呼吸器的储气瓶和透过废墟缝隙的导管,向被埋压人员输送新鲜空气,保障呼吸的顺利,最大限度地延长被埋压人员的存活时间。

空气输送的核心是为埋压人员提供氧气,氧气治疗是灾难救援中重要的急救措施。在灾难救援中以鼻导管、储氧面罩最常用,特殊情境下也会使用到特殊的供氧设备（如海底救援时使用的封闭式面罩供氧设备等）。灾害现场常需要急救人员紧急评估和管理的事项是患者的呼吸道。对有气道损害的受害者,应采取气道管理措施如气管插管或环甲膜切开,行插管时要注意可能会因狭窄空间操作不便而需要坐位插管。

二、营养输送技术

对埋压人员的营救常常需要一个较长的过程,当被困人员一时无法救出时,可以先输送水和流食以维持其生命,也可口服生理盐水,可以通过胃肠或静脉输送营养为后续救治提供机会。

建立静脉通路是实施灾难急救的重要途径,静脉通路可以用来输液、输血（特定情况下）、营养支持等。在灾害现场,幸存者长期被掩埋在废墟之下,得不到饮食、饮水的补充,能量及循环血液供应减少,为满足重要脏器的血供,常存在周围循环障碍,外周静脉塌陷,使外周静脉穿刺建立液体通路极为困难。虽然可以采用中心静脉穿刺置

管来解决这个问题,但是操作既需要较高的技术水平,操作时间长,必须在人体几个特殊的位置进行,又需要一定的无菌条件和操作空间来完成。外周静脉和中心静脉穿刺困难,也可选择骨髓腔穿刺建立骨内输液通路。

三、心肺复苏术

呼吸心跳停止者在现场选择性进行心肺复苏。对于已经出现死亡明显迹象(尸僵、尸斑或者腐烂等)或者不可逆伤害(断头伤等)不适宜行心肺复苏术。目击下的重伤者如出现呼吸、心跳停止应该积极行心肺复苏的同时进行相应的紧急病因治疗。复苏方式存在胸外按压禁忌时可以尝试使用腹部提压法行心肺复苏。

（吴彩军）

第五章　灾难现场检伤分类

第一节　检伤分类的概念与应用

灾难现场伤亡人员常批量出现,救治需求激增,然而现场医疗资源相对严重不足,如何合理有效地运用有限的医疗救护人员、仪器设备及急救药品,使更多伤员得到有效救治,降低整体病死率,让总体的救援效果达到最大变得十分重要。比如 2004 年印尼海啸、2008 年汶川地震、2015 年天津滨海新区爆炸事故都导致了大量的人员死亡。当众多的伤患与有限的医疗资源发生矛盾时,必须快速决定先救谁、如何救,这就需要检伤分类,即在灾难现场快速对伤员进行伤情的评估与判断,遵循伤员群体利益最大化原则,决定救治及后送的先后顺序,又称为分拣。

一、检伤分类简史

检伤分类(triage)一词源于法语的 trier,意思是进行挑选、分类,最早是由战争催生,用于军事医学领域,是一个以救治需求与存活可能性为依据,对伤兵进行检伤和分类,决定实施救治次序的过程,后来逐渐发展成为灾难救援中的必须步骤,成为灾难医学史上的重要里程碑。

检伤分类的历史最早可以追溯到拿破仑时期,当时一位名为 Dominique Jean Larrey 的军医率先提出了检伤分类的想法,开创了战场紧急救护体系,根据伤员需要医疗处理的紧急程度决定救治次序。此后的 200 年里,检伤分类被广泛应用于战伤救治。1846 年,英国海军外科医生 John Wilson 进一步完善了战伤检伤分类的理论,他认为医疗资源应优先应用于那些需要马上治疗而且预期效果明显的伤员身上。经过军队外科医生的不断探索改进,检伤分类理论在战地救护中得到了进一步的运用与发展,到了 20 世纪,在第一次

世界大战时已经建立了战伤检伤分类站。第二次世界大战进一步完善了战伤救护系统,实现了战场上的紧急救护、分级救护和后送,朝鲜战争和越南战争中,空中救护和转运得以普及,使伤员死亡率从二战时的 4.7% 降到越战时的 1%。恰当的检伤分类明显改善了战伤救治效果,使许多伤员得到了及时的治疗,避免了延误治疗和病情的进一步发展,挽救了生命,被认为是急救时早期重要的医疗救护方法。

随着检伤分类理论的逐渐完善,这一过程逐渐发展成为灾难救援工作中的必须程序之一,其目的是科学合理的分配救援力量,最优化使用急救资源,挽救更多生命,降低致残率,使总体救援效果达到最大。

二、检伤分类在灾难紧急医疗救援中的应用

在灾难现场,特别是大型灾害时,常出现大量伤员,而救援资源永远是有限的,如医护人员数量、救护设备数量、运送工具、医疗机构容量等。2008 年汶川地震时,当地医护工作人员缺乏系统的检伤分类训练,面对大规模伤亡人群处理顺序混乱,效率较低,专家救援队伍到达现场后立即应用战伤救治原则,制作简易替代伤标,迅速对伤员进行检伤分类,区分救治先后次序,很快使救治工作由无序变为有序。分诊不足会造成危重症伤员不能得到及时救治或后送,增加可预防死亡的发生率,分诊过度会使后方保障医院超负荷工作,非危重症患者过度占用有限的医疗资源,使真正需要紧急救治的患者得不到及时治疗,也会增加死亡率。通过正确的检伤分类方法,可以在短时间内对伤员进行初步的评估,确定伤员需要哪种类型的救护,选择具备相应救治能力的医院,缩短急救时间,使最需要紧急救护的伤员得到优先救治和后送,使医

疗救援的资源得到合理分配,能够最大限度地发挥救援资源的作用,实现救援效果的最优化。

在较小灾难现场,伤员数量非常有限时,伤员检伤分类的目的是尽最大努力为每一位伤员提供最恰当的医疗服务。在大型灾难现场,伤员数量多、伤情复杂,医疗需求与可利用的医疗资源之间存在巨大的不平衡时,伤员检伤分类的目的是尽最大可能抢救最多的伤员,对不能及时转运的危重伤员进行初步干预,稳定生命体征,增加后续医疗措施对伤员预后结局的改善程度,常用的初步干预措施包括紧急气道管理、供氧、清创、止血、包扎、固定、补液等。灾难现场医护人员数量有限,伤员众多且伤情复杂多变,一次检伤漏诊概率较大,如条件允许,应对滞留现场未及时后送的伤员进行二次检伤,以增加准确率,降低可预防的死亡率及致残率,尽可能减少灾害损失。

此外,检伤分类还担负着灾难现场伤亡情报搜集工作,可以从宏观上对伤亡人数、伤情轻重及未来发展趋势等进行大致评估,以便及时准确地向有关部门汇报灾情,使决策部门第一时间掌握受灾人数及分布情况,科学地分配与使用医疗资源,使救援工作更高效快捷,是救援决策工作的主要情报来源。汶川地震初期存在的医疗救援力量分布不合理就与伤员信息搜集工作不完善有绝对联系。

灾难现场通常由于环境不稳定,秩序混乱,医疗资源极其有限,并不具备进一步救治伤员所需的物质与环境条件,因此经过快速准确地检伤分类后,需要进一步治疗的伤员应尽可能迅速地转向有相应救治条件的后方保障医院继续下一步治疗,到达医院后还需继续动态检伤分类,由有经验的医护人员再次评估伤员的伤情严重程度和主要损伤部位,快速准确地做出判断,分送到相应的救治单元,实现院内分流,避免伤员过度集中,减少混乱,有效减少灾难带来的伤害。

三、检伤分类实施者

灾难现场伤员人数众多,医护数量相对严重不足,且伤员伤情复杂多变,因此要求现场检伤分类工作必须快速、准确,分类不足或分类过度均可能导致救援效果受损,因此实施者应由有经验的医生或护士担任,需要经过专业训练,具备丰富的临床经验和病情评估能力,有较强的沟通协调能

力和相当的法律知识。紧急情况下通常由第一批到达灾难现场的医护人员承担。

检伤分类者的基本素质要求:

1. 具有扎实的临床医学知识和相关的急救管理知识。

2. 受过训练,能够熟练掌握常用的伤情评估判断方法。

3. 具有一定的组织能力和沟通协调能力。

4. 具备相当的法律知识。

（周荣斌）

第二节　检伤分类的原则与方法

一、检伤分类的原则

检伤分类应遵循以下原则:

1. 因灾难时无法进行全面病史采集和体检,只能根据简要的病史和体检作出判断。

2. 对每个伤员都采取相同的规范化步骤进行分拣。

3. 伤后的生理学改变比解剖性损伤更应受到重视。

4. 分拣级别的确定不仅取决于伤情,还取决于灾难性质、救援环境、伤员数量和救援资源等因素。

5. 灾难现场分拣一般不包括伤员的治疗,除非伤情紧急且简单的手法即能缓解伤员的紧急状态,可进行治疗。

6. 分拣应是一个动态的过程,重复分拣是必要和重要的。伤员伤情会发生变化,如内脏损伤随时间延续而出血增多,环境、救援力量、运送能力也会变化,均可使分拣级别发生改变。

7. 分拣后伤员应安置于不同的区域等待治疗和后送。

8. 对无存活希望的伤员,分拣后可给予姑息性治疗;对无反应、无呼吸、无脉搏者直接标记为死亡,应尽快将其移至远离分拣现场的尸体处理场所。

二、检伤分类类别

虽然有不同的检伤分类系统,但不同的检伤分类系统大同小异,且形成了一致的共识。绝大多数检伤分类系统将伤员分为4类,并标以醒目

的颜色标志：

（一）第一优先（immediate）

红色标志。表示紧急治疗。含义：伤情危重需立即进行医疗处理，能够用简单的方法、较短的时间和较少的资源进行救护，且经过救护能够获得较好的预后。例如：四肢动脉大出血能够用简单的外科技术控制，张力性气胸能够用穿刺和置管处理。

（二）第二优先（delayed）

黄色标志。表示延缓治疗。含义：有较重的损伤但伤情相对稳定，允许在一定时间内延缓处理和后送。例如：单纯的股骨或肱骨骨折。

（三）第三优先（minimal 或 non urgent）

绿色标志。表示轻伤。含义：轻伤员，可以等待治疗。所以又称为可自己行走的伤员（walking wounded）。这组伤员可以等待重伤员处理结束后治疗，或在救援人员指导下自己救护。例如：体表擦伤、挫伤、出血较少的创口、关节扭伤、小的骨折等。

（四）第四优先（black）

黑色标志。表示伤情过于危重即使给予强力救治也少有存活希望者。这类伤员可给予姑息性治疗，当救援力量足够时也可给予积极治疗。例如：重型颅脑损伤，95% 体表面积的 Ⅲ° 烧伤。

现场检伤分类时对无反应、无呼吸、无脉搏者直接标记为死亡。不要企图进行复苏。应尽快将其移至远离检伤分类现场的尸体处理场所。

伤员检伤分类是一个动态过程。一方面，伤员伤情会发生变化，如内脏损伤随时间延续而出血增多。另一方面，救援力量也会变化，一般来讲，随着更多的救援人员和物资的到达，医疗资源会逐渐增多。原来分入延缓治疗的伤员可能重新进行检伤分类并得到立即治疗。

三、检伤分类的基本方法

检伤分类方法要求简单便捷，在 1~2 分钟完成 1 名伤员。一般的方法是简单询问受伤史和主要症状，进行快速体格检查，注意气道、呼吸、循环、意识状态等。确定检伤分类类别、后送优先级别和方式。

检伤分类方法按是否定量评估，可分为模糊定性法与定量评分法两大类。模糊定性法简单便捷，不用计算评分，即可迅速完成现场检伤分类，但缺乏系统性及科学性、比较性，仅适用于院前急救对灾难事故的快速检伤分类。定量评分法通过评分，用数字直观评价，符合标准化，方便科研，具有科学性，必须进行记忆评分及评分计算。

四、常用的检伤分类方法

（一）院前模糊定性法

院前模糊定性法（ABCD 法）来源于伤情判断依据中的四项重要生命体征指标，即神志（consciousness，C）、脉搏（pulse，P）、呼吸（respiration，R）、血压（blood pressure，BP）。ABCD 代表着创伤的各种危重症情况，其含义分别如下详述：

asphyxia：窒息与呼吸困难。

bleeding：出血与失血性休克，休克快速检测方法为一看神志、面色，二摸脉搏、肢端，三测毛细血管充盈度、血压，四量估计出血量。

coma：昏迷与颅脑外伤。

dying：正在发生的突然死亡。

ABCD 法属于模糊定性法，只要一看见伤员出现 ABCD 其中一项以上明显异常，即可快速判断为重伤，异常的项目越多说明伤情越严重；相反，如果 ABCD 四项全部正常，则归类为轻伤；介于两者之间，即 ABC 三项（D 除外）中只有一项异常但不明显者，则判定为中度伤。该法只需 5~10 秒就可完成对 1 个伤员的检伤分类，适合灾害施救现场的医疗评估。

（二）简明检伤分类与快速急救系统

简明检伤分类与快速急救系统（simple triage and rapid treatment triage，START）是加利福尼亚 Newport Beach 消防局和 Hoag 医院于 1983 年建立的用于较大灾害时医疗救援的快速检伤分类系统。通过评估伤员的行走能力、呼吸、循环和意识四个方面进行检伤分类（表 3-5-2-1）。

表 3-5-2-1 START 检伤分类法

红色，立即，第一优先	呼吸 >30 次 /min；桡动脉搏动不能触及，或毛细血管充盈时间 >2 秒；不能遵从指令
黄色，延迟，第二优先	不能行走，且不符合红色和黑色标准
绿色，轻伤，第三优先	可自行行走至指定的安全地点进一步评估
黑色，死亡，第四优先	尝试开放气道也无呼吸

该方法将伤员分为四类,分别以红色、黄色、绿色和黑色标示,代表第一优先、第二优先、第三优先和第四优先。第一优先表示紧急,包括呼吸大于 30 次 /s,伤员不能执行指令,桡动脉搏动不能触及或毛细血管充盈大于 2 秒。第二优先表示延缓,包括不能行走的伤员,且不符合第一和第四优先。第三优先表示轻伤,伤员能够自己行走到另一医疗点接受进一步评估和治疗。第四优先表示没有救治希望,即使开放气道伤员仍无呼吸。

本法特点是简单、便捷、准确,只需一或两名经过训练的急救人员即可完成,对每名伤员的分拣需时不超过 1 分钟。适合在灾难较大,出现较多伤员的场合使用,已得到国际上普遍认可。本法在 1992 年美国 Andrew 飓风灾害、1994 年 Northridge 地震灾害、2001 年美国纽约世贸中心恐怖袭击等灾害救援中得到应用。

(三)Homebush 检伤分类法

Homebush 检伤分类法是 1999 年由澳大利亚学者建立的,欲将其作为标准检伤分类法在澳大利亚推广。它以 START 为基础,但增加了白色标志的第五类,专指临终(dying)的伤员。将临终伤员从已经死亡(dead)区分开来,对其给予关怀性治疗,同时设一专门区域安置这类伤员,而不是将他们置于尸体中间。红色标志给予桡动脉搏动不能触及、不能遵从指令、呼吸大于 30 次 /min 的伤员。紧急类伤员和 START 分类中延迟治疗类含义相同。非紧急类相当于 START 分类中的轻伤员。本分类法强调将各类伤员安置在用各种颜色标志的区域,而不仅是在他们身上贴标签。同时,为了通信联络的方便,选用 5 个单词“alpha,bravo,charlie,delta,echo”分别代表不同的紧急程度(表 3-5-2-2)。

表 3-5-2-2 Homebush 检伤分类法

红色,立即,alpha	呼吸 >30 次 /min;桡动脉搏动不能触及;不能遵从指令
黄色,紧急,bravo	不能行走,且不符红色、白色和黑色标准
绿色,非紧急,charlie	可自行行走至指定的安全地点处理
白色,临终,delta	死亡中,可以触及脉搏,但无自主呼吸
黑色,死亡,echo	已经死亡,尝试开放气道也无呼吸

在 2002 年巴厘岛爆炸事件中应用了本检伤分类法。但仅记录了描述性信息,无法分析检伤分类的准确性及其对预后的影响。

(四)MASS 检伤分类法

MASS 检伤分类法是基于美军战伤检伤分类法建立的用于灾难时大量伤员的检伤分类法,属于国家灾难生命支持的核心内容。MASS 检伤分类法以 START 为基础,但采取不同的评估方式,在对每一个体伤员进行检查前即将其分入某一类。MASS 代表 4 个英文词,move(运动)、assess(评估)、sort(分类)、send(后送)。首先是“运动”,指导能自己行走的伤员到一指定的区域,这些伤员属于轻伤 / 绿色标志。不能自己行走的伤员要求他们移动一侧上肢或下肢,能够遵嘱移动任意肢体者属于延缓 / 黄色标志。如果伤员不能遵嘱移动肢体,将进行评估并分入“立即”或“期待”组。下一步是“评估”,参照“START”方法进行。“评估”阶段还需进行主观判断将致命伤伤员分入“期待”组,不管这些伤员预计存活期的长短,包括 100% 面积的烧伤、致命性放射损伤等。“分类”是根据客观的指标将伤员进一步分类,并根据“分类”“后送”。

(五)SALT 检伤分类法

SALT 检伤分类法包括 sort(分类)、assess(评估)、life-saving interventions(拯救生命的干预措施)和 treatment/transport(治疗 / 转运)四部分。

SALT 分类采用的是 IDMED 5 级分类法,将群体伤患者分为 immediate(亟须抢救者,红色)、delayed(可延迟处理者,黄色)、minimal(轻微伤者,绿色)、expectant(姑息治疗者,灰色)和 dead(死亡者,黑色)。通过整体分类和个体评估进行检伤,当医疗资源有限时,以 I > D > M > E > D 的分配方式,达到救治最多幸存者的目的。

SALT 检伤分类法具有简单易行、易于掌握、准确可靠的优点;与传统的 START 法比较一致性好、准确性高,而检伤分类时间更短、适用范围更广,得以在灾难医学教学和现实灾难救援中推广使用。

(六)CESIRA

这是由意大利灾害医学会制定的检伤流程,主要提供给第一线救难人员使用。由于预设的使用者不是医生,所以避开了判定"死亡"的黑色部分。CESIRA 是意大利文的缩写,其相对于英文,大致是 consciousness（意识状态）, external profuse bleeding shock（外失血性休克）, insufficiency respiration（呼吸衰竭）, rupture of bones（骨折）, another pathology（其他病因）。

（周荣斌）

第三节　检伤分类实际效果评价

在灾害现场,特别是大型灾害时,可能会短时间内出现大量伤员,而医护人员、救护设备、急救药品、运送工具、邻近的医疗机构等救援资源是有限的。紧急医疗应对会涉及伤员搜寻与营救、伤员检伤分类与初步治疗、伤员疏散转运和伤员确定性治疗等基本环节,上述环节间的运行不衔接或应对负荷不匹配,可能影响整体伤员救治的时效性和整体救治结局。在有大量伤员且医疗资源严重不足的救援现场,如何运用有限的医疗资源使更多伤员得到有效救治十分重要。这就意味着检伤分类作为灾难现场急救中非常重要的一环起着承上启下的关键作用,而正确地进行检伤分类,根据不同伤员的轻重缓急,使医疗救援的资源得到合理分配,能够最大限度地发挥救援资源的作用,是摆在我们面前的现实问题。那么,诸如上一节我们讲述的各种检伤分类方法,在实际应用中的实施程度如何、分检效果如何、能否起到预期的作用、又可作何改进或发展,本节我们将予以讨论。

一、现有检伤分类方法的效果对比及评估

包括上节我们提到的几种分类方法在内,目前文献提供了数十种检伤分类标准,包括 START、Homebush、CareFlight、STM、CESIRA、MASS、Revers、CBRN Triage、Burn Triage、META Triage、Mass Gathering Triage、AIS-ISS、MPTT、TEWS Triage、Medical Triage、SALT 等。虽然每种分类标准都逐条罗列判断方法及标准,但实际操作中检伤分类会受到灾难种类、伤亡人数、伤情程度、地理位置、资源多少等多种因素制约,实际操作中并没有确定的、统一的最优标准。

整体看来,已得到国际上普遍认可和最广为使用的是 START 法,其特点是简单、便捷、准确,只需一或两名经过训练的急救人员即可完成,对每名伤员的分检用时不超过 1 分钟;适合在灾难较大,出现较多伤员的场合使用;如在 1992 年美国 Andrew 飓风灾害、1994 年 Northridge 地震灾害、2001 年美国纽约世贸中心恐怖袭击等灾害救援中就曾应用此法。还有比较常用的 Homebush 法,它主要记录了描述性信息,在分析检伤分类的准确性及其对预后的影响方面较为逊色;在 2002 年巴厘岛爆炸事件中应用了本方法。再如基于美军战伤检伤分类法建立的 MASS 法,也是适用于灾难造成大量伤员的检伤分类法;它以 START 为基础,但采取不同的评估方式,在对每一个体伤员进行检查前即将其分入某一类别。

目前也有文献针对不同灾难情境下各种检伤分类方法的特点、优越性和局限性进行更细致的比较,由于每场灾难发生的诸多不确定因素,这种锁定了前提条件进行评估的方法对现实更具意义。在不同灾难类型下比较:比如评估几种常用检伤分类方法在大规模地震中的应用,AIS-ISS 评分从解剖学方面全面评估创伤情况,且与创伤严重度的相关性较好,目前已广泛应用于创伤临床和研究工作,被公认为危重伤评估最准确的评分方法;该评分方法不仅描述了受损伤部位（一处或多处）的解剖类型和具体受损伤器官,而且对损伤性质以及程度均进行了评估。但是,由于 AIS-ISS 操作相对复杂、费时,以及每处创伤区域只取 AIS 的最大分值,故难以精确区分单一伤与多发伤,故不适用于大规模救援分检,尤其不适用于突发强震后的应激创伤评估。在大规模地震事件中,START 法能够现场对伤病员能否行走、活动、循环及意识进行评估,简单、快速,对每名伤员的分检用时不超过 1 分钟,目前在国际医学救援领域应用较为普遍。CRAMS 评分对于大批量地震伤员的检伤分类、判断预后及提高抢救成功率有重要指导意义,研究认为该评分不仅适用于一般院前急救,还适用于成批伤员的分检以及判断早期监测急救复苏的有效性。在不同地理位置条件下比较:比如在我国台湾这一特定地点评价大规模烧伤事件中不同的检伤分类方法,通过 START 法进行简单的分诊和快速治疗对研究人

群进行分类显示出极高的敏感性（100.0%），但特异性较差（53.3%）；而适于当地特征的台湾分诊和敏感量表（TTAS）的敏感性为87.9%，特异性为93.9%。

总体来说，检伤分类从理论上讲是正确的，有关灾难救援的专家意见或标准等也都广为推荐；但文献证实，检伤分类实际并不能完全执行，在实际事件中的实际使用率会低于培训时的使用率，即使是经过培训的专业人员，检伤分类标准在实践中也并不总是被严格执行。同样，对不同的检伤分类标准的实际应用效果进行评价也较困难，在实际研究中并不容易实现。检伤分类是否能够提高伤员治疗的成功率难以得到科学方法的证明。

二、检伤分类方法及其评估的制约因素

分析上述检伤分类标准应用及评估难以执行的原因，可能有以下几方面：

1. **灾难情境和创伤的复杂性** 决定大规模伤害事件（mass casualty incidents，MCI）情境的检伤分类决策是多因素的，包括能够挽救生命的干预措施、患者的活动性、情境下的本能、急救后备力量等，这都需要在进行检伤分类方法相关研究和分析中作为关键的考量因素，而更不能忽视的重要因素是分检人员的经验；另外灾难中的损伤复合性，涵盖了出血、骨折、颅脑伤、挤压伤、烧伤、感染、中毒、化学与物理损伤等多种因素，使得检伤分类在不同灾难类型下可能采用不同的标准和不同的检伤分类程序，不同检伤分类方法可能适用于不同的灾难情境。

2. **灾难的不可控性和很大程度上的不可预测性** 这使得其难以通过进行规范的前瞻性研究来比较各种检伤分类方法的优劣或开发新的方法。现实中更常见的方式是在特定的灾难发生后制定针对该次MCI的专门检伤分类标准，比如汶川地震发生后，我国参照START分类法制定了《汶川地震现场检伤方法和分类标准》对伤病员进行检伤分类。目前的多数研究文献采用回顾性的研究方法，对已经发生的重大灾难事件，提取其检伤分类的方法、现场分检秩序或准确率和伤者之后的治疗获得、ICU留滞时间、预后等关系分析来评价优势的检伤分类方法。

3. 特殊情境下一些伤者未经过检伤分类，也增加了检伤分类方法执行和后期评估的难度，如MCI发生后，可能有部分有行动能力的伤员自行抵达医院，未经现场检伤分类。为此，MCI事发区域医院应设立相应的检伤分类区域，重视伤员的检伤分类工作。研究表明当不使用分类标签时，口头报告是医院最常见的通信方法；而在实际的MCI期间，接近医院是不使用分类标签的最常见原因。

三、检伤分类发展前景及尚需解决的问题

首先，进行规范而迅速的检伤分类仍是必要的。国际上目前基本可达成共识，在灾难救援的情境下，由于大量的伤员数量和有限的医疗资源，检伤分类是必要的，也是从长期的灾难救援实践中总结形成的灾难救援基本原则之一，即使检伤分类是否能够提高伤员治疗的成功率仍难以客观证明。虽然实际使用有执行率偏低、分类效果难以评估等诸多局限性，正确高效的检伤分类仍需推广普及，对检伤分类人员进行培训，可明显降低分诊不足与分诊过度的发生率。例如研究表明，即使是以START检伤分类标准对参与人员进行的简单培训，也能使得非医疗人员更好地识别和分类灾难或MCI的受害者，从而实现更有效的医疗干预。

其次，目前的检伤分类标准尚有很大的发展和改进空间。信息化时代对检伤分类提出新的要求，群体伤员救助是一项综合性的工程，除医学救援外，还有指挥、管理、后勤保障、交通运输、防疫、治安、通信、电力、宣传、志愿者服务等；各部门既各司其责，又要综合协调，所以信息资源的共享是完成这项事业的基本保证。电子技术能有效缩短分类操作时间、便于保存、存储量大、不易损坏；大批量伤员信息可录入笔记本电脑、手机等载体，并通过网络系统实现数据快速传输与共享。在最常用的急救标识卡方面，需要研制一种科学的、实用的、可行的、全面的、信息化的急救标识卡；这里值得一提的是，我国研制的"急救一卡通智能腕带"的价值和优势得到了世界范围内的肯定。在此基础上，各种电子标记技术如条形码技术、PDA检伤分类系统也已成为未来发展趋势。在MCI

情境演练等分检训练中也可以通过一些虚拟现实模拟或屏幕模拟培训来提高检伤分类人员的准确性、速度与熟练程度。又如近年来成为热点的人工智能技术可以被应用于灾难场景模拟、已发生灾难中伤者伤情重现、检伤分类训练、电子检伤分类、提升检伤分类速度与准确度等方面，有着良好的应用前景。在分检及诊疗辅助手段方面，各种小型化、便携式的辅助检查设备如超声和 X 线检查设备已在灾难救援中广泛使用，提高了检伤分类救治效率，能帮助医生快速鉴别内脏出血、挤压伤等复杂情况。

最后，检伤分类及其评估还会受到新的人文医学、叙事医学等新医学理念的影响。最典型的就是其伦理问题：灾难现场与医院检伤最大的不同在于，医院以无生命征象者为处理优先级，而灾难救援现场则以红色为主，让最需要治疗且最可能有效治疗的伤员优先治疗。在较小灾难，伤员数量非常有限时，伤员检伤分类的目的是尽最大努力为每一位伤员提供最恰当的医疗服务；而在大型灾难，伤员数量多、伤情复杂，医疗需求与可利用的医疗资源间存在巨大的不平衡之时，伤员检伤分类的目的是尽最大可能抢救最多的伤员。近来一项灾难伤员检伤分类优先排序的伦理相关系统评价显示，在患者优先排序中确定的重要因素分为医疗措施（医疗需求、受益可能性和生存能力）和非医疗措施（挽救最多的生命、保护社会功能、保护弱势群体、所需资源和不偏不倚选择）两类；人口统计学特征、患者的健康状况、患者的社会价值和无偏见的选择都是其影响因素。

综上，检伤分类理论正确、存在必要，但仍有很多的改进提升空间。无论采取哪种分类标准或分类方法，迅速判断伤情，将伤者分至合适的组以加快转运和救治的效率才是重要的。

（周荣斌）

第四节 现场分类分级管理

一、突发公共事件的概念及分类

突发公共事件是指突然发生，造成或者可能造成重大人员伤亡、财产损失、生态环境破坏和严重社会危害，危及公共安全的紧急事件。为了保证突发公共事件应急管理工作协调、有序、高效进行，最大限度地减少人民群众的生命和财产损失，维护灾区社会稳定，2003 年，我国政府公布了《突发公共卫生事件应急条例》，2006 年发布了《国家突发公共事件总体应急预案》。这对应急处理机制，尤其是行政管理系统中运转机制的确立，确保在突发公共事件时，能及时采取积极有效的措施，保障公众身体健康和生命安全，维护正常的社会秩序都有着非常重要的意义。

依照《国家突发公共事件总体应急预案》，根据突发公共事件的发生过程、性质和机制，突发公共事件主要分为自然灾害、事故灾难、公共卫生事件、社会安全事件四类：

1. 自然灾难 主要包括水旱灾难、气象灾难、地震灾难、地质灾难、海洋灾难、生物灾难和森林草原火灾等。

2. 事故灾难 主要包括工矿商贸等企业的各类安全事故、交通运输事故、公共设施和设备事故、环境污染和生态破坏事件等。

3. 公共卫生事件 主要包括传染病疫情、群体性不明原因疾病、食品安全和职业危害、动物疫情以及其他严重影响公众健康和生命安全的事件。

4. 社会安全事件 主要包括恐怖袭击事件，经济安全事件和涉外突发事件等。

二、灾难现场的分级分类管理

《国家突发公共事件总体应急预案》中已经融入了分类分级的灾难风险管理概念，它按照突发公共事件的性质、严重程度、可控性和影响范围等因素分成 4 级，特别重大的是 I 级，重大的是 II 级，较大的是 III 级，一般的是 IV 级。

此外，它还要求，各地区、各部门要完善预测预警机制，建立预测预警系统，开展风险分析，做到早发现、早报告、早处置。在这个基础上，根据预测分析结果进行预警。依据突发公共事件可能造成的危害程度、紧急程度和发展态势，把预警级别也分为 4 级，特别严重的是 I 级，严重的是 II 级，较重的是 III 级，一般的是 IV 级，依次用红色、橙色、黄色和蓝色表示。预警信息的主要内容应该具体、明确，要向公众讲清楚突发公共事件的类别、预警级别、起始时间、可能影响范围、警示事项、应采取的措施和发布机关等。为了使更多的人"接收"到预警信息，从而能够及早做好相关的应对、准备工作，预警信息的发布、调整和解除要通过广播、电视、报刊、通信、信息网络、警报器、宣传车或组织人员逐户通知等方式进行。对老、幼、病、残、孕等特殊人群以及学校等特殊场所和警报盲区，要视具体情形采取有针对性的公告方式。

三、灾难现场医学救援的管理

灾难医学紧急救治具有工作条件艰苦、组织及人员临时性、时间紧迫、伤情复杂、医疗资源有限、救治活动分阶段性等特点，对于不同程度及性质的灾难，要有针对性地进行有计划、有部署、程序化、标准化的管理。

1. 灾难现场医学救援的组织管理原则 突发公共事件的紧急救援应该按照就地、就近、安全、高效的原则，充分利用现有的医疗资源，通过急救中心网上调度，在尽可能短的时间内组织救护转送；迅速启用突发大型灾难事件的应急预案；权力集中、职责分明。

2. 灾难现场医学救援的组织结构 有效的灾难医学救援需要有一个完整的急救体系，包括急救指挥系统、急救通信网络、高素质的急救人员、性能良好有检测和急救装置的运输工具和医院的急诊科。具体的组织结构可以分以下几个部分：①医疗指挥部，由一个总指挥（一般是当地卫生行政部门的领导）及若干名工作人员组成，负责联系、协调和指挥工作；②现场抢救组，由身强力壮的医务人员组成，和现场军警及其他人员一起搜救伤患；③医疗组，由具有现场抢救经验的医生和护士组成，可分为检伤分类和医疗抢救两部分人员；④后送组，负责将经过简单抢救后的伤员转送到距离灾难现场较远的医疗机构进行进一步的救治，一般由当地的急救中心承担。

3. 灾难医学救援队的组建 组建灾难医学救援队要考虑灾难的性质。一般来讲，地震、爆炸、车祸等灾难时人员伤害的性质主要是外伤，所以应以外科系统为主组建救援队，尤其是骨科、脑外科、胸外科；传染病、中毒等灾难事故应以内科系统为主组建救援队；而小儿、烧伤、中毒及化学灾难、生物灾难、辐射灾难及尸体辨识等需要组建特殊类型的救援队。

灾难医学救援队一般由医疗执行单位和医疗支持单位两部分组成。医疗执行单位一般由4名医生、8名护士及4名行政人员组成；医疗支持单位至少由12人组成，包括安全人员、通信人员、后勤管理人员、电气工程人员、膳食人员、财务管理人员、专业社工人员、驾驶员、药剂师、检验师及放射技师等。

4. 灾难现场医疗救助的功能分区 在灾难现场需设置医疗救助区，并遵循以下原则：①离灾难原始现场在走路范围内（50~100m）；②在安全区域内；③在转送的道路旁；④在指挥站的短距离内；⑤在通信区域内；⑥最好在建筑物或者帐篷内。

医疗救助区的功能分区：①检伤分类区，将从现场搜救来的伤患集中在该区域内，由负责检伤分类的医务人员对伤患进行分类鉴别；②重症抢救区，需要紧急抢救的伤患送到重症抢救区进行初步的抢救；③轻症等待区，经过检伤分类后，不危及生命的轻伤患在此区域等待进一步的治伤或转运；④候转区，经过抢救的重症伤患或其他需要后送的伤患在此等待；⑤太平区，已死亡人员集中的区域，等待殡葬处理。

设置好分区后，各个医疗救助区需要设置明显的标志。其中重症抢救区以红色标记，轻症等候区以黄色标记，候转区以绿色标记，太平区以黑色标记。此处需要与检伤分类的颜色标记进行区分，避免混淆，检伤分类的红色表示极危险，伤情危及生命且已休克，需第一时间处理，一般会分入同样为红色的重症抢救区；检伤分类的黄色表示危险，发生了生命体征稳定的严重损伤，有潜在的危险但尚未休克，处理顺序第二优先，通常也会分入红色标记的重症抢救区；检伤分类的绿色表示轻伤，不会立即危及生命，可以延后救治，处理顺序第三优先，一般会分入黄色标记的轻症等候区候诊；检伤分类为红色、黄色、绿色的伤员在经过初步救治后可能会被分入标记为绿色的候转区；检伤分类的黑色表示已死亡的伤患，会分入同样为黑色标记的太平区。

灾难现场伤患的急转运亦有优先级顺序：①胸部伤、任何影响到呼吸道的伤害、休克为第一优先；②稳定后的休克伤患、腹部钝器伤、大面积烧伤、头部外伤且意识不清为第二优先；③脊椎受伤、眼睛受伤、手外伤、严重的复杂性骨折或肌肉的伤害为第三优先；④小骨折或软组织伤害为第四优先；⑤可以走动的伤患为第五优先。

（周荣斌）

第六章　灾难现场医学救援

第一节　灾难中的心肺复苏技术

心肺复苏（cardiopulmonary resuscitation，CPR）是针对心搏呼吸骤停和意识丧失的急危重症患者所采取的关键挽救措施，其目的是重建循环、恢复呼吸、促进患者的神经系统功能恢复。1960年胸外心脏按压和人工呼吸的提出，标志着现代CPR的开始，经过半个多世纪的探索实践，承接了宝贵的经验与教训，对于我们进一步提高CPR抢救成功率和改善CPR患者预后奠定了坚实的基础。如何提高心搏呼吸骤停患者的救治生存率是世界急危重病医学的重要课题，亦是灾难医学救援的首要命题。在灾难医学救援中科学实施CPR，要充分考虑到抢救对象、抢救时机、抢救空间等特殊因素，实施不同于常态医疗环境下的CPR，拓展灾难现场救援中CPR的新技法，突破灾难医学救援中CPR的瓶颈，提高灾难医学救援中CPR的质量，是灾难医学工作者始终不渝的追求。本章节着重介绍在灾难环境下标准CPR所面临的困境，探讨灾难救援中差异化CPR的技法，以及如何走出CPR误区的方略等。

一、标准心肺复苏面临的窘境及对策

现今沿用的传统胸外按压作为抢救心搏骤停的常用方法，虽经50余年的实践，但患者生存出院率仍不理想。究其原因，一是胸外按压的局限性（比如胸外按压禁忌的病例）；二是胸外按压的缺陷性（比如胸外按压并发胸肋骨骨折）；三是胸外按压的片面性（比如胸外按压不能兼顾呼吸及其比例失衡）。诸如种种，均影响了CPR的生存率；故规避传统胸外按压的不足，研发平战结合的便携式CPR器具，为我们平战时尤其是创伤后心搏呼吸骤停的救治，另辟蹊路发掘CPR新方法，提高灾难救援时创伤性与继发性心搏呼吸骤停复苏成功率可谓是CPR研究之对策。

（一）胸外按压的局限性、缺陷性及片面性

1. 胸外按压的局限性　标准心肺复苏法（STD-CPR）时受其胸外按压禁忌证局限性的制约，而缩窄了其临床应用的范围。在实施按压时需要足够的力度（45~55kg）和幅度（>5cm），有约1/3被救者发生肋骨骨折，而对于合并有胸部外伤肋骨骨折的心搏骤停（CA）患者，胸外按压因可能加重骨折、导致骨折断端伤及肺脏与胸膜而属于禁忌；且此时胸廓复张受限，难以保证标准的按压力度和幅度，影响"心泵"和"胸泵"作用的理想发挥，继而可降低CPR效果。因此，对于部分具有胸外按压禁忌的CA患者而言，单一的胸外按压方法是不能满足临床需求的。

2. 胸外按压的缺陷性　STD-CPR存在只能单一建立循环而不能兼顾呼吸的缺陷性。依国际CPR指南的胸外按压与通气比例实施CPR时，胸外按压人工循环终止后再给予人工通气，这种按压的中断期予以通气的方式，人为地使人工通气和胸外按压被独立开来，使其在进行人工呼吸时没有人工循环支持，导致通气与血流相脱节，通气/血流比例（V/Q）异常，影响肺内气体交换，不能保证CPR时的氧合，导致复苏成功率降低。

3. 胸外按压的片面性　传统胸外按压存在只能单一建立循环而不能兼顾呼吸的片面性，其每次产生的潮气量均为无效腔量，不能形成有效通气，尤其是按压与通气相脱节，通气/血流比例异常，影响肺内气体交换，不能保证CPR时的氧合。再者，胸外按压与人工通气比例失衡，为此，国际CPR指南对胸外按压与人工通气比例的历次变更中，都不断地减少CPR中人工通气所占的比例，力求减少通气以增加按压次数，意在强化人工循环的重要性。然而如此将思维禁锢在量化胸

外按压与人工通气比例的思考层面上，某种程度上束缚了CPR"质"的飞跃。现代CPR历经半个多世纪，人们更应该恪守实事求是的医学人文精神，依据不断变化的临床CPR现实，不拘泥于传统CPR的思维模式，科学地破解胸外按压与通气比的已有格局，建立人工循环与人工通气一体化的CPR新理念，真正实现CPR从量变到质变的飞跃。

鉴于此，在传统胸外按压"胸"路受阻的情况下，另辟蹊径寻求"腹"路进行CPR可谓其研究的新思路。腹部参与人体的呼吸与循环等基本生命活动，腹腔内的血流占人体总血流量的1/4，膈肌又为肺部呼吸的主要动力器官。2007年，Geddes教授等通过心搏骤停猪模型试验得出单纯腹部按压比传统胸外按压增加了60%的冠脉灌注，但未能发挥良好的呼吸辅助功能。腹部提压CPR方法弥补了传统胸外按压方法以及单一腹部按压的不足，通过研发的腹部提压装置对腹部进行提拉与按压，改变腹内压力导致膈肌上下移动，借以对心搏骤停患者提供循环呼吸支持，尤其是在不间断循环支持状态下给予体外腹式呼吸通气，实现了心与肺复苏并举，开辟了经腹提压行CPR的新途径。

（二）胸外按压与人工通气比例的困惑

CPR中胸外按压与通气的比例经历了5∶1和15∶2，直至2005年国际CPR指南将按压通气比例调整为30∶2，其目的在于通过增大胸外按压的比例，为重要脏器提供有效的血流灌注；然而不论比例如何变更，CPR成功率仅有5%~10%，并没有显著提高。追其原因不得不从CPR的源头上考量，尤其是现行的按压与通气不能同步进行，即胸外按压时只有循环而无通气，而后予以人工通气时又无人工循环维系，导致通气血流比例失调，肺内换气不能有效进行，必将影响心肺复苏的质量。故以往按压与通气比例的变更仅仅是一种"量"的调整，并未从按压与通气有机同步进行"质"上的变化，如何走出胸外按压与通气比之困境，创建持续人工循环状态下给予人工通气的新模式，是当今吾辈CPR工作者必须承担的历史使命。

1. 间断了循环 国际CPR指南中推荐的胸外按压与通气比例，无论是5∶1、15∶2或现今的30∶2，均是在胸外按压中断后再实施人工通气，由于人工通气时没有实施胸外按压，从而间断了人工循环，不能保障心脑等重要脏器的循环灌注。胸部按压由Kouwenhoven等引入现代CPR医学，CPR的主要目的不仅局限于恢复患者的心跳和呼吸，更重要的是恢复患者正常的脑功能，CPR时有部分患者因不可逆脑损伤而致死亡或残留严重后遗症，故脑复苏是CPR最后成败的关键。因此在CPR研究的过程中，人们开始更加强调循环支持的重要性，想方设法地缩短胸外按压间断的时间，减少人工通气的次数，最初的胸外按压通气比仅为5∶1，后来人们发现不能满足心脑复苏的灌注，遂变更为15∶2直到目前的30∶2，然而比例的调整只是量的变化，虽是一种进步，但仍不能从根本上解决实施通气时间断循环的困境。只有创建CPR时持续循环支持的新模式，才能突破目前胸外按压与通气比的瓶颈。

2. 延迟了换气 依国际CPR指南中胸外按压与通气比例实施CPR时，当胸外按压人工循环终止后，再给予人工通气，人为地使人工通气和胸外按压被独立开来；这种在按压的中断期予以通气的方式，使其在进行人工呼吸时没有人工循环支持，导致通气与血流相脱节，通气/血流比例（V/Q）异常，影响肺内气体交换，不能保证CPR时的氧合。保持适宜的氧合与有效的二氧化碳清除是CPR中呼吸支持的主要目的，直接关乎心搏骤停（cardiac arrest，CA）的复苏存活率，维持有效的肺换气，对于继发性CA患者尤为重要，其多因窒息缺氧引发（如溺水、窒息、呼吸衰竭等），心搏骤停时氧储备可能已经耗尽，体内动脉血氧含量严重下降，不足以维持机体的氧需求。提供符合生理机制的理想人工通气模式，即在人工循环的状态下给予同步通气，以利于保证肺泡换气的有效进行，确保CPR时的氧合，可谓是早期CPR呼吸支持的新方案。

3. 贻误了时机 临床遵循胸外按压与通气比进行CPR，人工通气占据了部分时段，减少了胸外按压有效时间，将影响到CA患者的黄金救治时限（4~6分钟）。多数的CA患者为原发性心搏骤停，早期血液中尚含有部分氧，心肌及脑的氧供减少主要是血流减少，而不是减少的通气或氧气导致血氧下降，对于其复苏救治的早期则更强调循环的重要性;一味按胸外按压与通气比的固定模式实施 CPR,在人工通气时就会导致胸外按压的中断,不能维持心脑等重要器官的灌注,无疑将降低复苏存活率。研究表明复苏中胸外按压间断的平均时间为 25%~50%,因此不论如何调整按压与通气的比例,都不能改变没有按压就没有血流灌注的事实,因为即使是一次短时间的按压中断都可导致冠脉灌注和脑灌注压大幅下降,需要较长的时间才能重新建立适宜的动脉压和冠脉灌注压。笔者认为对于原发性 CA 患者早期更侧重于不间断胸外按压的循环支持,方能不贻误 CPR 的黄金时间。

综上,通过对 CPR 中胸外按压与人工通气比的分析,针对其间断了循环、延迟了换气、贻误了时机、束缚了思维等诸多疑惑,我们探索了单一持续胸外按压 CPR、同步按压触发通气 CPR、经膈肌下抬挤 CPR、插入式腹主动脉按压 CPR、与胸外按压非同步通气 CPR、腹部提压 CPR 等心肺脑复苏新技术,力求与同道们携手并肩跨入 CPR 新纪元。

(三)腹部是心脏的第二个"家"

心脏是人体的发动机,其主要功能是为血液流动提供动力,将血液输送到全身组织,以满足人体的生命活动。心脏作为最为重要的器官,位于胸腔中部偏左下方,被由胸肋骨骨架构成的胸廓之"家"罩于其中,平素以安然的节律跳动。但当这个"家"遭遇各种原因引发创伤,如胸肋骨骨折,伴随胸廓完整性破坏,居于其内的心脏也可能失去跳动的活力,人们称之为心搏骤停(cardiac arrest, CA),而使心脏恢复跳动的传统方法胸外按压 CPR 成为主角。可是对于"家"主体结构被破坏的 CA 而言,属胸外按压禁忌证。面对这种情形,如何实施 CPR 呢? 20 世纪 90 年代,王立祥等开始了为心脏找第二个"家"的一系列研究。当时从朴素的 CPR 机制入手,如果说 CA 后实施胸外按压产生人工循环是基于"胸泵"效应,对于不能压胸的患者能否寻找他部发挥间接"胸泵"效应,腹部成为我们为心脏寻找第二个"家"的主要考量。

腹部一是有"血":健康成年人的血液量大约占体重的 8%,其中约 80% 参与血液循环,其余约 20% 贮存在肝、脾、肺和毛细血管等,全身

循环血量的 25% 被分配到腹部内脏器官;二是有"气":人体有胸式呼吸与腹式呼吸,后者主要是通过胸腹之间的膈肌活动参与而完成;三是有"压":冠状动脉灌注压取决于主动脉舒张压,而腹主动脉加压反搏将提高冠脉灌注压;如此种种,为腹部 CPR 奠定了基础。那么怎样最大化地发挥腹部这个"家"的作用呢? 21 世纪初,德美瑞转化了世界上第一台腹部提压心肺复苏仪,为"胸路"不通走"腹路"CPR 进行了创造性探索。腹部提压心肺复苏(active abdominal compression-decompression CPR, AACD-CPR)是通过对 CA 患者提拉与按压腹部,改变腹内压力使膈肌上下移动,进而改变胸腔压力发挥"腹泵"和"胸泵"等多泵效应,达到建立人工循环与呼吸的目的。由于实施传统的标准 CPR 时受到胸外按压禁忌证限制,同时在实施过程中 30%~80% 并发肋骨或胸骨骨折、骨软骨交界分离,甚而导致肺、胸膜及心脏损伤,从而限制了对 CA 患者高质量 CPR 的实施,影响了 CA 患者的 CPR 成功率,AACD-CPR 无疑在心脏第二个"家"中为 CA 患者带来了"腹"音。

从国内外发表关于 AACD-CPR 的系列文章表明,AACD-CPR 强化了胸外按压 CPR 的每一个环节,为实现高质量 CPR 奠定了基础。开放气道(airway, A):传统 CPR 只清除了呼吸道口腔的异物,忽视了下呼吸道中痰液、血块等异物的阻塞。用 AACD-CPR 为患者开放气道时,按压腹部使腹腔内压力上升致膈肌上移,增大胸腔内压力的同时,使气道压力瞬间加大,迅速产生较高的呼出流速排出气道和肺内潴留的异物,产生海姆立克效应,帮助患者开通下呼吸道,配合清除口腔异物,畅通上下呼吸道。人工呼吸(breathing, B):胸外按压 CPR 在单人进行 CPR 操作时,需按照更新的胸外按压与通气比 30∶2 进行操作,吹气时停止按压将导致血流量骤减,无法兼顾血液充分氧合。用 AACD-CPR 进行人工呼吸时,提拉与按压腹部促使膈肌上下移动,通过改变腹、胸腔内压力,促使肺部完成吸气与呼气动作,达到体外腹式呼吸的效应,以利于协助患者建立人工呼吸支持,充分提供氧合。同时,AACD-CPR 规避了过度通气(CA 患者 V/Q 所决定),亦可为继发性 CA 患者(呼吸肌麻痹)提供体外腹式呼吸

支持。人工循环（circulation, C）：高质量的胸外按压强调按压深度，易导致胸肋骨骨折，不能保证胸部按压时胸廓的充分回弹以及快速有力的按压，无法产生最佳的冠状动脉灌注压（coronary perfusion pressure, CPP），使 CPR 质量大打折扣。另外，STD-CPR 直接按压胸部时无法进行锁骨下动静脉穿刺、气管插管等相关操作，由于实施时需要暂停胸外按压而影响 CPR 的质量。用 AACD-CPR 进行人工循环时，胸腹联合提压进行复苏，提拉与按压腹部可驱使动静脉血液回流增加，尤其是增加腹主动脉压的同时，提高了 CPP（约60%），增加了心排血量，建立更有效的人工循环，配合传统 CPR 中的人工循环支持，腹部操作对上身的穿刺、气管插管等其他相关操作影响较小，充分提供血容量并提高了协同配合效率。体外除颤（defibrillation, D）：胸外按压需停止才能实施体外电除颤。用 AACD-CPR 进行体外电除颤时则不需要停止按压，不影响腹部提压操作，充分为复苏赢得了宝贵时间。

诚然，胸外按压 CPR 是按压胸部实现的，AACD-CPR 是从腹外途径进行 CPR 的方法之一，而开腹经膈肌下抬挤等是通过腹内途径实现的，无论胸部还是腹部 CPR 均以 CA 患者获得最大生存率为要。古往今来，胸部与腹部 CPR 联合应用备受关注，古代医圣张仲景在《金匮要略》救自缢死中就谈到两者的应用问题："徐徐抱解，不得截绳，上下安被卧之（平卧体位）。一人以脚踏其两肩，手少挽其发，常弦勿纵之（头后仰，开放气道）。一人以手按据胸上，数动之（连续胸外心脏按压）。一人摩捋臂胫、屈伸之（伸展胸廓，助以呼吸）。若已僵，但渐渐强屈并按其之，并按其腹（腹部按压）。如此一炊顷，气从口出，呼吸眼开而犹引按莫置，亦勿苦劳之（复苏有效后，强调了不可中断按压）"。表明因人而异、因地制宜胸腹等并举的 CPR 方法不可或缺、大有作为。随着现代 CPR 的多元发展，从生存链到生存环、从个体到群体、从一维到立体等 CPR 理念的提出，尤其是腹部心肺复苏学的建立，为胸腹这一心脏共同拥有的"家园"注入活力，愿我们同心共筑之！

二、差异化心肺复苏的主要技法

任何灾难都具有突发性强、危害程度大、人员伤亡多的特点。如何在废墟、积水及淤泥内搜索伤员并对心脏呼吸骤停伤员实施有效的 CPR，最大限度地提高生存率，是从事灾难医学救援工作者所面临的一项重大课题。由于灾难时伤者所处的地域环境、时令气候、不同对象、复杂伤情、救治条件等诸多差别，给医学救援工作增大了 CPR 的难度。如何遵循灾难发生后救援的规律，针对心脏呼吸骤停伤者的不同类型，寻求一条因地、因人、因情、因器、因时、因因而异的差异化 CPR 途径，对于灾难救援中科学实施 CPR 尤为重要。

（一）因"地"而异 CPR

因"地"而异 CPR 是指根据灾难现场特殊的环境需求，选择因地制宜的 CPR 优化方案。建筑物破坏形成的废墟中，会有一些残存的结构框架或是支撑未完全倒塌，形成相对稳定的狭窄空间，这就是幸存者可能存身之所，也称"生命三角区"。灾难医学救援就是要在废墟中寻找这些可能有生命存活的狭窄空间，对困在空间内的心脏呼吸骤停者开展救援行动，熟悉这些震后狭窄空间的特点，对于救援成功是非常重要的。比如足够容纳一人进入的有限空间需要从事紧急 CPR 救治时，救援工作者就应打破以往常规胸外按压时立于伤者右侧或左侧并行的横向站位姿势，而应采取于伤者头侧的竖向站位姿势进行胸外按压 CPR，借以弥补灾难狭窄空间不利于进行复苏的困境。因"地"而异 CPR，其中的"地"给我们留下了更为宽阔的遐想，比如，履行航天使命的宇航员在发生心脏呼吸骤停等恶性事件时，如何根据太空活动规律、针对太空舱内特点，探索给予宇航员全方位的生命支持，这其中自动式除颤背心、感应式复苏腹带、反搏式加压短裤的开发与应用，都将为因"地"而异 CPR 赋予新的内涵。

（二）因"人"而异 CPR

因"人"而异 CPR 是指对于部分心脏呼吸骤停患者，参照不同年龄阶段机体的生理特性，通过适当延长 CPR 时间制定的个性化的 CPR 策略。临床上进行 CPR 时，通常是患者心脏呼吸骤停后立即行 CPR 20~30 分钟，未见自主循环恢复，评估脑功能有不可逆的丧失，即宣告终止 CPR。而考虑到灾难灾害时难以及时实施 CPR 的特殊性，对于特殊群体终止 CPR 的时限需特别谨慎。比如儿童尤其是 5 岁以下的群体，其对损伤的耐受力较强，即使神经系统检查已经出现无反应状态，某些重要的脑功能仍可以恢复，类似儿童超长CPR的成功案例已屡见不鲜。比如，英国有一出生两周后的男婴，突然心脏病发作，呼吸心跳全部停止长达30多分钟，被医生宣布"死亡"，当父母准备与他最后吻别时，男婴突然发出了一声咳嗽，经过抢救后，他的心脏又重新开始了跳动。且此后的影像扫描显示他也没有遭受永久脑受损。美国心脏协会曾提出，只有基础生命支持及进一步心脏生命支持失败才是医学干预无效而终止复苏的标准。关于特定的人群践行超过一般复苏的时限，亦是落实灾难救援中以人为本、救人第一救援观的具体体现。

（三）因"情"而异CPR

因"情"而异CPR着重对于灾难救援中区分不同伤情，因"情"施救有的放矢选择CPR的方法。既往对于灾难中腹部创伤患者在开腹手术等特殊条件下出现的心脏呼吸骤停，常用的CPR方法有胸外按压CPR及开胸心脏按压CPR。然而胸外按压CPR在开腹情况下难以充分发挥"胸泵"作用，难以达到令人满意的复苏效果；虽然开胸心脏按压CPR效果优于胸外按压CPR，但存在需另辟切口、耗费时间、手术损伤大，以及需要配以较高的呼吸与循环支持条件等诸多缺陷，故在灾难现场开胸心脏按压术受到限制。而利用腹部开放的切口，经膈肌下抬挤心脏，迅速建立有效的血液循环进行CPR的方法能够弥补上述传统CPR方法的不足，可谓一种因"情"而变，因势利导的CPR方法。另外，对于不同伤情引发的心脏呼吸骤停患者，在进行CPR时亦应区别对待，比如，溺水者在长时间淹没于水中后仍有完全复苏的可能，分析原因系"潜水"反射起着重要作用，其使心率减慢、周围小动脉收缩，使血液从肠道和四肢驱至脑和心脏。因为有此保护机制，故对已知循环停止的溺水者即使是超过复苏的时限，通过进行超长CPR方法仍可能存活。

（四）因"器"而异CPR

因"器"而异CPR是指从灾难救援现场的实际情况出发，选用独特、便携、实用的复苏器具，创造出差异化CPR新技术。灾难中创伤发生率高，胸肋骨骨折等胸部创伤伴发心脏呼吸骤停较为常见。这类由胸部外伤而致的创伤性心脏呼吸骤停

伤者，是传统胸外按压CPR方法及应用按压器具的禁忌证，对于后者而言往往受到电源、气源，以及机械本身体积重量的限制，而使其在灾难现场应用大打折扣。在传统胸外按压器具应用受阻的情况下，我们另辟蹊径自主研发了腹部提压仪，其通过灵巧吸盘吸附于腹部进行提拉与按压，使膈肌上下移动的同时，能够兼顾循环和呼吸，达到心与肺复苏并举的目的。且腹部提压CPR机械装置小巧轻便、操作简洁，不受气与电的限制，弥补了以往胸外按压器具的不足，更适于灾难现场恶劣环境下胸部创伤后心脏呼吸骤停伤者的救治。类似的CPR的器具应用各有其特色，比如，背心式CPR、主动加压-减压CPR、分阶段胸腹加压-减压CPR、阻抗阀阀门、主动脉内球囊反搏等，都可以依据器械的不同特点而选择性地应用进行差异化CPR。

（五）因"时"而异CPR

根据心搏骤停患者在抢救过程中的不同时段，表现出的病理生理机制的不同，应适"时"地选用现代复苏方法。如临床上心搏骤停的抢救以徒手胸外按压为主，但当心搏骤停时间较长（>15分钟），心脏顺应性减低，此时胸外按压中的"心泵"机制作用受到限制，因其不具有主动扩张胸廓作用，而促使血流产生的"胸泵"作用难以发挥，使心排血量明显减低。此时宜采用主动加压-减压CPR的方法，可以弥补上述不足。又如过去有学者认为当胸外按压20分钟无效时，可采用开胸进行直接心脏按压这一复苏方法。当遇有胸腹部穿透伤并发心搏骤停、肺栓塞或心包填塞、胸廓畸形等，对此类特殊情况下的患者还可行腹部提压CPR。此外，除颤时机亦十分重要，据统计，80%的CA是由恶性心律失常（室性心动过速或心室颤动）导致的，除颤的时机是治疗心室颤动（室颤，VF）的关键，即时的电除颤被认为是终止VF救治CA最有效的手段。如果能在CA发生1分钟内给予正确的电除颤，则可以使患者的存活率达到90%；相反，除颤每延迟1分钟，复苏成功率下降7%~10%，短时间内VF即可恶化并导致CA，故适时早期的电除颤已成为人们的共识。近年来的动物实验及临床研究证实，对于3~5分钟内的VF，直接进行除颤的复苏成功率高；而超过5分钟的VF则先完成3分钟的胸外

按压之后再进行除颤（延时除颤），与先行除颤相比，前者的生存率显著提高。这提示对于 VF 患者不能一味强调即时除颤，而应该根据患者 VF 持续的时间决定胸外按压与电除颤的优先次序，即：即时除颤抑或延时除颤。

20 世纪 80 年代，自动体外除颤器（automatic external defibrillators，AEDs）的问世已使非专业人员能够在第一时间、第一现场进行电除颤成为可能。而今，AEDs 已被广泛使用并走进家庭。在使用 AEDs 救治 CA 患者时，室颤自动诊断的敏感性为 100%，特异性 >95%，首次电除颤有效率为 96%，从启动 AED 到首次发放电击除颤治疗的时间平均为 21 秒，大大提高了 CA 患者获得抢救的时效性和生存率。众所周知，在人类与 CA 斗争的过程中，发明了徒手胸外按压和电除颤这两件应对 CA 的利器，急救医师如何打好时间差、巧妙地安排好胸外按压和电除颤的先后次序，将极大提高 CA 的复苏成功率。

（六）因"因"而异 CPR

因"因"而异 CPR 是指灾难救援时对于预测可能发生心脏呼吸骤停的伤者，不失时机地采取前瞻性、干预性的综合预防猝死的措施。比如灾难现场常见的挤压综合征伤员，因身体受压超过一定时限，当挤压被解除后，其间出现的缺血再灌注损伤、高钾低钠电解质紊乱、代谢性酸中毒、血液高凝状态、肌红蛋白血症等，可以引起全身各脏器损伤，以心脏呼吸骤停为其最严重的并发症。故对于此类伤者，应该遵从其病理生理机制的不同时段，在解除压迫部位以前，就应适时采取短暂阻断回流以预防血栓脱落，重视液体复苏保证重要脏器灌注，维持酸碱电解质平衡等举措以防范心脏性猝死的发生。我们不应该忘记"5·12"汶川大地震时，那位双下肢被埋压在废墟中名叫陈坚的伤者，当其被解压后瞬间出现心脏呼吸骤停悲剧的惨痛教训。故时时注重灾难现场心脏性猝死的防范，从某种意义上说这种超前的干预亦是我们因"因"而异实施 CPR 的重要组成部分。

诚然，CPR 是灾难医学救援技术的重中之重，是心脏呼吸骤停伤者救援成功与否的关键；如何在灾难现场科学有效的实施 CPR，需要人们打破常规并依据变化了的情形探索新的出路。所倡导的因地、因人、因情、因器、因时、因因而异的差异化 CPR 模式，谨供从事医学救援的 CPR 同道们参考借鉴。

三、探索走出心肺复苏误区之路

心搏骤停（cardiac arrest，CA）是一类直接威胁人们生命健康的急症，我国每年有近 50 万人发生猝死，且随着心脑血管疾患的逐年攀升，心搏骤停已成为世界性难题而备受关注。CPR 作为抢救心搏骤停的有效方法，经过 50 余年的探索实践，院内 CPR 的自主循环恢复（restoration of spontaneous circulation，ROSC）率虽有提高，但患者生存出院率却很不理想。因此，临床在发掘完善新方法的同时，亦应不断总结经验教训，找出 CPR 进程中的误区，以正确把握并实施 CPR，提高救治成功率。

（一）CPR 程序"刻板化"

CPR 程序"刻板化"是指不顾主客观实际需求而一成不变地沿用既定的 CPR 抢救程序。2010 版 CPR 指南改变了自 20 世纪 60 年代国际标准 CPR 指南建立以来一直沿用的 ABC（A 开放气道—B 人工通气—C 胸外按压）抢救程序，冲破了传统 ABC 程序的局限性，更改为 CAB 程序（C 胸外按压—A 开放气道—B 人工通气），这是对 CPR 再认识上的一次飞跃。然而每次 CPR 的实施都有不同特点，拘于任何一种固定的抢救程序都会使一部分患者失去 CPR 成功的机会。问题不在于程序本身，而在于我们对程序适应范围的认知。CPR 的抢救程序可以是 ABC、CAB 甚至是 ACB 等多种模式，可根据救助对象的状况、救助员的能力、救助环境的设施等特殊性，审慎地组合 CPR 程序。比如成人死亡多以心搏骤停和心室颤动（ventricular fibrillation，VF）等原发性心搏骤停为主；儿童则以窒息引起继发性心搏骤停为主。前者心搏骤停时体内动脉血氧含量丰富，故可先行胸外按压（CAB 程序）；后者心搏骤停时体内动脉血氧含量严重下降，不足以维持机体的氧需求，故应先开放气道行人工呼吸（ABC 程序），以帮助提高患者动脉血氧含量。总之，临床 CPR 中要冲破既定 CPR 程序的禁锢，坚持实事求是组合 CPR 程序的原则，采用跳跃思维的思维模式，才能准确地把握好 CPR 抢救程序，做到以变应变，变有序为有用。

（二）CPR 通气"无效腔化"

CPR 通气"无效腔化"是指人工循环中止后再进行通气,导致通气与血流相脱节的呼吸支持。无论是 2000 版 CPR 指南中提到的 2 次人工呼吸后再进行 15 次胸外按压,还是 2010 版 CPR 指南中提到的先行 30 次胸外按压后再给予 2 次通气,都是在按压的间歇期予以通气支持,人工呼吸和胸外按压被独立分割。在行人工呼吸时,因为没有胸外按压建立人工循环,所以只有很少甚至没有肺血流,V/Q 比值增大,肺内气体不能充分被氧合;而在胸外按压时,仅有有限的甚至没有肺通气,V/Q 比值下降,V/Q 比例失调,近乎呈现一种"无效腔化"通气状态,血液内气体得不到有效更新,不能有效地缓解机体缺氧和二氧化碳潴留,无法实现人工呼吸支持。为此,王立祥等提出腹部提压 CPR 法,此法一方面通过增加腹主动脉的阻力,使冠状动脉(冠脉)灌注压升高,即增加心脏的血氧供给,并促进下腔静脉血液回流,维持有效人工循环;另一方面可使膈肌上下移动,使胸腔压力发生变化,膈肌下移时胸腔负压增大,利于空气进入肺部,膈肌上移时则利于肺部气体排出,充分发挥肺泵的作用,从而使 V/Q 比值合理化,实现有效肺换气,提高动脉血氧含量。腹部提压 CPR 法使"肺泵"与"心泵"相结合,真正实现人工循环和呼吸支持一体化 CPR。在"胸路"不通时,改走"腹路",利用平面思维模式,拓展思路,是腹部提压 CPR 得以成功思维基础。

（三）CPR 按压"形式化"

CPR 按压"形式化"是指忽略胸外按压的效果,而过分强调胸外按压的实施。临床上心搏骤停的抢救以徒手胸外按压为主,临床实践证明,随心搏骤停时间延长(>15 分钟),心脏顺应性明显减低;同时,胸外按压要求施救者的操作达到足够的按压力度和按压幅度(成人胸骨按压至少 5cm),有可能使得其中约 1/3 的被救者发生肋骨骨折。上述情况发生后,胸外按压中的"心泵"和"肺泵"机制均被极大地削弱,不再具有推动血液循环的作用,心排血量明显减少,CPR 成功率严重减低。然而在临床实践中,医务工作者本身的义务、责任以及患者家属难以抗拒的诉求,均驱使施救者继续实施本以无效的 CPR。在此种情形下应另辟蹊径,寻求其他有效的抢救方法,如利

用前述腹部提压法,或采用主动加压-减压 CPR 的方法,即利用吸盘吸附于胸廓进行提拉与按压(胸外提压)交替进行的 CPR。由"按"到"提",看似一字之差,却是解决了用常规"按"的思路难以解决的问题,而采用"提"的逆向思维模式寻求到了解决问题的方法。胸外提压法在主动扩张胸廓的同时,充分发挥"心泵"与"肺泵"作用,故对于心搏骤停时间较长的患者,常规徒手胸外按压复苏效果不明显时,宜采用胸外提压的 CPR 方法。

（四）CPR 开胸"概念化"

CPR 开胸"概念化"是指开胸心脏按压理论标准与实际运用并不相符的现象。早在 1972 年就有关于开胸心脏按摩的描述,研究认为当胸外按压 20 分钟无效时,可采用开胸进行直接心脏按压复苏,当接诊胸腹部穿透伤并发心搏骤停、肺栓塞、心包填塞、胸廓畸形等情况的患者,行常规体外 CPR 时均应尽快进行开胸手术,实施直接心脏按压。研究也指出积极行开胸 CPR 有益于提高复苏成功率。但临床实践中,开胸 CPR 受到现场条件、人员技术、设备需求等诸多因素的制约,除非术中发生心搏骤停,否则鲜有行开胸 CPR 的临床报道。此外,开胸 CPR 的复苏成功率约为 50%,而其创伤程度巨大、术后护理难度高,患者及其家属较难接受。针对这一现象区,王立祥观察开腹心脏挤压与开胸心脏按压具有相同属性,故提出利用腹部手术开放的切口,经膈肌下抬挤心脏。经临床及动物实验证明,经膈肌下抬挤心脏,迅速建立有效的血液循环进行 CPR 的方法,能够弥补上述传统开胸 CPR 方法的不足,提高患者的抢救成功率,不失为一种因地制宜、因人而异的个体化 CPR 方法。经膈肌下抬挤心脏 CPR 方法的成功揭出,类比思维贯穿始终。

（五）CPR 通路"单一化"

CPR 通路"单一化"是指只循静脉为唯一循环通路过程途径。在进行 CPR 时,及时、有效、安全地建立输液通道可确保药物在最短时间内抵达循环,提高 CPR 成功率。然而临床实践表明,约 5%~10% 的患者难以建立血管通路。在 2005 年美国心脏协会(AHA)CPR 指南指出,复苏药物可经静脉或者骨髓腔给药,并推荐:"在急诊抢救时,成人在外周静脉穿刺失败 2 次,或时间超过

90 秒,即为建立骨髓通路指征;儿科患者首选骨髓通路。"然而骨髓通路在我国却并未普及。一方面,观念上人们过于担心骨髓炎的发生(尽管事实上骨髓炎的发生率从未超过 1%);另一方面,建立骨髓通道的电动装置价格昂贵,手动装置费时、费力、缺乏稳定性。因此从某种意义上说,CPR 通路"单一化"影响了 CPR 的成功率。王立祥通过螺旋推进的逆向或正向原理,借助人力推进的压力产生向前的旋转作用,为各种骨髓穿刺针提供驱动力,在这种力的作用下可将骨髓穿刺针便捷地穿入骨髓腔内,进行快速给药补液。经临床初步应用取得了较好的效果,被誉为"快速建立循环通路的好推手"。总之,积极推进骨髓通路的建立,与血管通路相互补充,快速、有效地建立输液通道是 CPR 成功的重要保障。骨髓腔穿刺驱动器研制的成功,是舍弃了国外电动输注装置复杂的表象,去繁就简直指问题的要害,通过简单思维这一思考模式得以实现。

(六) CPR 背板"无声化"

CPR 背板"无声化"是指缺乏智能互动反馈信息,而习惯于依赖单向 CPR 辅助装置。复苏期间,胸外按压频率与幅度对于能否恢复自主循环,以及存活后是否具有良好的神经系统功能非常重要,按压次数受按压速率和按压比例(进行 CPR 过程中实施按压的总时间)的共同影响,然而在进行 CPR 时,无论专业还是非专业人员,大多凭个人对 CPR 技能的掌握程度和临床经验来进行胸外心脏按压;由于缺乏现场即时反馈的客观数据提示和评判监督指示,使施救者难以按照标准力度和频率的要求进行 CPR,必然会影响 CPR 的成功率。为解决这一问题,王立祥设计的感控式 CPR 背板,在进行 CPR 时将其置于患者胸背部下方,据 2010 国际 CPR 指南进行徒手胸外心脏按压,参照背板显示窗口的标准压力及频率提示实时调整,以完成标准的胸外按压,使原来具有单一支撑功能的垫板变成了能够为施救者提供标准按压参数和频率提示的多功能智能化背板,有效规避了不规范胸外按压引发的胸肋骨骨折等并发症,行 CPR 时操作的规范性明显优于传统的 CPR。感控式 CPR 背板的研发,正是将压力传感、声光控制等技术转用到 CPR 支撑背板上,这种移植思维模式,显现出了强大的活力。

(七) CPR 时限"教条化"

CPR 时限"教条化"是指机械性地依照理论的 CPR 指南要求来控制复苏时限。以往患者心搏骤停后行 30 分钟的 CPR,未见 ROSC,评估脑功能有不可逆的表现,医师则宣告终止 CPR。这在很大程度上取决于医生的即刻判断,存在主观因素误差。而随着对疾病的认识和现代科技技术的进步,部分心搏骤停患者通过适当延长 CPR 时间也可重获新生。因此不应单纯依据指南要求的共性时限停止复苏,王立祥等率先对目前终止 CPR 的界定时限提出质疑,并与我国著名心肺循环专家程显声教授一道合作撰写《应重视超长心肺复苏》,提出以下情况可酌情实施超长时间 CPR:①特殊病因,溺水、低温(冻伤)、强光损伤、药物中毒等导致的心搏骤停,如溺水者由于"潜水"反射使血液从肠道和四肢驱至脑和心脏,具有一定的保护作用,这时可延长复苏时限;②特殊弱势群体,尤其是 5 岁以下儿童发生心搏骤停,因小儿对损伤的耐受力较成人强,即使神经系统检查已经出现无反应状态,某些重要的脑功能仍可恢复;③特殊医疗环境,如手术麻醉状态下发生心搏骤停可能有麻醉低代谢的前提,加之监护与治疗设施齐备,以及训练有素的复苏人员参与,国外学者谓之为延长 CPR 时间的理想场所;④特殊器械介入,如主动加压 - 减压 CPR、分阶段胸腹加压 - 减压 CPR、主动脉内球囊反搏及开胸心脏按摩等器械介入的 CPR。总之,在人命关天的大事上,更见质疑思维之可贵;在临床实践中,我们要依据患者具体状况酌情采用超长 CPR,争取提高 CPR 成功率。

(八) CPR 普及"边缘化"

CPR 普及"边缘化"是指部分医护人员中存在着轻视 CPR 科普的误区。亚洲复苏理事会成员国的观察性研究表明,目击者行 CPR 对提高院外心搏骤停患者生存率有积极的影响。发达国家在 20 世纪中后期已普遍实现了急救医疗立法,规定每个公民都有急救的义务,而我国在这一领域相对滞后,我国的院前急救体系尚不完善,国民 CPR 普及率远远低于欧美等发达国家,且一味依赖医院或院前急救组织而被动等待,这也是导致心搏骤停救治存活率低的重要因素。作为急救医疗系统和医务工作者需识别和加强我国生命链中的薄弱环节，把心搏骤停院前急救的重点放在普及家庭互救和社区医疗急救上，以此为己任，从自己做起，从家人做起。我们呼吁：1名医生培训5~10名亲友，我国200万医生即可让1 000万~2 000万人掌握家庭自助急救的基本技能，这也是CPR培训模式的一种，被称为"滚雪球培训模式"，将急诊阵地前移至家庭和普及民众掌握自救互救技能等这一设想，是发散思维的范例。借助这一设想，构建一个家庭自助急救、社区干预急救、120专业急救、医院高级急救"四位一体"的院前急救新模式，既可降低CPR培训成本，将CPR技能推向更多的群众，又可大大提高我国心搏骤停的救治存活率。

CPR是对患者生命的最后支持，能否准确认知CPR，直接关乎患者的生命安危，容不得丝毫的疏忽，我们审慎地查找并归纳了CPR过程中的盲点与误区，并积极尝试修正。然而CPR过程中尚存在诸多未被认识的问题，切忌"机械化"地强调循证医学，避免束缚CPR技术与推广的创新发展。总之，CPR技术的准确把握、创新和推广任重而道远。

四、创新腹部提压心肺复苏技术

心搏骤停（cardiac arrest，CA）因其突发性、致命性而成为我们人类共同面临的"死敌"，全世界都在为其倾注大量的劳力财力。《2016中国心肺复苏专家共识》凸显的中国CPR生存环——心搏骤停前期的预防、预识、预警的"三预"方针，心搏骤停中期的标准化、多元化、个体化的"三化"方法，心搏骤停后期的复生、超生、延生的"三生"方略，无疑是以王立祥为代表的CPR学者，对CPR本质规律认识提供的中国智慧方案。如何贯彻CPR生存环理念，在围心搏骤停期对因地制宜、因人而异、因病而为地开展CPR工作有着重要的指导意义。由于实施传统的标准心肺复苏（standard cardiopulmonary resuscitation，STD-CPR）时受到胸外按压禁忌证限制，同时在实施STD-CPR过程中30%~80%并发肋骨或胸骨骨折、骨软骨交界分离，甚而导致肺、胸膜及心脏损伤，从而限制了对CA患者高质量STD-CPR的实施，影响了CA患者的CPR成功率，如此种种，腹部提压心肺复苏法（active abdominal compression-

decompression CPR，AACD-CPR）应运而生。如何使AACD-CPR方法能够恰当、灵活、正确地被运用于CA的救治，由中国研究型医院学会心肺复苏学专业委员会、中国老年保健协会心肺复苏专业委员会、中华医学会科学普及分会、北京医学会灾难医学与心肺复苏分会、全军重症医学专业委员会心肺复苏学组、武警部队危重病专业委员会等组成的《中国心肺复苏专家共识》编委会，特颁布《＜中国心肺复苏专家共识＞之腹部提压心肺复苏临床操作指南》（以下简称《指南》）。

（一）AACD-CPR临床操作适应证

依据《指南》，AACD-CPR是通过对CA患者提拉与按压腹部改变腹内压使膈肌上下移动，进而改变胸腔压力发挥"腹泵"和"胸泵"等多泵效应，达到建立人工循环与呼吸的目的。其适应证包括：①开放性胸外伤或心脏贯通伤、胸部挤压伤伴CA且无开胸手术条件；②胸部重度烧伤及严重剥脱性皮炎伴CA；③大面积胸壁不稳定（连枷胸）、胸壁肿瘤、胸廓畸形伴CA；④大量胸腔积液及严重胸膜病变伴CA；⑤张力性及交通性气胸、严重肺大疱和重度肺实变伴CA；⑥复杂先天性心脏病、严重心包积液、心包填塞，以及某些人工瓣膜置换术者（胸外按压加压于置换瓣环可导致心脏创伤）；⑦主动脉缩窄、主动脉夹层、主动脉瘤破裂继发CA；⑧纵隔感染或纵隔肿瘤伴CA；⑨食管破裂、气管破裂伴CA；⑩胸椎、胸廓畸形，颈椎、胸椎损伤伴CA；⑪STD-CPR过程中出现胸肋骨骨折者。禁忌证为：腹部外伤、腹主动脉瘤、膈肌破裂、腹腔器官出血、腹腔巨大肿物。AACD-CPR所使用的腹部提压心肺复苏仪针对成人患者设计，不适用于（婴幼儿、儿童及体重小于40kg大于150kg的患者等）。据相关数据显示，80%以上的CA发生于院外，面对院外我们无法掌控的复杂环境以及各不相同的病理生理特点，把握AACD-CPR的要点和精髓，因地制宜、因人而异、因病而为地运用其标准化、多元化、个体化方法是复苏成功的关键。

（二）AACD-CPR临床操作的方法

AACD-CPR技术采用腹部提压心肺复苏仪（LW-1000）吸附于CA患者中上腹部，以100次/min的频率连续交替对腹部实施向上提拉（提拉拉力10~30kg）和向下按压（按压压力40~50kg），

达到同步建立人工循环和通气。经过多年临床摸索与实践（系统流程见图3-6-1-1），总结出

AACD-CPR标准化、多元化、个体化临床操作方法如下：

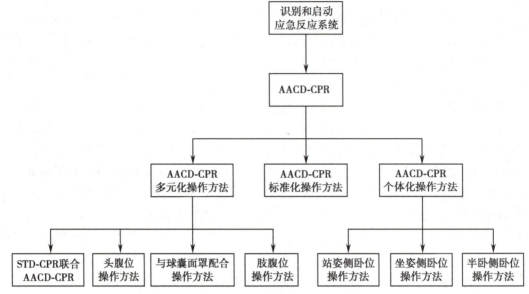

图3-6-1-1 《中国心肺复苏专家共识》之腹部提压心肺复苏临床操作系统流程图

1. AACD-CPR标准化操作方法 ①跪在患者一侧（身体中线与肚脐与剑突中点一致），双手抓紧手柄（图3-6-1-2A）；②启动仪器，将仪器放置患者的中上腹部自动吸附；③吸附完毕后，根据指示以100次/min的速率进行腹部提压；④下压力度：40~50kg，上提力度：10~30kg；⑤提压过程中肘关节不可弯曲（图3-6-1-2B、C）；⑥提压时面板要与患者平行，使用过程中避免前后左右晃动，垂直进行提压（图3-6-1-2D）；⑦操作完毕后，双手指按压吸附处皮肤，移除仪器操作完毕。AACD-CPR标准化操作方法适用于有适度空间的医疗场所等。

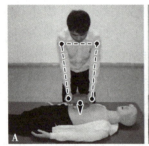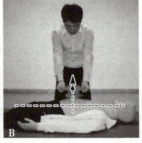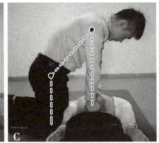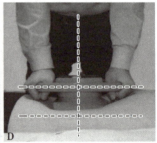

图3-6-1-2 腹部提压心肺复苏标准化操作方法

2. AACD-CPR多元化操作方法 多元化是在标准化基本框架下的丰富和延伸，受制于空间受限（如直升机、灾难废墟等狭窄空间）、呼吸支持、联合胸外按压等场景，AACD-CPR标准化方法无法施行时，多元化操作方法应势而出。主要有头腹位操作方法、肢腹位操作方法、胸腹联合操作方法、与球囊面罩配合操作方法等，具体如下。

（1）AACD-CPR头腹位操作方法：①一人双腿叉开跨跪在被救者的头部；②吸附被救者腹部与底板紧密连接；③右手抓握仪器面板与手柄右上角，左手抓握仪器面板与手柄左下角（图3-6-1-3A、B）；④重心前倾，两臂与面板垂直（图3-6-1-3C、D）；⑤其余操作同AACD-CPR标准化操作方法。

（2）AACD-CPR肢腹位操作方法：①一人双腿叉开跪骑在被救者的髋关节处；②将仪器放置吸附被救者腹部与底板紧密连接；③右手抓握仪器面板与手柄右上角，左手抓握仪器面板与手柄左下角（图3-6-1-4A、B）；④重心前倾，两臂伸直，提压时与面板垂直（图3-6-1-4C、D）；⑤其余操作同AACD-CPR标准化操作方法。

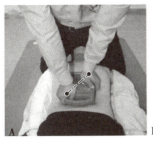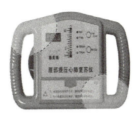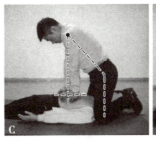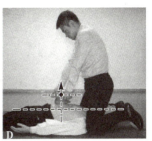

图 3-6-1-3　腹部提压心肺复苏多元化头腹位操作方法

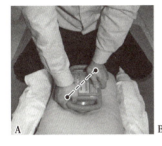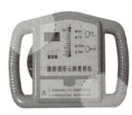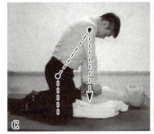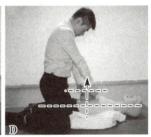

图 3-6-1-4　腹部提压心肺复苏多元化肢腹位操作方法

（3）AACD-CPR 胸腹联合操作方法：①操作两人位于患者两侧相对；②其中一人以标准的形式进行胸外按压（具体为用左手掌根紧贴患者的胸骨中下 1/3 处，两手重叠，左手五指翘起，双臂伸直，用上身力量连续用力按压 30 次（按压频率为 100 次 /min，按压深度为胸骨下陷 5~6cm，按压后保证胸骨完全回弹）；③另外一个人将腹部提压心肺复苏仪放在患者的腹部，以 AACD-CPR 标准化操作方法进行操作；④在胸部按压胸廓回弹时同步按压腹部，按压胸部时同步上提腹部，腹部与胸部按压频率比例为 1:1（图 3-6-1-5A，见文末彩插）。

（4）AACD-CPR 与球囊面罩配合操作方法：①使用球囊面罩的施救者跪于患者头侧；②其中一人以 AACD-CPR 标准化操作方法进行操作；③另一人用球囊面罩进行配合；④腹部提压 30 次，给予 2 次球囊给气，每次通气大于 1 秒，球囊给气时，腹部上提，球囊舒张时，腹部下压（图 3-6-1-5B、C，见文末彩插）。

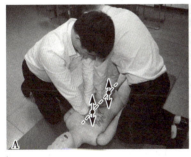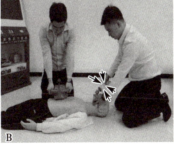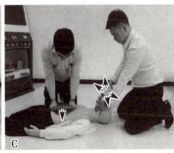

图 3-6-1-5　腹部提压心肺复苏多元化胸腹联合及与球囊面罩配合操作方法

3. AACD-CPR 个体化操作方法　个体化强调关注每个个体的需求，本节主要探讨的是针对每个患者的实际，为其提供适情而定的个体化操作方法。AACD-CPR 个体化操作方法适用于空间受限（如直升机、灾难废墟等狭窄空间）、患者无法平躺、战场复杂环境等情景。主要有站姿侧卧位操作方法、坐姿侧卧位操作方法、半卧侧卧位操作方法等，具体如下。

（1）AACD-CPR 站姿侧卧位操作：①将患者摆放成侧卧位，后背硬物支撑；②操作者身体呈弓步，两臂自然伸直与患者平面垂直（图 3-6-1-6A、B）；③其余操作同 AACD-CPR 标准化操作方法。

（2）AACD-CPR 坐姿侧卧位操作：①将患者摆放成侧卧位，后背硬物支撑；②操作者于椅子上自然坐直，两臂自然伸直与患者平面垂直

（图 3-6-1-7A、B）；③其余操作同 AACD-CPR 标准化操作方法。

（3）AACD-CPR 半卧侧卧位操作方法：①将患者摆放成侧卧位，后背硬物支撑；②操作者半卧于患者正面，两臂自然伸直与患者平面垂直（图 3-6-1-8A、B）；③其余操作同 AACD-CPR 标准化操作方法。

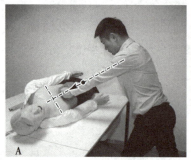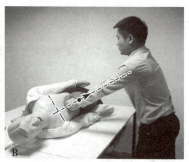

图 3-6-1-6 腹部提压心肺复苏个体化站姿侧卧位操作方法

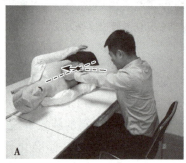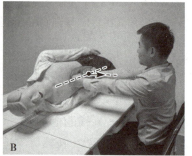

图 3-6-1-7 腹部提压心肺复苏个体化坐姿侧卧位操作方法

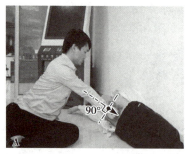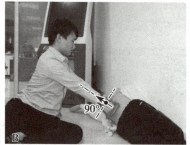

图 3-6-1-8 腹部提压心肺复苏个体化半卧侧卧位操作方法

（三）AACD-CPR 临床操作的要义

通过运用 AACD-CPR 的标准化、多元化、个体化临床操作方法，AACD-CPR 高质量 CPR 奠定了基础，实现临床四大效应：一是开放气道的海姆立克效应，AACD-CPR 按压腹部时腹腔内压力上升致膈肌上移，产生，迅速产生较高的呼出流速排出气道和肺内潴留的异物，帮助患者畅通上下呼吸道。二是人工呼吸的通气效应，AACD-CPR 的呼吸模式在提拉与按压腹部促使膈肌上下移动，通过改变腹、胸腔内压力，促使肺部完成吸气与呼气动作，充分提供氧合。三是人工循环的增强效应，AACD-CPR 为患者建立人工循环时，当其提拉与按压腹部可驱使动静脉血液回流增加，尤其是增加腹主动脉压的同时，提高了冠脉灌注压，增加了心排血量，建立更有效的人工循环。四是争分夺秒的时间效应，AACD-CPR 为患者进行复苏时，对上身的穿刺、气管插管等其他相关操作影响较小，充分提供血容量并提高了协同配合效率，同时为患者实施体外电除颤时，不需要停止按压，不影响腹部提压操作，充分为复苏赢得了宝贵时间。当 CA 患者无胸外按压禁忌证时可协同运用 AACD-CPR 和 STD-CPR 技术。AACD-CPR 可以对 STD-CPR 的抢救环节进行协同加强，提高 CPR 的效率和效果。当 CA 患者存在胸外按压禁忌证时，可运用 AACD-CPR 方法开放气道、协助呼吸、建立循环、放置电极贴片除颤而不需要停止按压，均能在与"死神"抗争、与时间赛跑上发挥作用。

随着《2018 中国心肺复苏培训专家共识》的正式颁布，训练专业的技能、训练多维的技艺、训练灵活的技法的"三训"方案指导我们在 CPR 的实际工作中，需要在专业的前提下，进行多维、灵活的应用 CPR 方法。《指南》从心搏骤停患者实际出发，结合实地环境，通过临床实践而颁布的标准化、多元化、个体化临床操作方法，将作为临床开展 AACD-CPR 技术提供指导性参考标准。

五、立体心肺复苏、立体健康、立体数字，"三立一体"理念

（一）立体心肺复苏理念

作为抢救心搏骤停（CA）起死回生的主要手段——"心肺复苏"（CPR），尽管经历半个多世纪的发展，其新技术日新月异、层出不穷，但纵观全球 CA 患者生存率没有明显提高，就我国 CA 患者神经功能良好的出院生存率也仅为 1% 左右，表明仅从单一 CPR 技术的角度定位 CPR 已不适宜。因为 CPR 拯救的个体生命存在于时间、空间、世间多维度中，走进"天地人"合一共存生的 CPR "厚命"之路时不我待！

现代 CPR 始于 20 世纪 50 年代末 60 年代初，由 Kouwenhoven、Safar 和 Jude 发明的胸外按压、人工呼吸和电击除颤技术，开启了 CPR 新里程。对 CPR 发展的认识主要在三个方面：一是 CPR 由"点"而发，是针对心脏等所在位置而建立的人工循环与呼吸；二是 CPR 由"线"而发，是针对心脏及毗邻器官心肺脑等连起来建立的人工循环与呼吸；三是 CPR 由"面"而发，是针对心脏及毗邻器官所在的胸腹肢头颈部位而建立的人工循环与呼吸。不难看出，CPR 工作者不断从"点"到"线"再到"面"技术进步的同时，又突破了坐堂急诊被动抢救的"点"与 120 急救连成抢救的"线"，又与社区卫生服务机构连成抢救的"面"。尽管 CPR 的内涵与外延不断被丰富，但尚未跳出

对心搏骤停患者"就救而救"的思维束缚。鉴于心搏呼吸骤停 80% 发生于院外，需要第一目击者预先培训成为第一反应者，需要对民众进行预防心搏呼吸骤停常识的普及，需要预设相关急救复苏设备，更需要预告出台相应的政策法规等。

立体 CPR 是从时间、空间、世间"三维度"考量，运用点、线、面、体的综合技艺，针对心搏骤停患者前期采用预防、预识、预警，心搏骤停中期采用标准化、多元化、个体化，心搏骤停后期采用复生、超生、延生的人工循环与呼吸共生方略，建立个体生命与家庭、社会、自然融合的全方位、全过程、全周期的生命复苏生存环体系。对于立体 CPR 的认识，有助于拉伸生命时间曲线、拓展生命空间环线、放大生命世间弧线、平静生命人间直线，走好"厚命"之旅。立体 CPR 体现了 CPR 的生存环体系，但生老病死伴随着人们日常生活的始终，如何让生命有所赋丽，百姓拥有健康的生活，对健康的新认知——"立体健康"新理念就是历史选择。

（二）立体健康理念

在实施健康中国战略的进程中，如何认识"健康"的概念尤为重要，因为它决定了人们如何把握住健康的本质，以利践行满足人民健康需求、适应社会健康要求、紧跟时代健康追求之目的。以往对健康的定义多停留在个体健康的层面，而在健康尚从属于国家治理、社会保障和生态环境等诸多因素决定的今天，这种就"个体论个体"的健康已明显力不从心了。世界卫生组织指出个人的健康和寿命 60% 取决于自己，15% 取决于遗传，10% 取决于社会因素，8% 取决于医疗条件，7% 取决于气候影响。故时代呼唤个人、家庭、社会三者结合，开启个体、群体、全体的三位一体的"立体健康"理念！

健康概念的演变主要经历了三个阶段：第一阶段是 1948 年以前，那时候大家比较认可的健康定义主要是"个体无病，即健康"；第二阶段是 1948—2011 年，由世界卫生组织给健康的定义为一个人身体没有出现疾病或虚弱现象，而同时一个人生理上、心理上和社会上是完好状态；第三阶段是 2011 年荷兰的健康学者马特尔德·休伯提出健康应当是个体在"面对社会、躯体和情感挑战时的适应和自我管理能力"。综上，我们不难

看出人类对于健康定义认识的进步,从点性思维到线性思维再到平面思维的演变历程。但无论是WHO当时的健康定义克服了把"健康"视作"没有疾病"之狭隘的生物医学角度,将健康扩展到躯体、精神和社会领域,还是休伯提出的健康六个维度:躯体功能、精神功能和感知、灵性维度、生活质量、社会和社交参与,以及日常自理功能,但其共性仍都是以个体健康角度出发而论及"健康"的定义。在我们步入"全民健康,全面小康"的新时代,面对人民日益增长的美好生活需要和不平衡不充分发展之间的矛盾的现况,实则个体健康需求之满足和健康权益之保障有赖于政治、经济、社会、文化的支撑而完善!

基于此提出的立体健康是指:在时间维度上以个人健康为核心,整合个体、群体、全体"三位"一体,融通个人、家庭、社会"三者"合一;在空间维度上以前人、中人、后人"三人"健康为目标,贯穿生育、生活、生存"三生"生命,把握未病、欲病、已病"三病"医则;在世间维度上以人与人、人与社会、人与自然和谐为准则,铸造物质文明、精神文明、身心文明"三文"宗旨,弘扬腾龙向上、黄河向善、长城向信"三向"文化的三维健康体系。WHO早在名为《迎接21世纪的挑战》的报告中就指出21世纪的医学发展方向,从"疾病医学"向"健康医学"发展,健康已成为时代的主旋律。立体健康立足于健康中国的大时代,对健康大数据要立起来、活起来、动起来看,立体数字——对数字的新认知呼之欲出。

（三）立体数字理念

数字,这一人类最早用来计数的工具,对于大数据时代的兴起和发展,具有举足轻重的地位。在"数字"已经渗透到人民生活方方面面的今天,局限于自然学科领域"算数"、拘泥于"点-线-面"层级"计数"、习惯于"就数而论数"的思维"用数",已不利于医学健康大数据的挖掘与运用,更难以满足人民医学健康之要求。因为医学健康尚从属于社会保障、国家政策和生态环境等诸多因素,需有益于医学健康的政治、经济、文化等支撑方能达成。故将"数字立起来"思考,并融入社会学科和人文学科等已成为时代必然!

数字在人类漫长的生活实践中,由于记事和

分配生活用品等方面的需要,逐渐产生。现在世界通用的数的概念、数码的写法和十进制的形成都是人类长期实践活动的结果,纵观数的变化历史可以归结为一是从"点数"上观,可定靶点、寻方向但是无长度、无宽度;二是从"线数"上观,具单一性、定向性但是有长度、无宽度;三是从"面数"上观,能纵横、能扩散但是有长宽、无高度;虽然可以相对达到认识某一方面的全面性,但是它仍然囿于某个平面的全面,并不能反映对象整体性的全面数。如何让数字展示原本内涵之美、揭示外延世界之美、整合社会、人文、自然立体之美——"立体数字"应运而生!

立体数字是指跳出点、线、面"计数"的限制,从时间、空间、世间维度去"算数",集自然学科、社会学科、人文学科等产生的"数值、数据、数理"合数之总称。其主要特征为从时间维度观"过去昨天之数、现在今天之数、将来明天之数",从空间维度观"人生长度之数、社会宽度之数、天地高度之数",从世间维度观"物质文明之数、精神文明之数、身心文明之数"的"厚数"。立体数字对于挖掘医学健康领域创新力的重要源泉方面,不可不识立体之数;认识促进医学科技快速发展的重要因素,不可不识立体之数;保障经济社会愈加坚实的重要支柱,不可不识立体之数。立体数字对于多学科跨领域交叉融合协同发展已成共识的今天,就不愁"共数"了;计算机、大数据、云技术的日益发展为我们采集立体数字奠定了基础;人与人、人与社会、人与自然的共生发展明确了方向。立体数字理念将通过设置立体数字理论研究院、开发立体数字采集信息软件、建立立体数字资源信息库,为我们更好地"识数、变数、用数"让"数""立起来、活起来、动起来"为"健康中国"的国家战略服务。

诚然,立体CPR、立体健康、立体数字"三立一体"的理念是对以往CPR到健康乃至大数据的概念的升华,必将赋予拯救生命、平安健康、数字人生划时代的意义。"古今道可老难寻,尝遍道非众纷纭。凡间常道欲何往,苍穹德道日月欣。"让我们共同来丰富立体CPR、立体健康、立体数字的内涵和外延,传承昨天、融合今天、开创明天,真正让我们的"前人、中人、后人"享有幸福感、获得感、安全感(图3-6-1-9)!

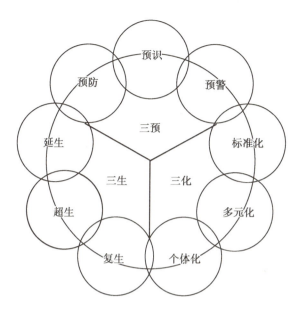

图 3-6-1-9 《2016 中国心肺复苏专家共识》生存环

（王立祥 李 静）

第二节 灾难中创伤急救技术

灾难现场情况复杂多变。及时脱离致伤环境，终止致伤因素继续伤害，积极开展现场急救，迅速后送进行后续诊疗，对提高伤员救治成功率、减少伤残率有至关重要的影响。在灾难现场，创伤急救应尽快实施，以确保伤员在正确的时间、正确的地点得到正确的治疗，从而防止伤情加重，避免可预防性死亡。灾难现场创伤急救基本技术包括解救、现场心肺复苏、通气、止血、包扎、骨折固定、搬运后送，以及开放外周静脉通道等内容，为抢救伤员生命和实施后续诊疗所必需。团队合作展开救治时，创伤评估与急救往往同时进行，复杂、严重的创伤需要反复评估以避免伤情遗漏和检验救治效果。为便于记忆，灾难现场创伤急救通常按照"CABCDE"的步骤顺序进行（有关解救、现场心肺复苏和后送等内容见相关章节），其含义如下：

critical bleeding（C）：致命性出血止血技术

airway（A）：气道管理

breath（B）：呼吸支持

circulation（C）：循环支持

disability（D）：失能评估

exposure/environment（E）：充分暴露 / 环境控制

一、C（critical bleeding）：致命性出血止血技术

致命性出血在短时间内导致伤员休克或死亡，及时有效的止血可挽救伤员生命。对伤员实施损伤控制性复苏可防止创伤致死三联征（lethal triad）。根据伤口部位和类型，选择简单有效的方法和设备控制出血和污染。肢体出血推荐使用止血带控制出血，应用夹板、外固定器等固定肢体协助止血。肢体受压解救困难或伤肢危及生命时，有条件的可现场截肢。体腔出血时，进行相应的胸腹腔引流、腹腔出血填塞、闭合和稳定骨盆环等出血控制措施。必要时输血。有条件时及时应用抗生素。体腔出血伤员在生命体征稳定时，应优先后送至创伤救治中心。

1. 损伤控制性复苏 损伤控制性复苏（damage control resuscitation，DCR）是指在损伤控制性外科（damage control surgery，DCS）原则的指导下，通过允许性低血压复苏和止血性复苏，预防由低体温、代谢性酸中毒和凝血功能障碍形成的创伤致死三联征出现，进而有效地对严重创伤伤员进行液体复苏。目前，一般认为需要实施损伤控制手术的指征包括：①严重脏器损伤伴大血管损伤；②严重多发伤；③大量失血；④出现低体温、酸中毒和凝血功能障碍；⑤上述指标处于临界值而预计手术时间超过 90 分钟。

损伤控制性复苏包括快速建立静脉通道、快速补液和血管活性药物使用。允许性低血压复苏强调在院前急救阶段，不以恢复生理血压为目标，严格控制液体输入量，维持一定血压水平（如收缩压 90mmHg），防止血压过高，引起再次出血。止血性复苏强调以血制品取代晶体溶液进行早期液体复苏，纠正内在的急性创伤性凝血功能障碍和预防可能发生的稀释性凝血障碍。同时，氨甲环酸和活化凝血因子Ⅶa 的输注也包含在止血性复苏里面。

2. 止血带 致命性出血早期控制至关重要，重要血管破裂会迅速导致休克和死亡。比如，股动脉破裂超过 3 分钟，伤员就会因失血过多死亡。多项研究证实止血带具有紧急救命作用。美军在经历了使用和不使用止血带的反复之后，通过对潜在的可预防性死亡研究，重新评估了止血带

的有效性，将止血带使用提高到"不可缺少"的地位，尤其是在因四肢战伤导致失血性休克的情况下。

目前一般认为在肘、膝关节使用止血带都能有效控制肢体远端动脉搏动性出血。止血带结扎在距离伤口 5~8cm 近心端的位置。虽然止血带能有效地控制四肢出血，但使用时间过长或使用指征错误，可能导致广泛软组织损伤、神经损害以及潜在肢体缺血坏死。因此，使用止血带时，应注意把握止血带松紧度和止血时间，保护神经和软组织。

3. 止血敷料 传统止血纱布与绷带已无法满足当前创伤急救的需要。止血敷料研制正向多能化、复合化方向发展。各种类型的止血敷料为控制出血提供了多样化选择。

目前用于临床的止血敷料主要有：①凝血因子浓缩剂，通过吸收血液中的水分浓缩凝血因子，加速血液凝固。沸石止血粉敷料，沸石有很强的吸附作用，可使血液中凝集成分浓缩，能够提高血凝块的强度和抗张力性能。②黏附、封闭伤口止血敷料，具有很强的组织黏附性，可以物理封闭出血伤口而不参与凝血级联反应。壳聚糖敷料，壳聚糖通过红细胞膜的阴极与壳聚糖表面的阳极产生静电反应来止血。XStat，为美国退伍士兵和军医研发的便携止血系统，临时用于不能压迫止血的内部伤口或不适合使用止血带止血的身体交界部伤口。用注射器把微型海绵注入伤口，海绵与血液接触后膨胀填充创口，提供压力和物理屏障，促进凝血块形成。止血时间可长达 4 小时。③促凝血剂，参与凝血反应过程，缩短凝血时间。高岭土敷料，高岭土能有效激活内源性凝血途径并加速伤口凝血块形成。止血作用的发挥主要取决于伤员自身凝血功能。mRDH 敷料（modified rapid deployable hemostat trauma bandage），有效成分为全乙酰化聚 -N- 乙酰基葡糖胺（P-GlcNAc），它通过激活血小板引发凝血级联反应，使局部血管收缩、红细胞聚集，从而发挥止血作用。

4. 经骨髓腔输液技术 无论平时还是战时，抢救失血性休克时，迅速建立输液通路，快速补液扩容是抢救成功的关键。但在休克状态下，由于周围静脉塌陷，常常无法迅速建立静脉输液通路。经骨髓腔输液（intraosseous infusion, IOI）技术就

是一种有效替代静脉输液的方式。

IOI 技术是在特殊情况下，利用长骨骨髓腔中丰富的血管网将药物和液体输入血液循环的方法。骨髓腔被骨性结构包围，不会像血管那样因血容量不足而塌陷，有很高的穿刺成功率（院前78%）。通常情况下，小儿骨髓腔内输液穿刺部位主要在胫骨近端或远端、股骨远端，在成人多选择胫骨、肱骨或胸骨柄。此外，桡骨、尺骨、骨盆、锁骨、跟骨等部位也可选用。穿刺位点的选择应充分考虑伤员年龄、身体状况、穿刺装置和操作者的经验等因素，还应以简单可行和不影响心肺复苏等抢救措施为原则。

骨髓腔内输液在我国灾难救援中具有广阔应用前景，对于某些伤员的急救可能是更优选择，特别是心搏骤停和严重休克伤员。

二、A（airway）：气道管理

头颈部创伤、吸入性损伤、各种原因（尤其是颅脑外伤后）导致的舌根后坠、咽喉部软组织肿胀、呼吸道异物，以及喉头、支气管痉挛等均可引起气道梗阻。各种原因引起的气道梗阻如不及时解除，可严重危及生命。颈椎保护条件下的气道管理措施要及时、有效、稳定，救援人员应在第一时间建立人工气道，确保心肺良好地摄入气体，降低心肺脑死亡的风险。紧急情况下，对于无意识、无气道梗阻的伤员采用徒手开放气道，有条件时可以使用器具开放气道。颈椎损伤部分影响气道管理措施选择。所有瘫痪、意识丧失、诉颈部疼痛或锁骨水平以上明显损伤者均应被假定为颈椎骨折。气道管理措施应贯穿于急救、转运的整个过程。

1. 评估气道通畅性 可以通过询问伤员"你叫什么名字"来简单评估气道通畅性。如果伤员回答问题时声音正常，那么气道暂时是安全的；如果声音微弱、气短、声嘶或无反应，则提示气道功能受损。易激惹提示低氧，但某些通气不足的伤员常被误诊为中毒或脑外伤。呼吸急促、发绀和辅助呼吸肌用力常提示上气道梗阻。气道梗阻原因主要有舌根后坠、咽喉部软组织水肿、呼吸道异物、喉头和支气管痉挛。头颈部损伤通常由于上气道解剖结构改变、出血和软组织肿胀而导致通气不畅。面颈部烧伤者，尤其是合并吸入性损

伤者,气道梗阻的风险就更高。

2. 徒手开放气道　开放气道是保持气道通畅和实施人工通气的前提条件。徒手开放气道是指在没有辅助装置的情况下,以徒手的方式保持气道通畅,目的是解除由于舌根后坠造成的上呼吸道梗阻。徒手开放气道有仰头举颏法、仰头抬颈法、双手抬颌法。

伤员仰卧位,头、颈、躯干平卧无扭曲,双手放于躯干两侧。实施徒手开放气道前,如果伤员并非仰卧,则应使伤员全身各部成一个整体,小心转动伤员至仰卧位。转动时要注意保护颈部,以防止颈椎损伤。体位摆好后立即清除口咽腔异物及分泌物。

(1)仰头举颏法:抢救者位于伤员肩部一侧,一手置于伤员前额,向后下方加压使其头部后仰,另一手示指和中指置于伤员颏部,将颏部向上抬起,从而开放气道。

(2)仰头抬颈法:抢救者位于伤员肩部一侧,一手置于伤员前额,将其头部向后下方推,另一手置于伤员颈后,将颈部上抬,使其头部后伸,从而开放气道。

(3)双手抬颌法:抢救者跪于伤员头部一侧,用双手拇指分别放在伤员左右颧骨上,示指、中指和无名指放在伤员两侧下颌角处,将下颌向前上方托起,使头后仰,下颌骨前移,即可开放气道。此法适用于颈部有外伤时。当疑有颈部外伤时,不能将头部后仰及左右转动,只需单纯托起双侧下颌即可。

开放气道后,伤员置于复苏体位,以防止呕吐性误吸。

3. 基本通气辅助设备　当徒手开放气道不满意及需持续气道开放时,可进行机械辅助气道开放。基本通气辅助设备有口咽导气管和鼻咽导气管,其原理是确保舌根与咽后壁分隔开,从而保障伤员的气道通畅。

口咽导气管(oropharyngeal airway,OPA)是最常用的人工气道,适用于气管内插管困难或禁忌采用气管内插管(如有颈椎损伤)的伤员,具有插入迅速简单、创伤小、气道与口腔完全隔离、可降低误吸风险和通气确切有效等优点。放置OPA有顺插法和反转法。顺插法:选择合适尺寸的OPA,将OPA的咽弯曲沿舌面顺势送至上咽部,将舌根与口咽后壁分开。反转法:选择合适尺寸的OPA,将OPA的咽弯曲部分向腭部插入口腔,当其内口已通过悬雍垂,接近口咽后壁时,即将其旋转180°,借患者吸气时顺势向下推送,弯曲部分下面压住舌根,弯曲部分上面抵住口咽后壁。虽然后者比前者操作难度大,但在开放气道及改善通气方面更为可靠。注意,当第1次没有成功置入OPA时,应检查口中是否有异物,并迅速尝试第2次。OPA会上浮,在抢救伤员时应确保OPA在正确位置。

鼻咽导气管(nasopharyngeal airway,NPA),一般选择常用型(ID 6.0~8.0mm,长17cm)。先清理鼻腔分泌物,插入端涂润滑油或用生理盐水湿润。将导管与面部作垂直方向轻轻地插入鼻孔,遇到阻力不要强行硬插,要稍做调整或换另一侧鼻孔,插入深度为患者鼻翼至耳垂的长度。取去枕平卧中立或头偏一侧,稍后仰,保持气道有一定的弧度,从而扩大咽腔,有利于通气。注意吸痰,防止分泌物堵塞前端;同时密切观察呼吸,进行生命体征监测。

4. 复杂气道　当基本通气辅助设备不能维持患者通气时,可应用复杂通气辅助设备。救援人员在实施复杂辅助通气时,要考虑到操作可能失败,并做好后备计划,一旦辅助通气不成功,即应启动后备计划。

声门上气道可以替代气管内插管。当气管内插管失败时,或救援人员仔细评估气道后,觉得气管内插管成功概率不大时,声门上气道可以作为备用气道。声门上气道的主要优势在于,患者的姿势不会影响气管的插入。这对高度疑似颈椎损伤或不易脱困的创伤患者尤为重要。

气管内插管是最大限度控制无呼吸或需要辅助通气伤员气道的优选方法。对呼吸困难的伤员进行较长时间的插管会有缺氧的风险,应权衡利弊,考虑是否需要气管内插管。

经口腔气管内插管需要将导管通过口腔插入气管内。非创伤患者通常会被摆成“嗅花位”以便于插管。由于“嗅花位”会过度伸展$C_{1\sim2}$颈椎(伤员第2容易发生脊柱骨折的地方)和过度屈曲$C_{5\sim6}$颈椎(伤员最容易发生脊柱骨折的地方),所以不应对伤员使用这种方法。

对于意识清醒或咽反射完整的伤员,进行气

管内插管可能比较困难。当伤员可以自主呼吸时，如果利大于弊，可以采用经鼻腔气管内插管。虽然经鼻腔气管内插管往往比直接观察和口腔气管内插管操作更加困难，但其成功率在创伤伤员中高达90%。在经鼻腔气管内插管过程中，患者必须能够呼吸以确保气管内插管通过了声带。

药物有时会用来协助气管插管。对于有经验的救治人员而言，当其他方法失败或无法使用时，可以用药物协助进行有效的气道管理。利用药物来协助进行插管，尤其是快速诱导插管，应考虑存在的风险。

5. 外科开放气道 外科手术开放气道主要适用于其他气管插管方式失败或不宜气管插管（喉部骨折或严重面部外伤）的伤员。操作时颈部直线固定，避免过伸。

环甲膜穿刺术是对急性上呼吸道梗阻伤员采用的急救方法之一。它能临时维持氧浓度，为气管切开赢得时间，是现场急救的重要组成部分。它具有简便、快捷、有效的优点。

环甲膜切开术是在甲状软骨与环状软骨之间的环甲膜上做切口，以解除气道梗阻的方法。通常，环甲膜切开术并发症多，不应作为现场气道管理的常规方法。

气管切开术技术要求高，有一定难度，现场救治失败率高，是紧急条件下气道开放最不理想的选择。

三、B（breathing）：呼吸支持

灾难现场胸部评估主要依靠视、触、叩、听等手段。视诊重点检查有无胸廓不对称运动、连枷胸、呼吸辅助肌参与、开放伤口、颈静脉怒张和烦躁。触诊注意有无压痛、捻发感、皮下气肿、气管偏移，以及骨性异常等。叩诊在吵闹的创伤现场操作相对困难，但可发现浊音界。听诊同样会受嘈杂环境影响，其可以辨别气胸或血胸时呼吸音不对称、气道异物时喘鸣，通过心率和节律判断有无心包积液所致的心音低钝，心瓣膜受损时可听到杂音或提示心衰的异常心音如奔马律等。

灾难现场可初步判定的急症有张力性气胸、开放性气胸、连枷胸和大量血胸。张力性气胸进行胸膜腔穿刺减压术；开放性气胸应尽快封闭伤口，变开放性气胸为闭合性气胸，有条件时进行胸腔闭式引流；连枷胸应进行肋骨固定术，改善低通气和低氧；大量血胸应进行胸腔闭式引流和液体复苏，必要时开胸探查并止血。

1. 张力性气胸 无论是钝性伤还是穿通伤所致的张力性气胸，均是气体从肺、主气管、支气管和胸壁持续进入胸膜腔，而没有出口，导致肺脏受压，最后纵隔对侧移位，压迫上下腔静脉，回心血流锐减，导致低血压。伤员常表现为濒死感、明显呼吸窘迫、气管偏移、颈静脉怒张、单侧呼吸音消失、发绀和低血压。气肿时气管移位可不明显，临床不易察觉，颈静脉怒张也会因合并其他损伤所致低血压而不明显。

由于张力性气胸和心包填塞时均可表现为颈静脉扩张，因此鉴别存在困难。心包填塞不常见，而且不会导致纵隔偏移，双侧呼吸音通常是对称的。

张力性气胸可在现场使用针刺减压（带导管的针头直接刺入锁骨中线第二肋间），将张力性气胸变为单纯气胸。有时伤员呼吸极度窘迫，双侧呼吸音均消失，此时如果仍然高度怀疑张力性气胸，则进行双侧穿刺排气，如果无气体溢出，那么很可能是心包填塞。条件许可时，张力性气胸伤员应尽快置入引流管行胸腔闭式引流。操作结束后，如果伤员清醒，可呈坐位或侧卧位，如果伤员昏迷则呈恢复体位，均伤侧在下。胸膜腔穿刺减压成功后，发生导气管被血液或反流物阻塞的风险极高，所以术后重要的是反复评估，旨在监测伤员临床症状、脉搏血氧饱和度，防止张力性气胸复发，一经确诊需再次穿刺。

2. 开放性气胸 胸膜腔与外界大气直接相通，空气可随呼吸自由进入，形成开放性气胸。伤侧胸腔压力等于大气压，肺受压萎陷；健侧胸膜腔仍为负压，低于伤侧，使纵隔向健侧移位，健侧肺亦有一定程度的萎陷。由于健侧胸腔压力仍可随呼吸周期而增减，从而引起纵隔摆动和残气对流，导致严重的通气、换气功能障碍。纵隔摆动引起心脏大血管来回扭曲以及胸腔负压受损，使静脉血回流受阻，心排血量减少。伤员表现为低氧血症，常在伤后迅速出现严重呼吸困难、不安、脉搏细弱频数、发绀和休克。检查时可见胸壁有明显创口通入胸腔，并可听到空气随呼吸进出的"嘶嘶"声。伤侧叩诊鼓音，呼吸音消失，有时可听到

纵隔摆动声。

一旦发现开放性气胸,应尽快封闭胸壁创口,变开放性气胸为闭合性气胸。可用大型急救包,多层清洁布块或厚纱布垫。要求封闭敷料够厚以避免漏气,但不能往创口内填塞;范围应超过创缘5cm以上。一旦临床条件许可,立即置入引流管行闭式引流术。如果实施这些措施后伤员低氧仍然持续,血氧分压仍<60mmHg,则需进行有创机械通气。

3. 连枷胸 连枷胸(flail chest)是由于严重车祸、坠落或挤压,导致3根以上相邻肋骨骨折,局部胸壁由于失去肋骨支撑而软化,出现反常呼吸。引起连枷胸的损伤通常也同时导致肺挫伤、气胸和血胸。急救现场根据创伤史,胸壁疼痛异常,胸壁畸形、软化,反常呼吸,呼吸困难等表现即可诊断。严重者可有呼吸衰竭甚至休克。连枷胸的治疗目标主要有两个:纠正疼痛所致的低通气和肺挫伤所致的低氧。有条件时,严密监护伤员通气和氧合情况,其中20%~40%伤员需要气管插管机械通气支持;伴发血气胸者行胸腔闭式引流术;可进行局部麻醉处理缓解多根肋骨骨折所致的疼痛。

4. 大量血胸 大量血胸是指胸腔急性出血超过1 500ml。穿通伤和钝性伤都可引起大量血胸。大量血胸通常同时出现呼吸(通气不足)和循环(低血容量性休克)受累。患侧肺脏受压,呼吸音消失;纵隔向健侧移位;由于大量失血,出现低血容量性休克;颈静脉怒张常不明显。治疗方面,进行胸腔闭式引流的同时,给予晶体和血液复苏。如果伤员迅速引流出1 500ml血液,需要行紧急开胸探查术;如果引流液持续超过200ml/h,也要考虑开胸探查。

四、C(circulation):循环支持

一旦气道建立,通气恢复,就必须检查和评估伤员的全身循环状态。组织器官有效灌注不足和缺氧导致休克,必须快速诊断和纠正。对创伤伤员而言,最常见的休克是失血性休克,但也可为心源性休克(心包填塞、张力性气胸或心肌直接损伤所致)、神经性休克(脊髓损伤)和感染性休克(通常晚期出现)。不论哪种休克,都要迅速建立两条以上静脉通路,开始快速补液复苏。

1. 循环状态快速评估 伤员的全身灌注情况可通过检查脉搏,观察皮肤颜色和皮温以及伤员意识状态快速评估。血压应在复苏开始前就测量一次,此后每5~10分钟动态监测,直至初步评估处理完全结束,伤员生命体征平稳。脉压、中心静脉压和尿量有助于对复苏效果的评估。

尽管引起心动过速的原因众多,但对于创伤而言,心动过速通常提示低血容量性休克。通常来说,创伤成人心率超过120次/min,学龄前儿童超过160次/min,均强烈提示低血容量性休克。要注意某些特殊伤员,如安装了起搏器、服用地高辛、β受体阻滞剂或钙通道阻滞剂者发生休克时心率可能不快。脉搏能否触摸到由许多因素决定,因而用来判断血压作用有限,但脉搏洪大的伤员肯定比脉搏细弱的心排血量多。儿茶酚胺作用下全身皮肤和肌肉血管收缩是机体对低血容量的最早期代偿机制,伤员表现为皮肤苍白、湿冷,因此如果伤员再合并心动过速,那么基本可考虑为低血容量性休克。

伤员意识反应正常通常说明大脑灌注正常,严重脑外伤的可能性不大。相反,如果伤员意识障碍,则多提示为休克状态、大脑损伤或代谢原因(如中毒)等。避免大脑功能二次损伤的最佳方法就是纠正低氧和低血压。颅脑伤伤员同时存在低血压的死亡率加倍,而当再合并低氧时死亡率增加至3倍。

血压有时会误诊和误导休克的治疗。由于机体对早期血容量丢失的强大代偿机制,因此丢失30%以内血容量时血压都不会有明显变化,而脉压则更敏感。当机体丢失血容量达15%时脉压就会有明显变化。就大多数成年伤员而言,血压低于90mmHg多提示休克可能。

2. 低血容量性休克 对于低血容量性休克,不要首先给予血管加压药物、激素或碳酸氢钠,通常通过给氧改善组织氧合,恢复血液循环后酸中毒自行缓解。使用加温的平衡盐溶液如林格液复苏是安全有效的。成人给予2L,儿童按照20ml/kg剂量输注。如果伤员血流动力学恢复稳定,可继续使用晶体;如果仍未恢复稳定,可以在获取血液同时再次输注林格液。如果两剂(4L)林格液输注后伤员循环仍未稳定,那么就必须予以血液输注复苏。

失血性休克是特殊的低血容量性休克，最基本的治疗原则是快速止血。开放性伤口，可直接加压包扎，必要时在出血远端血流回流方向也加压止血（如股动脉在腹股沟处，肱动脉在肘关节处加压），而钳夹止血则主要适用于手术室。大面积的头皮伤很难通过压迫止血，此时可缝合止血。

美军战术战伤救治（TCCC）指南规定：对于失血性休克伤员，选择复苏液体从优到劣依次是全血、1：1：1 比例的血浆、红细胞和血小板、1：1 比例的血浆和红细胞、单纯血浆／红细胞、羟乙基淀粉平衡液、晶体（乳酸林格液／复方电解质注射液）。当伤员预计需要大量输血时，应尽早使用氨甲环酸，注意伤后 3 小时不再使用，因为副作用将大于益处。

3. 心源性休克 心源性休克通常由直接心肌损伤、心脏穿通伤、心脏病和张力性气胸所致，需要快速诊断和急救。心包填塞通常由胸骨旁、上腹部以及较少见的颈部穿通伤引起，钝性心脏破裂较罕见。如果心包填塞未得到及时诊断和处理，常导致明显低血压，是早期死亡的原因之一。心包填塞伤员通常面色灰暗、极度焦虑、心动过速、低血压和颈静脉怒张并可闻及心脏杂音。低血压可经补液部分暂时纠正。使用一个长的 16 或 18 号针头经剑突下心尖部穿刺出少量血液均可迅速缓解症状，但确定性手术还是必要的。钝性心肌损伤是由于外力直接作用于前侧胸壁引起，这类伤员较少表现为心电图异常、危及生命的心律失常或继发心源性休克。但一旦出现这些表现，可行紧急心脏彩超检查了解心脏损伤的程度。心包填塞和伴随心肌损伤的伤员均应优先后送。

4. 神经性休克 神经性休克通常由于脊髓损伤导致，而不伴随颅脑损伤。颅脑损伤伴随休克时通常是由于低血容量导致，需要迅速找到并控制出血。脊髓损伤休克特点为交感张力丧失，血管扩张和脉率不升，同时也可伴随低血容量性休克，因此对于神经性休克的初期处理原则也是容量复苏，可在中心静脉压监测下指导复苏的进行。由于脊髓损伤后迷走神经刺激心脏，因此不表现为心动过速，反而是心动过缓。血管活性药物对神经性休克有效。

五、D（disability）：失能评估

在对呼吸和循环进行初步评估和纠正后，需要对神经系统功能进行评估，目的是判断伤员意识状态并确定脑部是否缺氧。在证实为其他原因前，一个神志不清、易激惹或者不配合的伤员，可能处于缺氧状态，此时应考虑伤员是否由缺氧／低灌注引起脑氧合下降，导致中枢神经系统损伤或者代谢紊乱。AVPU 评分代表 4 种不同的意识状态，可对伤员进行简单快速的意识评估。格拉斯哥昏迷评分（Glasgow coma scale，GCS）以及瞳孔直径、对称性和对光反应对意识状态评估系统而准确，但需对伤员进行系统的查体、反复的评分和严谨密切的观察，计算较为复杂。慕尼黑大学儿童医院的 Florian Hoffmann 博士研究发现，AVPU 评级与 GCS 具有显著相关性。不论使用哪种方法判断意识状态，必须重复检查以判断病情变化。

1. AVPU 评分法 AVPU 评分适用于伤员的快速评估，每个字母代表不同的意识状态。A（alert）清醒：伤员完全清醒，能自主睁眼，对声音有困惑但有反应，身体具有运动功能；V（verbal response）对声音刺激有反应：伤员对问话有睁眼、语言或者运动等任何一项反应，包括咕哝声、呻吟声、肢体轻微的移动等；P（response to pain）对疼痛刺激有反应：伤员对疼痛刺激有睁眼、语言或者运动等任何一项反应；U（unresponsive）无任何反应：对问话或疼痛刺激无任何反应。在阿富汗战争和伊拉克战争中，美军第 75 别动团用伤情卡有效地记录了大约 450 名伤员的伤情及救治数据，其中对伤员意识状态的评估即采用 AVPU 评分法。

这种方法简单快捷，尽管有研究表明其与 GCS 具有显著相关性，但却没有明确指出伤员是如何对声音刺激和疼痛刺激做出反应的，因而缺乏一定的准确性。

2. 格拉斯哥昏迷评分法 GCS 是应用最广的意识状态评估方法，由格拉斯哥大学的两位神经外科教授 Graham Teasdale 与 Bryan J Jennett 于 1974 年发表。GCS 分别以睁眼、言语和运动反应判断伤员意识状态。睁眼反应分为自动睁眼、呼唤睁眼、刺痛睁眼和不睁眼 4 级；语言反应分为

回答切题、回答不切题、答非所问、只能发音和不能言语5级；运动反应分为按吩咐动作、刺痛能定位、刺痛能躲避、刺痛后肢体能屈曲、刺痛后肢体能过度伸展和不能活动6级。不同级别赋予不同分值，根据总分得出当前意识状态等级，分数越低则意识障碍越重。

如果伤员处于昏迷状态，丧失方向感或无法遵守指令，救援人员可快速评估伤员瞳孔直径、对称性和对光反应，如果 GCS < 14 分且瞳孔检查异常，表示伤员有致命性脑损伤。持续性 GCS ≤ 8 分时，提示需要气管内插管。运动或感觉功能的不对称改变以及 GCS 的进行性恶化均提示需要进行外科干预的颅内病变可能。

六、E（exposure/environment）：充分暴露/环境控制

在急救现场，伤员应充分暴露，以便于进行全面检查，防止遗漏损伤，但同时应注意保温，预防发生低体温。

环境控制包括确保灾难救援现场安全性和控制伤员低体温。评估灾难救援现场周围环境安全性，保障救援人员和伤员人身安全。低体温是伤员死亡的独立危险因素，应及时采取保温、复温措施维持伤员正常体温。

1. 低体温是伤员死亡的独立危险因素 中心体温 < 35℃称为低体温。由于大量失血、暴露于寒冷环境或维持正常体温能力下降等原因，严重创伤伤员常易发生低体温。热量丢失可明显加重伤情。研究表明，低体温是伤员死亡的独立危险因素。因此，救治过程中，伤员保温、复温意义重大。

复温措施有主动和被动复温两种策略，前者有脱离寒冷环境，加盖被服、保温毯等方法，后者有气道加温、输液输血加温等措施。对于创伤大出血伤员，止血是维持体温的最佳方法。注意，必须动态监测伤员体温；不能以救援人员对于环境温度的舒适度作为衡量伤员体温保护需求的标准。

2. 低体温与创伤致死三联征 低体温、代谢性酸中毒与凝血功能障碍称为创伤致死三联征。致死三联征是导致伤员呈螺旋式恶化的重要因素，其中任何一个因素未得到有效救治即可导致死亡。严重创伤引起的凝血功能障碍使出血控制变得复杂。低体温和代谢性酸中毒影响凝血过程的各个方面，两者协同导致严重凝血机制障碍和灾难性后果。当机体在寒冷刺激作用下缺乏足够的体温调节机制来维持正常体温时，避免低体温以预防凝血机制障碍就成为重要的救援措施。

（董征学　姜笃银）

第三节　挤压伤与挤压综合征

挤压伤是平、战时均较为常见的一种损伤，在身体任何肌肉丰富的部位如：大腿、上臂、臀部、小腿后部等受到砸压、挤压时均可发生，但以四肢特别是下肢的挤压伤最为典型。其损伤动能大，常常伴发其他多部位损伤，临床诊治难度较大，死亡率较高。如四肢或躯干肌肉丰富部位受重物长时间挤压，造成肌肉组织缺血坏死，严重时出现肌红蛋白尿、代谢性酸中毒、高钾血症，以及急性肾损伤为特点的临床症候群，即挤压综合征（crush syndrome）。

挤压综合征既是挤压伤引起全身病变的表现，也是急性肾功能衰竭的特殊类型。其核心环节是横纹肌溶解，导致肌细胞内容物外漏至细胞外液及血液循环，出现有效循环血容量减少、电解质紊乱、急性肾损伤，以及多器官功能不全等一系列病理生理改变。

一、病因和发病机制

（一）病因

挤压伤特别是挤压综合征多发生在较严重创伤时。除战争中各种高新武器所致创伤外，平时多见于建筑工程事故和交通意外，也可见于自然灾害，如地震、山体滑坡、泥石流等。主要病因包括：

1. 身体受到异物重压 这是最常见原因。特别是肢体受到长时间重压，可致肌肉严重缺血、坏死，容易发展为挤压综合征。

2. 机体自身压迫 如醉酒、冻僵、麻醉、中毒等造成意识丧失时，机体长时间处于同一体位，可造成局部肌肉因自身压迫所致挤压伤，严重时可发展为挤压综合征。

3. 肢体受到暴力创伤 肢体受到较大暴力

损伤,肌肉严重碾挫伤,肌肉及肌腱撕脱伤,特别是伴随血管损伤致组织缺血,且未得到及时治疗,组织可出现缺血、坏死或再灌注损伤。

4. 医源性因素 如加压包扎过紧、时间过长；错误应用止血带或应用时间过长；抗休克裤应用不当；手术时被动体位时间过长等。

5. 其他因素 主要为可引起溶血或横纹肌溶解的因素,如过度锻炼,各种化学毒素、动物毒素和植物毒素中毒,可致溶血或肌肉溶解,严重时可发生急性肾功能衰竭,其发病机制、病理生理改变和处理与挤压综合征有许多相通之处。

（二）发病机制

1. 局部 肢体被重物挤压时,肌肉、血管和神经受到双重不同程度的损伤,一是挤压所造成的直接损伤,二是局部缺血所造成的继发损伤。当压力解除后,血液重新流入伤肢,但由于肌肉组织、局部小血管破裂,微血管通透性增强以及静脉回流系统受阻等因素的综合作用,血液或血浆漏出,渗入肌肉组织及间隙,导致肌肉及周围组织发生肿胀、局部压力迅速升高。当压力升高到一定程度时即可阻断局部血液供给,使血液循环障碍进一步加剧,导致肌肉更严重的缺血和坏死,加重组织水肿和筋膜室压力,并形成恶性循环。严重者发生威胁生命的全身变化。

在正常情况下,血管与所供应的组织之间保持一种动态平衡,液体由动脉进入组织的终端支,由毛细血管渗出而注入组织间隙,供给组织营养；代谢后再回流到小静脉,注入静脉系统。当受到挤压后,可发生三方面的变化：

（1）毛细血管受到机械性压迫使管内压力增高,从而液体由血管内渗出增加。

（2）毛细血管壁受到损伤和组织释放的一些活性物质（组胺、色胺类及肽类等）及毒性产物（酸根及氢离子等）的作用,使血管壁通透性增强,大量蛋白漏入组织间隙,从而提高了组织间隙的胶体渗透压,更多的液体进入组织间隙,使组织压升高。

（3）创伤后,人体发生应激反应,诸如儿茶酚胺、肾素等神经介质分泌增加,使毛细血管收缩,血管内压进一步增高,更多液体由血管渗入组织内。

以上三个方面共同作用使组织压不断升高。

当组织压上升至 30mmHg 时,即可造成小动脉闭合,使组织供血不足或完全停止。因此临床上常以组织压升高到 30mmHg 作为切开减压的重要指征。

由于肢体受挤压的程度和时间不同,各种组织发生病理变化及对缺血的耐受性各异,缺血时间越长后果越严重,肌肉最早发生,其次为神经组织。肌肉组织缺血 2~4 小时可出现急性炎症反应,表现为水肿、肌纤维分离及早期退行性病变,肌纤维间隙有中性粒细胞浸润,肉眼可见缺血的肌肉失去正常光泽,由鲜红色向苍白转变,出现功能异常；缺血 4~12 小时可致永久性功能丧失；损伤继续加重,则可发生肌肉变性坏死,与未坏死肌肉界线分明,肉眼可见肌肉呈灰褐色或酱红色,弹性消失,易脆烂,切割时不出血,且无收缩,有时可液化。神经组织缺血 30 分钟即可出现功能异常,缺血 12~24 小时可发生永久性功能丧失。当组织压上升到 40mmHg 时,神经传导速度减慢,上升到 50~120mmHg 时,神经传导阻滞,功能丧失。

2. 全身 肌肉坏死后释放出大量分解产物,其中主要为肌红蛋白、钾、镁离子、酸性代谢产物、氧自由基、血管活性物质,以及组织毒素等有害物质,一旦减压后,这些分解产物通过循环再建或侧支循环而进入体循环,引发一系列全身反应,其中突出表现为肾脏损害,严重者可致急性肾功能衰竭,即出现挤压综合征。导致急性肾功能衰竭有以下几方面的因素：

（1）肌红蛋白作用：肌红蛋白是肌组织所特有的一种肽键蛋白质,含 153 个氨基酸,分子量 16 700,由于带一个非氨基酸的血红素辅基,肌红蛋白呈红色。肌红蛋白对氧的亲和性较血红蛋白强,可以作为肌组织中氧的载体,主要功能为肌组织缺氧时释放氧以供急需。肌红蛋白主要存在于心肌和骨骼肌中,尤其心肌含量较高,正常生理状态下,肌组织代谢过程中有微量肌红蛋白进入血液,经肾小球基底膜自由滤过,在肾小球内由肾小管上皮细胞分泌的蛋白酶分解后由尿液排出。一般正常人尿液肌红蛋白含量定性为阴性,定量测定值小于 4ng/ml。一般而言,肌肉缺血坏死 4 小时后可出现肌红蛋白尿,其浓度在 12 小时内达到最高峰,48 小时后尿液逐渐变清。大量肌红蛋白由肾小球滤出后,流经肾小管时,在酸性尿液中形成不溶性的酸性高铁血红蛋白管型,沉积在肾小管中发生阻塞;同时还可使肾小管上皮发生变性、坏死,导致肾功能衰竭。

(2)血管痉挛作用:严重创伤时,机体释放大量肾上腺素、去甲肾上腺素、血管升压素、血管紧张素Ⅱ、内皮素等血管活性物质,使肾内小血管发生痉挛性收缩;同时由于肌红蛋白诱导低密度脂蛋白氧化,引起肾血管收缩及肾小管损伤,最终导致肾内血流量降低、肾小球滤过下降、肾小管上皮细胞缺血、坏死。

(3)低血容量性休克作用:当发生低血容量性休克时,肾血流量不足,继而使肾小管缺血、缺氧,细胞能量代谢障碍,ATP 生成不足。随着溶酶体活性增高,上皮细胞变性或坏死越来越多,导致肾功能衰竭。

(4)缺血再灌注损伤:由于机体组织缺血、缺氧,体内超氧化物歧化酶(SOD)生成受到抑制,加之线粒体缺氧损伤后能量代谢障碍,以致不能提供足够电子使氧自由基还原,从而产生大量氧自由基。自由基的氧化作用极强,可产生脂质过氧化物,后者可破坏细胞膜的完整性,引起细胞膜离子泵功能减弱和局部电生理紊乱,使肾小管上皮细胞功能受损。

(5)细胞因子作用:严重挤压伤时,机体内巨噬细胞等多种细胞可生成和释放大量细胞因子,诱发一系列瀑布样病理生理连锁变化,引起全身过度炎症反应,导致毛细血管渗出,内皮细胞损害,微血管血栓形成,最终导致微循环障碍,加重肾脏损害及其他器官功能损害。

(6)其他因素:患者因感染出现脓毒症,或给予肾毒性药物治疗均可能加重肾功能损伤。

综上所述,挤压伤因局部直接受压可致广泛肌肉损伤,造成"外伤性横纹肌溶解综合征"。受压致伤的软组织和肌肉,在解除外界压力后局部血液循环重建,由于毛细血管通透性增加,肌肉缺血水肿、体积增大,造成筋膜室内压力上升,到一定程度时,肌肉组织的局部循环发生障碍,造成血液成分向组织间大量渗出,使筋膜室压力进一步上升,原来水肿肌肉的体积进一步增大,形成恶性循环,造成肌肉坏死。当压迫解除、血流再通后,机体会出现再灌注性损伤,肌肉组织中贮存的大量肌红蛋白、钾、镁离子、酸性代谢产物、氧自由基、血管活性物质,以及组织毒素等有害物质,在伤肢解除外界压力后通过循环再建或侧支循环大量释放入血,引起以急性肾损伤为主的一系列全身反应,即挤压综合征。挤压伤发生急性肾损伤的机制总结如下(图 3-6-3-1):

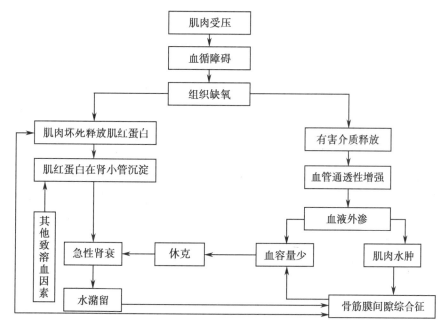

图 3-6-3-1　挤压伤和挤压综合征的发病机制

二、临床表现和诊断

（一）临床表现

1. 局部表现　主要表现为伤后肢体肿胀，受压部位疼痛。当外部压力解除后，往往可见局部有软组织压痕、挫伤和软组织肿胀，并迅速加重，一般持续4~5天。轻度肿胀时皮纹未消失，肿胀及疼痛不明显，触诊时压痛不明显，不影响肢体的功能活动；中度肿胀时患肢皮纹消失，皮肤发亮，肿胀程度增高，肢体局部肿胀可波及四肢关节，疼痛明显，可影响肢体的功能活动；重度肿胀时局部压痛，可有张力水疱形成，肿胀波及四肢关节、手足背，受累的肢体变硬而无弹性，肌肉坚硬呈束条状，甚至呈圆筒样僵硬，严重影响肢体的功能活动。若伤后肢体肿胀明显，疼痛进行性加重而不缓解，压痛及肌肉被动牵拉痛，肢体主动活动障碍，肢端脉搏减弱或扪不清，感觉减退甚至消失，受压区皮肤苍白、冰冷、发绀，甚至出现大理石花纹等，应警惕发生骨筋膜室综合征。临床观察应特别注意"5P"征象，即苍白（pallor）、感觉异常（paraesthesia）、无脉（pulseless）、瘫痪（paralysis），以及拉伸骨筋膜室时产生的疼痛（pain），这是局部伤情严重的指标，并须尽早行切开减张术。

2. 全身表现　根据受压部位的范围、时间和严重程度等不同条件，可引发一系列全身反应。

（1）休克：有些伤员早期可不出现休克，或休克期短暂而未被发现。但大部分伤员因挤压伤强烈的神经刺激，广泛的组织破坏，或开放伤口失血较多，在解除压力后数小时内，可发生轻度或中度休克。患者面色苍白、冷汗、恶心、呕吐，甚至血压下降。也可出现神志恍惚、脉搏细速、全身皮肤厥冷、中心静脉压降低、少尿或无尿等一系列低血流灌注的休克表现，进一步出现水电解质和酸碱平衡紊乱。

（2）肌红蛋白尿：肌红蛋白尿使尿液呈茶褐色或红棕色，尿液pH值呈酸性。肢体肌肉丰富部位遭受挤压损伤，在伤后24小时内发生无尿或尿量少于17ml/h，尿液呈现茶褐色或红棕色，出现肌红蛋白，尿比重升高，尿呈酸性，内含红细胞、血红蛋白、肌红蛋白，并有白蛋白、肌酸、肌酐、色素颗粒管型等。尿色在1~2天后自行转清。尽管出现肌红蛋白尿并不一定都出现肾功能衰竭，但肌红蛋白尿与肢体肿胀程度成正比，并且肌红蛋白尿越严重，持续时间越长，则发生急性肾功能衰竭的可能性越大，因此，肌红蛋白尿是诊断挤压综合征的一项重要指标，也是区别挤压综合征与其他原因引起的急性肾功能衰竭的重要依据。在临床上，对较严重的挤压伤患者要严密观察其尿量、尿色、尿渗透压和尿pH值，如发现尿颜色为茶褐色或红棕色，首先要考虑是否为肌红蛋白尿。肌红蛋白尿需与血红蛋白尿相鉴别。肌红蛋白分子量小，血红蛋白分子量较大，肌红蛋白尿和血红蛋白尿尿联苯胺试验都呈阳性，但可以通过观察血清反应来进行鉴别，其方法是：取患者血2ml，静置分离，如果血清清亮，不呈红色，则说明尿中色素为肌红蛋白，因为肌红蛋白无特殊的结合蛋白；而血红蛋白与球蛋白结合，使血清呈现红色。对于合并有休克的患者，其少尿或无尿可能为血容量不足所致，可用补液试验来鉴别其与挤压综合征的少尿或无尿。具体操作如下：5%葡萄糖溶液500ml，30分钟内快速静脉滴注，如果尿量增加表示肾功能良好，少尿或无尿为血容量不足所致，基本排除挤压综合征；如仍无尿，则考虑血容量严重不足，或已经发生挤压综合征。

（3）高钾血症：钾离子升高可导致神经-肌肉兴奋性改变，当肌细胞处于极化或去极化状态时，不能产生动作电位，因此高钾血症患者可以出现腱反射减弱，甚至消失，即出现肌无力和肌麻痹。患者主要表现为神志恍惚，烦躁不安，对事物反应迟钝，全身乏力，唇周围或肢体麻木，腱反射减弱或消失，心跳缓慢，可出现心律失常，甚至因心搏骤停而死亡。当血钾离子浓度大于5.5mmol/L时即为高钾血症。高钾血症的诊断，除血钾高外，心电图在早期可呈现典型表现，首先出现高尖的T波，继而R波振幅降低，QRS波增宽，PR间期延长，P波降低或消失，进一步可发展为QRS-T融合。产生高钾血症的原因主要有两方面，一是挤压伤后，肌肉组织坏死，释放出大量钾离子至血液，使血钾浓度增高；二是由于患者肾功能受损，排尿和排钾均减少。这两个原因合并存在时，可使挤压综合征患者血钾浓度迅速升高，短时间内即可出现致命的高钾血症，高钾血症也是挤压综合征的主要死亡原因之一。

（4）酸中毒及氮质血症：肌肉缺血坏死产生

大量酸性物质如磷酸根及硫酸根等,加上无氧代谢产生大量酸性物质以及创伤后组织代谢分解旺盛,大量中间代谢产物积聚体内,血液 pH 值下降,非蛋白氮、尿素氮升高,出现代谢性酸中毒和氮质血症。挤压综合征时酸中毒的特点是进行性酸中毒,不易被彻底纠正,特别是在伤情重,少尿期长时。患者可出现神志不清,呼吸深大,烦躁口渴,恶心呕吐等酸中毒及肾功能衰竭表现。此时应注意血液二氧化碳结合力、非蛋白氮与尿素氮的变化。

(5)高血磷、低血钙:由于挤压伤局部肌肉组织坏死,大量的磷释放入血,加上肾功能受损,不能正常排磷,造成高磷血症。当肾脏不能正常排磷时,磷就会通过肠道排出,磷和钙在肠道中结合成磷酸钙,使钙离子难以吸收,因而导致低钙血症。患者可出现肌肉抽搐,并可加重高钾血症对心肌的毒性作用。

(6)其他脏器损害:缺血再灌注所引起的损伤是全身性的,临床表现复杂。除以上表现外,大量氧自由基通过血液循环可作用于心脏,发生心功能障碍;作用于肺,发生呼吸功能障碍;作用于肝或脑,发生相应的器官功能障碍;或同时作用于两个或以上的器官,导致多器官功能障碍综合征(MODS)。

(7)其他临床检验:测定谷草转氨酶(GOT)、肌酸磷酸激酶(CPK)等肌肉缺血坏死释放出的酶,以了解肌肉坏死程度及其消长情况;检查血红蛋白、红细胞计数、红细胞比容,以评估失血、血浆成分丢失、贫血和少尿期液体潴留的程度;测定血小板、凝血功能,可评估机体凝血、纤溶机制的异常;检测白细胞计数、中性粒细胞百分比、降钙素原等以了解有无感染存在;血气分析测定有助于内环境和呼吸功能的评估。

(二)诊断

挤压伤诊断不难,但需注意从重压下解救出来后,患者不一定立即表现出严重症状,或仍可活动、进食,局部也没有引人注意的伤口和出血,此时可被误诊为轻伤而放松观察,耽误救治。因此,早期诊断挤压综合征至关重要。有报道如肾缺血时间超过 4 小时,将造成不可逆损害,故早期明确诊断是防治急性肾功能衰竭的关键。早期诊断的依据包括但不限于:

1. 有长时间(一般 2 小时以上)被重物挤压的受伤史;或有肢体长时间使用止血带史;也应注意有无长时间单一体位致自身受压病史。

2. 肢体受压后出现肿胀、剧烈疼痛,有缺血性损害表现。

3. **休克** 患者可出现面色苍白、冷汗、恶心、呕吐,甚至血压下降。也可出现神志恍惚、脉搏细速、全身皮肤厥冷、中心静脉压降低,少尿或无尿等一系列低血流灌注的休克表现。

4. 持续少尿或无尿 48 小时以上,尿色在 24 小时内呈现红棕色、深褐色,于 12 小时达到高峰,1~2 天后自行转清。尿肌红蛋白试验阳性。

5. 尿中出现蛋白、红细胞、白细胞及管型。

6. 经补液及利尿剂激发试验排除肾前性少尿。

7. 血清肌红蛋白、肌酸激酶、乳酸水平升高。

8. 血肌酐和尿素氮每天递增大于 44.2μmol/L 和 3.57mmol/L,血钾每天增加大于 1mmol/L。

(三)临床分型

伤后伴有肌肉缺血性坏死,并不一定发生挤压综合征,只有在肌肉缺血性坏死的容量达到一定程度时,才发生典型的临床经过。因此,有人按伤情转复、骨筋膜室肌群受累的容量和相应化验检查结果的不同,将挤压综合征分为三级。

Ⅰ级:肌红蛋白尿试验阳性,肌酸磷酸激酶(CPK)增高,大于 10 000U/L,而无肾损伤。若伤后早期不做筋膜切开减张,则可能发生全身反应。

Ⅱ级:肌红蛋白尿试验阳性,CPK 明显升高,大于 20 000U/L,血肌酐和尿素氮增高而无少尿,但有明显血浆渗入组织间隙,有效血容量丢失,出现低血压。

Ⅲ级:肌红蛋白尿试验阳性,CPK 明显增高,大于 20 000U/L,严重者可达 500 000U/L,少尿或无尿,休克,代谢性酸中毒以及高血钾。

Ⅰ到Ⅲ级的共同点,均有肌红蛋白尿,这对早期发现和诊断挤压综合征十分重要。

三、治疗与护理

尽管近年来对挤压伤和挤压综合征的诊断水平不断提高,但在治疗方面仍有许多难题,特别是救治不及时或措施不当仍可出现较高的死亡率。挤压伤后处理关键:一是积极妥善地救治挤压伤,纠正危及生命的血容量减少和高钾血症；二是在急性肾功能衰竭发生之后，积极治疗伤员，安全度过肾衰，促进肾脏恢复，使其尽早痊愈。临床救治过程中应有秩序地做好现场抢救和后续治疗，并遵循全身和局部治疗并重的原则。

（一）现场救护

现场及时抢救，妥善救治是减轻病情，减少挤压综合征发生的关键。具体救护措施包括：

1. 及时解除受压，以缩短受压时间，对疑有挤压伤者，应作为重伤员分类，迅速用担架后送。如伤肢压迫超过 6 小时，应先上止血带或用绳索捆扎，液体复苏后再缓慢解除压迫，以减少钾离子和毒素的快速吸收以及分布性休克的发生。

2. 迅速解压后固定伤肢，再搬动伤员，严禁不必要的肢体活动、热敷及按摩，以免组织分解代谢产物和毒素大量吸收入血。肢体需用石膏固定时，不用管型石膏，而用石膏托。对有伤口出血者，尽量避免用止血带，可能时用弹力绷带包扎，减少血浆进一步渗出。

3. **禁止抬高伤肢** 因为抬高会使肢体内动脉压下降，在组织压增高的情况下，动脉压下降会促使小动脉关闭，加重肢体缺血，同时在组织压高于静脉压的情况下，即使抬高患肢，也达不到促进静脉回流和改善循环的作用。

4. 伤肢应适当降温，如暴露在凉爽的空气中（冬季要防冻），以降低组织代谢率和推迟感染，切勿加温或按摩。

5. 伤员大量口服碱性液体（碳酸氢钠 8g 加入 1 000ml 水中），既可预防低血容量性休克，又可保证肾血流量及毒素排泄，有利于住院后治疗。有条件时，应补充血浆或代血浆纠正休克，或给予止痛、抗感染等处理。

（二）全身治疗

挤压综合征患者死亡的主要原因是低血容量性休克、急性肾功能衰竭及高钾血症，因此，应针对其发生发展的相关环节给予相应的预防和治疗措施，以挽救患者生命。

1. **抗休克及改善微循环治疗** 受到严重挤压伤的患者都会不同程度存在有效循环血量不足，加之受伤后大量血管活性物质释放入血，以及肌红蛋白和血红蛋白对肾功能的损害，补充血容量非常必要，可明显降低患者死亡率。补液应根

据血压、中心静脉压和尿量等指标综合判定，以保持足够的有效循环血容量和重要脏器灌注，从而防止急性肾功能衰竭和 MODS 的发生。补液的要点及注意事项如下：

（1）如没有颅脑损伤和心肺损伤，首先给予大剂量等渗生理盐水扩容，必要时给予血浆或血浆制品增加胶体渗透压（不用羟乙基淀粉类），避免使用含钾的液体。

（2）挤压综合征患者血容量丧失主要是血浆和水分，故不宜输全血，尤其不能输库存血，以免加重高钾血症和酸中毒。

（3）补液量计算方法为：第一个 24 小时每 1% 受压面积每千克体重补液 1.5ml（晶体液 1.0ml＋胶体液 0.5ml）；每受压 1 小时，每千克体重补液量增加 3~4ml；另加生理需水量 2 000ml。以后根据伤员的基础情况（年龄、体重和基础疾病）、受伤程度、血流动力学和容量负荷状态、环境温度，以及尿量等进行调整。

（4）挤压伤后由于毒素刺激及血管代偿性收缩，微循环处于低灌注状态，此时应给予血管活性药物扩张血管。山莨菪碱为 M 受体阻滞剂，有解除平滑肌痉挛，舒张血管的作用，可改善微循环，并对细胞膜结构有保护作用，提高组织对缺氧的耐受性，有助于抗休克，预防肾衰的发生。其用法和用量为：1~5mg 静脉输入，每隔 3~15 分钟 1 次，直到末梢循环改善为止。

（5）如果循环血容量已补足（可通过中心静脉压和血流动力学监测），但仍然有肾灌注及微循环障碍，可联合应用小剂量多巴胺、利尿剂及血管扩张剂等药物治疗，以减少肌红蛋白管型产生和增加肌红蛋白管型的排出，促进肾小管功能的恢复。

（6）在抗休克时密切观察治疗效果，如效果不佳，应考虑合并其他部位损伤，并尽快诊断，及时处理。

2. **碱化尿液** 挤压伤时大量分解代谢产物和毒素的吸收可致代谢性酸中毒，应用碱性药物可以预防和纠正酸中毒，并可碱化尿液，防止肌红蛋白与酸性尿液作用后在肾小管沉积，从而减少管型形成。可口服碳酸氢钠液（8‰~10‰加适量食盐及糖），或静脉输入 5% 碳酸氢钠，每天维持摄入或输入量在 25~30mg。碳酸氢钠的用量最好

根据血、尿 pH 和二氧化碳结合力测定结果来进行计算。

3. 利尿 在血压稳定之后,可给予呋塞米进行利尿,以利于在肾实质受到损害之前,有较多的碱性尿液通过肾小管,增加肌红蛋白等有害物质的排泄。也可选用 20% 甘露醇注射液快速静脉输入,其高渗透压作用可使肾脏血流增加,使肾小球滤过率增加,肾小管保持充盈状态,减轻肾间质水肿,防止肾小管中凝集物沉淀,从而保护肾脏功能,因此可在挤压伤循环稳定后早期应用。

4. 解除肾血管痉挛 组织挤压伤后,血液中肾素、血管紧张素和内皮素等收缩血管物质浓度增加,使肾脏血管收缩痉挛。可应用血管扩张药物以解除肾血管痉挛,增加肾血流。除应用甘露醇和山莨菪碱外,也可选用以下药物治疗:氨茶碱 250mg 加入 50% 葡萄糖液 40ml 静注(静脉注射),或多巴胺注射液每千克体重 1~2μg/min 微量泵入。

5. 防治高钾血症 高钾血症是造成挤压综合征早期死亡的重要原因,对高钾血症患者应采取果断措施,积极降低血钾浓度。具体方法包括:

(1)伤肢早期切开减压。

(2)严格控制含钾量高的食物及药物。

(3)不宜输入长期库存的血液。

(4)伴有代谢性酸中毒者可用碳酸氢钠纠正。因为酸中毒可使钾离子向细胞外移动。可根据血气分析结果应用 5% 碳酸氢钠溶液静脉滴注。

(5)促进钾离子转移到细胞内,可用高浓度葡萄糖注射液加胰岛素(按 3∶1 比例)静脉滴注。快速滴注碳酸氢钠也可促进钾离子重新分布。

(6)应用钙剂拮抗高钾血症对心肌的影响,可静脉注入 10% 葡萄糖酸钙 40~80ml,数分钟即可见效。

(7)应用离子交换树脂口服或保留灌肠。

(8)循环稳定、有尿的伤员,给予呋塞米静脉注射。

(9)透析疗法(详见后)。

6. 防治急性肾功能衰竭 保护肾脏治疗的目标在于纠正肾髓质缺氧或使缺氧减小到最低限度,并防止肾脏进一步受损,预防的关键在于保持肾血流量及肾灌注压力处于最佳状态。给予碳酸氢钠静脉快速滴注碱化尿液以防止肌红蛋白在肾小管沉积;给予利尿剂以达到利尿排毒的目的;甘露醇对伤肢有保护作用,不仅可以减少横纹肌溶解导致肌红蛋白、尿酸盐、磷酸盐等肾毒性物质的释放,而且可以加速这些物质的排泄,从而达到保护肾功能的目的。如经补充血容量、碱化尿液等措施后,尿量并无增加反而逐渐减少,并出现尿比重固定,尿钠含量增高,血尿素氮、肌酐等进行性增高,在排除肾前性、梗阻性少尿或无尿后应及时作出急性肾功能衰竭的诊断并积极行血液净化治疗。如患者有以下指标则采用连续性肾脏替代治疗(CRRT):①合并多脏器损伤或 MODS;②血流动力学不稳定;③难以控制的容量超负荷;④严重感染、脓毒症;⑤高分解代谢状态,每天递增血肌酐大于 44.2μmol/L、尿素氮大于 3.57mmol/L、血钾大于 1mmol/L;⑥难以纠正的电解质和酸碱平衡紊乱。严重挤压伤患者急性肾功能衰竭时,血尿素氮和钾离子上升速度较一般急性肾衰快。因此,提倡及早进行血液净化治疗,迅速清除体内过多的代谢产物,稳定内环境,减少心血管并发症的发生,以免肾功能发生不可逆改变。

7. 抗感染治疗 开放性挤压伤伴污染,应积极防治感染,在积极外科清创的前提下,选用有效抗菌药物,但禁用对肾功能有害的抗感染药物。

8. 其他治疗 纠正水电解质及酸碱平衡紊乱,营养支持及各脏器功能保护也是对严重挤压伤患者的重要治疗措施。

(三)伤肢处理

1. 早期切开减张术 对有明确致伤原因、尿肌红蛋白试验阳性,不论受伤时间长短,或伤肢远端有无脉搏,凡有 1 个以上肌肉间隔区受累,局部有明显肿胀、张力高或局部有水疱发生,肿胀影响血液循环,有相应运动感觉障碍者,均应尽早做深筋膜纵行全长切开减压术。切口应在肌肉肿胀最严重的部位,长达肿胀区之外。对于上臂、臀部,可视局部组织肿胀程度及张力大小而定,对肿胀严重、张力大者亦应及时切开筋膜减压。一般在伤后 6~12 小时内早期切开减张,以解除筋膜间区压力,改善肢体血供,减轻肢体肿胀和肌肉缺血坏死,减轻对神经的压迫损伤,有利于肢体功能的保存。另外,切开减张应将所有受累肌间隔彻底打开,充分减压和引流,坏死的肌肉组织彻底清除,防止有害物质吸收,减轻肾功能损害。挤压伤后常用切开部位见表3-6-3-1:

表3-6-3-1　筋膜腔切开减压常用部位

筋膜腔	切口部位	备注
上臂前侧	肱二头肌	腋前皱襞至肱骨
上臂后侧	肱三头肌	内上髁切口可同时减压前后侧筋膜腔
前臂屈侧	屈肌腹隆起	
前臂伸侧	肱桡肌或桡侧伸腕肌	
手鱼际	鱼际桡侧	
掌中间隙	小鱼际与第5掌骨间	
臀部	髂后上棘与股骨大粗隆连线	
大腿前侧	髂前上棘与髌骨外上角连线	
大腿后侧	股二头肌	
小腿前侧	胫前肌	腓骨前2cm处切开
小腿外侧	腓骨长、短肌	可同时减压前侧和外侧筋膜腔
小腿后侧	腓肠肌或胫骨内侧后缘	

2.截肢处理　进行截肢术需慎重,其适应证包括:

（1）肢体严重的长时间挤压伤（挤压面积占伤肢的40%以上,时间在6小时以上）,患肢严重毁损,即使能保留肢体也无功能。

（2）伤肢周径全部受压致严重血液循环障碍或无血运,且无法重建血运,已导致肌肉广泛缺血坏死。

（3）由于患肢毒素吸收所致的全身中毒症状,经过减张等处理不能缓解,且有逐渐加重的趋势,截肢可作为一个挽救生命的措施。

（4）伤肢合并有特异性感染（如气性坏疽）,或伤肢严重感染,出现感染性休克、脓毒症,病情不断加重,危及患者生命。

（5）发生挤压综合征,又伴有伤肢广泛、严重组织挫伤和粉碎性骨折,伤肢难以存活。

（6）挤压综合征伴发严重的复合伤或多发伤,需积极抢救,必须牺牲患肢以保全生命。

过去认为,截肢将造成患者终身残疾,截肢并不能降低挤压综合征的发生率和死亡率,因而不应作为伤肢早期处理的常规措施。但在战争或严重自然灾害,如特大地震发生时,大批量伤员亟待救治,医疗资源相对有限,若患者肢体严重毁损,出现以上适应证,应果断进行截肢,以挽救患者生命。

（四）院内护理

1.病情观察　降低挤压综合征死亡率很重要的一点,在于早期发现,早期诊断。因此应严密观察:

（1）意识与表情:由于受压肢体在解除压力后迅速肿胀,造成"第三间隙"异常,致使有效血容量减少,可迅速发生休克并不断加剧,出现意识障碍,表情淡漠。

（2）血压、脉压与脉搏:对判断有无失血、体液丢失以及休克至关重要。若收缩压明显下降,舒张压几乎听不到,脉搏细而无力且触摸不清,频率在120次/min以上,提示病情加重。

（3）尿量、尿颜色、尿比重及尿潜血:肌红蛋白尿是诊断挤压综合征的一项重要指标,由于大面积肌肉和软组织受到长时间挤压损害,产生肌红蛋白尿,堵塞肾小管,同时损伤肾小管上皮功能,如得不到及时治疗,可导致肾功能衰竭。因此要留置尿管,观察伤后有无"红棕色""深褐色"或"茶色"尿,持续引流尿液并记录每小时尿量,同时测定尿比重、尿潜血和酸碱度,以了解肾功能损害情况。

（4）伤肢情况:观察并记录伤肢疼痛性质、部位、持续时间、有无压痛及牵拉痛、伴随症状及诱发因素;观察受压肢体肿胀速度、张力大小、有无水疱形成及肢体增粗程度;观察肢端的色泽、皮温的改变（正常皮温33~35℃）及毛细血管充盈时间,远端动脉搏动及感觉是否减弱或消失等情况。值得注意的是,对于前臂、小腿等部位的挤压伤,伤肢外观可无明显变化,有的甚至还能触及远端动脉搏动,毛细血管充盈时间正常,但仍不能排除发生挤压综合征的可能性。应结合受压时间及严重程度,仔细检查肢体的温度、硬度、肌肉及神经功能、主动与被动活动等进行综合判断,通过

"5P 征"来严密观察有无骨筋膜室综合征的发生。

（5）动态监测血钾浓度及心脏功能：由于肌肉缺血坏死，大量细胞内钾释放至细胞外，进入血液循环，同时肾功能障碍而排钾减少，致血钾升高。在少尿期，血钾可每天上升 2mmol/L，甚至在 24 小时内上升到致命水平。伤员可死于高钾血症所致的心搏骤停等严重心律失常，如同时有低钠、钙及酸中毒，则对心肌损害更为严重。因此，应连续监测血钾、钠、钙和氯化物等变化，密切观察有无心肌损害及各种心律失常发生。

2. 伤肢护理

（1）减轻或消除疼痛刺激，评估疼痛，观察患者的表情、活动、睡眠及饮食等；维持良好的肢体位置，减轻患者卧床过久引起的不适；必要时使用镇痛剂，并做好切开减压准备。

（2）伤肢轻度肿胀可适当抬高，伤后 3 天内局部冷敷，以降低毛细血管的通透性，减少渗出，伤后 3~4 天后可热敷以促进血液循环。中度肿胀则应放平肢体，适当固定，局部冷敷时间不宜超过 15~30 分钟，观察皮肤的颜色、感觉及皮温等，及时测定筋膜室压力，可选用 Whitesides（怀特塞兹）法。重度肿胀除严密观察伤肢情况外，局部禁忌热敷、抬高和按摩，及时给予脱水剂，记录 24 小时尿量，监测肾功能，及时测定筋膜室内压力，压力 >30mmHg 时，应立即行切开减压术。

（3）手术操作、换药和各项护理操作必须严格无菌技术，定时用紫外线消毒病室，减少探视，防止继发感染及交叉感染。

（4）伤肢切开减压后，应敞开伤口，用无菌大网眼敷料覆盖，不可加压包扎。由于伤口渗出较多，应勤换药，随时清除坏死组织，注意渗出物的性质、颜色、有无异味等。定时测量体温，并做细菌培养和药敏试验，选用合适的抗生素，预防破伤风及气性坏疽感染。

3. 营养和饮食
由于筋膜切开减压后伤口渗出较多，极易造成低蛋白血症及凝血因子丢失，应适当输白蛋白及补充血浆，同时给予高热量、高维生素、成分蛋白饮食，少量多餐。

4. 功能锻炼
指导并协助患者进行功能锻炼，预防关节僵硬或强直。①制动的关节做"等长收缩"运动（关节在静止不动的状态下，做肌肉收缩活动），防止肌肉萎缩、软组织粘连；②未制动的关节至少每天做 2~3 次全关节活动，以防僵硬；③对于挤压伤合并骨折的患者，功能锻炼的原则：早期（伤后 1~2 周），尽早开始做伤肢肌肉的等长收缩活动，避免骨折上下关节活动，其他部位关节活动照常进行；中期（伤后 2 周后），骨折上下关节开始活动，活动范围由小到大，速度由慢到快，强度由弱到强；后期（骨折临床愈合后），去除固定，在床上运动 1~2 周后，扶拐下床活动，循序渐进，防止摔伤，直到完全康复。

（屈纪富　龙　锐）

第四节　灾难中的呼吸支持技术

灾难事件的发生常以突发性、群体性、连贯性、广泛性为特点，给人民生命财产带来了严重损失。在灾难事件中，呼吸系统损害是多发和常见的，其中一些是对呼吸系统的直接损害和影响，另一些是间接损害导致呼吸系统障碍，处理不及时和不正确就会导致失去生命。对个体而言，灾难救援中医疗救援的难点与重点是对危重伤病员的救治，灾难时对呼吸的可能影响要有一个清晰的预判和估计，对呼吸状态需要快速研判明确状态，这样不会延误战机，赢得时间。最常见的伤害主要有异物吸入、溺水、中毒、严重灾难（如地震、塌方、矿井等）造成的掩埋，以及疾病如重大传染病，这些伤害会导致不同程度的呼吸困难，而呼吸支持技术在这些重症伤害患者的救治中极为重要。

一、呼吸困难的识别

呼吸困难就是指需用力呼吸或自觉呼吸不畅的状态，除灾难导致的环境缺氧外，其病因在临床上可分为肺源性呼吸困难、心源性呼吸困难、中毒性呼吸困难、神经性呼吸困难及其他原因引起的呼吸困难，包括异物、溺水引起的肺源性呼吸困难，创伤或疾病导致肺部损伤的肺源性呼吸困难，急性中毒引起的中毒性呼吸困难，掩埋引起的神经性呼吸困难。

（一）灾难导致呼吸困难的常见原因

1. 急性呼吸道异物阻塞　灾难发生时空气中可能出现大量异物，如灰尘、废屑等，但一般不至于窒息。应急状态下,患者紧张导致呼吸急促,空气中的物体容易吸入;进食急促、过快,很易使一些液体、肉块、干果、菜梗等滑入呼吸道;同时各种因素造成的意识丧失或昏迷,因舌根坠落,胃内容物和血液等反流入咽部,也可阻塞呼吸道入口处;另外,个别老年人因咳嗽、吞咽功能差,或不慎将假牙或牙托误送入呼吸道。而婴幼儿和儿童常有嬉弄和口含异物的习惯,且因防御咳嗽力弱、反射功能差,一旦嬉笑或啼哭时,可因深吸气而将口腔中的物品吸入呼吸道。企图自杀或精神病患者,故意将异物送入口腔而插进呼吸道。常见的呼吸道异物有糖果、话梅、花生米、药片、西瓜子和纽扣等。

2. 淹溺 洪涝灾害或海啸等灾难常常造成大量人员淹溺伤亡。淹溺常称为溺水,是一种淹没或沉浸在液体介质中并导致呼吸障碍的过程。由于罹患者无法呼吸空气,引起机体缺氧和二氧化碳潴留,如得不到及时救治,很快会因窒息而死亡。通常将淹溺死亡称为溺死,液体吸入肺所致死亡称为湿性淹溺,因喉痉挛导致无(或很少)液体吸入肺所致死亡,称为干性淹溺。

3. 急性中毒 急性中毒是指有毒物质进入人体,如通过呼吸道、消化道及皮肤黏膜等途径,达到中毒量而产生的全身性反应和损害。一般对呼吸道可造成直接损害,包括黏膜充血、水肿、出血、气道收缩狭窄等,或者毒物引起中枢、神经、肌肉和血液等损害间接引起呼吸障碍。常见病因分为职业性中毒、生活性中毒。职业性中毒时,毒物主要以粉尘、烟雾、蒸气、气体等形态由呼吸道吸入;生活性中毒时,毒物大多经口摄入,由呼吸道进入毒物主要是一氧化碳。

4. 倒塌与掩埋 掩埋多见于地震或者建筑物倒塌,约95%的人员伤亡是因地震或建筑物破坏所导致的机械性创伤,或多或少、直接或间接对呼吸系统产生影响、损害,甚至窒息。地震现场的危险,不仅在于结构破坏后的不稳定,如余震对救援的干扰、毗邻建筑物二次倒塌威胁,更有非结构性构件破坏的威胁,如恶劣天气、灰尘、有毒有害气体、漏水、漏电、漏气、辐射等情况,这些非结构因素对于狭窄空间内的幸存者和实施搜救任务的救援人员生命均构成极大的威胁。缺氧是狭窄空间内生存面临的突出问题,位于废墟深处,被泥土、砖头、瓦砾隔绝于自然界的狭窄空间内,不与自然界相沟通,存留的氧气有限,如其中的幸存者不能被及时救出,纵使没有严重外伤,也可因窒息而死亡。

(二)呼吸困难的及时研判

呼吸困难往往是最初的或者最严重的表现,其发生的原因、严重程度和进展快慢需要尽快甚至立即做出判断。根据患者的病史和发病诱因、基础疾病以及症状体征,结合灾难现场场景,可以帮助施救者进行快速准确的研判。

1. 急性呼吸道异物阻塞 异物阻塞呼吸道时,患者出现一种特有的"窒息痛苦样表情",即患者表情十分痛苦,用拇指、示指掐住颈部,以示痛苦和求救。幼儿和儿童、老年人、患过脑血管病的人多为易患人群,起病急骤,灾难事件发生时多在玩耍或进食时,常表现为吸气性呼吸困难,三凹征,呼吸困难的严重程度视堵塞的程度而定,伴面色青紫的窒息痛苦面容,双手掐喉(V字手型),烦躁不安,剧烈咳嗽,恶心呕吐。

如何现场识别:①一个意识清楚的人,尤其在进食时,突然强力咳嗽,呼吸困难,或无法说话和咳嗽,并出现痛苦的表情和用手掐住自己的颈部;②亲眼目睹异物被吸入者;③凡昏迷患者在呼吸道被打开后,仍无法将空气吹入肺内时。

2. 淹溺 溺水的时候,淹溺者起初会屏住呼吸,反复吞水,随着屏气的进行,淹溺者会出现缺氧和高碳酸血症。喉痉挛反射会暂时地防止水进入肺内,最终这些反射会逐渐减弱,水被吸入肺内,引起机体出现严重的缺氧症状。人体的肌肉变得僵硬,并且大脑会处于半昏迷状态,无法呼救;另外,由于人体的密度和水的密度差不多,人在水中是处于悬浮的状态,溺水者看上去像站着。淹溺者的许多症状和体征多发生在淹溺现场(海边、河边或粪坑、污水池等),常表现为窒息、昏迷及意识不清,呼吸、心跳微弱或停止,有颜面、指端发绀,面部肿胀,双眼结膜充血,口鼻充满泡沫或杂质,肺病听诊可闻及干性及细湿性啰音,四肢冰冷,腹部鼓胀,寒战。海水淹溺者有口渴感,可伴有头、颈部损伤。常表现为不同程度的低体温。

如何现场识别:①淹溺者不会大声呼救;②淹溺者也无法挥手求救,淹溺者会本能地将双臂伸到两侧,向下压,好让嘴巴浮出水面;③淹溺者在水中是直立的,没有踢腿的动作,他们只能挣扎 20~30 秒,之后就会沉下去;④眼神呆滞,无法专注或闭上眼睛;⑤头发可能盖在额头或眼睛上;⑥头在水中,嘴巴在水面,可能头后仰,嘴巴张开,小孩的头则可能前倾;⑦淹溺者最重要的迹象就是看起来不像溺水,他们看起来可能只是抬头在看天空、岸际、泳池边或码头;⑧小孩在戏水时会发出很多声音,当发现孩子安静无声时,就该去看看怎么回事。

3. 急性中毒　短时间内因进食相同食物、处在相同的工作生活环境或接触同一种物质后,出现许多相同症状的患者,出现有突发昏迷、呼吸急促、微弱甚至停止者,均应考虑急性中毒的可能。急性中毒患者多有毒物接触史,比如是否服用特殊的食物、药物,发生时所处的工作、生活环境,询问室内炉火和通风情况,有无煤气泄漏,同室其他人员是否也有中毒表现,或同餐进食者有无中毒症状出现,以及患者的职业工种,接触毒物种类等,对于识别急性中毒至关重要。典型的症状体征:皮肤樱桃红色(CO 中毒)、瞳孔缩小(有机磷、阿片类中毒)、瞳孔扩大(阿托品中毒)、呼吸气味(氰化物有苦杏仁味)等。毒物检测是识别诊断中毒最为客观的方法,特异性强,但敏感性较低。

4. 倒塌与掩埋　倒塌与掩埋的发生比较常见,小到城乡建筑,大到滑坡、泥石流、地震等的发生,建筑物可能会以不同的方式倒塌,并会形成一些狭小空间和不易接近的区域,因此造成的人员伤害会有不同,包括缺氧、异物的吸入、挤压导致呼吸受限、创伤引起呼吸器官损伤等。根据大量的震害资料,通常木和砖托梁结构的建筑物一般有 5 种形式的倒塌特征。①层叠倒塌(馅饼式倒塌):承重墙体的破坏致所有楼板塌落在一起产生了叠加效果,生存空间非常有限并很难进入,幸存者生还的可能很小。②有支撑的倾斜倒塌:倾斜倒塌底部靠近支撑墙的位置,通常会形成一个三角形空间,有可能幸存。③无支撑的倾斜倒塌:幸存者可能位于无支撑楼板下靠近墙和承重墙的一侧,或悬挂于倾斜构件上。④"V"形倒塌:楼板中部落于下层楼板上,两边尚与外墙连接形成一个 V 形空间。楼下位于"V"形两翼下的幸存者,有较高的生存率;而楼上的受害者通常会滑落到"V"形两翼,生还的可能性不大。⑤"A"形倒塌:楼下在倒塌中部隔离墙附近的受害者生还率较高;而楼上的受害者,会向两外侧滑落,生还率较低。

二、气道开放技术

不同原因造成的气道阻塞会引起缺氧甚至影响生命,重新开放气道并保持气道通畅,是患者生命体征得以维持的最基本措施。人工气道的建立与管理能保证患者足够的通气和充分的气体交换,防止呼吸道并发症及呼吸功能不全,是关系到重要器官功能保障和救治能否取得成功的重要环节。在某些情况下,一些简单的方法能起到重要作用,甚至可以免除紧急情况下的气管插管,如迅速清除呼吸道、口咽部分泌物和异物,头后仰,托起下颌,放置口咽导气管,用简易呼吸器经面罩加压给氧等。

(一)手法开放气道

指在没有辅助装置情况时,以徒手的方法保持气道通畅,手法开放气道目的在于解除由于舌根后坠造成的上呼吸道梗阻,从而保持气道通畅。常用 3 种手法,双手托颌法、仰头抬颏法、仰头抬颈法。

1. 双手托颌法　患者仰卧,抢救者站或跪于患者的头部,双手拇指分别放在患者左右颧骨上,示指、中指和无名指放在患者两侧下颌角处。将下颌向前上方托起,使头后仰,下颌骨前移,即可开放气道。此法适用于颈部有外伤时,或疑有颈部外伤时,不能将患者头部后仰及左右转动。只需单纯托起双侧下颌即可。

2. 仰头抬颏法　患者仰卧,抢救者位于患者肩部,一手置于患者前额,向后下方加压使其头部后仰。另一手的示指和中指置于患者颏部的下颌角处,将颏部向上抬起,从而开放气道。

3. 仰头抬颈法　患者仰卧,抢救者位于患者肩部,一手置于患者前额,将其头部向后下方推,另一手置于患者颈后,将颈部上抬,使其头部后伸,从而开放气道。头、颈部损害患者禁用。

(二)手法清理气道

1. 腹部冲击法(Heimlich)　利用突然冲击腹部的压力,使腹压升高,横膈抬高,胸腔压力瞬间增高后,迫使肺内空气排出,形成人工咳嗽,使呼吸道内的异物上移或驱出。

（1）立位腹部冲击法：多用于意识清楚的成人患者。取立位或坐位，急救者站于患者身后，用双臂环抱其腰部。一手握拳以拇指侧顶住腹部，位于腹中线脐上远离剑突处，另一手紧握该拳，并用力快速向内、向上冲压6~8次，以此造成人工咳嗽，驱出异物。注意施力方向，防止胸部和腹内脏器损伤。

（2）卧位腹部冲击法：多用于意识不清的患者。将患者放置于仰卧位，使头后仰，开放气道。急救者以双膝夹住患者两髋部，呈骑跨式，或跪于患者一侧，以双膝抵住患者一侧的髋部，双手相叠置于腹部肚脐上方，向前、向内下方用力冲压，切勿偏斜或移动，以免损伤肝、脾等器官。

（3）自我腹部冲击法：患者将上腹部迅速倾压于椅背、桌角、铁杆和其他硬物上，然后做迅猛向前倾压的动作，以造成人工咳嗽，驱出呼吸道异物。

2. 胸部冲击法　适宜于十分肥胖患者或妊娠后期孕妇，急救者的双手无法围扶患者腰部时。

（1）意识清楚的患者：患者取立位或坐位，急救者站于患者背侧，双臂经患者腋下环抱其胸部，一手握拳拇指侧顶住患者胸骨中下部，另一手紧握该拳，向后进行6~8次快速连续冲击。注意不要将拳顶住剑突，以免造成骨折或内脏损伤。

（2）意识不清的患者：取仰卧位，屈膝，开放气道。急救者跪于患者一侧，相当于患者的肩胛水平，用掌根置于其胸骨中下1/3处，向下进行6~8次快速连续冲击。每次冲击须缓慢，间歇清楚，但应干脆利索。

3. 背部拍击法

（1）意识尚清楚的患者：可取立位或坐位，急救者站在患者的侧后位。一手置患者胸部以围扶患者；另一手掌根在患者肩胛区脊柱上给予6~8次连续急促拍击。拍击时应注意，患者头部要保持在胸部水平或低于胸部水平，充分利用重力使异物驱出体外；拍击时应快而有力。

（2）意识欠清或不清的患者：应使患者屈膝蜷身，面向急救者侧卧，头低于胸部水平，急救者以膝和大腿抵住患者胸部，然后迅速、用力地拍背6~8次。

4. 手指清除异物法　一般只适用于可见异物，且为昏迷患者。急救者先用拇指及其余四指

紧握患者的下颌，并向前下方提牵，使舌离开咽后壁，以使异物上移或松动。然后急救者的拇指与示指交叉，前者抵于齿列，后者压在上齿列，两指交叉用力，强使口腔张开。抢救者用另一手的示指沿其颊部内侧插入，在咽喉部或舌根处轻轻勾出异物；另一种方法是用一手的中指及示指伸入患者口腔内，沿颊部插入，在光线充足的条件下，看准异物夹出。手指清除法不适用于意识清楚者，因手指刺激咽喉可引起患者恶心、呕吐。勾取异物动作宜轻，切勿动作过猛或粗莽，以免反将异物推入呼吸道深处。

（三）口咽和鼻咽导气管

患者意识障碍时极易舌根后坠而陷入咽腔，这是急性呼吸道阻塞最常见的原因，一般只需及时将患者的下颌向前、向上托起（Jackson位，俗称"托下颌"）就可立即解除阻塞，然后继以插入口咽或鼻咽导气管，以谋求较长时间解除。导气管为一种非气管导管性通气管道，是最简单、有效且经济的气道辅助物。在临床急救时及全麻术后复苏当中应用广泛。导气管的作用是使舌根与咽后壁分隔开，从而恢复呼吸道通畅无阻。它们应大小合适，位置准确，在相应环境中使用，也可以和面罩通气结合使用。

1. 口咽导气管　口咽导气管是一种由弹性橡胶或塑料制成硬质扁管形人工气道，呈弯曲状，其弯曲度与舌及软腭相似。适用于有自主呼吸伴舌后坠引起完全或不完全呼吸道梗阻的患者，能较好地解决舌后坠，防止舌咬伤，中央有腔，通畅气道并能供氧、吸痰，做牙垫使用。禁用于气道高反应性、持续的恶心、呕吐或喉痉挛发作者，以及咽喉出血性创伤、炎症、肿瘤或解剖畸形的患者。

（1）型号的选择：口咽导气管有多种型号，大小不等，选择适宜尺寸的通气管可使舌根完全恢复到正常解剖位置。合适的长度为口角至耳垂或下颌角的距离，末端位于上咽部，将舌根与口咽后壁分开，使下咽部到声门的气道通畅。较为安全的选择方法是宁长勿短，宁大勿小，因为口咽导气管太短不能经过舌根，起不到开放气道的作用，口咽导气管太小容易误入气管。

（2）置管方法：先清洁口腔内分泌物、呕吐物，抬起下颌角，患者保持平卧位或侧卧位。置管方法分为两种，一种为直接放置——将导气管的

咽弯曲沿舌面顺势送至上咽部,将舌根与口咽后壁分开;另一种为反向插入法——导气管弯头向上向腭部放入口腔(可先用压舌板压住舌协助),当其内口接近口咽后壁时(已通过悬雍垂),即将其旋转180°,借患者吸气时顺势向下推送,弯曲部分下面压住舌根,弯曲部分上面抵住口咽后壁,放置于口腔中央位置。口咽导气管通过下压舌体防止舌后坠,支撑腭舌弓及悬雍垂,从而开放气道,并减少了从口到咽喉部的解剖无效腔,改善通气。如遇插入困难,可双手托起下颌,使舌离开咽后壁。

(3)固定:置管成功后,用胶布交叉固定于面颊两侧,或在口咽导气管翼缘两侧各打一个小孔,用绷带穿过这两个小孔,将绷带绕至患者颈后部固定,解决了胶布固定存在的缺点。

(4)护理:①保持管道通畅,及时吸痰,清理呼吸道,防止误吸,甚至窒息;②加强呼吸道湿化,口咽导气管外口盖一层生理盐水纱布,既湿化气道又防止吸入异物和灰尘;③口腔护理,昏迷者,口咽导气管可持续放置于口腔内,但每隔2~3小时重新换位置,并每隔4~6小时清洁口腔及口咽导气管1次,防止痰痂堵塞。每天更换口咽导气管1次,换下的口咽导气管浸泡消毒后,晾干备用。

2. 鼻咽导气管 鼻咽导气管患者耐受性好,具有柔软、气道刺激小和附壁痰栓形成少的优点。适用于下颌很紧、牙关紧闭,置入经口气道有困难的患者,如插入口咽导气管而患者频频出现恶心反射,或面颊部损伤的患者。但也有不足之处,大约有30%患者会出现气道出血,当患者有凝血功能异常、鼻腔感染或发育异常时禁止使用。疑有颅底骨折的患者绝对禁用鼻咽导气管,有可能插入颅腔或引起颅腔感染。

(1)置入方法:评估鼻腔通道有无创伤、异物、鼻息肉、鼻中隔偏曲等情况。取仰卧位,选择适宜尺寸的导气管(可用患者小指直径作为参考),测量鼻尖到耳垂长度即为插入深度,这样导气管的前端位置恰好在会厌的上方。从通畅的一侧鼻孔置入。对鼻中隔移位的患者,选用外鼻孔较小的一侧插入,因移位一侧鼻孔一般都较大;插入前需在鼻腔内滴入血管收缩药如麻黄碱或4%可卡因,以减少鼻腔出血,导管涂抹液体石蜡;鼻

咽导气管必须沿下鼻道腔插入,斜面向着鼻中隔,沿鼻腔底部平行向后插入(13~15cm),直至尾部到达鼻腔外口。如遇阻力可轻微转动导气管,不可强入,如果患者咳嗽或抵抗,应后退1~2cm。插入动作应轻巧、柔和、缓慢,遇有阻力不应强行插入,可稍稍轻柔旋转导管直至无阻力感后再继续推进;固定管道,评估气道是否通畅。鼻咽导气管的并发症主要有鼻出血、鼻咽部损伤、误吸。

(2)取出方法:拔出前,先吸净鼻腔及口腔分泌物,于呼气期拔出,以免误吸。当拔除过程中遇到阻力时,可暂停,待用润滑剂或水湿润后反复转动导气管,待其松动后,再行拔除。

(四)喉罩

急救复苏时置入喉罩简单、快捷、可靠。喉罩是过去20年间气道装置中最重要的发明,为界于面罩和气管插管之间的另一种新型气道通气维持装置,与气管内插管相比较,喉罩的优点是操作简单,术后并发症轻,可被非专业人士使用;气道损伤轻微,对心血管影响小;气道维持可靠,误插管发生率低。适用于:颈椎不稳定、气管插管困难或插管失败病例,可作为紧急而有效的通气管使用;不希望使用气管内插管的病例;气管、喉头的检查与气管内异物的清除;急诊科、ICU及各科室急救复苏之用。缺点是喉罩维持通气的密闭性不如气管内插管,对饱食、呕血等患者有误吸的可能,体位变化或长时间通气可能出现通气不良现象。

以下情况均为禁忌:对于存在误吸风险的患者(如饱食、肥胖、肠梗阻、食管裂孔病等);小口、大舌、扁桃体异常肿大、咽喉部存在感染的患者;呼吸系统顺应性下降、呼吸道出血的患者;长期机械通气的患者、通气压力需大于$25cmH_2O$的慢性呼吸道疾病患者;不能耐受喉罩、反复、频繁发生恶心、呕吐的患者。

操作方法:头轻度后仰,排出喉罩里的气体,在喉罩背顶尖部涂些可溶于水的润滑剂。操作者左手牵引下颌以展宽口腔间隙,右手持喉罩,按握笔式夹住喉罩,置喉罩的背尖部于前侧牙齿的后部,用示指辅助喉罩沿硬、软腭向后顺序进入,持续沿着头颅方向后压,把喉罩延伸至下咽腔部位直到感觉稍有阻力为止,在移开示指前,用另一手

轻轻地压住喉管，以防止喉罩移位，充气喉罩，固定位置，保持通气。

注意事项：①喉罩插入及维持中应给予适当的镇静，避免刺激咽喉部反射引起恶心呕吐等不良反应；②喉罩插入后，患者可保留自主呼吸，也可行正压通气，经喉罩行正压通气时，气道压应<20cmH$_2$O以避免胃胀气；③喉罩使用时间过长，可因咽部黏膜受压而损伤，引起咽喉疼痛等不适。需长时间通气者，可经喉罩插入气管插管，以保证通气需求。

（五）气管内插管技术

根据插管途径可以分为经口、鼻和经气管造口插管法，根据插管时是否显露声门又可分为明视或盲探插管法。适用于上呼吸道梗阻经处理短时间内不能纠正者；气道保护性机制受损，容易反流误吸者、需要频繁进行气道内吸引的患者；急性呼吸衰竭需行有创机械通气的患者。

气管内插管无绝对禁忌证，但患者存在以下情况时，可能导致插管困难或有引起上呼吸道黏膜和脊髓严重损伤的可能，应慎重操作或选择其他人工气道建立的方法。①口腔颌面部、喉及气管外伤；②上呼吸道烧伤；③喉水肿、喉炎、喉头黏膜下血肿；④气管内插管引起严重的创伤出血；⑤颈椎损伤。

插管前的准备：喉镜、简易呼吸器、气管导管、负压吸引等设备。选择相应规格的气管导管，用注射器检查充气套囊是否漏气，在导管内放入导丝并塑形，在气管导管前端和套囊涂好润滑油；选择合适形状和大小的喉镜镜片，检查光源后关闭，放置备用；准备牙垫、固定胶布和听诊器，吸引器连接吸痰管放置于床旁备用。应先与家属交代清楚可能发生的意外，对插管的必要性和危险性取得理解和一致认识。

1. 经口气管插管

（1）患者取仰卧位，用仰头抬颏法，以寰枕关节为转折点使头部尽量后仰，以便使镜片和气管在一条直线上。

（2）使用简易呼吸器面罩加压给氧2次后，交予助手给患者吸100%纯氧2~3分钟，使血氧饱和度保持在95%以上，插管时暂停通气。

（3）操作者站在患者头端，用右手拇、示指拨开患者上下齿及口唇，用左手握喉镜，从患者口腔右侧插入，将舌头推向左侧。喉镜应处于口腔正中，此时可见到悬雍垂（为暴露声门的第1标志），慢慢推进喉镜达舌根，稍上提喉镜，看到会厌的游离边缘（为暴露声门的第2标志），喉镜插入会厌与舌根之间或插入会厌下方，向前上方挑，就可将会厌挑起，看到杓状软骨间隙（为暴露声门的第3标志），再用力上挑，暴露声门。

（4）右手将气管导管沿着镜片插入口腔，并对准声门送入气管内并调节导管深度，请助手帮助将导丝拔除，导管插入气管内的长度，成人一般以见不到套囊后再往前推进1~2cm即可（约5cm长）；小儿插入长度以2~3cm为准。一般情况下，男性患者插入深度为距离门齿22~24cm，而女性为20~22cm。操作过程中如声门暴露不满意，可请助手从颈部向后轻压喉结，或向某一侧轻推，以取得最佳视野。

（5）给气管导管气囊充气，可先用简易呼吸器通气，通过以下手段确认导管是否在气管内：①用听诊器听胸部两肺呼吸音是否对称，观察胸廓起伏；②监测患者呼出气二氧化碳浓度及波形；③监测流速 - 时间波形，如有自主呼吸，可监测到典型的呼气波形；④必要时使用纤维支气管镜明确导管位置。

（6）放置牙垫后将喉镜取出，用胶布以"八字法"将牙垫和气管导管固定于面颊。将气管导管接呼吸机，实施机械通气。

2. 经鼻气管插管

经鼻气管插管易于耐受、便于护理，多用于无法经口气管插管者。但经鼻插管对鼻腔创伤较大，易出血堵塞，导致鼻窦炎。经鼻气管插管可分为盲插、喉镜引导下插管或纤维支气管镜辅助插管3种方式，引导下插管较为安全。严重凝血功能紊乱、颅底骨折、鼻内病变、鼻腔闭锁、鼻骨骨折和菌血症倾向（如心脏置换或瓣膜病）等患者属于禁忌。

检查患者鼻孔通畅程度，用1%麻黄碱溶液或丁卡因滴鼻以收缩鼻黏膜血管。导管的斜面朝向鼻甲，经一侧鼻孔插入导管，先沿鼻孔进入1cm后将导管与面部垂直缓慢送入，过鼻后孔时会有一个突破感，再向前送管4~5cm，向前送导管的同时，耳听导管口的气流音（患者呼吸气流），气流音清楚时缓慢向前送导管，气流音不清时调整头位或旋转导管直至清楚再送管，或应用喉镜明视下看到声门，用插管钳协助将气管导管送入气管，一般鼻腔插管插入深度比口插管多3cm左右。确认深度合适后气囊充气、固定气管导管。盲插困难时，要及时改为引导下插管或经口插管，切勿延误时间造成患者缺氧或更严重的后果。

3. 气管插管的注意事项　插管过程中要注意监测，及时吸痰和吸氧，监测基础生命体征：如呼吸状况、血压、心电图、经皮动脉血氧饱和度（SpO_2）及呼气末二氧化碳（$ETCO_2$），对于确定气管导管是否插入气管有重要价值。

气管插管的并发症：①动作粗暴可致牙齿脱落，或损伤口鼻腔和咽喉部黏膜，引起出血，或造成下颌关节脱位。②浅麻醉下进行气管插管，可引起剧烈咳嗽或喉、支气管痉挛。有时由于迷走神经过度兴奋而产生心动过缓、心律失常，甚至心搏骤停。有时也会引起血压剧升。③导管过细使呼吸阻力增加，甚至因压迫、扭曲而使导管堵塞。导管过粗则容易引起喉头水肿。④导管插入过深误入一侧支气管内，可引起另一侧肺不张。

人工气道的管理：插管要做好固定，防止脱落移位，插管型号、置入时间、外露长度、气囊的最佳充气量等要准确详细记录；在拔管及气囊放气前必须清除气囊上的滞留物，以防止误吸、呛咳及窒息；对长期机械通气患者，注意观察气囊有无漏气现象；每天定时口腔护理，以预防由于口腔病原菌而引起的呼吸道感染，做好环境消毒隔离。

（六）气管切开术

气管切开术是切开颈段气管前壁、建立与外界再通的呼吸通道，主要应用于抢救喉阻塞患者，解除喉源性呼吸困难、呼吸功能失常或下呼吸道分泌物潴留所致呼吸困难的常见手术。

适用于：①需要长时间接受机械通气的重症病人；②上呼吸道梗阻，如口鼻咽喉及颈严重软组织感染、损伤、肿胀、肿瘤，以及气管塌陷等；③气道保护性机制受损，下呼吸道分泌物淤积、阻塞者；④极度呼吸困难、无条件行气管插管和无时间、不允许行正规气管切开术时，可行紧急气管切开术。

无绝对禁忌证，相对禁忌证包括重度凝血疾病、甲状腺弥漫性肿大、颈部解剖困难、局部软组织感染，以及病态肥胖、重度呼吸功能不全。

1. 传统气管切开术　传统气管切开术一般采用仰卧位，肩下垫枕，头后仰，保持气管正中位。选择第2、第3软骨环为中心做切口，2%利多卡因行局部浸润麻醉，止血钳沿肌白线分离两侧肌肉，并用甲状腺拉钩向两侧牵拉暴露气管，分离中需注意避开颈前静脉、甲状腺峡部及甲状腺下动脉等重要解剖结构，充分止血，在气管第2~4软骨环间用尖刀切断一软骨环，切开时刀刃向上，气管撑开器撑开气管后插入气管套管，迅速确认导管是否位于气管内，只有确认套管位于气管内才能将两侧的甲状腺拉钩取出，最后根据切口大小缝合切口，注意不要将切口完全缝合。

因病情严重，不允许拖延时间，而又无气管切开器械时，可不经消毒及麻醉，用日常生活用的小刀切开气管前皮肤、皮下组织和颈白线，用手指探摸到气管环，并以手指作向导切开气管环。然后，将刀柄插入气管，转一角度撑开气管切口，随即插入普通的胶皮导管。其外端剪成两瓣，瓣端剪孔，安固安带，向两侧分开，以代替气管套管。伤口周围用油纱布及小纱布垫好后，将固定带绕颈固定。

2. 经皮气管切开术　经皮气管切开术是一项近年出现的，通过特殊器具采用Seldinger技术实施气管切开的一种技术，与外科气管切开相比，具有创伤小、操作简便、出血感染机会少的特点。

患者正中仰卧位，头后伸，肩部垫高。选择第1、第2或第2、第3气管软骨间隙为穿刺点，常规消毒铺巾，利多卡因局麻后做一长约1.5cm的横行切口至皮下。将针芯放入穿刺套管，再选定穿刺点垂直进针，常有明显突破感，连接注射器，回抽见气体，证明穿刺针在气管内。取出针芯，经套管放入导丝，确认至少有10cm以上的导丝进入气管内。拔除穿刺套管，沿导丝依次放入扩张器及扩张钳，扩张皮下组织和气管前壁。沿导丝置入气管套管，拔除导丝，吸尽穿刺处的痰液和血液。气囊充气，固定带固定气管套管。

3. 环甲膜穿刺技术　环甲膜穿刺是临床上对于有呼吸道梗阻、严重呼吸困难患者采用的急救方法之一。它可为气管切开术赢得时间，是现场急救的重要组成部分。同时它具有简便、快捷、有效的优点。

患者取仰卧位，去枕，肩部垫起，头部尽可能后仰，在环状软骨与甲状软骨之间正中处可触及一凹陷即环甲膜，局部常规消毒后，局部麻醉。术者以消毒的左手示指和中指固定环甲膜两侧，右手持注射器自环甲膜垂直刺入，到达喉腔有落空感，回抽注射器有空气抽出，患者可出现咳嗽反应。根据穿刺目的进行其他操作，若以紧急开通呼吸道为目的，则需大针头刺入；若导入气管留置给药管，则在针头退出后用纱布包裹并固定。

三、呼吸支持的技术种类及适应证

呼吸支持技术是救治呼吸衰竭重要的治疗手段，目的是纠正低氧血症或可疑的组织缺氧，降低呼吸功，缓解慢性缺氧的临床症状，预防或减轻心肺负荷等。该项技术涉及的治疗和监测手段多，技术难度大，是关键、专业和复杂的生命支持技术，包括氧疗、气道建立与管理、正压机械通气技术、体外生命支持技术等。

（一）氧疗

1. 概述　氧疗是通过增加吸入氧浓度来纠正患者缺氧状态，目的是维持充分的组织供氧，同时降低心肺工作负荷，改善缺氧症状。与药物一样，氧气既有其有利的一面，又有其不利的一面。原则上应给予所需的最小剂量来达到所需的效果。不断评估患者是氧疗的关键，评估应包括心血管、肺、神经系统的状态等，并应定时对一些血氧指标进行测定，以指导氧疗进行。通常并不包括机械通气和高压氧治疗。

2. 适应证

（1）低氧血症，即动脉血氧分压（PaO_2）低于正常范围。在吸入室内空气的条件下，$PaO_2<60mmHg$ 或者动脉血氧饱和度（SaO_2）$<90\%$；或者在特殊环境下，PaO_2 与 SaO_2 未达到理想水平。

（2）急性心肌梗死。

（3）严重创伤。

（4）短期治疗或外科处理（比如，麻醉后复苏，髋部手术等）。

3. 注意事项和可能的并发症

（1）长时间吸入气氧浓度（FiO_2）≥60%时，可发生氧中毒、吸收性肺膨胀不全和抑制支气管黏膜纤毛运动。

（2）高浓度氧疗对合并 $PaCO_2$ 增高的患者可能发生呼吸抑制，常见于慢性阻塞性肺疾病（COPD）患者。

（3）百草枯中毒和接受博来霉素治疗的患者氧疗应谨慎。

（4）当氧气浓度提高时，火灾发生可能性也增高。

（5）与氧疗相关的雾化和湿化装置的细菌污染也是隐含的风险。

（6）当有使用机械通气支持指征时，不应用氧疗来替代机械通气。

4. 吸氧装置

（1）低流量系统：包括鼻导管、简易面罩、部分重吸式面罩和无重吸式面罩。此装置只提供患者吸入气体的一部分，故吸入气氧浓度可变。吸入气氧浓度高低取决于氧流量的高低、氧疗器具的贮备容量和患者呼吸方式（每分通气量、吸气流速）。其特点是使用方便、低成本和装置维护相对简单，临床上在对吸入气氧浓度不作精确要求时可以使用（表3-6-4-1）。

1）鼻导管或鼻塞：是患者最容易耐受的氧疗方式，简单、方便；不影响患者咳痰、进食，常限于稳定的、对氧浓度要求不高的患者，氧气不需要被湿化，高流量时患者可出现不适，包括鼻腔干燥、鼻出血。由于低流量系统输送的氧浓度波动较大，在对患者进行临床评估时必须注意。

2）简易面罩：在输送 5~12L/min 的氧气流量时，可提供的氧气浓度为 35%~50%。主要优点为吸氧浓度相对稳定，可按需调节，对鼻黏膜刺激小，一定程度上影响患者咳痰、进食。氧气流量设置应该大于 5L/min，以防止潴留在面罩内的二氧化碳被重复吸入。长时间使用普通面罩可能引起皮肤刺激和面部压痛。同样，简易面罩供氧浓度也受患者呼吸方式影响。

3）部分重吸式面罩、无重吸式面罩：部分重吸式面罩由普通面罩外加一个储气袋构成。氧气流量大小以吸气时充满储气袋 1/3~1/2 容量为宜。当氧气流量在 6~10L/min 时，可提供 40%~70% 的氧浓度。它也属于低流量系统。无重吸式面罩类似于部分重吸式面罩，只是多一个单向活瓣。活瓣的位置处于面罩和储气袋之间，用来防止呼出气体进入储气袋；这种储气袋氧气流量至少为 10L/min，可以提供的吸入气氧浓度为 60%~80%。它需要面罩与患者脸部紧贴，并且面罩上的阀工作正常。

表 3-6-4-1　低流量系统 FiO_2 大致范围

鼻导管	24%~44%
简易面罩	35%~50%
重吸式面罩	40%~70%
无重吸式面罩	60%~80%

（2）高流量系统：包括文丘里面罩、氧头罩和氧帐、高流量湿化氧疗等，能保证吸入气氧浓度的精确和相对恒定，不受患者吸气流量需求的影响，有利于对患者的临床评估，文丘里面罩、高流量湿化氧疗在临床上最为常用。

1）文丘里面罩（Venturi 面罩）：据 Venturi 原理制成，氧以喷射状进入面罩，而空气从面罩侧面开口进入面罩，空气与氧混合可保持固定比率，比率大小决定吸入气氧浓度的高低。因 Venturi 面罩所提供的气体总流量远超过患者吸气时的最高流量和潮气量，故它提供的 FiO_2 不受患者通气量的影响，吸氧浓度恒定，也不受张口呼吸的影响，不需湿化，耗氧量较少。因高流量气体不断冲洗面罩内部，呼出气中的 CO_2 难以在面罩中滞留，故基本为无重复呼吸，使用舒适。

2）高流量湿化氧疗：经鼻高流量氧疗（high-flow nasal cannula oxygen therapy，HFNC）是一种新型呼吸支持技术，通过鼻塞导管将经加温湿化的空氧混合高流量气体输送给患者的一种氧疗方式，可为患者提供可以调控并相对恒定吸氧浓度（21%~100%）、温度（31~37℃）和湿度的高流量（8~80L/min）吸入气体。作为一种无创呼吸支持的形式，其能迅速地改善氧合，降低患者呼吸频率和呼吸功耗、缓解患者呼吸困难症状等，与其他氧疗方式相比主要优点为氧浓度恒定，最高可为纯氧，不受患者呼吸的影响，也不影响患者咳痰、进食。目前常用于急性低氧性呼吸衰竭患者、外科手术后患者、呼吸衰竭未行气管插管患者、免疫抑制患者、心功能不全患者等。

（二）人工辅助呼吸技术

1. 口对口呼吸　昏迷患者或心跳停止患者在排除气道异物，采用徒手方法使呼吸道畅通后，如无自主呼吸，应立即予以口对口人工呼吸，以保证患者氧供，防止重要器官因缺氧造成不可逆性损伤。对牙关紧闭不能张口者，口腔有严重损伤时，婴儿的口鼻距离很近，可采用口对鼻法。

方法：①在进行口对口吹气前，要迅速清理患者口鼻内的污物、呕吐物，去除假牙，以保持呼吸道通畅；同时，要松开其衣领、裤带、紧裹的内衣、乳罩等，以免妨碍胸部的呼吸运动。②使患者呈仰卧位状态，头部后仰，以保持呼吸道通畅。③救护人跪在一侧，一手托起其下颌，一手捏紧患者鼻孔，眼睛观察胸部运动，深吸一口气，用口严密包住患者口唇（可先用纱布包住患者口鼻），将气体吹入口腔，注意不要漏气，观察患者的胸部有无起伏，如果吹气时胸部抬起，说明气道畅通，操作正确，每分钟吹气 10~12 次。④口对口吹气和胸外按压要同时进行。

2. 简易呼吸器辅助呼吸　简易呼吸器是一种人工呼吸辅助装置，是由单向阀控制的自张呼吸囊，一般用气囊 - 面罩进行，携带和使用方便，有无氧源均可立即通气。

（1）方法步骤：①患者去枕仰卧，头后仰。②开放气道，清除口腔、喉中假牙等任何异物，必要时插入口咽导气管，防止舌咬伤和舌后坠。③抢救者应位于患者头部的后方，将头部向后仰，并托牢下颚使其朝上，使气道保持通畅。④将面罩扣住口鼻，单手操作时用 CE 手法固定面罩，拇指和示指成 C 形按住面罩，中指和无名指、小指（构成 "E" 字）则紧按住下颚，按紧不漏气。⑤另一只手规律、均匀地挤压呼吸囊，挤压球囊时间应长于 1 秒钟，12~20 次 /min，吸呼比 1:1.5，胸外按压与挤压球囊之比为 30:2，同时观察胸廓起伏情况。

（2）注意事项：①面罩要紧扣鼻部，否则易发生漏气。②抢救者应注意观察患者情况。③若病人有自主呼吸，应与之同步。④如果简易呼吸器供氧没有效果，应尽快建立有创人工气道。

（3）效果判断：要做到四观察一触摸。

四观察是：①观察患者嘴唇与面部颜色的变化（是否由发绀转为红润）。②观察患者胸部上升与下降（是否随着挤压球体而起伏）。③观察血氧饱和度（是否达到血氧饱和度 90% 以上）。④观察面罩内是否呈雾气状。

一触摸是：左手按额头，右手摸颈动脉，判断10 秒。若患者有颈动脉搏动，自主呼吸恢复，面色发绀消退，则抢救成功。若经上述抢救不成功，要做好气管插管的准备。

（三）机械通气技术

正压机械通气包括无创正压机械通气和有创正压机械通气。无创正压通气（NIPV）是指不需建立人工气道进行的正压机械通气方式，临床多应用口鼻面罩或鼻罩进行正压通气，另外也有采用全面罩、鼻塞等方式进行 NIPV 治疗。有创正压通气是指通过建立人工气道（经鼻或经口气管插管、气管切开）进行的正压机械通气方式。

呼吸机是一种能将含氧气的空气送入肺部，将含二氧化碳的气体排出体外，帮助呼吸系统完成通气的装置，能代替、控制或改变人的正常生理呼吸，增加肺通气量，改善呼吸功能，减轻呼吸功消耗，节约心脏储备能力。无创呼吸机和有创呼吸机是分别用于无创正压机械通气和有创正压机械通气的装置。

1. 无创机械通气

（1）无创通气是指无需建立人工气道的机械通气方法，包括气道内正压通气和胸外负压通气等。无创正压通气（non-invasive positive ventilation, NIPV）是指无创的正压通气方法。包括双相气道正压（bi-level positive airway pressure, BiPAP）和持续气道正压通气（continuous positive airway pressure, CPAP）等多种气道内正压通气模式。BiPAP 其实质是压力支持通气（PSV）或压力控制通气（PCV）+ 呼气末正压通气（PEEP）。

无创呼吸机具有可间歇通气，无需插管，可避免相应的并发症，痛苦少；避免和减少镇静药；保留患者的生理性咳嗽，患者可正常吞咽、饮食；生理性加温和湿化气体，使用方便，容易脱机等优点。也有人机同步性较差、潮气量不稳定、不利于气道分泌物引流等缺点。

（2）无创正压通气适应证和禁忌证：无创正压通气（NIPV）和有创通气各有相应的适应证，在人工通气治疗中起到相互补充的作用。

1）应用指征：NIPV 主要适合于轻中度呼吸衰竭，没有紧急插管指征、生命体征相对稳定和没有 NIPV 禁忌证的患者，用于呼吸衰竭早期干预和辅助撤机。

2）禁忌证：

NIPV 的绝对禁忌证为：①心跳呼吸停止；②自主呼吸微弱、昏迷；③误吸可能性高；④合并其他器官功能衰竭（血流动力学不稳定、消化道大出血 / 穿孔、严重脑部疾病等）；⑤面部创伤 / 术后 / 畸形；⑥不合作。

相对禁忌证为：①气道分泌物多 / 排痰障碍；②严重感染；③极度紧张；④严重低氧血症（$PaO_2 < 45mmHg$）/ 严重酸中毒（$pH \leq 7.20$）；⑤近期上腹部手术后（尤其是需要严格胃肠减压者）；⑥严重肥胖；⑦上气道机械性阻塞。

（3）基本操作程序及方法：评估患者，明确适应证和禁忌证，对患者进行宣教（讲述治疗的作用与目的等）以获得充分的配合，患者取半卧体位（30°~45°）；常用的连接方法有鼻罩、面罩、接口器、鼻囊管、唇封等，连接的舒适性、密封性和稳定性对患者的耐受性和疗效影响很大，要选择合适的连接器让患者试佩戴，通常轻症的患者可先试用鼻罩、鼻囊管或接口器，比较严重的呼吸衰竭患者多数需要用面罩；开动呼吸机、参数的初始化和连接患者；逐渐增加辅助通气的压力和潮气量（适应过程）；密切的监护（生命体征、神志、漏气、加温加湿、咳痰、管道、灭菌注射液等）；治疗 1~4 小时后评估疗效；对于自理能力较强的患者，应该教会患者自己佩戴和拆除的方法。

（4）注意事项：NIPV 的常见不良反应有口咽干燥、面罩压迫和鼻梁皮肤损伤、幽闭恐惧症、胃胀气、误吸、漏气、排痰障碍及睡眠性上气道阻塞等。尽管发生率不高，通常比较轻微，但应注意观察和及时防治，有利于提高 NIPV 的临床疗效。出现下列情况预示着 NIPV 的失败，应及时转为有创通气：意识恶化或烦躁不安；不能清除分泌物；无法耐受连接方法；血流动力学指标不稳定；氧合功能恶化；CO_2 潴留加重；治疗 1~4 小时后无改善。

2. 有创机械通气

（1）有创正压通气是指通过建立人工气道（经鼻或经口气管插管、气管切开）进行的正压机械通气方式。有创呼吸机虽然在建立人工气道方面会给患者造成极大的痛苦，但是也有其可取之处。例如其管路密闭性能好、人机配合较好、有空氧混合气、可以准确设置吸入气氧浓度、气道管理容易保证、通气参数和报警设置完善，能够保证精确通气并及时发现问题。

（2）适应证：①呼吸衰竭，一般治疗方法无效者；②呼吸节律异常或自主呼吸微弱或消失；③呼吸衰竭伴有严重意识障碍；④严重肺水肿；⑤ $PaO_2<50mmHg$，尤其是充分氧疗后仍 $<50mmHg$，$PaCO_2$ 进行性升高，pH 动态下降等。

（3）禁忌证：无绝对禁忌证，相对禁忌证为①伴有肺大疱的呼吸衰竭；②未经引流的气胸和纵隔气肿；③严重的肺出血；④急性心肌梗死；⑤低血容量性休克未补足血容量等。

（4）有创呼吸机的分类：按送气方式分为定容型（容量控制型）、定压型（压力控制型）。按通气支持程度分为完全指令通气、部分指令通气、自主通气模式。

1）定容型通气（容量控制型）：通常指的是预设潮气量来管理呼吸机通气，呼吸机送气达预设潮气量后停止送气，不受气道阻力和呼吸系统顺应性影响，潮气量保持恒定。吸气时间取决于吸气流速、流速波型和潮气量，以及是否设定吸气平台时间。在患者呼吸需求增加时，可能会造成患者与呼吸机的不同步。

2）定压型通气（压力控制型）：呼吸机以预设吸气压力来管理通气，不管气道阻力或呼吸系统顺应性如何，气道压力恒定。潮气量是不恒定的，影响潮气量的因素包括呼吸系统顺应性、气道阻力和压力设定。流速波型始终为减速型，吸气时间可在呼吸机上设定，患者需求增加时，呼吸机会增加输送气体的流速和潮气量，因此可以改善患者与呼吸机的同步性。

3）完全指令通气：由呼吸机或患者触发，呼吸机完全控制潮气量或通气压力、吸气时间、流速等。适合无自主呼吸或自主呼吸微弱的患者，患者自主呼吸恢复后易产生人机对抗。

4）部分指令通气：控制通气基础上允许患者自主呼吸，控制通气由呼吸机触发，或与患者的自主呼吸触发同步。可用于提供完全通气支持，也可用于撤机。

5）自主通气模式：机械呼吸完全由患者自主呼吸触发，呼吸机为患者的自主呼吸提供通气支持。通气量由患者自主呼吸和呼吸机支持压力的程度共同决定。适合自主呼吸稳定、呼吸肌力不够的患者，人机关系好。

四、呼吸机的常用通气模式

（一）无创呼吸机的通气模式
可用于有创正压通气的所有模式均可用于 NIPV，目前尚没有严格的研究论证哪一种通气模式特别适合于 NIPV。由于 NIPV 通常为辅助通气，所以，要选用辅助通气模式，以便提高人机协调性和患者的舒适性。

1. 通气模式
（1）自主呼吸模式（S 模式）：呼吸机与患者的呼吸频率保持完全同步，若患者自主呼吸停止，则呼吸机也停止工作，适用于自主呼吸稳定的患者。

（2）时间控制模式（T 模式）：患者没有自主呼吸的能力，需要一个时间性的强制模式来控制压力大小的输出。

（3）自主呼吸/时间控制自动切换模式（S/T）：在自主呼吸时以 S 模式进行，在设定时间内无自主呼吸时则强制通气，适用于自主呼吸稳定，但可能有呼吸停止的患者。

（4）双相模式（BiPAP 模式）：在患者吸气相机器给予一个较高的压力 IPAP（PSV），在呼气相给予一个相对较低的压力 EPAP（PEEP），即所谓双相气道正压。IPAP（吸气相压力）：帮助患者克服阻力，增加通气量，减少患者呼吸做功。EPAP（呼气相压力）：抵消患者的内源性 PEEP，防止过度充气；增加功能残气量，改善氧合；减少肺水肿；减少 CO_2 重复呼吸。PS（压力支持）=IPAP－EPAP，即吸气压与呼气压的差值，PS 越大，患者获得的潮气量就越大。

（5）持续气道正压通气（CPAP 模式）：呼吸机按照提前预设的压力持续给患者气道内通气，呼吸机在吸气相和呼气相均提供一个相同的压力，帮助患者打开气道，常用于阻塞型睡眠呼吸暂停低通气综合征（OSAS）及重叠综合征等只需呼吸机稍微辅助的患者。

（6）PAV 模式（成比例辅助通气）：一种全新的工作模式，它通过容量辅助和流速辅助两方面成比例地辅助患者的自主呼吸，使患者的通气量扩大、呼吸功耗减少、气道峰压降低。其同步性能更好。

（7）压力支持通气（PSV），并根据具体情况加用适当的呼气末正压通气（PEEP）。PSV 的优点是同步性好，患者感觉舒服，其缺点是没有通气量的保证。一些新的通气模式，保留 PSV 的良好同步性的同时，增加通气量的保证。这些通气模式包括压力调节容积控制通气（PRVC）和压力增强通气等。此外，另一种新的辅助通气模式为成比例辅助通气（PAV）。

2. 常用模式选择和通气参数的调节　对于Ⅱ型呼吸衰竭（阻塞性通气功能障碍），目前最常用的模式是 BiPAP；而对于Ⅰ型呼吸衰竭、心力衰竭、间质性肺炎、OSAS、肺纤维化，CPAP 和 BiPAP 均有较多的应用。英国胸科学会的指南中建议首先尝试 CPAP，如效果不理想则改为 BiPAP。

为了提高舒适性和依从性，辅助通气的压力必须从较低的 PSV 压力水平或 CPAP 开始。通常吸气相压力从 4~8cmH$_2$O、呼气相压力从 2~3cmH$_2$O 开始，经过 5~20 分钟逐渐增加到合适的治疗通气参数（表 3-6-4-2）。如果一开始就用比较高的压力，患者会感觉不适而拒绝接受 NIPV；如果持续使用比较低的压力，则有可能达不到理想的辅助通气效果，影响疗效。

表 3-6-4-2　NIPPV 常用的通气参数的参考值

参数	参考值
潮气量	7~15ml/kg
呼吸频率	16~30 次 /min
吸气流量	递减型，足够可变，峰值：40~60L/min
吸气时间	0.8~1.2 秒
吸气压力	10~25cmH$_2$O
呼气压力（PEEP）	依患者情况而定（常用 3~5cmH$_2$O，Ⅰ型呼吸衰竭时需要增加）

（二）有创呼吸机的通气模式

1. 容量控制通气（CMV，A/C）　也称作间歇正压通气（IPPV），是一种完全的容量控制通气模式。呼吸机按照设定的潮气量、吸气流量、吸气时间和呼吸频率给予通气。优点是保证潮气量和每分钟通气量，多数的情况下能够提供全部的通气支持。所以特别适合于无明显自主呼吸的患者。缺点是气道压力变化比较大，有可能出现过高的压力，气压伤的可能性比较大。通气参数的设定难以完全适合患者的需要，也不能根据患者的病情变化而变化，所以其人机同步性较差，对于有明显自主呼吸的患者，比较容易出现人机对抗、患者感觉不舒适、过度通气或吸气流量不协调等。

2. 压力控制通气（PCV）　每次吸气给予调定的压力和时间。吸气流量按需供给（压力限制，时间转换），没有固定的潮气量。优点是能够控制气道压力，气压伤的可能性降低，有利于肺泡开放和气体分布。缺点是潮气量不保证（决定于呼吸系统的有效顺应性和给予的吸气压力和时间），设定吸气时间与患者的吸气时间不合时，导致患者感觉不适和人机不同步。主要应用于需要控制气道压力（避免气压伤）和充分镇静状态下的患者。

3. 压力支持通气（PSV）　PSV 的特点是由患者触发每一个吸气，吸气相给予恒定的正压，吸气的流量足够可变（根据实际的需要）。当吸气流量下降到一定的水平时，转换为呼气。PSV 的特点是患者触发，呼吸机提供吸气辅助性压力和流量，患者的吸气努力、PSV 的水平和呼吸系统的有效顺应性三方面共同决定吸气的潮气量、实际的吸气流量和吸气时间。最终达到人机共同作用完成每一个呼吸，降低呼吸肌肉的负荷，增加通气量的目的。PSV 应用指征前提是有比较强的自主呼吸状态，特别适合于一般状态比较好，但存在呼吸费力的患者，也常用于人机对抗的患者的处理。缺点是潮气量和每分钟通气量不恒定，不适合用于昏迷或自主呼吸微弱的患者。

4. 同步间歇指令通气（SIMV）　SIMV 是指在给予指定基础呼吸频率的容量控制或压力控制通气的同时，允许有自主呼吸的通气模式。通常将每分钟分成若干个时间段（由 SIMV 的频率决定），每一个时间段给予一次控制通气，其余的时间允许自主呼吸。在自主呼吸期间，可以同时使用辅助通气的模式（如 PSV）。实际的每分钟通气量由呼吸机指令通气和患者的自主通气两部分组成。与 CMV 相比 SIMV 具有下列的优点：①避免或减少镇静剂或肌松剂的应用；②减少呼吸性碱中毒的发生；③预防呼吸肌萎缩；④加速撤机过程；⑤减少对循环功能的干扰和气压伤的发生率。缺点是基础频率的控制与呼吸参数较难与患者的吸气流量、容量和时间节律完全适应，导致该时段的人机不同步。自主呼吸时段有可能导致呼吸负荷过重，增加呼吸肌肉负荷。SIMV 主要适用于呼吸衰竭的恢复过程和撤机过程中。也有用于解决人机对抗的问题。

5. 压力调节容积控制通气（PRVC）　PRVC

是一种压力控制,时间切换的通气模式。其特点是呼吸机连续测定呼吸系统有效顺应性(受肺、胸廓、气道阻力的共同影响),自动调整压力控制水平,保证潮气量。呼吸机首次送气从低压开始(起始压力为 5cmH$_2$O),呼吸机自动计算该压力下获得的潮气量。在随后的 3 次通气中,呼吸机逐步调整压力水平,每次通气之间的压力差不超过 3cmH$_2$O。首先以达到 75% 的预定潮气量为目标自动调节压力;此后呼吸机根据自动调节后的压力和潮气量再次计算呼吸系统有效顺应性,随后再自动调节吸气压力以便达到预定的潮气量。最大压力不超过预定压力(压力上限)下 5cmH$_2$O。PRVC 可用于控制性通气,避免了压力控制时潮气量不保证的缺点,也避免了容量控制时可能出现的吸气流量不匹配的问题。应用 PRVC 时应注意调节合适的最大压力上限水平,压力水平过低达不到预设潮气量,压力水平过高则安全性差。此外,如果患者的呼吸努力不断在变化时,PRVC 的调节有可能无法完成;当患者的吸气努力较强时,也有可能出现患者的吸气时间与设定的吸气时间不一致的情况。

6. 容积支持通气(VS,也称作容量辅助通气) VS 是一种压力辅助,流量或容量切换的通气模式。其工作方式类似于 PSV,不同之处是压力辅助的水平自动增加,使实际的潮气量接近设定的目标潮气量。调节的原理与 PRVC 相似。当患者的自主呼吸消失时 VS 模式将会自动转为 PRVC 模式。

7. 适应性压力通气(adaptive pressure ventilation, APV) 是一种能适应患者通气需求的自动模式。APV 是通过自动调节吸气的压力水平来达到目标潮气量的目的,其工作原理为:①连续 5 次通气以测定患者呼吸系统有效的动态顺应性;②计算并以最低的气道压力达到所需目标潮气量;③当顺应性及患者的呼吸状态发生改变时,APV 通过改变气道压力来实现预定潮气量。ASV 主要优点有:①自动调节吸气压力来适应患者的通气需求,可用于自主及指令性通气,当患者自主呼吸停止时,ASV 则自动转换为指令性通气;而当自主呼吸恢复时,ASV 自动进入支持通气阶段;② ASV 是第一个自动撤机支持系统,可以用于开始人工通气时到脱机过程的患者;

③ ASV 能提供安全的最低每分钟通气量;④ ASV 能持续监测患者每一次呼吸的顺应性、气道阻力及自主呼吸状况。然而,ASV 只是根据呼吸系统有效顺应性的情况来调节通气支持的参数,无法根据患者的总体情况来综合调节。因此,不宜盲目应用。

8. 压力增强通气(pressure augmented ventilation) 此通气模式是在 PSV 的基础上增加保证潮气量的功能。压力增强通气时,应首先预设适当的 PSV 水平,然后选择一个最小的潮气量和备用支持吸气流量。如果 PSV 产生的潮气量超过设定的最小潮气量时,无压力增强,呼吸机仍按流量切换方式转化为呼气;如果 PSV 产生的潮气量低于预设的最小潮气量时,备用支持气流装置向患者提供气流,直到达到预设的潮气量后停止。此时气道内压力增加并超过 PSV 水平,呼吸机以容量方式切换。压力增强虽然解决了 PSV 时没有潮气量保证的问题。缺点是在压力增强期间,有可能出现人机不同步或者对抗。此外,因其没有呼吸频率的备用支持,患者仍有发生窒息的危险。

9. 指令分钟通气(mandatory minute ventilation, MVV) MVV 是一种自主呼吸和/或机械通气相结合,保证达到预设每分钟通气量的通气模式。当患者的自主呼吸达到预设每分钟通气量后,呼吸机不产生强制的控制通气。否则,呼吸机将自动补偿自主呼吸未完成的通气量。应用 MVV 时需要选择一个适当的目标每分钟通气量,目标是保证基本通气量的需求。从理论上讲,MVV 用在撤机过程中比较合适,当自主呼吸发生变化时不需要医生反复调节呼吸机频率,但临床研究的结果显示,其效果并不优于其他撤机方法。

10. 气道压力释放通气(airway pressure release ventilation, APRV) APRV 是在 CPAP 基础上,通过间歇释放(降低)气道内压力来实现肺泡通气的一种新的通气模式。也就是说,在给予一个较高水平的持续气道内正压(高水平 CPAP)的基础上,按照一定的时间节律降低 CPAP 的水平(低水平 CPAP)。在高水平 CPAP 和低水平 CPAP 的转换过程中产生通气的效果。无论在低水平还是高水平 CPAP 时,患者可以自主呼吸。所以,APRV 保留了患者的自主呼吸功能,并保持大部分时间的气道内高水平正压和辅助通气的功能。上述特点使 APRV 具有改善氧合效果好、气道内压力低、对血流动力学影响小和气压伤发生率低的优点。APRV 使用时,通常需要一定程度的镇静。

11. 反比通气(inverse ratio ventilation, IRV) 常规机械通气是按照人的平常呼吸方式,吸气时间小于呼气时间,常用的吸呼比为 1:1.5~3。如果通气机的吸气时间≥呼气时间,吸呼时间之比≥1(通常为 1~4:1),即称为反比通气。可用各种技术来延长吸气时间,如吸气末暂停、吸气峰流量降低或吸气压力的限制等。每一种技术可引起不同的临床结果。目前主要应用定压型反比通气(pressure-controlled IRV, P-IRV)。P-IRV 有以下好处:①增加肺的功能残气量,使气体在肺内的交换时间延长,有利于肺内的气体交换和氧的弥散;②吸气时间延长,使吸气峰压降低,可预防肺气压伤以及使气体在肺内的分布更加均匀;③送气时间延长,呼气时间缩短,使肺内产生气体滞留,气道产生 PEEP,从而有利于防治肺的微小萎陷,使痉挛的气道开放;④增加肺泡的复张、稳定和改善气体的弥散。应用 P-IRV 的主要副作用是:①人机不同步和患者感觉不适,所以必须应用肌肉松弛剂或强安定剂抑制患者的自主呼吸;②呼气时间的限制导致气体陷闭和自动 PEEP 的发生,以及平均气道压的增加,其对心血管系统的抑制和减少重要脏器的血流灌注的结果与加用 PEEP 的机制是一样的。同样,受影响的肺单位经常处于过度扩张状态,虽然降低了气道峰压,但发生肺泡破裂和气压伤的危险还是存在的。

呼吸机的通气模式比较多,不同厂家生产的呼吸机的设计也有一定的差异。不常用的通气模式请参照有关的专著。在临床工作中,最重要的问题是如何根据每一个患者的病理生理特点和临床实际情况,选择合适的通气模式和参数。

五、新型冠状病毒肺炎的呼吸支持

(一)新冠肺炎呼吸病理生理特点

新型冠状病毒肺炎(COVID-19,简称新冠肺炎)发生以来,疫情迅速蔓延,各级政府、医疗、科研部门高度重视,开展了大量的研究。国家卫生健康委员会制定了《新型冠状病毒肺炎诊疗方案》,并已修订至第七版(截至 2020 年 5 月),对指导临床诊治发挥了积极作用。该病可表现为轻型、普通型、重型和危重型,其中 80% 以上病例为轻型和普通型,患者预后良好;重型和危重型的病例数较少,但救治难度大,病死率高,病理生理特点是肺损伤的不均一性,其主要表现为有效肺容积减少、肺顺应性降低和肺通气血流比例失调。

COVID-19 总体上与 SARS-CoV(严重急性呼吸综合征冠状病毒)相似,都属于 SARS 相关冠状病毒,均以 ACE2(血管紧张素转换酶 2)为结合受体,COVID-19 可能与 SARS 具有相似的病理变化。

COVID-19 的基本病理生理机制是病毒与机体细胞膜上的血管紧张素转换酶 2 结合后,在进入细胞的同时,引起局部和全身的炎症反应、氧化应激、组织细胞缺氧等,病情的严重程度与感染的病毒量和自身的免疫功能有关,轻者可无明显表现,重者可发展为急性呼吸窘迫综合征(ARDS)、脓毒症休克、难以纠正的代谢性酸中毒和出凝血功能障碍及多器官功能衰竭等,严重者导致死亡。ACE2 在人体各个组织广泛表达,最丰富的是在肺泡上皮、小肠上皮和血管内皮细胞。但此次 COVID-19 患者多以肺部表现为主,少有腹泻,提示肺脏是新型冠状病毒的主要靶器官。

ARDS 的主要病理特征是炎症导致的肺微血管通透性增高,肺泡渗出富含蛋白质的液体,导致肺水肿和透明膜形成。ARDS 的本质是多种炎症细胞及其释放的炎症介质和细胞因子间接介导的肺脏炎症反应。Xu 等报道了一例 COVID-19 死亡患者肺组织病理学检查结果,双肺显示有弥散性肺泡损伤、透明膜形成、肺间质中以淋巴细胞为主的单核细胞炎性浸润等病理学改变,病理学特征与 SARS 和中东呼吸综合征(MERS)高度相似。ARDS 会引起严重的低氧血症,缺氧可损伤多种器官、组织、细胞的代谢和功能。COVID-19 患者发生低氧血症的主要机制,一是炎症损伤肺泡上皮细胞和肺毛细血管内皮细胞,肺泡-毛细血管膜通透性增加,引起肺间质和肺泡水肿,影响氧的弥散;二是肺表面活性物质减少,肺泡表面张力增高,导致肺泡萎陷,参加气体交换的有效肺泡数量减少,通气血流比例失调。缺氧不仅可直接引起广泛的组织、细胞损伤,还可引起或加重炎症反应、氧化应激等损伤性病理生理过程,可能是COVID-19发生发展的重要机制。

The Lancet 发表了解放军总医院第五医学中心王福生院士团队的病例报告。这是全世界有文献记录的首例对新冠肺炎死亡患者的病理解剖。根据其报道的结果,其肺部表现为弥漫性肺泡损伤和肺透明膜形成,符合ARDS表现。其肺部总体病理学表现与SARS和MERS相似。组织学检查显示双侧弥漫性肺泡损伤伴纤维黏液性渗出。右肺组织出现明显的肺泡上皮脱落和肺透明膜形成,提示急性呼吸窘迫综合征。左肺组织表现为肺水肿和肺透明膜形成,提示早期。

另有尸体解剖报告结果显示,尸体检验气道可见大量黏稠分泌物,主要引起远端肺泡损伤,提示COVID-19主要引起深部气道和肺泡损伤为特征的炎性反应。目前的关注重点集中在气道黏液栓,这直接与临床呼吸机支持和治疗方式选择有关,也是区别于SARS的关键。此前,SARS感染的主要病理表现是肺泡腔形成透明膜,最终导致双肺实变,实变部位无法进行有效呼吸,临床上出现呼吸窘迫。解剖大体观察与此前局部病理学特征存在差异。

(二)新冠肺炎的呼吸支持

按照《新型冠状病毒感染的肺炎诊疗方案(试行第七版)》的诊疗标准,新型冠状病毒肺炎可分为轻型、普通型、重型和危重型。

重型和危重型会导致急性呼吸窘迫综合征(ARDS),其临床主要特点为病情进展隐匿,重型患者出现呼吸衰竭;危重型患者由于严重的肺不均一性导致肺泡无效腔增加,出现CO_2潴留,呼气末正压效果不佳,俯卧位通气对改善氧合和肺顺应性有效;患者一旦进展为重度ARDS,则预后不良。氧疗和机械通气是新冠肺炎患者最基本和最重要的呼吸支持手段。

新冠肺炎的呼吸支持类似于ARDS的呼吸支持。依据不同程度的ARDS选择不同的呼吸支持策略与方式。除了基础的肺保护性通气策略外,高流量湿化氧疗(HFNC)、无创正压通气(NIPV)、俯卧位通气(prone position ventilation, PPV)和体外膜氧合(extracorporeal membrane oxygenation, ECMO)均可作为ARDS的呼吸支持手段。

1.氧疗　对于无呼吸困难、仅有较轻的低氧血症、无需呼吸支持治疗的患者,主要治疗手段是氧疗。氧疗适应证应较传统呼吸系统疾病放宽,即静息吸空气条件下$SaO_2 \leq 93\%$(与国家指南的重症标准一致)或活动后$SaO_2 < 90\%$,或氧合指数为200~300mmHg;推荐氧疗后SaO_2上升至94%~98%,活动后$SaO_2 \geq 90\%$;静息时无呼吸窘迫或呼吸窘迫改善。

2.高流量湿化氧疗(HFNC)　HFNC作为一种新型氧疗方式,可以提供21%~100%的氧浓度,流量高达60L/min的充分加温、加湿的气体。其与传统氧疗方式相比能提供湿化良好、氧浓度稳定、流量足够的气体;与传统氧疗相比HFNC能降低呼吸困难、呼吸频率、减少呼吸做功、改善氧合。并且这些作用对各年龄阶段的患者都有效果。一系列研究证明HFNC较传统氧疗具有更好的氧合作用,同时舒适度高,有效降低患者呼吸频率,缓解患者呼吸困难程度,减少辅助呼吸肌做功。氧疗效果和评价要求同前。

3.无创正压通气　NIPV已广泛应用于慢性阻塞性肺疾病急性发作及心功能不全患者中,并取得了较好的效果,但ARDS患者行NIPV的疗效并不确切,一定程度上能改善氧合,降低呼吸做功。效果优于HFNC。因此对于ARDS患者,若病情较轻且无明显禁忌证,可试用NIPV,若患者可耐受且治疗反应好,则可在严密监测下继续使用;若患者不耐受、氧合改善不明显或出现病情恶化倾向,则应早期行有创通气;而对于存在血流动力学不稳、严重的代谢性酸中毒或重度ARDS等严重影响组织氧供需平衡的患者,NIPV并不适用。

COVID-19的无创呼吸支持治疗能改善轻度ARDS的临床预后。

(1)提供PEEP:NIPV和HFNC均能提供PEEP以维持肺泡开放。改善肺不均一性分布,进而改善氧合。但HFNC产生的PEEP不稳定,效果不如NPPV。

(2)降低呼吸做功:NIPV可以设定吸气压给予患者吸气支持,HFNC能提供持续气流从而降低呼吸做功。

(3)降低插管率:对COVID-19导致的轻度ARDS,NIPV和HFNC可降低插管率。NIPV可减少患者的呼吸做功、缓解患者的呼吸肌疲劳、改善低氧血症及呼吸性酸中毒,提高生活质量,降低病死率。

（4）临床容易实施,可间断使用:相对于有创机械通气能改善患者的舒适度;镇静药物需要量减少;保留患者进食、吞咽的能力;避免气管插管的一些并发症。

无创呼吸支持虽然在临床实施相对容易,在一定程度上能维持住患者的氧合,但由于COVID-19高度的传染性会影响医护人员对无创治疗患者的密切观察和治疗调整,这一因素往往会误导医护人员对患者病情的判断以至于出现无创呼吸支持治疗失败和插管延迟。

4.肺保护性通气策略 肺保护性通气,实质是避免肺再次损伤的机械通气策略。是指应用小潮气量及适当的PEEP改善氧合及通气的同时避免呼吸机相关性肺损伤的发生,这是目前唯一被证实可改善ARDS预后的通气策略。

（1）小潮气量:2000年ARDS network（ARDS临床试验协作网）的ARMA（自回归移动平均）研究结果提示,对于ARDS患者,6ml/kg（相比于12ml/kg）的潮气量（VT）可显著降低病死率及全身炎症反应。

初始设置的VT为6ml/kg（理想体重）,理想体重按照以下公式进行计算:男性理想体重（kg）=50+0.91×[身高（cm）−152.4],女性理想体重（kg）=45.5+0.91×[身高（cm）−152.4]。降低VT同时保证肺泡每分钟通气量,避免CO_2潴留,相应增加呼吸频率。

（2）适当的PEEP:对于ARDS患者,合适PEEP的意义在于复张肺泡,维持肺泡开放,减少呼吸机相关性肺损伤,改善血流动力学。合适的PEEP应既能开放塌陷肺泡并维持其开放,同时又避免肺泡过度膨胀。

5.肺复张 肺复张包括两方面,即应用较高的气道压力打开萎陷的肺泡,继而应用一定水平的PEEP维持已复张的肺泡于开放状态,从而改善氧合。但肺复张在临床中的疗效并不确切。肺复张对塌陷肺泡的作用优于实变肺泡。肺复张并不能使所有ARDS患者获益,临床进行肺复张时应对患者进行严格的选择。肺复张有多种方法,建议使用医护人员最熟悉的肺复张方法实施肺复张。

6.俯卧位通气 在新型冠状病毒肺炎危重症患者的诊治中,俯卧位通气（PPV）被写入《新型冠状病毒感染的肺炎诊疗方案（试行第五版）》,作为挽救治疗方法指导临床工作。俯卧位通气最早由Bryan于1974年提出,通过体位改变增加肺组织背侧通气、均一化肺内胸腔压梯度、改善肺组织应力和应变分布,促进分泌物清除,从而改善患者通气及降低呼吸机相关肺损伤的发生。俯卧位通气可以改善ARDS患者的生存率,但由于人力的原因,俯卧位通气在临床实践中应用尚不充足。有调查显示在适用人群中仅16.3%接受了俯卧位通气。希望这种经济有效的治疗方法后期可以在临床充分运用。

7.体外膜氧合 体外膜氧合（extracorporeal membrane oxygenation,ECMO）是一种体外循环手段,也是一种终极呼吸支持手段,可提供部分或完全的呼吸支持,从而降低机械通气条件,达到使肺休息的目的。ECMO可辅助维持氧合和清除二氧化碳,为下调呼吸机参数提供了巨大空间,有效避免了呼吸机相关性肺损伤的发生,减少细胞因子及炎性介质释放,避免全身炎性反应所导致的其他脏器功能损害;辅助早期撤机及拔管,有利于患者的自主咳嗽反射及胃肠道功能的恢复。但ECMO需要较高的技术水平支持,对人员、硬件、设备要求较高。

（三）新冠肺炎呼吸支持过程中的感染控制

机械通气是新型冠状病毒（2019-nCoV）肺炎危重症患者最重要的生命支持手段,但呼吸机及其相关配件在使用中易出现携带病原体的飞沫或气溶胶扩散,是一种风险极高的院内感染传播途径。高度重视并实施严格措施,规范气道管理操作技术与流程,对于预防交叉感染和医务人员感染至关重要。防控交叉感染和医务人员感染主要可从以下方面入手:

1.呼吸机使用前

（1）气道管理操作医务人员的分级防护:①对新冠肺炎患者进行气道管理至少实施二级防护;②对于气管镜检查、气管插管、气管拔管这种可能产生大量气道分泌物、飞沫、气溶胶的操作,实施三级防护。

（2）动力型空气净化装置能够完全隔绝外界

空气,有效防止气溶胶中的病毒颗粒进入医护人员呼吸道。

（3）防渗透隔离衣可避免携带病原体的患者体液穿透防护污染工作人员。

（4）医务人员在给患者进行有创治疗时戴双层手套可以减少经皮肤的职业暴露。

（5）鼻导管给氧或经鼻高流量氧疗时减少气溶胶扩散:①在鼻导管外面戴一层外科口罩或面罩,减少病毒气溶胶的扩散;②有条件选择气密面罩或加用空气帐篷。

（6）强化有创呼吸机回路的管理:①尽量选择一次性呼吸机回路;②尽可能使用具有伺服加热功能的呼吸机回路;③湿化装置建议使用主动加热湿化器,避免人工鼻的使用。

2. 呼吸机使用中

（1）减少无创通气时可能的气溶胶播散:患者的连接方式首选头盔,次之可采用全脸罩或密闭性好的面罩,避免使用鼻罩。通过放置在面罩与漏气阀之间的病毒/细菌过滤器连接患者。上机顺序:建议先戴好面罩,再开机;摘下面罩前先停呼吸机。

（2）呼吸机外表面包括界面、键盘、万向臂架、电源线、高压气源管路等可选择75%医用乙醇擦拭消毒1~2次/d,或者双氧水（过氧化氢）或洁尔灭（苯扎氯铵）湿巾擦拭（适用于屏幕）。

（3）在呼吸机的吸气端和呼气端分别安装一个细菌/病毒过滤器;使用中尽量避免断开呼吸机回路,使用自动加水湿化罐,及时处理冷凝水,冷凝水按医疗废物处理。

（4）建立人工气道种类的选择:①人工气道的建立首选经口气管插管,尽量避免气管切开;②建议应用电子喉镜或纤维支气管镜引导下插管,优先推荐带显示屏幕的电子支气管镜;③插管后病房应及时通风。

（5）人工气道的吸痰操作:①按需吸痰,首选密闭式吸痰方式;②采取浅吸痰方式进行操作,每次吸痰应<15秒;③不建议常规床旁气管镜吸痰,如有必要,需使用三通接头连接呼吸回路;④有条件者,推荐在患者所在负压病房床旁进行。

（6）气道湿化治疗:①增加湿度可使病毒感染率下降,因此新冠肺炎患者机械通气时推荐进行吸入气湿化;②无创通气时不建议使用湿热交换器进行气道湿化;③为减少感染性气溶胶的播散不推荐开放性雾化湿化。

3. 呼吸机使用后

（1）呼吸机外表面彻底消毒:可选用75%医用乙醇擦拭消毒,或者双氧水或洁尔灭湿巾擦拭（呼吸机屏幕可用）。

（2）一次性管路按感染性医疗废物处理。

（3）确认氧源和空气源的洁净:终末处理时建议常规更换呼吸机主机和空气压缩机的空气过滤网,以及呼吸回路的过滤器。

（4）呼吸机传感器、呼气阀需消毒。

（雷　撼　黄建浩　陈荣璋）

第七章　特殊灾难环境中应急救援

第一节　高原地区灾难救援

高原地区通常是指海拔 2 500m 以上的地区。我国高原地域广阔,多集中在西部地区,地形多以山地为主,医疗救援人员急进高原后,都会发生不同程度的高原反应。高原也常是高寒地区,如藏北高原年平均气温多在 0℃ 以下,最冷的 1 月份平均气温接近 -20℃,那曲地区极端最低气温为 -41.2℃,最热的 7 月份平均气温也不超过 10℃。高原地区灾难医学救援虽然与平原地区有相似的规律,但高原地区特殊的自然地理环境特点,如大气压和氧分压低(海拔 4 000m 约为海平面的 61%)、气候干燥、寒冷、紫外线强等,使得高原地区灾难医学救援有着自身的特点。我国高原地区多数地方卫生资源缺乏,人烟稀少,经济发展相对落后。目前虽有所改善,但与平原地区比较仍有较大差距,缺医少药问题没有得到根本解决,可利用卫生资源缺乏,卫生人员、床位、器械、药材供应等很难满足救援的需要。一旦发生灾难,又因该地区地形复杂、资源有限、交通不便、救援困难,延误伤员早期救治时机,伤残率和伤死率高。2010 年 4 月 14 日青海省玉树州发生 7.1 级地震,死亡上千人,近万人受伤,我国启动了历史上最大规模的高原高寒地区自然灾难救援行动,全国有医疗队近 700 人到达地震灾区参与救援,本章主要基于玉树地震阐述高原地区灾难救援。

一、高原地区对救援的影响

(一)高原地区对救援人员的影响

1. 高原地区对人体的影响　高原地区对人体产生显著影响,尤其是灾难发生后迅速从平原地区进入的救援人员,如玉树地震救援人员由北京急进海拔 4 000m 以上的灾区时,队员氧饱和度由 100% 降到 70%,心率由 70 次 /min 上升到 130 次 /min,稍一活动就喘息,体力显著降低,严重影响救援实施。救援人员,特别是未经过适应性训练的人员,进入高原地区,由于对低氧环境缺乏适应能力,往往容易发生高原病。据统计,部队乘车进入高原地区,高原病发病率高达 64.4%~75.2%。急速初入高原的救援部队,在第 1 周内会集中、大量地发生高原病,发病急促,少数病情严重,因此救治任务十分繁重。

(1)血液系统:进入高原后 2 小时,由于缺氧,机体开始产生过多的红细胞以适应缺氧环境,血红蛋白每周升高 1.1g,约 6 周后,机体血红蛋白将升高至原有水平的 1.4 倍,即 20g/L 左右。发生高血红蛋白症的人员回到低海拔地区后,血红蛋白会逐渐降到原有水平,并在继续下降 3 周后出现轻度贫血,随后血红蛋白水平还会上升至正常。因此,从高原回到低海拔地区后的 1 个月左右,不宜重返高原,否则,处于贫血状态下的人体更容易患高原病。

(2)呼吸系统:由于氧气压力较低,人体会因缺氧而过度换气、通气。在海平面安静状态下,人体每分钟需要 250ml 氧气(相当于吸入 5L 的空气)在肺内进行气体交换。而在海拔 3 000m 的高度,人体须吸入 7.5L 的空气,才能满足身体对氧气的需要。故急进高原的人员常感呼吸急促,尤其是进行体力活动后进一步加剧。

另一方面,高原的地理环境有利于慢性支气管哮喘的控制,这与治疗支气管哮喘所使用的低压氧舱原理相似,相当于在 2 000~2 500m 高地区的压力。高原四季分明,湿度低、空气中臭氧含量高、太阳光辐射强度高等,这些都有利于哮喘患者的康复。事实上,当地居民很少患有呼吸系统的疾病。

(3)循环系统:由于缺氧,进入高原后人体情绪兴奋和轻微运动都会使心跳加速。初到高原,人体的晨脉(清晨初醒时的脉搏)较海平面水平高20%左右;10天后,晨脉可降至原来水平,通过测量晨脉的变化程度和恢复到原有水平的时间,可以判断人体对高原的适应能力。

高原地区居民血液中胆固醇、甘油三酯水平较低,其冠心病、动脉硬化、高血压、糖尿病和肥胖等疾病的发病率显著低于平原地区。

(4)生殖系统:男性在海拔4 300m高度时,精子的数量和活动能力明显减少,而且异常形态的精子增加。回到低海拔地区,这种现象可以逐渐恢复正常。女性在海拔4 300m高度时,痛经和月经失调发病率增加。高原地区常见自发性流产、早产及先天性畸形,是雪域高原人口出生率低下的原因之一。

2. 高原自然环境对灾难救援人员身体的影响　高原具有低压、低氧、寒冷,以及强紫外线辐射等特点,急进高原参与灾难救援人员轻者容易引起头晕、头痛、心悸、腹泻和失眠等高原反应,重者可发生高原肺水肿、脑水肿或呼吸障碍等危及生命,严重影响救援人员的作业效能和救援能力。

(1)低氧、寒冷及紫外线等对救援人员的影响:从海平面到100 000m的高空,氧气在空气中的含量均为21%。然而,空气压力却随着海拔高度的增加而降低,由此导致空气稀薄,因此氧气压力也随之降低。据测算,在海拔4 270m高处,氧气压力只有海平面的58%。所以,尽管氧气在大气中的相对比例没有变化,但由于空气稀薄,氧气的绝对量降低,由此导致机体缺氧。海拔高度每升高150m,气温下降1℃。海拔高度每升高1 000m,气温一般下降6.5℃。因此,高原地区的气温比同一纬度的其他地区更寒冷。高原的湿度较低,使人体排出的水分增加。据测算,高原上每天通过呼吸排出的水分为1.5L,通过皮肤排出的水分为2.3L,在不包括出汗的前提下,就达到同一纬度平原地区人体所有体液排出总和的1倍。玉树地震时,救援人员从平原地区快速到达海拔在4 000~4 800m的玉树灾区,多数救援人员均发生了高原反应,轻者出现胸闷、气紧、头痛、恶心、全身乏力,进食及活动后加剧,重则剧烈头痛、呕吐、呼吸困难,甚至发生肺水肿。部分人员需要吸氧以缓解症状。这些救援人员本身已发生高原反

应,但还要完成搬运伤员、急救、手术等体力劳动,更进一步加重了高原反应,给救援人员的自身安全带来严重的威胁。同时大脑缺氧状态也会让救援人员对事物评估、判断造成偏颇,给救援工作带来了更大的风险。

在海拔3 600m高处,宇宙间的电离辐射、紫外线强度和对皮肤的穿透力是海平面的3倍。积雪时,这些射线通过强烈反射进一步增加对人体的影响,积雪可反射90%的紫外线,而草地的反射率仅为9%~17%,故积雪时可导致人体遭受双重的紫外线辐射。

(2)低压、风沙等对消毒灭菌的影响:高压灭菌的原理是在密闭的蒸锅内,其中的蒸汽不能外溢,压力不断上升,使水的沸点不断提高,从而锅内温度也随之增加。在0.1MPa的压力下,锅内温度达121℃。在此蒸汽温度下,可以很快杀死各种细菌及其高度耐热的芽孢。玉树地区平均海拔4 000~4 800m,水的沸点仅为80~85℃,因此无法达到高压灭菌的压力及温度要求。而化学灭菌因没有充足的灭菌剂,也达不到灭菌的要求,手术的无菌要求、术后的切口愈合面临巨大考验。加上玉树地震救援时,每日要经历春、夏、秋、冬4个季节的气温,为冰雹、大雪、高温、烈日交叉的天气;另外,玉树风沙大,房屋倒塌加重了尘土飞扬,加之各种救援车辆卷起风沙等影响,导致整个地区整天尘土弥漫,严重制约了手术等诊疗操作的开展,增加了感染发生率。

3. 高原社会环境对灾难救援的影响　我国西部高原地区多以少数民族为主,该地区由于特殊的地理环境,导致经济发展相对落后于东部、平原地区,科技水平、交通、社会发展等各方面均比较滞后,一旦发生灾难性事件,将对救援工作带来很大的影响。

(1)复杂辽阔地域地形的影响:高原地形多以山川地貌为主,交通严重制约着救援人员和救援装备进入灾区,更重要的是在最初的72小时黄金救援时间内,物质供应困难。高原地域辽阔,人口密度低,虽然伤员数量不多,但也不利于伤员集中诊治。如玉树地区地域辽阔,人群居住散在,地震后伤员多住在临时搭建的帐篷内,与汶川地震中受伤人群的密集性形成鲜明对比,给救援队的搜救和集中救治带来一定的困难。

（2）语言交流障碍的影响：高原地区少数民族与救援人员的语言交流障碍也严重影响救援效率和质量。除汉族外，西部地区以藏、回、门巴、撒拉、蒙古、珞巴、夏尔巴等民族为主，大多数的患者只会藏语，不会普通话，制约了医患沟通，加大了救援工作的难度。

（3）宗教信仰及民风民俗的影响：宗教信仰和民风民俗对救援工作也有深刻影响。每个民族都有自己的文化，宗教是作为文化的一种独特方式，宗教信仰及风俗的不同导致了灾难伤员对医疗救援的认知不同。如玉树地震时大多数的伤员认为地震所受的伤害不需治疗，多在自己搭建的帐篷内疗伤，不愿到医疗点就诊，或仅寻求藏医、喇嘛治疗。由于藏族特有的生活习惯，玉树地区的厕所为旱厕，经过烈日暴晒后散发出的阵阵异味吸引大量的蚊虫，从而给灾后疾病传播提供了条件；腐败的尸体或焚烧尸体弥漫的异味造成了环境的污染。另外，由于玉树州乡村地区田鼠横行，系鼠疫流行的重灾区，这给救援人员的自身安全造成了严重威胁，也给鼠疫传播创造了条件。

（4）救援人员缺乏高原救援知识的影响：救援人员由于长期在平原工作，缺乏高原地区救治知识，尤其是液体输入量、输液滴速、高原反应的预防和治疗了解较少，也给救援工作的顺利开展带来了不便。

（二）急性高原病

急性高原病是指从平原进入高原或由高原进入更高海拔地区时，由于高原低氧环境而引发的一系列症状的总称。急性高原病分为急性高原反应（又称急性轻症高原病，可依症状轻重分为轻、中、重度）、高原肺水肿和高原脑水肿（后两者统称为急性重症高原病），多发生于进驻高原后数小时或1~7天。人员快速进入海拔3 000m以上高原时容易发生急性高原病。高原地区灾难救援中，救援人员的安全是灾难现场救援过程中的一个非常值得关注的问题，在我国玉树地震灾难救援中，救援人员发生的急性高原病成为影响救援的主要问题之一。

1.急性高原病发生机制 急性高原病主要分布在高山、高原地区，多发生于进驻高原后数小时或1~7天，其发生率与进驻高原的海拔高度、进入高原的方式和速度，人员的劳动强度及心理、身体状况等有关。海拔越高，空气越稀薄，高原反应越严重，急性高原病发病率越高。从低地迅速进入高山的人群，当上升到海拔3 500m处，部分人出现急性高原病；当上升到4 000m处，则大部分或全部人出现急性高原病。高原肺水肿和高原脑水肿多发生在海拔4 000m以上的高山、高原。

引起高原病诸因素的综合指标称为效应高度，效应高度不仅有地带性和地区性的差异，而且还有季节性差异。效应高度的总趋势是随着纬度的增加而降低，低纬度地区为3 000~3 500m，中纬度地区为2 500m，高纬度地区为2 000m，与大气圈对流层的厚度从赤道向两极变薄和气候的纬度地带性变化有关。在分布有沼泽或埋藏有天然气地层的高山地区，经常有天然气逸出，在一定的地形部位和天气条件下，是急性高原病的诱因。急性高原病通常是冬季比夏季多，因为冬天严寒，体内氧的消耗量大，上呼吸道的感染多。

人们生活在海平面上的标准大气压为760mmHg，氧分压是159mmHg。随着地势的增高，气压也逐渐降低，肺泡内的气体、动脉血液和组织内氧气分压也相应降低。当人们从平原进入高原地区时，常需要2~3个月的时间适应当地的低氧环境，能生存并能进行一定的脑力及体力活动。如果不能适应高山低氧环境，则会发生高原病。有研究表明，当登山队员迅速登上4 400m时（第1~2天），急性高原病的发生率相当普遍（67%）。据报道，急性高原反应在3 628名乘飞机到达西藏（海拔3 600m）的健康人中发病率是57.2%，其中12.07%需要住院治疗。在从低海拔直接飞到4 400m的士兵中有15.5%的高原肺水肿发生率。此外，疲劳和过度体力活动，也会增加急性高原病的发病率。

2.急性高原病的临床表现

（1）急性高原反应：在短时间快速登到海拔3 000m以上的高山或者是高原区久居的人，在平原上生活一段时间返回高原时都可出现头痛、头晕、心悸、气短、胸闷，严重者有食欲减退、恶心、呕吐、失眠、疲乏无力、腹胀、口唇发紫及面部浮肿等症状。严重者会出现感觉迟钝、情绪不宁、精神亢奋，思考力、记忆力减退，听、视、嗅、味觉异常，产生幻觉等，也可能发生浮肿、休克或痉挛等。急性高原反应一般多发生在登山24小时以内，一般进入后 1~2 周内就能适应当地的高山气候条件。

（2）高原肺水肿：在急性高原反应的基础上，当到达海拔 4 000m 以上则容易发生肺水肿，也可能在快速登上 2 500m 时发病，所以在登山后 3~48 小时急速发病，也可推迟到 3~10 天才发病。症状如头痛、胸闷、咳嗽、呼吸困难、不能平卧，个别严重者可有出现尿少、咳嗽出现血性泡沫样痰，甚至神志不清，寒冷与呼吸道感染可加重缺氧，咳嗽或劳累也可为重要诱因。

（3）高原脑水肿：患者除早期高原反应症状外，伴有颅内压增高现象，剧烈头痛、呕吐，还可出现神志恍惚、抑郁或兴奋症状，个别患者出现抽搐，以及嗜睡、昏睡至昏迷、脉率增快、呼吸极不规则、瞳孔对光反应迟钝、视神经乳头水肿和出血等现象。

过去，在急进高原部队中急性高原病的发病率很高。中国人民解放军西藏军区总医院于 1990 年和 1991 年，对快速进入不同海拔高原新兵中急性高原病的发病情况调查显示：在海拔 3 000m 地区急性高原病的发病率为 56.47%；海拔 3 658m 地区，发病率为 59.74%；海拔 3 900m 地区，发病率为 87.63%；海拔 4 520m 地区，发病率为 95.55%。随着高原医学研究的深入及高原部队卫勤保障能力和水平的提高，近年来进驻高原部队急性高原病的发病率显著降低。牛文忠等人于 2001 年对快速进入海拔 3 900m 高原新兵的调查显示，急性高原病的发病率已经降至 22.8%。

玉树地震救援中，北京急救中心参加玉树救援医疗队的有 78 名队员（北京本地海拔 20~60m）。被调查者平均年龄（37.1±8.7）岁，其中男性 73 人，女性 5 人，1 人为蒙古族，1 人为回族，其余均是汉族。被调查者中包括医师 22 人，护士 2 人，司机 49 人，行政人员 6 人。救援队员的基础情况除 1 例患有 2 型糖尿病，1 例患有高血压病外，其余均身体健康良好。在进灾区前 2 天，北京急救中心给每位救援队员分发抗高原反应的中药红景天，队员根据自己意愿决定是否服用，分为预防组和非预防组。北京急救中心医疗救援队是最先到达灾区的救援队之一。队员中有 4 人乘飞机从北京直接到玉树，74 人乘火车耗时 16 小时到西宁（海拔 2 400m），随后乘救护车驱车 18 小时到达玉树。救援队在高原灾区实

施救援工作 13 天，共转运患者 311 人，诊治患者 518 人。调查者分别在出发前和进入灾区后的第 2 天测定了救援队员静息时以及活动后 30 分钟的心率以及脉搏氧饱和度。在调查问卷中，自我评测的症状主要分为 5 类：头痛、胃肠道症状和恶心、疲劳、头晕和胸闷、睡眠困难。每种症状的轻重程度评测分为 0~3 分，0 分为没有此类症状，1 分为轻度，2 分为中度，3 分认为该症状的严重程度已引起致残性后果。急性高原病（急性高山病，AMS）的诊断标准为海拔高度 >2 500m+ 头痛 + 至少一个临床症状 + 评分 ≥ 3 分。如果路易斯湖 AMS 评分 ≥ 5 分，或出现精神状态改变，救援者就会被要求从高原灾区撤离至西宁。结果显示，救援者救灾期间出现胸闷 53 例（67.9%），头痛 36 例（46.2%），头晕 33 例（42.3%），气短 28 例（35.9%），恶心、纳差 23 例（29.5%），睡眠障碍 13 例（16.7%），心悸 13 例（16.7%），呕吐 7 例（9.0%），咳嗽 4 例（5.1%），胸痛 3 例（3.8%）。进入灾区前、进入灾区后静息和活动后平均心率分别为 75.87 次 /min、87.45 次 /min、112.01 次 /min，救援者在进入高原后严重缺氧，在进入灾区前、进入灾区后静息和活动后血氧饱和度分别为 98.51%、90.35%、79.33%。救援队员平均 AMS 评分为 3.1 分，29 例（37.2%）达到重度 AMS 诊断标准。16 例队员（20.5%）因发生中度至重度 AMS（AMS 评分 ≥ 5 分）而提前撤离灾区。4 名乘飞机从北京直接到达灾区的救援队员中，1 人因严重高原反应提前撤离（25%）；乘火车和救护车进入灾区的救援人员中，15 人因严重高原反应提前撤离（20.3%）。虽然所有救援人员均出现不同程度的高原病相关症状，严重影响救援工作效率，但总体预后良好，随访 1 年也未出现不良事件。

二、高原地区灾难救援技术

由于高原年平均气温低，昼夜间温差变化大，夜间气温低，多暴风雪，气候瞬息多变，低氧、低压易诱发高原病。不同海拔高原病发生率为 10%~90%，严重者还可发生精神障碍。高原病不仅会影响后送人员的体力、后送速度，而且也增加了伤病员后送途中的危险。另外，高原地区地广人稀，人口相对较集中。同时交通不便，特别是冬季降雪时期，若发生灾难，易造成交通隔绝、物资

运输困难，无论自身救援还是外部组织抢救，都极为不便。加之高原地区多为少数民族居住地，由于语言不通，更增加诊断、治疗和救治难度。故高原地区灾难救援需要特别的应对技术，主要包括以下 3 个方面。

（一）救援装备

1. 救援人员个人装备 突发事件要求时效性较强，高原灾难救援更需要特别的个人装备。根据玉树地震和舟曲泥石流灾难救援的经验，医疗队员个人背囊里必备物品：①个人 3 天用量内服药品，包括乙酰唑胺缓释片 500mg 共 6 片，氨茶碱片 200mg 共 9 片，硝苯地平片 20mg 共 9 片，红景天胶囊 2 瓶，地塞米松片 0.75mg 共 6 片，复方丹参滴丸 1 瓶，上述药品由药剂专业的队员负责配备和更换。②个人外用物品，包括高原护肤霜（或防晒霜）1 瓶，墨镜 1 副，冻疮膏 1 瓶，驱蚊剂 1 瓶，派瑞松（曲安奈德益康唑乳膏）1 支。③3 天口粮，以高热、高脂、高能量食品为主，如高能压缩饼干、耐缺氧高能野战食品、2~3 块巧克力、大米 1 斤（1 斤 =500g）。④野战水源设备，如个人水源净化器等。⑤军刀 1 把，便携式手动发电手电筒 1 只，碱性电池应急手机电源 1 个，五号碱性电池 4 节，用于特殊条件下保持通信畅通，打火机 1 只。

2. 救援队携行物资与装备 高原救援除了常规救援物资外，以下物资应特别准备和加强：①救援药材，需配备适合高原救援的部分药品，保障对从低海拔地区进入高原的救援人员发生高原反应的救治，如地塞米松、乙酰唑胺、氨茶碱、硝苯地平、红景天、复方丹参滴丸等高原用药；派瑞松、皮炎平（复方醋酸地塞米松乳膏）等皮肤科用药；增加止血、抗休克和夹板绷带等救援需求量大的装备；确保足够的灭菌手术器械包。②制氧设备与氧气。③保暖物资。④营养物资，包括自热食品、耐缺氧食品、高能固体饮料和多维电解质泡腾饮片等。⑤高原低氧适用的发电机组。⑥高压锅及其他高压装置。⑦在应对地形复杂的高原地区灾难时，应注重车辆的维护和选择，例如选用履带式救护车等。

（二）医疗救援人员的选择

高原救援需要专门的知识和技能，尤其需要针对高原特殊环境的身体适应能力，故针对高原地区的医疗救援队人员相对固定，无特殊情况不宜更换。救援人员一般不得超过 45 岁，以中级职称队员为主力，指挥员一般不超过 50 岁。必须身体健康，并定时进行体检，无高血压、心脏病、肺气肿、哮喘、气管炎等疾病或肝炎、糖尿病等基础性疾病，且近期没有感冒、头痛等身体不适状况。有高原经历者优先，以曾经在高原工作、生活或近期去过高原且高原反应不明显的人员为主要对象。除妇产科专业外，尽量以男性医师和男性护理人员为主。适当增加少数民族队员，不但能减少语言障碍，还可保证依习俗救援，减少少数民族的戒备心理，增强沟通能力。优先挑选有高原医学背景知识、懂得高原地区损伤防治基本知识的队员。

（三）针对性训练

1. 高原医学理论知识学习 目前，很少有文献报道关于高原地区或高海拔地区特殊条件下，大规模伤亡事件的灾难控制和管理。救援人员进入该地区之前应得到充分的高海拔地区相关医疗救援培训，否则，极有可能会对救援结果产生不利影响。因此，除基本的生命支持外，参与高原救援的人员应充分认识高原地区对人体的影响、人体急进高原面临的风险，通过相关理论知识学习，掌握各种高原地区损伤防治的措施，保证自身健康和救援效能，同时加强对驻地区域性以及高原地区流行病学的研究。

高原居民的生理参数正常值与平原地区居民不同。以血红蛋白为例，西藏自治区藏族人平均血红蛋白浓度与低海拔地区的居民几乎一样，但要比非藏族其他当地居民低得多。而由于低气压影响，血气分析中 $PaCO_2$ 和 PaO_2 的正常值要比低海拔地区低一些。由于高海拔地区的低氧环境，伤员对于创伤和失血的耐受性也比在平原地区差得多。在相同程度的创伤和失血条件下，高原地区创伤性休克的发生会更早并且更加严重。另外，伤员发生肺水肿、心衰和多器官功能障碍综合征（MODS）的风险也相对较高。

创伤救治技术在高海拔地区与平原地区不同。在高海拔地区，四肢活动性出血时止血带的使用要更加谨慎，并且使用时要更密切监测和观察，以避免局部组织缺氧恶化。但迄今为止，对于高海拔地区灾难中发生的失血性休克、挤压伤、横纹肌溶解综合征和伤口感染等的治疗仍然缺乏循证医学结果,导致在地震后伤员的治疗更加复杂和困难。

2.适应性运动锻炼　特别应强调在冬季寒冷的时间安排稍微密集的训练,注重加强人装结合训练、体能强化训练、心理素质培养,并督促自行坚持耐力性训练。

3.针对性习服训练　针对性习服训练可促进高原习服。首先每天进行3~5次深慢呼吸,每次约10分钟;其次通过佩戴口罩、空气呼吸器降低其内部空气含氧量等方式开展缺氧训练;有条件的单位可以利用减压舱反复间断缺氧训练,时间30~60分钟,每次间隔1~3天,如此多次重复后,所产生的习服能力在遇到再次缺氧刺激时,能够迅速建立对缺氧的习服。在海拔2 530m左右人体高原反应发生率低于10%。此阶段逐渐习服后,再度提升海拔到3 400m左右的地区。经过2天习服后,人体的生理状态即可稳定,高原反应发生率较低,常年坚持训练,可大大降低高原病的发病率。定期组织(如每季度)一次突发事件应急拉动,可保持队员良好的应急状态,保证所有装备的完整和设备能正常运转,确保突发情况下能迅速拉动。保证充足的睡眠和良好的营养支持,以多食高糖、高蛋白、低脂肪的食物为主,适当多饮水,多食新鲜蔬菜和水果,在缺乏新鲜蔬菜的地区,每天还需补充一定量的多种维生素。

三、高原地区灾难救援特点

高原地区灾难发生后,救援人员多数来自低海拔地区,这些人员在高海拔地区执行救援任务时,急性高原病不仅切实威胁着救援人员的健康和生命安全,同时也大大降低了救援行动的效率。灾难发生后,应立即采取措施以提高救援人员适应高原地区的能力。更重要的是,有必要制定一个适合在高原地区开展的特定救援预案。那些相对靠近灾区的本地人,包括医务人员和已经适应当地环境的志愿者,应优先选入最初的救援队,以确保救援人员的安全,并提高其工作效率。

在玉树灾难的救援中,由于救援人员没有机会充分适应青藏高原高海拔和低气压等恶劣条件,使得急性高原病的发生率大大提高。此外,许多人在到达灾区的第一时间就立即开始执行营救转运和医疗护理等任务,多为繁重的体力劳动。

并且在执行任务期间,缺乏足够休息或睡眠。救援人员的安全是灾难现场救援过程中的一个非常值得关注的问题。

(一)高原地区灾难救援原则

1.抽调高海拔地区人员参与救援　在抽组高原地震灾难救援部队时应把握科学抽组的原则。在整体水平上,应尽可能就近抽调高原部队、居民参与救援。一方面,这些人员长期生活在较高海拔地区,对高原缺氧寒冷的自然环境已经比较适应;另一方面,这些人员距离灾区较近,能够较快地投入救援,从而最大限度地降低因时间延误给灾区民众造成的损失。与平原地区进入灾区的医疗队不同,玉树地震所在青海省格尔木市(海拔2 808m,距离玉树750km)派出的医疗队,当天从驻地格尔木出发,经道不冻泉、曲麻莱县,经过30小时的急行军抵达玉树州结古镇,24天接诊伤病员2 729例,收治209例,手术30台次,抢救危重伤员27例。这支队伍自我适应力强,所有队员均克服了高原反应、道路颠簸、气温严寒等重重困难,未发生非战斗减员。充分说明高原地区救援队的身体优势,平时注重加强队员自身身体素质和野外驻训锻炼的重要性。该医疗队每年组织队员到海拔3 000多米的地区进行高原适应性训练,提高队员抗缺氧、抗严寒的适应能力,加大队员的训练强度,进行身体耐受和负重训练,定期组织队员进行体能达标考核。

2.急进高原人员实施救援原则　救援人员进入高原地区后,应先适应、后工作。应建立科学的卫勤组织制度,在救援医疗队中编组高原病专业医师并设置专门的高原病组室。同时设立高原病专家指导小组,做好巡查指导工作,并为救援指挥部的决策提供咨询。在可能参与高原灾难救援行动的救援队中,须落实现有医务人员高原医学知识的普及和高原病救治技能的培训。救援行动中尽量落实合理的工作制度,宜采取轮班作业的方式,合理安排救援人员休息,保证睡眠时间,救援过程中避免单独作业,做到有计划、间歇性作业,避免长时间、剧烈作业,避免因过度劳累而诱发或加重急性高原病,救援人员一旦出现高原反应症状,应立即停止工作,并吸氧、休息。此外,救援中还应建立和落实急性高原病和上呼吸道感染等疾病的报告制度。最后,需要在高原灾难救援全程做好防治高原病的宣传工作,在救援人员中普及一定的高原医学知识,了解高原地区,以及进入高原后卫生保健的原则和高原病的防护方法,提高自我防护能力。还应当重视高原救援人员的心理疏导,克服不必要的恐惧、焦虑、悲观或无所谓情绪,使之以科学认真的态度对待高原地区和高原病,以积极平和的心态参与高原灾难救援。尤其是早期到达的救援队,一下飞机就要展开救援,来得越早任务也越重,没有任何过度与休整时间,应特别遵守上述原则,确保救援人员的安全。

3. 尊重当地宗教和民俗 除语言沟通障碍外,医疗队对高原地区特殊的救援知识如输液量和输液滴速的控制、高原反应的预防和控制等也不如当地医院医生熟悉。应组建多民族救援队,并肩救援,利于解决语言障碍造成的救援工作障碍。玉树地震救援中采用了汉藏结合、并肩救援的运行手段,即与玉树州综合医院的医护人员紧密团结、并肩救援,形成"结伴"关系,将他们语言熟练、与伤员容易沟通、丰富的高原救援知识和外来医疗队先进的诊疗设备、高超的救援水平、丰富的抗震救灾经验融合,达到有效救治。尊重高原居民宗教信仰及风俗习惯,构建和谐医患关系,由于藏族同胞的宗教信仰、民族风俗与汉族不同,其对疾病的认知、诊疗观念以及诊疗需求也不同。藏族同胞多认为地震所致损伤轻于骑马摔伤或其他外伤,可通过静养的方式治愈。与现代医疗相比藏族同胞更愿意寻求藏医或请求喇嘛治疗。为了促进救援工作顺利开展,应充分尊重患者的宗教信仰及风俗习惯,采取主动进帐篷筛查、现场诊治的方法;为了做到有效沟通,可积极与当地的学生合作;为说服患者接受诊疗或转往上级医院,可加强与藏医和喇嘛的合作与沟通,通过他们搭建与患者有效沟通的桥梁,构建和谐的医患关系。

（二）急性高原病防治

急性高原病防治的原则是先期预防、早发现、早诊断、早干预、早治疗和科学下送。这需要建立全面的群防群控体系、完善的医疗后送体制。一旦发生地震等灾难,在积极实施救治、健康宣教、技术培训和高原病重症病例救治的同时,特别应及时明确分级救治和后送保障体系。

1. 急性高原病的药物预防性干预 一般情况下,防止急性高原病的最佳策略是在人体能适应的条件下缓慢升高海拔高度。但由于地震等灾难救援工作的紧迫性,这是不可能做到的。因此,预防性药物干预被视为一种替代方法。

（1）红景天:是预防高原疾病最常用的药材之一。其脱胎于传统中医药,药材成分包括红景天、银杏、党参等,被认为能够有效减少急性高原病的发生。但尚需进一步研究证实其预防效果。

（2）乙酰唑胺:用于防治脑水肿和消化性溃疡,能减少脑脊液的产生和抑制胃酸分泌,可能也与其抑制碳酸酐酶作用有关。乙酰唑胺作为急性高原病的预防和治疗药物已被广泛接受,尽管其理想剂量目前尚存争议。

（3）地塞米松:肾上腺皮质激素类药,可减轻和防止组织对炎症的反应,从而减轻炎症的表现。激素抑制炎症细胞,包括巨噬细胞和白细胞在炎症部位的集聚,并抑制吞噬作用、溶酶体酶的释放,以及炎症化学中介物的合成和释放。可以减轻和防止组织对炎症的反应,从而减轻炎症的表现。地塞米松在急性高原病的预防和治疗上是有效的,并且在治疗中往往被用作乙酰唑胺替代药物。

总体而言,目前尚无能够有效和快速预防急性高原病的药物,特别是在突发灾难救援中能够快速起效的药物。

2. 急性高原病防治 急性高原病,特别是高原肺水肿和高原脑水肿,起病急、进展快、病情复杂多变,早发现、早治疗是救治成功的关键。

（1）一般原则:进入高原者应先适应高原气压低、空气稀薄的环境,限制体力活动,行走不宜太紧迫,睡眠、饮食要充足正常,经常性地进行短时间的休息,休息时以柔软操及深呼吸来加强循环功能及高度适应能力,平常应多进行体能训练以加强摄氧功能。身体健康的人患高原病的危险较小,但不能保证在高海拔地区不出现高原病。在高海拔地区饮酒应特别小心。高海拔地区饮一杯酒精饮料的影响相当于海平面地区的两倍影响,酒精摄入过多的表现类似某些类型的高原病。

一旦发生急性高原病,吸氧及降低高度是最有效的急救处理。轻度急性高原病除多饮水补充因出汗、呼吸加快和空气干燥损失的水分外,不需其他治疗,一两天后就会好转。服用布洛芬、饮大量的水有助于减轻头痛。如果症状更严重一些,可服用乙酰唑胺、地塞米松或其他药物。如果仍不能适应,则需降低高度,直到患者感到舒服或症状明显减轻的高度为止。急性高原病患者降低至平地后多数可缓解,但严重患者仍需送紧急医疗下送治疗。

（2）高原肺水肿防治:除遵循高原地区灾难救援原则外,预防高原肺水肿的措施包括携带纯氧电动制氧机,保证需要吸氧的队员随时吸氧。高原紫外线照射强度大,皮肤丧失水分多,加上呼吸道丧失,要求队员大量饮水 4 000~6 000ml/d,以大量补充水分,避免机体水、电解质失衡。寒冷和饥饿可加重缺氧,尤其是感冒后容易出现肺水肿,故要求队员注意保暖,提供生活饮食等后勤保障,一旦出现头疼、恶心、呕吐、腹胀等缺氧症状给予对症治疗。根据队员体力情况,科学轮换工作,每天队内巡视队员,及时输液、吸氧。

高原肺水肿可威胁生命,必须密切观察,卧床休息、给氧。如果无效,应将患者转移到低海拔地区,不要延误。硝苯地平(心痛定)作用很快,但只能维持几小时的疗效,不能取代把症状严重的患者转移到低海拔地区。一旦发生高原肺水肿,应早期给予吸氧,6~8L/min;有肺水肿者可用50%~75%的乙醇湿化液吸入氧气,绝对卧床休息,注意保暖,防止上呼吸道感染,严禁大量饮水。立即给予呋塞米 20~40mg 静推;或 40~80mg 口服,2 次/d,应用 2~3 天,利尿期间注意补钾,观察脱水情况,有烦躁不安时可用少量镇静剂,也可采用 0.25g 氨茶碱溶于 50% 葡萄糖液 40ml,缓慢静脉注射以降低肺动脉压。口服醋酸泼尼松(强的松)或静脉缓慢滴入氢化可的松,减少毛细血管渗透及解除支气管痉挛。有呼吸和心力衰竭的患者应立即采取相应的治疗措施,病情稳定后转到较低的海拔地区继续给予治疗。

（3）高原脑水肿防治:高原脑水肿也可危及生命,治疗首先连续吸 95% 的氧气和 5% 的二氧化碳,清醒后仍应间断给氧,用地塞米松、50% 葡萄糖液、甘露醇、呋塞米、细胞色素等治疗,减轻脑水肿,降低脑细胞代谢,提供足够能量促进恢复,可使用中枢神经系统兴奋剂,如洛贝林、尼可刹米(可拉明)等,注意维持水电解质平衡、防治感染。如果病情加重,应转移到低海拔地区。如果病情恶化,延误转移到低海拔地区,可能导致生命危险。

如果不能转移到低海拔地区,可用增压装置治疗严重高原病患者,这种装置(高压袋)相当于降低海拔高度,由轻型纤维制成的袋或帐篷和一个手动泵组成。把患者放入袋中,密封后用手动泵向袋中加压。患者在袋中停留 2~3 小时,这种方法补充氧气同样是一种有效的临时措施。

(三)高原地区灾难后疾病防疫

高原地区灾难后卫生防疫工作坚决贯彻"预防为主"的方针,根据当地灾情和疫情采取具体有效防疫措施。

1. 控制和消灭传染源 要及时报告传染病,并对患者进行隔离。发现传染病例后,在对患者隔离的同时要及时将疫情报告救灾指挥部及当地有关部门。自然灾难后,灾区的尸体处理是避免污染水源、控制传染病暴发的关键,应按相关规范处置尸体。玉树地区是鼠疫高发地,加之地震使环境遭到严重破坏,导致人与疫源动物及媒介的接触发生变化,存在造成鼠疫流行的风险,故需要实施灭鼠、灭蚤,监测和控制鼠间鼠疫。患者分泌物与排泄物应彻底消毒或焚烧。死于鼠疫者的尸体应用尸袋严密包套后焚烧。严格隔离鼠疫患者,患者和疑似患者应分别隔离。腺鼠疫隔离至淋巴结肿完全消散后再观察 7 天。肺鼠疫隔离至痰培养 6 次阴性。接触者医学观察 9 天,曾接受预防接种者应检疫 12 天。

2. 切断传播途径 首先是做好饮食、饮水卫生监督。救援人员饮用水一律使用自带瓶装矿泉水,食物以自带的自热食品、压缩饼干、方便面等为主,一方面基本保证营养热量供给,另一方面安全卫生。每隔几天可吃到的少量新鲜水果蔬菜一律以专用洗涤剂洗净,水果削皮,蔬菜炒熟或煮熟食用。因缺乏检疫条件,规定一律不得食用当地肉食。其次是做好环境卫生监督。注意从水源、粪便、垃圾、营区洗消、医院和灾民聚居地消毒等方面主抓环境卫生。生活用水必须进行水质消毒后方可使用。为保证救援人员健康,可使用瓶装矿泉水漱口,同时定期用检水检毒箱对当地水质进行检测,以评估用水安全。若使用的是自挖简易厕所,无冲水设备及下水道,很容易造成粪便堆积、微生物滋生而污染环境、传播疾病,可每天用 200mg/L 含氯消毒液进行喷洒消毒,然后用土覆盖。每天产出的垃圾经无害化处理后深埋。救援队居住地每天用 1 000mg/L 含氯消毒液喷洒消毒，医疗环境每天进行随时和终末消毒，以保证救援人员所在环境的卫生安全。对周围及灾民聚居处的水源、垃圾等进行常规消毒处理，以阻断疾病传播。

3. 保护易感人群 贯彻卫生防疫工作方针，开展健康教育，普及卫生知识，使灾区居民养成良好卫生习惯，减少疾病发生。高度关注当地卫生信息及疫情通报，及时准确掌握灾区疾病种类、数量发布等情况，为采取相应有针对性的防控措施做好充分准备。

对进入疫区的医护人员应做好个人防护，如接触患者应采取预防用药，可口服磺胺嘧啶 1.0g，2 次 /d，或口服四环素 0.5g，4 次 /d，均连续服用 6 天。预防接种的主要对象是疫区及其周围的人群及参加防疫、进入疫区的医务人员。使用鼠疫活苗，6 岁以下者，剂量 0.3ml；7~14 岁者，剂量 0.5ml；15 岁以上者，剂量 1ml，均皮下 1 次注射。也可用划痕法：15 岁以上者，在上臂外侧滴菌苗 3 滴；7~14 岁者，滴 2 滴，滴间距 2~3cm；6 岁以下者，滴 1 滴（菌苗浓度与注射者不同），在每滴菌苗上各划"#"字痕。通常于接种后 10 天产生抗体，1 个月后达高峰，免疫期 1 年，需每年加强接种 1 次。

同时，应坚持"标准预防"的原则，即要求无论何时接触血液、体液、分泌物、排泄物等，均应看作是有传染性的，必须采取相应的防护隔离措施。在救援过程中，队员严格坚持标准预防原则：上班时间必须穿白大衣、佩戴口罩、帽子、一次性手套；医护人员每人配备快速手消毒剂，每次操作或接触患者后立即进行手部消毒；针头、刀片等利器使用完毕，直接投入简易利器盒或空矿泉水瓶中，以防利器损伤；外科手术操作器械使用后严格消毒、灭菌；医用垃圾与生活垃圾严格分离，分别进行焚烧无害化处理。

（张连阳）

第二节 高热地区灾难救援

气温、湿度、气流和辐射的综合影响，可引起人体体温升高的环境称为热环境。热环境分为干热环境和高温高湿环境。干热环境主要指沙漠地区，受伤后体液丧失较其他环境快，特点是气温可达 40~50℃，湿度在 20% 以下，例如我国西北的戈壁沙漠地区。高温高湿环境的气候特点与干热环境明显不同，气温高、热期长、日辐射强、夏季雨量充沛，林木茂盛，地面有水面积较多，又受海风影响平均气温高，极限温度可达 38~41℃，空气湿度大，夏季可达 85%~98%。我国长江以南地区，包括江苏南部、浙江、广东、广西、福建、海南、南海诸岛、台湾、台湾海峡地区、云南南部和西南部海拔 1 500m 以下的谷底属于热带地区，气温高，湿度大，属高温高湿气候。太阳辐射和热辐射是热环境的重要致热因素，炎热的外环境使机体散热困难，甚至被迫接受大量的外加热，即辐射和热对流，可引起一系列的生理应激反应，这种环境下热相关疾病（heat-related illness, HRI）的发病率明显增高，严重者发展为热射病（heat stroke, HS），严重威胁当地居民和高温下劳动、训练人员的生命安全。根据日本火灾和灾害管理局（2018 年）资料，2018 年夏季热相关疾病就诊人数和死亡人数较前 3 年翻了一番 [2018 年，7.5/10 000 人；2015—2017 年：（2.4 ± 0.2）/10 000 人和 2018 年，1.3/1 000 000 人；2015—2017 年，（0.6±0.2）/1 000 000 人]。2016 年，美军的统计数字显示，2 536 名服役人员诊断为热相关疾病（发病率：每年 1.96/1 000 人）。热射病和"其他热疾病"分别为每年 0.31/1 000 人和 1.65/1 000 人。其中 19 岁以下男性服役人员、亚洲 / 太平洋岛民、海军陆战队和陆军人员、受训新兵，以及战斗保障人员是热射病的高发人群。"其他热疾病"亚组发病率最高的人群是 19 岁以下女性服役人员、海军陆战队和陆军成员、受训新兵以及战斗保障人员。2012—2016 年，在伊拉克 / 阿富汗服役人员中共 572 名诊断为 HRI，其中 7.9% 是热射病。

由此可见，了解高热环境下 HRI 的病理生理特点和救治原则，有助于提高该环境下灾难救援的成功率。本节将主要介绍高热环境下 HRI 的病理生理特点及灾难救援重点。

一、什么是热相关疾病

热相关疾病（heat-related illness, HRI）是指暴露于高热环境下，机体热负荷超过体温调节的代偿极限,从而出现的一系列病理生理变化。国际分类以核心体温作为严重程度分类,将 HRI 分为热痉挛和晕厥,热衰竭和热射病,用于评估与热有关的疾病的严重程度。在国际分类中,热射病(heat stroke, HS)是最严重的 HRI,其致病原因是机体剧烈运动后,或暴露于极端热环境时,特点是核心温度高于 40℃合并中枢神经系统(central nervous system, CNS)异常。热衰竭被定义为由水或盐耗尽引起的轻度至中度 HRI,其中核心温度可能正常,低于或略微升高(>37℃但<40℃)。

日本急救医学会(JAAM)根据症状和化验检查结果,将 HRI 为三个阶段(新分类系统)。阶段Ⅰ、Ⅱ和Ⅲ,与热痉挛和晕厥,热衰竭和热射病的分类相似。两个分类系统的区别在于前者以核心温度为标准,后者偏重于神经系统,以肝肾功能和凝血系统的器官功能为分类标准。临床观察发现这种新分类系统可以避免低估 HRI 的严重程度。

我国专家共识将高热损伤统一归为中暑,根据体温,器官功能损伤程度分先兆中暑、轻度中暑、重度中暑。

二、HRI 的病理生理特点

(一)生理状态下体温调节机制

生理状态下,人体具有非常高效的体温调节功能,环境温度 25~30℃的变化,人体的核心温度仅有 1℃的变化。

机体的主要散热部位是皮肤,可通过辐射、传导和对流以及蒸发等物理方式散热。在我国大部分地区,除酷暑季节外,通常外界气温低于机体表层温度,在此种条件下,大部分体温可通过皮肤的辐射、传导和对流等方式散发于外界,一小部分则随呼吸、尿粪等排泄物而散发。

辐射(radiation):是将热能以热射线(红外线)的形式传递给外界较冷的物体。辐射散热量同皮肤温度与气温的温度差以及机体有效辐射面积等因素有关。

传导(conduction):是将热能直接传递给身体接触的较冷物体。

对流(convection):是将热能传递给同体表接触的较冷空气层使其受热膨胀而上升,与周围的较冷空气相对流动而散热。人体周围总是绕有一薄层同皮肤接触的空气。人体的热量传给这一层空气,由于空气不断流动——对流,便将体热散发到空间。空气对流是传导散热的一种主要形式,风速越大,对流散热量越多,反之越少。液体对流是传导散热的特殊形式,低于体温的循环流水可以较快使体温下降,相反,高于体温的流水可以使体温较快升高。

辐射、传导、对流三种形式发散的热量约占总散热量的 75%,其中以辐射散热最多,占总散热量的 60%。散热的速度主要取决于皮肤与环境之间的温度差。皮肤温度决定于皮肤的血流量和血液温度。皮肤血流量主要受交感-肾上腺系统的调节。皮肤温度越高或环境温度越低,则散热越快。当环境温度与皮肤温度接近或相等时,上述三种散热方式效果显著下降。当身体外的温度超过皮肤温度时,辐射、传导和对流逐渐失效。

蒸发(evaporation):当外界温度等于或超过机体皮肤温度时,辐射、传导和对流等散热方式停止作用。此时蒸发成为唯一的散热形式。每克水蒸发时可吸收 0.58kcal(1cal=4.19J)的汽化热。常温下体内水分经机体表层透出而蒸发掉的水分叫作无感蒸发,其量每天约为 1 000ml,其中通过皮肤的为 600~800ml;通过肺和呼吸道的为 200~400ml。一般在环境气温升到 25~30℃时,汗腺即开始分泌汗液,称为出汗或显汗,即可感到蒸发。

(二)HRI 的病理生理特点

在高热状态下进行高强度活动,为了降低机体核心温度,交感系统兴奋性增加,心率增快,心排血量增加(20~25L/min)。同时,皮下毛细血管网开放,内脏血管收缩,皮肤血流急剧增加(8L/min),血流从中心向外周重新分布,皮肤温度升高,出汗增多,以此降低核心温度,但这种调节是以牺牲有效循环血量和降低内脏器官灌注(尤其是肠道和肾)为代价。当机体核心温度高于 39℃时,体温调节机制达到极限。如果环境湿度高于75%,蒸发降温的调节机制开始失效。此时,如果不能及时降低机体温度,纠正脱水,会进一步导致一系列病理生理变化。

1. 内环境紊乱和横纹肌溶解　大量液体丢失会导致等渗性或高渗性脱水和酸中毒,高温,组织灌注降低会引起横纹肌溶解,大量钾离子及代谢产物转移到血浆。钾是骨骼肌和心肌中有效的血管扩张剂,这种电解质的严重减少会导致心血管不稳定,并导致肌肉血流减少,进一步加重横纹肌溶解。

2. 循环塌陷和脏器损伤 严重脱水,有效循环血量下降,心排血量下降可以直接导致重要脏器缺血缺氧及功能障碍。另外,循环血量降低,皮肤汗液排出减少,机体降温能力下降,导致核心温度升高,全身炎症反应激活。持续高热和失控的炎症反应会损伤全身毛细血管内皮,血管通透性增加,液体由血管内向组织间隙漏出,有效循环血量进一步减少,同时心肌细胞损伤,心肌收缩力减弱,兴奋性增高,最终导致循环塌陷。循环塌陷会导致肠系膜血流及其他内脏器官灌注急剧减少,黏膜屏障作用消失,肠通透性增加,导致大量内毒素释放入血,通过门静脉作用于肝脏。肝细胞一方面在高热状态下发生变性坏死,另一方面大量内毒素入肝加速了肝细胞坏死,其最终结果是肝脏功能损伤,全身内毒素水平进一步增加,感染加重,炎症反应全面激活。热打击、全身炎症反应失控等因素共同作用下,肺脏上皮细胞和血管内皮坏死脱落,肺泡内渗出增多,急性肺损伤出现。脑灌注压降低、缺氧、炎症和高热造成血脑屏障功能消失,脑神经细胞损伤。与此同时,横纹肌溶解产物,如钾离子、肌红蛋白、肌酸激酶大量入血。进一步导致低钙血症及急性肾损伤,酸中毒等一系列并发症。高钾血症和低钙血症可一起导致心脏传导异常,包括 QT 间期延长,ST 段改变,并且在极少数情况下可导致致命的心律失常。

3. 凝血系统激活和弥散性血管内凝血（DIC） 高热引起的内皮损伤激活凝血系统,血小板聚集和微血管血栓形成,最终导致 DIC 和凝血底物消耗出血。DIC 的存在是 HS 患者住院死亡率的独立预后因素,可作为 HS 早期治疗目标之一。一项对 705 名 HS 患者的研究显示。HS 医院死亡率为 7.1%。住院死亡率与 DIC 存在显著相关性（OR, 2.16; 95% 置信区间, 1.09~4.27; p=0.028）。随着 DIC 评分增加,死亡率恶化,当 DIC 评分为 2 时,死亡率显著增加至约 10%。血液功能障碍代表 HS 中特定疗法的潜在目标。

三、高温高热救援的重点

在高热环境中发生灾难时,救治现场可用的救治资源有限,因此建立以循证医学为基础的专家共识非常重要,用于减少不必要的院间转移和现场救治人员的混乱。

高温高热环境救援时,HRI 识别是治疗的前提,救援人员应该熟练 HRI 诊断流程。救援人员应该熟练掌握 HRI 治疗原则,降温是非常重要的,这与其他灾难现场的救治,即强调转运优先明显不同,尤其是对 HS 患者,高热持续时间和体温控制直接决定患者预后。

高温高热环境救援时,救援人员应该加强自我防护意识,提高热适应能力。

（一）HRI 诊断

目前 HRI 的诊断标准仍存有争议,国际接受的是将核心温度升高合并神经系统损伤作为 HRI 的诊断标准。JAAM 以神经系统障碍,肾/肝和凝血功能障碍为诊断和严重分级标准（表 3-7-2-1）。

热射病的诊断主要基于临床表现,特别是高热、意识改变与热暴露史（经典型）或强体力活动（劳力型）这"三联征"。

表 3-7-2-1 HRI 国际共识分类和 JAAM 分类

HRI（国际分类）	热痉挛和晕厥	热衰竭	热射病
临床表现	大汗,肌肉痉挛,疼痛,四肢无力,注意力不集中,苍白,脉率下降	脱水,大汗,无力,头晕头痛,恶心呕吐,腹泻,肌力下降,血压下降	意识障碍,血压下降,呼吸急促
体温	正常/略有升高	40.5℃以下	40.5℃以上

HRI（JAAM 分类）	I 型	II 型	III 型
临床表现	大汗,头晕,肌肉痉挛/僵硬,明显的意识改变	头痛,呕吐,乏力昏睡,注意力涣散,决策力下降	以下任何一项:神经系统损伤,肝肾功能异常,DIC

日本提出的早期 HRI 评估系统（J-ERATO 评分）,根据 6 个院前变量,包括呼吸频率 ≥ 22/min,意识改变（格拉斯哥昏迷量表 <15）,收缩压（SBP）≤ 100mmHg, 心率（HR）≥ 100 次 /min,体温 ≥ 38℃,年龄（≥ 65 岁）,总分为 6。评估患者疾病严重程度,但该评分评价疾病预后的价值仍在统计当中。

尽管目前诊断标准存在争议,笔者认为HRI诊断应该结合体温和器官功能多种因素,综合判断。临床实践中,笔者发现消化道症状和神经系统症状往往早于肝肾功能异常和实验室结果,因此笔者结合本中心观察结果,给出相关诊断供读者参考(图3-7-2-1)。

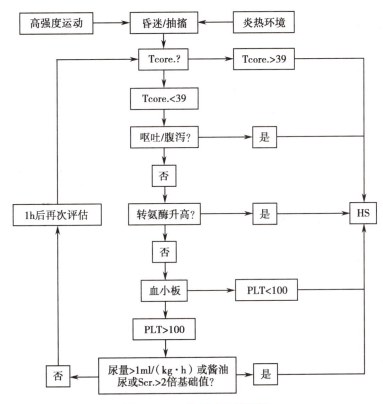

图 3-7-2-1 热射病诊断流程
Tcore.:核心体温;PLT:血小板;Scr.:血肌酐

(二)HRI 治疗原则

JAAM 发表的研究结果显示,HRI 预后与分级相关,JAAC Ⅲ 型/热射病患者 ICU 入住率高,死亡率高。因此救援人员应尽早诊断 HRI,阻断疾病进程。

尽快降低核心温度是现场救治重点。降温时间与患者预后密切相关。如果降温延迟,死亡率明显增加。降温目标:核心体温在 10~40 分钟内迅速降至 39℃ 以下,2 小时降至 38.5℃ 以下。

合并多器官功能不全时,应给予全面脏器支持治疗,液体复苏,纠正休克状态,维持内环境稳定,改善凝血功能障碍是早期治疗重点。其中,凝血功能是死亡的独立风险因素。同时,心、脑、肝、肾等脏器支持替代治疗也不容忽视。由于机体生理屏障功能破坏,感染风险极高,应加强抗感染治疗(表3-7-2-2)。

表 3-7-2-2 HRI 救治措施

系统	具体措施
降低核心温度	监测直肠温度,可给予冰水浴;50% 乙醇擦浴;4℃生理盐水(200~500ml)胃灌洗和/或直肠灌肠;条件允许时直接行 CRRT,血管内降温设备降温
神经系统	镇痛镇静,冰帽/冰袋脑保护;苯二氮䓬类药物和苯妥英钠可用于控制癫痫发作;减轻脑水肿、降低颅内压;神经营养药物应用也有助于神经系统保护
凝血功能	防治 DIC:补充凝血因子后充分抗凝输入新鲜冰冻血浆 10~15ml/kg;冷沉淀 5~10U/次,纤维蛋白原,凝血酶原复合物等,血小板 < 50 × 10⁹/L,给予 1 个治疗量的机采血小板。目标为将 PT、APTT、纤维蛋白原恢复至正常或接近正常水平;首选低分子肝素抗凝,每天总量 100~200U/kg,每隔 12 小时皮下注射。如有活动性出血(如颅内出血、消化道大出血等)或出血量较大(每天输注 2 个单位红细胞才能维持患者血红蛋白)时停用或暂缓抗凝

续表

系统	具体措施
消化系统	保肝药物治疗，如胆红素急剧升高可考虑血浆置换。维持血流动力学及内环境稳定，预防消化道出血，如无明显禁忌，应尽早启动滋养型肠内喂养
肾功能	CRRT 在热射病救治中有助于降温，清除炎性介质，稳定内环境，因此可以不用考虑尿量变化。具备以下情况之一即可启动：①物理降温无效，体温持续高于 40℃超过 2 小时；②血钾>6.5mmol/L；③CK>5 000U/L 或 12 小时上升速度超过 1 倍；④少尿、无尿，或容量超负荷；⑤肌酐每天递增值大于 44.2μmol/L；⑥难以纠正的电解质和酸碱平衡紊乱；⑦合并多脏器损伤或出现多器官功能不全综合征 停用指征：①生命体征和病情稳定；②CK<1 000U/L；③水、电解质和酸碱平衡紊乱得以纠正；④尿量>1 500ml/d 或肾功能恢复正常。如其他器官均恢复正常，仅肾功能不能恢复的患者，可考虑行血液透析或腹膜透析维持治疗
呼吸系统	尽早气管插管呼吸机辅助呼吸，不仅有利于维持较高的指脉氧浓度，也有助于防止呕吐物误吸
循环系统	尽早液体复苏，复苏速度及液体选择可参考脓毒症液体复苏原则；血流动力学不稳定时应用血管活性药物维持血压

注：CRRT，连续性肾脏替代治疗；DIC，弥散性血管内凝血；PT，凝血酶原时间；APTT：活化部分凝血活酶时间；CK，肌酸激酶

（三）HRI 的预防

灾区救援人员进驻热带灾区前应制订防暑计划，做好防暑降温的药品和器材准备。对救灾部队开展防暑教育，使每个救援人员都了解热环境防暑知识并进行必要的热适应训练（热习服，heat acclimatization）。救援开始前补充含盐清凉饮料与营养，改善灾区环境与居住条件，均可起到 HRI 预防作用，其中热习服作用较为重要。

热习服也称热适应，是指机体在长期反复的热作用下，可出现一系列的适应性反应。表现为机体对热的反射性调节功能逐步完善，各种生理功能达到一个新的水平。

通过在炎热气候下一定强度和一定时间的劳动或体育活动的锻炼，人体对热环境会产生一定的耐受力，表现为循环功能增强、心率减慢、血压稳定、出汗增多、汗液中盐丢失减少、体温和皮肤温度上升变慢等，有助于提高高热环境中作业时的防中暑能力。

热习服的获得还可减缓 HRI 后组织病理变化，对机体在 HRI 后具有潜在的保护作用。同时，热习服使损伤的感染时限推迟。

因此，对可能参与高热地区灾难救援的人员，定期进行热习服或热适应轮训，有助于提高在高温高湿环境下的卫勤保障能力，减少非战斗减员，增强人员受伤后的机体整体耐受能力。

四、高热地区灾难救援的展望

预防、尽早识别和有效治疗是 HRI 的主要治疗原则，在高热地区灾难救援时，提高救援人员的防护设备，制定更加敏感的识别系统可能是未来提高救援效率，降低人员伤亡的有效手段。

对 HRI 发病机制的研究可能主要集中在 3 个领域：识别可能导致热应激能力下降的基因特征；寻找更好预测热射病短、长期预后的新型生物标记物；研发能够有效控制炎症反应和阻遏多器官并发症的新辅助治疗手段。如果这些领域有所突破，对 HRI 的治疗可能针对性更强，甚至进入到"靶向治疗"阶段。

（周飞虎 王 黎）

第三节 高寒地区灾难救援

高寒地区是指海拔高，或高纬度，常年低温，冻土常年不化的地区。我国属于高寒地区的有黑龙江省北部、青藏高原、甘肃、内蒙古部分地区。如藏北高原年平均气温多在 0℃以下，最冷的 1 月份平均气温接近 -20℃，那曲地区极端最低气温为 -41.2℃，最热的 7 月份平均气温也不超过 10℃。

中国人民解放军规定的高寒地区指 1 月份综合温度为 -25~35℃的地区。包括黑龙江全省，内蒙古自治区的二连浩特、锡林浩特（均含）以北，新疆的阿勒泰地区。

高寒山地自然环境条件恶劣、气候复杂多变，低气压、低氧、劲风、寒冷、强辐射、自然疫源性疾病复杂多样可直接影响人体健康，引发多种高原

疾病。熟悉高寒地区伤病的救援特点,加强高寒山地救援人员的医学防护和医疗救治,对救援人员及伤员身体健康保证和提升救援队伍的救援能力意义重大。

一、高寒地区对救援的影响

(一)高寒山地严重影响人员健康

1. 高寒山地环境恶劣,致病因素多,防治任务艰巨 高原缺氧,寒期长,日照辐射强,各种自然灾害频发,医疗条件差,疫情复杂,自然疫源性疾病和地方病多,致病因素多给救援队的生存和救援行动带来极大的挑战。在高寒地区,机体出现显著的缺氧反应,如行动迟缓、应激反应力下降、耐力差和精神心理应激损伤。高寒缺氧还易发生冻伤、晒伤、雪盲。在高寒山地实施灾害救援既要克服自然环境对人体的影响,又要适应完成高强度救援任务对体能的消耗,防病治病的任务十分繁重。

2. 高原地区环境恶劣,自然灾害频发,卫生条件差,救治后送困难 高寒地区环境恶劣,自然灾害多:由于地形及高度对气候影响较大,高原地区除寒冷、多风、干燥外,气象变幻无常,时晴、时雨、时风、时雷。冬季道路则常被雪封。高原地区常见的自然灾害有雪崩、风暴、冰川、泥石流和地震,这些自然灾害常造成人员死亡、交通阻塞。地形复杂,交通条件差:我国高原地区整个地势是西北高,东南低,山地占总面积的70%,其余为盆地、起伏地及少数河谷冲积的平原,地形极其复杂,平均海拔多在4 000m以上,又有湖盆丘陵地区、高山峡谷地区、宽谷地区之分。高原地区由于海拔高,自然灾害多,分布广阔,交通极其艰难,山高路狭,运输线长,有些主干公路因受季节和自然灾害影响,不能保障全年通车,不少地方牦牛骡马仍是唯一的交通运输工具。人烟稀少,传染病分布广,高原地区荒凉偏僻,运输不便,经济文化落后,生存条件差。

3. 高寒条件下,创伤患者病情更加严重,救治复杂 高寒环境中伤者不但受到创伤的直接伤害,缺氧和低温成为另一个重要的应激源,伤者全身反应较平原常温地区严重,机体损伤更严重。低温虽然可减缓创口局部细菌增殖的速度,但可造成创冻复合伤,延迟愈合进程,易产生不良后果,可导致肢体伤残以及严重并发症。

(二)高寒山地条件极大影响医疗救援

1. 高寒条件加重伤者病情 高寒条件下,人员负伤后,由于流血疼痛或昏迷,活动减少,会加重冻伤,发生休克、厌氧菌感染或组织坏死,甚至冻僵,增大伤死率和致残率,严寒和高寒高原地区,特别是高寒高原地区,地高、天寒、雪深,气候多变,使得伤病员的寻找、搬运、救治极为困难。加之救援工作紧张激烈,伤类伤情复杂,救治后送任务十分繁重。

2. 医疗救治机构展开工作困难 伤员灾难抢救与后送工作困难,高寒条件下灾难抢救伤病员,救护人员着装多,负荷重行动笨拙,手脚易冻麻木,不便操作,影响抢救速度和质量。实验证明,气温在 -25℃时,包扎伤口13分钟手即麻木不利,25分钟便失去包扎抢救能力。戴手套虽可延长时间,但会使操作更不灵便。高寒山地冬季冰雪可覆盖封阻道路或使路面窄而滑,当积雪超过30cm或60cm,即可分别给轮式或履带输送车行驶带来困难。加之严寒车辆机械易出现故障,事故隐患增多,直接影响伤员的后送和医疗物资的补充。

3. 救治药材和器材的保障难度加大 高寒山地救援,除了需要一般品种的药器材外,还需要大量的氧气和高原适应不全症及冻伤等的防治药材;除保障队伍需要外还要供应民众的需要。高寒地区经济落后,物资匮乏,当地药材储备有限,药材就地筹措困难,大部分卫生保障物资靠内地供应,运输周期长,卫勤保障难度增加。

4. 高寒地区救援装备容易出现故障 在高原高寒地区,常年风大,必然造成气候干燥,容易引起设备接触不良,或者造成使用者静电增多而损坏机器。高寒地区普遍存在电源品质较差,电压变化大、频繁停电。在海拔高、氧气稀薄、大气压低的高原地区,检验类仪器容易出现故障和误差。低温环境下,电池的极化现象严重,放电不完全,放电容量减小,放电电压降低,影响电池寿命和性能。故在使用各类电子设备时要注意增加防冻罩或用其他方式保持机体的温度,以免因低温失去使用效果。

5. 特殊的人文和社会环境 我国高寒地区居住了大量的少数民族同胞,拥有不同的宗教信仰和风俗习惯，对灾难和伤病的认知存在差异，部分人员语言交流可能存在障碍。此外，高寒民族地区也一定程度受到了非法势力渗透破坏、西方敌对势力对我国实施"西化""分化"舆论误导的影响，加之灾难打破了原本正常的社会秩序，给不法分子和敌对势力实施捣乱破坏带来可乘之机，在抢险救援的同时，必须维护社会大局稳定，严防大灾之后出大乱。

（三）高寒山地救援的主要易发病

1. 高原适应不全症　高原缺氧还可以对人体的神经系统、消化系统、免疫系统、肾脏、内分泌、血液系统、能量代谢等产生广泛的影响。急进高原的内陆人员急性上呼吸道感染、急性高原反应等各种疾病的发病率也显著升高。在高寒地区的多发疾病中，最易发生的便是高原适应不全症。高原适应不全症是指：机体对高原低氧环境适应能力不足或失调所引起的各种临床症候群。在高寒地区对部队健康具有危害的疾病中，高原适应不全症危害最大。低海拔地区人员初入高寒地区，对高海拔、极寒环境和气候适应性较差，更容易发生高原病及受伤。急进高原的医务人员自身工作能力明显下降，高原特有的高寒、低压、缺氧会对医学救援人员生理、心理等造成影响，进而导致其手术操作能力下降，疲劳度明显增加，在高原环境下要完成平原地区相同工作量，可能需要更长的工作时间，这将直接影响救援医疗队救治伤员的工作量，进而阻碍灾难救援任务的进度。

由于高原适应不全症发病率高，发病多急骤，病情严重，使疾病减员增加，各救援队必须把预防本病作为重要任务，积极采取各种措施进行预防。

2. 救援人员常易发生冻伤、休克　冻伤是寒区救援作战任务中最常见的损伤。局部冻伤本身是不会致命的，但它的后果极为严重。许多寒区遇险丧生的人中，主要是因为冻伤而失去了行动能力，无法进行各种生存活动，最后因低温症而死亡。

通常将低温引起的人体损伤叫冷伤。冷伤分为两类：一类称非冻结性冷伤，由10℃以下至冰点以上的低温加以潮湿条件所造成，如冻疮、战壕足、浸渍足等；另一类称冻结性冷伤，即冻伤，它由冰点以下的低温造成，分局部冻伤和全身冻伤，全身冻伤又称冻僵。非冻结性冷伤的临床表现为：

冻疮的发生往往不自觉，直至手、耳、足等部位出现症状才察觉。局部皮肤红肿，温暖时发痒或刺痛；较重者可起水疱，水疱去表皮后创面有渗液，并发感染后形成糜烂或溃疡。好转后皮肤消肿脱屑，可有色素沉着。治愈后遇相同的寒冷环境如未注意，冻疮可复发。战壕足、浸渍足等的病变比冻疮较重，先有皮肤苍白、发麻，继而红肿、疼痛、起水疱，疱破创面渗液，可并发感染，治愈较慢，而且治愈后可能对寒冷敏感，患者有疼痛、发麻、苍白等反应。冻结性冷伤（冻伤）大多发生于意外事故或战时。人体接触冰点以下的低温，全身冻伤亦称冻僵，又称意外低温，是寒冷环境引起体温低而发生的以神经系统和心血管损伤为主的严重的全身性疾病。冻僵多发生于在寒冷环境中逗留时间过长，而其保暖措施不足以御寒或陷埋于积雪或浸没于冰水中等情况，老人、婴儿和极度衰弱者，偶尔在温度过低的室内亦可发生。饥饿、疲劳和酒后更易诱发本病。

3. 高寒地区皮肤病和眼疾　人员易发生紫外线损伤，高原日照时间长，海拔越高空气越稀薄，大气透明度大，到达地面的紫外线亦越强，在缺乏有效防护的情况下，紫外线过强或照射过久，都可对人体产生危害，引起光照性皮炎，皮肤出现红斑、脱皮、瘙痒和水疱，特别在冰雪覆盖的地面，紫外线反射大大增强，可损伤结膜和角膜而发生雪盲。

4. 急性呼吸道感染　急性呼吸道感染是高寒地区救援最常见的疾病，发病率占高原总发病人数的 19.0%~57.1%。

高海拔和严寒是主要的致病因素，医疗救援负荷过重、过度疲劳、营养不良也是重要的影响因素。急性呼吸道感染也是诱发高原适应不全症的重要因素，因此应该重视该病的预防和及时治疗。

5. 各种传染病　高原地区环境恶劣，卫生条件差，传染病分布较广。自然疫源性疾病鼠疫在高原各地早有流行的记载；野兔热在西藏及青海有疫源地；Q热（波状热）在高原牧区有散发；新疆南疆有蜱传回归热、出血热及森林脑炎；西藏喜马拉雅山南麓有脑钩端螺旋体病和恙虫病；虫媒传染病在西藏喜马拉雅山南麓有高疟区，还有乙型脑炎；青海及新疆南部有黑热病等。动物传染病以布鲁氏菌病最为多见，西藏牛、羊感染率为

1.4%~39.0%，居民患者达 13.6%，炭疽也是牧区常见病，马鼻疽在西藏、新疆大家畜中时有发生。细菌性痢疾在居民中四季皆有发生，夏季较多；传染性肝炎偶有局部流行。寄生虫病如牛肉绦虫病感染率较高，包虫病在牧民中多见；西藏尚有人体旋毛虫病、尾蚴性皮炎等。

二、高寒地区灾难救援

（一）优选救援队伍和人员，避免无谓伤亡

高寒地区救援环境特殊，应该首先选择能够适应高海拔高寒环境的救援队伍参加救援行动，对于低海拔地区的救援队伍应该限制或在有充分的适应性锻炼或习服训练后方可考虑。救援队在进入灾区前应进行全面、严格体检，在任务紧迫来不及对所有参战人员进行体检时，应根据对救援队人员平时和门诊了解、观察和掌握的情况，挑选重点检查对象。发现有心血管、肺、肝、胃等疾病和体质弱者，不宜进入高寒地区参战。

（二）做好进入高寒地区的充分准备

1. 加强思想疏导，普及高寒地区医疗卫生保障知识，提高队员心理素质和自我防护能力　初到高原的救援人员往往对高原低氧和寒冷环境对人体的影响认识不足。紧张、恐惧的精神因素均可促使高原适应不全症的发生。需对全体人员反复进行宣传教育，做好思想动员以鼓舞士气。普及高原卫生防护知识，使全体人员了解高原自然地理特点。注意自身的损伤征兆及信号，增强群防群治意识，最大限度降低发病人数。重点是防上呼吸道感染、防冻伤、防唇裂及皮肤皲裂、防紫外线伤和雪盲、防高原病等，以适应大强度救援的要求。

2. 开展适应性锻炼，提高救援队伍对缺氧、高寒的耐受能力　适应性锻炼是通过体育锻炼、阶梯适应等方式提高人体对高原低氧和寒冷环境的耐受力和适应力。对担负高寒地区灾难救援战备任务的救援队伍，应该坚持开展适应性训练。为保证效果落实，锻炼应根据救援队员体质、气候条件等情况灵活掌握。既要循序渐进考虑个体差异，防止蛮干，又要持之以恒，达到一定高度；既要重视锻炼，又要重视预防。

3. 充分做好卫勤保障工作，提高救援队伍的生存和战斗力　可服用一些缓解高原反应的药品：高原红景天（至少提前 10 天服用）、高原安、西洋参含片、诺迪康胶囊（对缓解极度疲劳很有用）、阿司匹林、对乙酰氨基酚（控制高原反应引起的头痛）、速效救心丸（不可多服）、丹参丸（治疗心血管病）、葡萄糖液（出现高原反应症状时服用有一定的疗效）等。要充分准备棉帐篷、棉衣服、棉鞋袜、保温套、手套及防雪盲用具等各种必要的防寒物资。有条件时准备化学产热袋、电褥子等。各伙食单位尽可能携带辣椒、胡椒、生姜、大蒜等，以便烧汤驱寒。对防寒装备要倍加爱护，正确使用，如有破损要及时修补。使防寒物资真正发挥保暖防冻作用。

高寒山地作战为便于机动，战时药材装盒要合乎轻便、坚固、体积小、一物多用的要求。根据中印边境反击作战经验每件重量一般不超过 12kg，体积不超过 $0.02m^3$，既能马驮，又能人背。药材品种既保证救援，又要考虑防治高寒多发病、特发病的需要，装箱要注意配套和分组，能合能分，以利于机动和分摊展开。针对高寒地区气压低、干燥、寒冷和长途运输特点，药材保管要注意防止挥发、冻坏和震破，包装要坚固，箱内要塞紧，配装要合理。用骡马、牦牛驮运时总负重不要超过 25kg，体积也不宜过大。对贵重精密仪器运输时，应指定专人负责，必要时派专人携带。怕冷的贵重仪器，非急需避免在冬季运输。加强医疗装备的应急措施，做到早知道、早预案，做到使用高原特种设备的及时补充、更新；没有特种设备的，应早准备、早预防，做好防寒保暖、防尘、防潮湿等工作，使医疗装备保持良好的工作状态，以便最大程度地保障好各项医疗救治工作。

（三）伤病员救治与后送

在高寒地区救治环境恶劣的情况下，及时的抢救与后送治疗对于减少受伤人员伤残（死）率有着非常重要的作用。要积极前伸卫勤力量，开设野战条件下的远程医疗会诊系统，提高救治质量。由于受恶劣气候及后送道路的影响，伤情变化可能比预料的要快，后送时间可能比计划的要长，因此，要在现场完成输液、钳夹止血、气管切开等急救措施。

要做到快速直达后送，后送工具要有良好的机动能力、防护能力和一定的保暖设施，在高原寒区选择直升机、卫生轿车、专用救护车等多种后送

工具以适应多种地形、气候条件。要做好途中护理，保证后转安全，重伤病员要有卫护人员陪同或前接，防止后转途中冻伤或高原反应加重伤情。

我国尚未有大规模高寒救灾的经验，但积极进行理论研究，改善防寒保暖被装，研究装备体积小、重量轻、保暖性强、便于穿着和救援的服装，增强救援队伍自身保护和抗病能力，有助于提高高寒地区救援能力。

（余　涛）

第四节　核辐射环境中的应急救援

一、核辐射事故的定义及种类

（一）定义

核辐射事故是指在核设施（如核电站、反应堆）或核活动（如核技术应用、放射性物质运输等）过程中发生的导致放射性物质污染环境或使工作人员、公众受到过量照射的重大事故。国际原子能组织（IAEA）定义核辐射事故为"对人、环境或设施造成严重后果的事件"，包括核事故对人的致命影响，向环境大量释放放射性物质或反应堆熔毁。1945年至今，全世界共发生各种核辐射事故600多起。其中最突出的是1986年苏联切尔诺贝利核电站事故及2011年日本福岛核辐射事故。

核武器的问世时间比较晚，美国在第二次世界大战期间秘密研究原子弹，在1942年已取得重大成就，随即投入大量人力、物力研究，终于在1945年7月16日成功试爆世界首枚原子弹。美国于同年8月6日和9日，分别在日本长崎和广岛投下一枚原子弹，惊人的破坏力迫使日本宣布无条件投降，也将人类的历史带入了核武器时代。有鉴于核武器的惊人威力，主要强国均视之为攸关存亡的战略性武器而竞相发展，于是在很短时间内陆续发展出氢弹、中子弹等核武器。近年来，随着科学技术发展与新信息等传播，特别是各国和平利用核能事业等发展，核技术发展与扩散不可避免，拥有核能力的国家继续增多，第4代核武器也正在研发。因此要求我们必须做好核辐射应急救援的充分准备，以保护好公众生命和财产安全。

（二）种类

1. 核反应堆事故　在当今的电能中，核能发电占有越来越重要的地位。与其他发电形式相比，核能发电不仅成本低廉，而且污染小、稳定性高。但核能的使用有利也有弊。其最大的弊端在于：核能一旦泄漏，其后果将十分严重。20世纪80年代，苏联切尔诺贝利核电厂的核反应堆发生事故，最终使得不少放射性物质（γ射线、β射线、α射线）蔓延到周边空气中，这些放射物没有颜色和气味，不容易被人察觉，随着放射物的蔓延，事故周边有1 400多名居民因为接触了放射物质而在短时间内死亡。

2. 放射源丢失事故　在如今的教育、医学和工业等领域中，放射源被大量投入使用。而目前世界范围内也将放射源视为工业产品，允许其买卖及使用。据统计，目前全国范围内大约有15万枚放射源存在。如果放射源管理不善，就可能泄漏，其后果不堪设想。1996年，吉林一化工公司一名20岁工人因误拾一条"铁链"（放射性金属铱-192，工业探伤用），而受到大剂量照射。在原解放军第307医院经历了7次手术，他的双下肢、左前臂、手指相继病变被截掉，虽然保住了生命，但只能通过滑动轮椅来支撑身体行走。

3. 医疗照射事故　X射线在当今医学领域运用很多。尽管X射线照射能在一定程度上解决某些医学难题，但是，X射线照射的现实危害也不容忽视。医学实验证明：如果患者接受了X射线照射，同时照射剂量颇高，那么患者因此而患白血病等疾病的可能性将远远增加。20世纪60年代，美国的某家医院曾经出现过类似事故。医院在给患者进行X射线照射的过程中，不小心将剂量加到了原来的10倍，该患者在接受照射之后，出现反应迟钝、剧烈头疼和血小板快速减少等症状，住院后50天左右，该患者死亡。

4. 放射性废物储存事故　核设施完成各类生产的过程中，常常会有废水或者废气产生，这些废水和废气与其他废物混合在一起，便称为放射性废物。一般来讲，核设施的生产管理机构会针对放射性废物做一定的处理，避免其转移到居民的日常生产或生活中，否则将给居民带来极大影响。20世纪50年代，在苏联的某个小镇上，由于处理放射性废物的系统失灵，导致不少放射性废物内部出现爆炸,爆炸后的放射物便进入到周边空气中,使周边环境受到严重污染。

二、核辐射损伤特点

辐射事故虽然少,但由于种种原因,国内外都还没有杜绝其发生。据美国报告,位于核反应堆或其他核设施附近的大医院,都有机会遇到辐射事故患者。这些医院平均 2~4 年至少收治 1 名严重辐射损伤和放射性核素污染的患者。许多患者是在晚班或夜班时来医院急诊。目前,我国相当一部分地区从事放射工作的机构和人员对放射源的危害认识不够,岗前培训不严,操作流程不规范,防护措施不力,安全防护意识不强。对民众进行放射医学知识的普及教育还不够规范和深入,民众缺乏放射防护基本知识,自我保护意识差。据统计,我国于 1963 年发生第一起重大辐射事故,1988—1998 年发生各类辐射事故共 332 起,平均每年 30 起,事故发生率大约是美国的 40 倍。我国辐射事故的主要原因是违章操作、机械故障、放射源丢失和蓄意谋害等。引起辐射事故的主要放射源有 ^{60}Co(钴 -60)、^{137}Cs(铯 -137)和 ^{192}Ir(铱 -192)等。在突然出现大的核辐射事故后可能出现大批受害人群涌向医院,比如 1986 年切尔诺贝利核电站事故、1987 年巴西戈亚尼亚市丢失 ^{137}Cs 事故、日本福岛核电站事故等。事故的发生带有突然性,而事故的处理带有紧迫性,所以必须预先准备。

(一)危害方式多

由于核辐射事故的种类多,人们受到辐射照射的来源和途径也很多,在核辐射事故中,受害者通常可能受到一种或多种方式的伤害:

1. 外照射 当伤员受到位于体外的放射源照射时发生外照射。除了直接从事放射工作的工作人员外,参加应急救援的人员或公众也可能受到从低剂量到高剂量,甚至致死剂量的外照射。外照射可涉及全身或局部,局部照射的最常见原因是工业探伤人员对密闭源处置不当和公众受到丢失、被盗的密闭源照射所致。

2. 放射性污染 放射性物质(固体、液体或气体)释放到环境中时产生的污染,工作人员、救援人员和公众均可能受到泄漏时放射性物质的外污染或内污染。

3. 复合伤 复合伤是常规的损伤合并放射损伤(外照射和 / 或污染),如创伤引起伤口污染或全身过量照射相关的创伤。它也可以是全身受到照射合并广泛的皮肤放射性损伤。

4. 常规损伤 在放射性事故中还可能出现火灾或蒸汽泄漏等其他事故,均可能造成常规损伤。在涉及放射性物质的恐怖袭击中,爆炸和恐慌也可造成大量的人员常规损伤。

(二)损伤程度重

放射性物质可通过呼吸道吸入、皮肤伤口及消化道吸收进入人体。事故中人员受照射的方式和主要组织器官有 γ 射线对全身的外照射,吸入或食入放射性核素对甲状腺、肺或其他组织器官的内照射,以及沉积于体表、衣服上的放射性核素对皮肤的照射。这三种照射方式以何者为主,即哪种照射方式所致的剂量大、损伤严重,取决于受照情况及不同核素的相对量。核辐射事故对人体的直接危害包括:全身外照射,小剂量照射可导致放射反应,大剂量照射可导致各种类型的急性放射病;局部皮肤受照射导致不同程度的皮肤放射性烧伤;创伤及皮肤放射性烧伤的复合伤,或创伤加上放射性物质的复合伤;放射性物质进入体内,造成内污染;组织或器官因大剂量辐射而导致严重损伤,如骨质疏松、骨坏死及放射性肺炎等。

(三)伤员伤情复杂

1. 有辐射照射症状的人员 身体大范围受到高剂量照射的急性放射损伤人员,最常见的早期症状是恶心、呕吐。除非是很大剂量,开始出现恶心、呕吐的时间和严重程度可作为受到辐射照射的重要判断指标,其可在受照射后数分钟至数小时开始。放射性皮肤损伤有几天到几周的潜伏期,因此受照射后立即出现的皮肤损伤可能是由烧伤等其他原因造成。一些事故可能在辐射照射发生后几天到几周才被发现,例如公众受照射或由于某些原因工作人员没有将事故向监管机构报告等。

2. 复合伤人员 对此类人员应根据复合伤的性质和程度给予及时、适当的治疗。应首先处置威胁生命的损伤,此时对放射损伤的处置要放到次要位置。复合伤使辐射损伤的病情更加复杂,一般预后较差。

3. 受到外和 / 或内污染的人员　如果可能受到外和 / 或内污染,需要及时监测、评估污染程度。不伴有身体损伤或显著剂量外照射的单独污染不大可能引起急性辐射效应。采取适当的污染控制措施,在污染环境中进行作业的工作人员被污染的机会很小。需要进行去污处理,以防止或减少人员受到进一步的照射,减少吸入和食入污染物的危险,减少污染扩散。

4. 可能由辐射照射引发症状的人员　此类人员不需要进行立即的医学处理,但需要对剂量水平进行紧急评价。急救人员应具备足够的知识、措施和设备,以进行初步的生物学和医学方面的检查和分析,事件发生后对可能受照人员需要迅速实施医学分类。

5. 未受照射人员的常规治疗　此类人员应被送至适合治疗其损伤的医疗机构,给予医学处置。

6. 确定没有损伤和未受照人员　已知没有损伤或未受照人员应该允许其回家,为了便于将来对事件确认,需对事件发生地附近的所有居民和工作人员进行登记。

7. 由于精神紧张寻求咨询的人员　核辐射事件会对公众心理造成严重影响,在公众中容易引起恐慌,会直接破坏正常的社会生活秩序。最常见的个人直观反应包括恐惧、情绪冲动。个人最常提出的问题包括生殖能力、血液肿瘤后效应等。最多的主诉有类似于植物神经功能紊乱的主诉,如头晕、记忆下降、睡眠差。应当加强正面引导宣传、适当的知识教育、心理治疗、休息、充分的营养、必要时使用催眠药物等均是重要的治疗措施。

（四）对社会和人们心理的影响大

核能的利用首先涉及军事领域,历史上发生过日本广岛、长崎遭原子弹袭击及核武器试验事故,造成大量人员伤亡和大面积污染,引起对健康和生命的持久威胁;人们多不熟悉核事故,发生后又难以控制,认为是可怕的灾难;辐射不仅能造成受照者早期损伤,还可能诱发白血病、癌症或影响后代的遗传效应。这种恐核思想,通过各种途径在社会上流传,成为核设施正常运行及发生核事故时影响公众社会心理反应的关键因素。国外几次重大核事故的经验证明,核事故可造成广泛的社会和心理学影响,其后果是严重影响人们的心理与身体健康,干扰、破坏正常的生产和生活秩序,造成重大经济损失。这种不良的社会心理效应,其危害可能比辐射本身导致的后果更严重。

三、核辐射事故的现场防护

（一）核辐射事故的分级

国际原子能机构（IAEA）及联合国经济合作与发展组织核能机构（OECD/NEA）制定了国际核事件分级表（表3-7-4-1）,目的是统一划分世界核设施事件的级别,以便于迅速向公众通报核设施出现的对安全有重要意义的事件。较低级别（1~3级）称为事件,较高级别（4~7级）称为事故。事件分级的准则是场外影响、场内影响和纵深防御降级。纵深防御是核设施设计中都有的一系列安全系统,用以防止严重场内与场外影响。当一个事件具有一个以上准则所表示的特征时,则按其中任一个准则衡量的最高级别来定级。我国有关管理部门将核（放射）事故分为人员受超剂量照射事故、放射性物质污染事故、丢失放射性物质（或放射源）事故三类。这三类放射事故,又可根据人员受照剂量大小,工作场所或环境放射性污染水平,以及丢失放射性物质的数量（活度）,将事故分为放射事件（或0级事故）、一级事故、二级事故和三级事故。

表 3-7-4-1　国际核事件分级表

分级	人和环境	放射性屏障和控制	纵深防御
特大事故 7级	·放射性物质大量释放,具有大范围健康和环境影响,要求实施计划的和长期的应对措施		
重大事故 6级	·放射性物质明显释放,可能要求实施计划的应对措施		

续表

分级	人和环境	放射性屏障和控制	纵深防御
影响范围较大的事故 5级	·放射性物质有限释放,可能要求实施部分计划的应对措施 ·辐射造成多人死亡	·反应堆堆芯受到严重损坏 ·放射性物质在设施范围内大量释放,公众受到明显照射的概率高。其发生原因可能是重大临界事故或火灾	
影响范围有限的事故 4级	·放射性物质少量释放,除需要局部采取食物控制外,不太可能要求实施计划的应对措施 ·至少有1人死于辐射	·燃料熔化或损坏造成堆芯放射性总量释放超过0.1% ·放射性物质在设施范围内明显释放,公众受到明显照射的概率高	
重大事件 3级	·受照剂量超过工作人员法定年限值的10倍 ·辐射造成非致命确定性健康效应(例如烧伤)	·工作区中的照射剂量率超过1Sv/h ·设计中预期之外的区域内严重污染,公众受到明显照射的概率低	·核电厂接近发生事故,安全措施全部失效 ·高活度密封源丢失或被盗 ·高活度密封源错误交付,并且没有准备好适当的辐射程序来进行处理
一般事件 2级	·一名公众成员的受照剂量超过10mSv ·一名工作人员的受照剂量超过法定年限值	·工作区中的辐射水平超过50mSv/h ·设计中预期之外的区域内设施受到明显污染	·安全措施明显失效,但无实际后果 ·发现高活度密封无监管源、器件或运输货包,但安全措施保持完好 ·高活度密封源包装不适当
异常 1级			·一名公众成员受到过量照射,超过法定限值 ·安全部件发生少量问题,但纵深防御仍然有效 ·低放射源、装置或运输货包丢失或被盗

（二）放射防护

在进入核辐射事故危险区之前救援人员应该穿适当的个人防护装备,包括防护服、橡胶手套、橡胶靴、面罩和呼吸器,个人防护装备分为A级到D级,A级可提供最高水平的防护,包括气体防护服和个人自给式呼吸器;B级提供第二高水平防护,包括防止液体飞溅的防护衣,使用个人自给式呼吸器;C级包括防护服和过滤式呼吸器;D级只提供一般的保护工作服,包括保护衣和外科手术口罩或N95口罩。虽然A级和B级可以提供更好的保护,但执行任务时非常笨拙。因此在核辐射救援中要坚持防护最优化、措施最适当的原则,既要最大限度地保护应急救援人员受到尽可能少的放射损害,又能保证应急救援人员有更

快的反应速度和更好的操作能力。必须进入污染区抢救的搜救人员采用B级防护;负责伤员接收、分类、急救、去污、污染检查等救援人员采用C级防护;对去污后伤员进行医学诊断和处理的救援人员采用D级防护。除此之外,救援人员还需要佩戴直读式个人剂量报警仪和热释光个人剂量计等仪器。

四、核辐射损伤的救援对策

核辐射损伤医学救援应在"反应最快速、防护最优化"的前提下,确保核辐射伤员的分类处置和尽早救治。

（一）制定预案

应急救治预案是组织核辐射伤员应急救治的

依据,是核辐射救援队伍建设的基础。各级救援力量和医疗机构应该按照上级要求结合本身担负任务情况,制定相应的应急救治预案。应急救治预案要周密细致,把可能遇到的困难和问题估计充分,把各种应对方案准备周全,这样才能预有对策、赢得主动。

(二)分类,填写伤票

按照"先救命后去污、快速高效、先轻后重、先急后缓"的原则对现场伤员实施沾染检测和伤情分类。对沾染较重、伤情较轻的伤员分类后,送往洗消站;对伤情较重沾染较轻的伤员直接送往相应救治单元,对需要后送的伤员组织后送。接收伤员后,通过检测沾染、查看受伤部位,询问伤员姓名、伤情,查看主要生命体征等情况后要记录伤票,挂伤员分类牌,采集样品,引导伤员(洗消去污或急救)等方式对伤员进行快速分类。

(三)现场洗消

区分污染与非污染伤员是分类诊断的重要环节,之后洗消成为防治污染扩散的最重要的技术措施。有生命危险者先抢救生命,然后再考虑去污,要将避免污染放射性核素吸收和播散作为重点贯穿整个去污过程。

检测到有污染人员,应检测其个人的所有物品,包括手表、手提包、钱等。检测受到污染物品应放入袋中并做好污染标记。应脱掉被污染的衣服,装入袋中并标记,并提供替换衣服。在人员污染控制记录表填写污染部位及其读数。如果污染在外层衣服,应将衣服脱去后,继续检测,脱去外部衣物可去除大部分污染。检测合格后,不需要执行其他去污程序,登记人员信息后允许回家。

体表污染检测结果是天然本底3倍及以上者,应视为受到放射性表面污染。(天然本底测量方法:在检测点距离地面1m处测量,至少测量5次,取平均值和标准偏差;仪器可探测下限可参考仪器说明,如无可探测下限可将标准差的3倍作为可探测下限)。

对检测到有外污染的人员,应对其采集鼻拭子和咽拭子,对鼻、咽拭子,用表面污染仪进行放射性污染检测,初步判定是否可能受到内污染,对怀疑放射性核素吸收入体内,可能有放射性核素内污染的人员,应指导去相关医疗卫生机构,进行进一步测量和/或生物样品放射性核素分析,估算放射性核素摄入量,进行医学处理。

通常严重受伤的人要躺着接受检测。只对能进行检测的部位(头的前部、双手、双腿和身体)进行检测。只有在伤病员身体状况允许的情况下,才进行身体背部检测。如果可能,用专门的伤口探测器来检测伤口。在伤口无覆盖的情况下,进行检测。

1. 伤员去污洗消的步骤和方法 对有创面的伤员洗消时,应先处理污染的创面,后处理体表污染。局部皮肤去污时,应先轻污染部位后重污染部位,从身体上部到下部,单一的向内运动洗消。选择针对不同核素的洗消液。对洗消结果进行检测,做出能否结束洗消的正确判断。

2. 注意以下洗消细节 优先处理严重污染人员和创伤污染人员;洗消应首先脱去污染的衣服,尽快确定污染部位、范围及程度;先处理污染的创面,后处理体表污染;污染时先从伤口处开始,如无伤口应先从污染轻的部位开始去污,优先处理人体孔腔(如眼、口、鼻等)处的污染。先用湿毛巾、肥皂、香波擦洗污染局部;去污时手法要轻,避免擦伤皮肤;宜用温水,适时、慎重选用含络合剂的洗涤剂,一般以不超过3次为宜。

3. 伤口去污洗消的步骤与方法 用止血带阻止静脉血回流,尽快用灭菌水或生理盐水冲洗伤口;对污染创伤部位进行污染测量或做采样测量;伤口污染严重时,可在2%利多卡因局部麻醉下进行伤口清创,一则清除污染,二则清除异物;严重伤口污染,应留尿样分析放射性核素或做整体测量,留样检测及分析。

4. 局部皮肤去污洗消的步骤与方法 先用毛巾、肥皂、香波擦洗污染局部,避免一开始就全身淋浴,避免污染扩散和减少污水量;宜用温水(40℃),不要用热水,以免因充血而增加皮肤对污染物的吸收;也不要用冷水,以免皮肤因毛孔收缩而将放射性污染物陷在里面;去污时手法要轻,避免擦拭皮肤;适时、慎重选用含络合剂(能与金属离子形成络合离子的化合物)的洗涤剂,勿用硬毛刷和刺激性强的或促进放射性核素吸收的制剂;去污次数不宜过多,一般不宜超过3次,以免损伤皮肤;尽量减少去污形成的固体废物。

5. 残留核素的专用去污剂 对稀土元素钚和超钚元素,可用含乙二胺四乙酸(EDTA)

肥皂或二乙基三胺五乙酸（DTPA）的肥皂，或10%EDTA溶液或1%DTPA（pH3~5）溶液。对铀污染宜用1.4%重碳酸盐溶液清洗。对放射性碘污染，用含碘的鲁氏碘液清洗。对放射性磷污染，用醋酸溶液（pH4~5）或用醋清洗。对放射性锶污染，可用玫琮酸钾液清洗。对难以去除的不明放射性核素则可以采用5%高锰酸钾溶液刷洗或浸泡污染部位3~5分钟，再用新配制的5%硫代硫酸钠（或5%~10%盐酸羟胺）溶液刷洗或浸泡脱色。

6.评测伤员的洗消效果 终止洗消的条件：①要达到洗消限值，α射线<1 000衰变数/min；β射线<10μSv（1mR）/h；γ射线降至本底的2倍。②多次洗消后，仍不能达到洗消限值，将对皮肤造成损伤时；或与上次洗消相比洗消效率低于10%时。

（四）现场伤员救治

现场伤员的救治要基于现场医疗条件和卫生资源，使尽可能多的伤员得到有效的医学救治。要按照"先分类后处置、先救命后治伤、先重度后轻度"的原则快速有序地开展伤员救治。

要将伤员尽快撤离现场并进行相应的医学处理，对危重伤员优先进行急救处理；现场救护的主要任务是发现和救出伤员，对伤员进行初步分类诊断，抢救需紧急处理的伤员。在专业医务人员到达以前，非医学专业人员可用常规的急救方法抢救生命，不管其放射性污染水平如何；皮肤有损伤的伤口做简易止血、包扎、固定处理；经急救处理后送往设有诊所或医院的接收区。后送途中进一步确定污染水平，并进行初步去污处理；采取措施避免放射性污染可能从患者向周围环境的扩散。处置危及生命的损伤（大面积烧伤、骨折、创伤、触电等）应先于处置放射性污染和照射所致损伤。

对确诊核辐射伤员要进行早期药物干预。无论是外照射损伤还是放射性核素内污染，使用防护药物越早，效果越好，反之效果就会降低甚至无效。常用的药物如"500"注射液、"523"片、"408"片等外照射防治药物在照射后1天内使用，效果较好，超过1天再用基本无效。内污染防治药物，有些是阻止放射性核素吸收的，如碘化钾片、普鲁士蓝、海藻多糖等。如使用不及时，放射性核素吸收入血或分布到组织器官后再用，就很难达到治疗效果。因此，在确定受到核辐射损伤后，应尽早使用防护药物。

（五）及时后送

根据初步分类诊断，将各种急性放射病、放射复合伤和内污染者以及一级医疗单位不能处理的非放射损伤人员送至二级医疗救治单位；必要时将中度以上急性放射病、放射复合伤和严重内污染者直接送至三级医疗救治单位。伤情危重不宜后送者可继续就地抢救，待伤情稳定后及时后送。对怀疑受到照射或内污染者也应及时后送。

五、核辐射救援的发展趋势

当前我国周边安全形势日益复杂，部分国家和地区已拥有核武器，并在我国周边进行核试验，对我国造成潜在的危险。世界范围内核恐怖威胁不断凸显，核恐怖袭击活动威胁日益突出，同时核辐射引起的突发公共卫生事件也在增多，给人民生命和财产安全带来巨大的损失。面对当前巨大的安全形势，核辐射救援工作面临更大的挑战，必须加强训练，切实提升实战化能力水平，满足核辐射救援要求。

为了及时有效地应对核辐射事故，控制、减轻或消除事故及其造成的人员伤亡和财产损失，保护环境，维持社会正常秩序，国家发布了《国家核应急预案》，建立了国家、各地区及军队的核应急救援队伍及应急保障体系。下一步要完善核应急法规标准预案体系，推进核应急基础设施建设，开展核应急关键技术装备研发，加强核应急培训和演习演练，拓展核应急国际交流与合作。

由于核辐射环境的特殊性，救援人员暴露在核辐射危险中，将威胁到救援人员本身的安全。因此已经有将机器人应用到核事故救援中的案例。目前核应急机器人系统已取得了较大发展，并在实际应用中发挥了巨大作用。核应急机器人未来还将继续向小型化、智能化、实用化方向发展。具体来说，未来的发展趋势将是着力解决如下关键技术难题：小型智能核机器人系统创新设计、无损检测与故障诊断技术、多传感器信息融合与智能预警策略、核辐射防护技术、恶劣环境下的高稳定遥操作技术等。核应急机器人具有广阔的应用前景，其在核辐射监测与预警、核事故处理与救援等方面将发挥越来越重要的作用。

（彭晓波　邱泽武）

第五节　生物污染环境中的
应急救援

生物恐怖、传染病疫情和重大食源性中毒等突发公共卫生事件，已成为威胁人类健康的重要生物安全问题，特别是2001年美国的炭疽芽孢生物恐怖事件和2003年我国的严重急性呼吸综合征（SARS）传染病疫情后，生物突发事件的应急救援得到了国家的高度重视。

一、生物污染环境中的应急救援相关概述和特点

什么是生物污染环境中的应急救援？广义上讲，针对生物武器、生物恐怖、传染病疫情、生物性食源性中毒、实验室生物泄漏等突发公共卫生事件而展开的侦查、检验、消除、防护和治疗等所有的急性应对处置。具体包括：生物武器的应急救援、生物恐怖事件的应急救援、传染病疫情的应急救援、突发生物性中毒事件的应急救援等。应急救援的具体内容有：①制定应急救援预案，包括设置场景模拟、力量协调对接、现场职责分工、应急救援原则；②防护装备和医疗救治相关仪器、急救药物的功能和使用；③快速检测、前接处置、伤员救治、安全后送；④正确采集生物样本及快速后送；⑤生物事件的预警判断，有效的个人防护，污染区的划定与洗消。

（一）相关概述

广义上，生物污染环境是指由生物威胁因子如病原体、生物毒素、媒介生物等引起人、动物、农作物及植物、生态环境等的伤害环境。生物事件包括生物源中毒、传染病等突发公共卫生事件、生物剂袭击或生物犯罪等生物恐怖事件、生物战剂或生物武器等引发的生物战争。

1. 生物事件（biological incidence） 广义上，指由生物威胁因子引起人、动物、农作物及植物生态环境等的伤害事件。狭义上，指由病原微生物和生物毒素导致人、动物、植物等发生伤害的事件。包括生物战争、生物恐怖、外来疫病传入、外来物种入侵、生物技术谬用、生物物种资源流失、生物实验室泄漏等导致的生物安全问题。

2. 生物恐怖（bioterror） 也称作生物袭击（biological attack），指人为故意使用病原微生物或生物毒素导致敏感人群、动物、植物产生疾病或引起死亡，导致社会恐慌，以达到政治或信仰目的的恐怖行为，具有潜伏性、突发性、散发性、隐蔽性、欺骗性的恐慌性特点。如2001年美国发生的炭疽粉末邮件恐怖事件，虽然导致了22人感染、5人死亡，然而接受预防性治疗的达3万多人，造成了巨大的经济损失。

根据恐怖事件引起感染、中毒或死亡人数的不同，将生物恐怖事件分为Ⅰ级、Ⅱ级、Ⅲ级、Ⅵ级四个等级：

Ⅰ级：是指导致20人以上感染或中毒，5人及以上死亡的生物事件；

Ⅱ级：是指导致10人以上、20人以下感染或中毒，5人以下死亡的生物事件；

Ⅲ级：是指导致10人以下感染、中毒，无死亡的生物事件；

Ⅵ级：是指获知生物恐怖袭击事件的线索或情报、恐怖袭击行为尚未实施、结果尚未发生、情节较轻的事件。

3. 重大疫情（major epidemic） 也称为重大传染病疫情，指某种病原体在短时间内引发的传染病，发病率远远超过常年的发病水平，且波及范围广泛，出现大量患者或死亡病例，具有突发性、传染性、公共性、严重性、恐慌性和国际性特点。如1988年上海发生的甲型肝炎疫情、2003年我国发生的SARS疫情和2009年的甲型H1N1流感疫情等。

依据《中华人民共和国传染病防治法》中传染病的划分，若在同一地区出现甲类传染病（鼠疫、霍乱），患者超过5人或1人死亡，或乙类传染病包括传染性非典型肺炎（SARS）、人感染致病性禽流感、肺炭疽等患者超过5人或1人死亡，或其他乙类传染病在同一地区或多个地区出现50例以上患者，或某一地区出现1例外来输入性烈性传染病如埃博拉、拉沙热、中东呼吸综合征（MERS）等，均应为重大传染病疫情。

4. 重大食源性中毒（foodborne poisoning） 指通过摄食而进入人体的病原微生物或生物毒素

等致病因子所引发的感染性疾病,属于食源性疾病的一种,其特点为突发性、潜伏期短、散发性和集中性并存、季节性、胃肠道症状常见、致死性和非传染性。如 2001 年 9 月江西省永修县发生的重大食物中毒事件,因食用有毒野蘑菇致人中毒、死亡。

依据 2011 年发布的《卫生部突发中毒事件卫生应急预案》,中毒人数在 100 人及以上且死亡 2~9 人,或死亡 10~29 人,或一次性暴露人数 2 000 人及以上均属于重大食源性中毒事件。

(二)引起生物污染环境的生物剂种类

通常情况下,生物恐怖、重大传染病疫情和重大生物性食源性中毒都是由某种病原微生物或生物毒素引起的,包括病毒、细菌、立克次体、侵袭性真菌、微生物毒素、植物毒素、动物毒素等。尽管任何致病微生物或生物毒素都可以用作生物武器,但是最有可能用作生物武器的是那些致病性/毒性强、获取方便、制备容易、播散后可导致易感对象死亡和社会安全隐患的生物剂。根据生物恐怖剂的致病性强弱、致死率高低一般分为Ⅰ级、Ⅱ级、Ⅲ级,即甲类、乙类和丙类生物剂(表 3-7-5-1)。

表 3-7-5-1 生物污染环境相关的重要生物剂

甲类	乙类	丙类
天花病毒	东方马脑炎病毒、西方马脑炎病毒和委内瑞拉马脑炎病毒	汉坦病毒
埃博拉病毒	布鲁杆菌	登革病毒
马尔堡病毒	霍乱弧菌	黄热病毒
拉沙病毒	土拉热弗朗西丝菌	蜱媒脑炎病毒
裂谷热病毒	大肠埃希菌 O157:H7	基孔肯亚病毒
SARS 冠状病毒	贝纳柯克斯体	Zika 病毒(寨卡病毒)
MERS 冠状病毒	肉毒毒素	鹦鹉热衣原体
尼帕病毒	产气荚膜梭菌 α 毒素	多种耐药结核分枝杆菌
刚果出血热病毒	金黄色葡萄球菌肠毒素 B	蛇毒
炭疽杆菌(炭疽)	蓖麻毒素/相思豆毒蛋白	T-2 毒素
鼠疫耶尔森菌(鼠疫)	志贺毒素	荚膜组织胞浆菌和厌酷球孢子菌

2015 年,WHO 将埃博拉病毒(Ebola virus)、马尔堡病毒(Marburg virus),严重急性呼吸综合征冠状病毒、中东呼吸综合征冠状病毒(MERS-CoV)、尼帕病毒(Nipah virus)、拉沙病毒(Lassa virus)、裂谷热病毒(Rift valley fever virus)、克里米亚-刚果出血热病毒(Crimean-Congo hemorrhagic fever virus)等可能造成严重暴发,又缺乏甚至没有医疗措施来应对的疾病列为全球最危险的 8 种病原体。

联合国《禁止生物武器公约》有令难行,生物武器研发屡禁不止,生物恐怖袭击的威胁依然存在,病原体跨物种感染、跨地域传播,造成新发突发传染病不断出现,不仅对人类健康与生命、生态环境带来巨大威胁,对民众社会心理造成极大压力或极度恐慌,也对我国生物安全社会稳定和国家安全构成严重威胁,甚至危及国家的长治久安。

(三)生物武器的特点

生物武器是由生物战剂与相应施放装置组成的特殊武器,如填装生物战剂的炮弹、航弹、火箭弹、导弹等,也有一些相对简单的形式,如利用安装在交通装置上的喷雾器施放生物战剂。生物武器的损伤具有如下特点:

1. 生物武器的优势

(1)致病性强,传染性大:生物战剂大多数是具有高度致病性的传染性病原体,少量即可导致人患病。在缺乏防护、人员密集、平时卫生条件差的地区,极易传播、蔓延,引起传染病流行。这种在人群中引起少数人发病即可造成时间上持续进行、空间上不断扩大的传染性,正是生物武器损伤最为突出的一个特点。

（2）污染面积大，危害时间长：直接喷洒的微生物气溶胶，可以随风飘到较远的地区，杀伤范围可达数百至数千平方公里，在各种武器中，生物武器的面积效应最大。而在适当的条件下，某些生物战剂存活的时间很长，能持续造成危害；例如炭疽杆菌的芽孢具有极强的生命力，可以在土壤中存活 40 年之久，难以根除。

（3）感染途径多样，感染对象专一：生物战剂可以通过多种途径使人感染发病，例如经口食入、经呼吸道吸入、昆虫叮咬、伤口污染、皮肤接触、黏膜感染等。另一方面生物战剂只能使人、畜和农作物等生物致病，而对于没有生命的其他生产生活资料、武器装备、建筑等没有破坏作用，在军事上具有一定的优越性。

（4）具有自扩散性：与其他任何武器不同的是，生物武器可以自我扩散，生物武器中的细菌、真菌、病毒等均可以在合适的条件下自我繁衍，而且速度一般很快。某些病原体，如鼠疫耶尔森氏菌、炭疽杆菌等，可导致人畜共患病，如果被攻击区域存在适宜的宿主、媒介以及环境条件，可能形成自然疫源地。

（5）使用方法简单，隐蔽性好：生物武器可以通过气溶胶、动物、植物、信件等多种形式施放，使用方法相对简单。而气溶胶可以随空气流动进入密闭不佳、没有空气过滤设备的工事、车船内部，具有很好的渗透性。此外，生物气溶胶无色、无味，难以察觉，便于进行突然袭击。

2. 生物武器的缺点

（1）潜伏期较长：生物战剂进入人体后，一般需要经过一定的潜伏期才能发病（毒素除外），短则几个小时，长则几天，在此期间如果采取有效防护措施可以减轻其危害，因此生物武器一般不用于战术行动。

（2）效应难以预测：生物武器攻击的效果受气象、地形、植被的影响非常大，攻击效应还受对方防护能力、医疗卫生条件等因素所制约。生物武器攻击效应对于气象条件的依赖性尤为明显，风速、风向、气温、湿度等都对气溶胶的传播有着显著影响，而雨雪、低温、干燥、日晒等可以加速病原体的死亡。

（3）稳定性相对差：生物战剂绝大多数是活的微生物，在储存、运输和施放过程中都会不断死亡。虽然加入保护剂、利用真空低温干燥保存可以减少病原体的死亡，但是总体而言，生物战剂的有效储存时间要小于化学战剂，更小于常规武器。

二、生物污染环境的救援对策

生物武器攻击后的救援，需要充分应用生物医学防护科研的理论与技术成果，借鉴灾害等突发事件应急处置经验，重点把握医学救援的三个关键环节（现场采样取证、早期快速检出、伤员和人群的妥善处理），以有效控制事态、减少和消除危害。

（一）生物污染环境中的应急救援的事前准备

1. 建立完善组织指挥系统 需要将生物污染环境中的应急救援纳入国家核生化大规模杀伤性武器威胁的应对战略，纳入紧急事务或灾害管理，建立由三级组织指挥部、二级专家咨询组构成的指挥系统，应对可能到来的生物污染环境中的应急救援。

2. 建立完善应急处置系统 应急处置体系专业队伍，顾名思义是相关部门与机构中专门从事生物事件应对和处置的专业队伍。按照应对和处置内容以及专业可分为事件性质处置、医学调查处置和后果处置等。

3. 建立监测预警系统 发现与识别生物攻击，判断发出预警信息，重要前提是建立系列的监测系统，掌握疾病或死亡相关信息的动态变化，包括法定传染病发病率、病死率，时间、空间和人群分布；病原体分离情况监测，掌握致病微生物种类、生物学特性和毒力、抗性的变化。在重要场所和重大活动时，还可布点设置生物监测的仪器设备和专业力量，对生物污染浓度和种类实施实时监测和报警。

4. 建立特需药品物资储备系统 生物事件的应对与处置，需要特殊的诊断技术、试剂、救治药品与用品、污染消除药剂等物资保障。因此，预防与控制生物剂损伤防治所需的抗生素、抗毒剂、疫苗、抗体及防护用品用具等必须有所储备，才能保证应急处置队伍在最短时间为事发地提供基础的应对和应急处置用品，对事发地进行调查、判断和人员救治等处置工作。

（二）生物污染环境中的应急救援的救援要点

1. 识别与预警 由于生物事件的隐蔽性，早期识别与预警非常重要。可以通过气溶胶监测等仪器侦测手段尽早发现，也可以通过疾病谱、媒介和宿主动物等方面的流行病学监测进行早期识别和预警。

2. 检测与鉴定　由于生物剂种类多样，一旦怀疑发生生物剂袭击，应立即采集合适样本，进行检测与鉴定。尽快明确生物剂的种类和性质，是指导后续救治、隔离措施，资源筹措与使用的前提和基础。

3. 救治和处置　由于生物剂具有传染性，袭击发生后一般采取就地就近处置，以减少扩散。就地就近处置包括四方面的内容，一是应急处置组织和资源调用要就地就近；二是伤病救治要就地就近，根据生物剂的性质，采用合适的手段积极救治；三是暴露人群检疫要就地就近，根据情况设立临时医学观察点或划定隔离区、封锁区；四是污染物品的处置要就地就近，避免长途转运。

4. 心理干预　生物攻击时没有气味、不可见，其具有突发性、不确定性和超出人们常规思维和应对能力的特性，加上对生物威胁和传染病的恐惧，导致生物剂攻击后，受累人群会产生强烈的心理应激反应，往往引发民众和社会的恐慌。因此必须加强心理干预和舆论引导，避免恐慌。

三、生物污染环境的现场防护

生物污染环境的防护是综合性的系统工程，可以凝练成五个关键环节，称为：侦（察）、检（验）、消（毒）、防（护）、（伤员救）治。现场防护是指在污染环境中所采用的避免、减轻污染和感染的措施，包括非医学手段和医学手段。非医学手段指利用物理措施将人体与污染的外环境隔离开，以避免人体受感染的物理防护措施，也称物理防护；医学防护措施（医学手段）指通过疫苗、抗血清或药物来预防或减少损伤，减少发病或死亡。

（一）物理防护

物理防护主要通过防护装备实现，分为集体防护装备和个人防护装备。

1. 集体防护装备　集体防护装备是用于2个以上人员共同防护的装备。这种装备通过物理隔离措施，阻断污染进入，形成一个无污染的安全空间，保证里面的人员能够进行正常活动。目前，集体防护装备主要有以下几种形式：

（1）正压防护系统：这是一种内部压力高于外部压力、外部空气经高效粒子过滤器过滤后输入帐篷的物理隔离装备，可以避免生物武器气溶胶进入系统内部。防护帐篷是一种典型的正压防护系统，由篷体、高效粒子过滤器和打气机3个主要组成部分构成。这种集体防护装备可以在现场临时装配，小的可以容纳几个人，数个正压帐篷通过通道帐篷连成一体，可以容纳几十至上百人，既可以在其中临时躲避，也可以在内活动、工作。主要用于保护正常人群。

（2）隔离封闭门及空气过滤净化装置：重要的密闭建筑中可以加设隔离封闭门及空气过滤净化系统，并配合相连的通风和连通系统，所有进入设施的空气都经过高效粒子过滤器过滤。这种防护装置可以保证较大容量空间在一段时间内避免污染，配有这些装备的建筑可作为防护生物袭击的避难所。

2. 负压防护系统　由建筑主体、通风系统和高效粒子过滤器、污物收集消毒处理系统等构成，内部气压阶梯式低于外部气压，内部的空气按照压力从高到低定向流动，有传染性的伤病员和物资材料、动物等处于负压环境内气压最低处。污染的空气流向地设置在排气装置内的高效空气过滤器，排放到大气，目的是防止受到致病微生物污染的空气污染外界环境。这种设施或装备主要用于传染性伤病员的隔离、治疗与观察。生物安全防护等级三级（BSL-3）和四级实验室（BSL-4）、负压病房属于这类建筑设施。此外，还有负压救护车和负压帐篷。

3. 个人防护装备　个人防护装备用来保护呼吸道、面部、眼、手和身体其他暴露部位，防止污染的空气、液体通过吸入或经口感染，或通过皮肤、黏膜感染。

（1）全身防护装备：包括正压防护服、生物防护服、连体橡胶防护服等。正压防护服是一种全身密闭式防护系统，人员处于防护服内的正压环境内，所供气体由氧气瓶供给或由高效过滤供气系统供给。正压防护服适用于严重污染现场使用，工作时间和活动范围受供气系统限制，且人员行动不便。生物防护服能有效地阻断液体、固体、气体等不同状态的污染物污染体表，达到防护的目的，具有一定透气性，穿着比较舒适。连体橡胶防护服不透气，舒适性差，影响人员动作，作业能力受到限制。

（2）呼吸道防护装备：包括防护口罩、防护面具、眼罩、手套，防护服、靴等。生物防护口罩是以高效过滤材料为保护层，能有效滤除微生物气溶胶，使用方便，可以用于防疫、临床医生和人群的呼吸道防护。防护面具由罩体和高效粒子过滤器组成，是比防护口罩更好的呼吸道防护装备，其罩体与人的面部结合紧密，不漏气，吸入的空气都经过高效过滤器，防护效果非常好。

（3）裸露皮肤的防护装备：主要有眼罩和手套等。眼罩用于保护眼睛不受感染，简易型的眼罩只能防止液体飞溅入眼睛，不能防止气溶胶的进入；气密性好的眼罩能与面部结合紧密，既能防止液体飞溅入眼睛，又能防止气溶胶的进入。手套可以保护手部皮肤不受感染物质污染。

（二）医学防护

生物污染环境中的医学防护主要包括免疫防护和药物防护，其中免疫防护又包括特异免疫预防和非特异免疫预防。

1. 免疫防护 由于生物武器攻击发生的不可预测性，如何提高机体免疫力是防护的关键。对于已经具有有效疫苗的生物恐怖病原体，预防接种可提供较持久的保护力。某些生物武器没有安全有效的疫苗，但有效果可靠的抗血清，在生物武器攻击前或攻击早期，可以通过人工被动免疫的方法达到紧急预防和治疗的目的。而对于无疫苗和/或被动免疫制剂的病原体，除应用物理防护和药物防护外，还可以应用非特异性的免疫制剂，提高机体的天然免疫力，以达到预防或减轻生物恐怖的危害。

（1）特异免疫预防：是将疫苗、类毒素等或抗体（免疫血清、丙种球蛋白等）制成各种制剂，接种于人体，使其获得特异性免疫能力，达到预防某些疾病的目的。前者称人工自动免疫，也称为预防接种，如接种天花疫苗预防天花、皮肤划痕接种炭疽减毒毒苗预防炭疽等。主要用于预防；后者称人工被动免疫，主要用于紧急预防和治疗，如用破伤风抗血清、肉毒抗毒血清救治破伤风和肉毒中毒。免疫预防是预防控制传染病和生物恐怖发生的一种有效的重要措施，可以提供特异性的预防效果。某些情况下，来源于恢复期患者及高

效价特异性抗体供血者血浆，以及接受类毒素和疫苗免疫者血浆的人，其特异性免疫球蛋白也可以用于特异免疫预防。

（2）非特异免疫预防：是应用某些生物制剂或药物来调节机体的免疫状态，增加机体抗生物恐怖病原体的非特异性免疫力，从而达到一定的预防作用。如使用干扰素、胸腺素等非特异性免疫增强剂，提高机体抵抗力。正常人丙种球蛋白和胎盘丙种球蛋白、干扰素（IFN）等细胞因子，左旋咪唑、AS-101、胞壁酰二肽和异丙肌苷等化学制剂，卡介苗等生物制剂都可以用于非特异免疫预防。

2. 药物防护 药物防护又称为化学预防，是生物污染环境医学防护工作中的一项重要应急措施。生物武器袭击后一般有一段潜伏期，不会立即发病，在这一段时间内，可以对特定人群进行药物预防或预防性治疗。药物防护的目的是根据初步判断的生物战剂种类，为受到生物武器袭击的人群服用相应的药物，预防发病，降低发病率和死亡率。

（1）药物防护的对象：与生物战剂有密切接触的人员；已吞入、吸入生物战剂或触摸、吞食被污染的物品、食物及饮水的人员；污染区或疫区内，被媒介昆虫叮咬过的人员；曾参与救治、护理和照顾生物伤病员的人员；可能在污染区和疫区停留的人员。这些人员一旦确定，应立即给予药物预防。

（2）药物防护的实施：针对细菌性生物战剂，应使用抗生素进行预防，例如怀疑发生鼠疫攻击时，可采用环丙沙星进行预防服药；针对病毒性生物战剂，应使用抗病毒药物，如利巴韦林（病毒唑）等。需要指出的是，服用一种抗致病微生物的药物不可能预防所有生物战剂引起的疾病，因此药物预防必须有针对性。此外，药物预防只对无抗药性的生物战剂有效，但当攻击方所使用的战剂为具备抗药性的微生物时，不应采取传统的药物预防措施，而是应该进行积极的药物治疗。

四、生物武器防护的研究趋势

生物武器一直是国际军事和政治斗争中的一个极为重要而敏感的问题。自从生物武器出现的那天起，就受到世界绝大多数国家的强烈反对。近

百年来,为了减少爆发生物战的威胁,世界各国普遍反对生物武器进攻性研究,要求销毁生物武器,控制生物武器的技术扩散,经过努力,达成了不少双边或多边协议和条约,其中关于生物武器有重大影响的国际性条约有《禁止在战争中使用窒息性、毒性或其他气体和细菌作战方法的议定书》和《禁止发展、生产、储存细菌(生物)及毒素武器和销毁此种武器公约》。因此生物武器攻击作为国家行为在战争中出现的可能性相对较小,但是以生物战剂进行生物恐怖袭击已经成为一个非常值得警惕的国际性安全问题。生物技术突飞猛进的发展使得一些更具威胁性的生物战剂的出现成为可能。

(一)具有新性能的生物战剂

1. 生物战剂抗原性改变　利用定点突变或基因拼接技术可以改变编码细菌或病毒外膜蛋白基因序列,从而使抗原结构发生改变。这样原来的检测和治疗手段将不再有效;而一旦发生这样的攻击,在短时间内无法研究出相应的检测手段和方法,必然会给战剂的侦检、预防和治疗造成相当大的困难。

2. 生物战剂抗药性增强　现代分子克隆技术可以把多种抗药性基因拼接在一起,克隆到一种目的菌中使其具有广谱抗药性,这将使其治疗变得更加复杂化。很多抗生素耐药基因都由质粒编码,并且可以通过质粒转移和结合作用在微生物中传播,在自然界中就广泛存在着耐药质粒在菌种内部和菌种之间互相转移的现象,马达加斯加曾分离到对 6 种抗生素耐药的鼠疫菌株。

3. 生物战剂侵袭力增加　细菌的侵袭力包括黏附因子、荚膜、菌毛及侵袭性酶等,这些特性使得细菌更有效地进入宿主体内。遗传工程技术可以把这些侵袭力因子赋予到那些本来不具有这些特性的细菌中去,增加侵袭力。

4. 生物战剂抵抗力增加　生物战剂的抵抗力包括许多方面。各种物理因素如热、脱水干燥、紫外线辐射、冷冻,化学因素如各种杀菌剂等都可以将微生物杀死。但是一些在极端条件下生长的微生物为了适应生存也产生了一定的对抗能力,可以从中克隆与极端条件抗性相关的基因,导入生物战剂中,增加其抵抗力。许多革兰氏阴性菌由于其细胞壁成分特点,耐受气溶胶化的能力十分弱,不利于战剂的雾化和投递,可能通过分子克隆技术改构细胞壁,提高耐气溶胶化的能力。

(二)创造新病原体

目前合成生物学的进展日新月异,在实验室合成全新的病原体已经不再是天方夜谭。早在 2001 年,澳大利亚科学家就将小鼠的 *IL-4* 基因导入鼠痘病毒基因组中,结果发现这种新病毒的毒力更强,而且可以杀死已经进行过疫苗接种的小鼠。美军重复了这一实验,还用同样的方法改造了牛痘和兔痘病毒。2010 年 5 月,美国科学家宣布成功制造出人造细胞"辛西娅":人工合成了蕈状支原体 DNA,并将其植入另一个内部被掏空的山羊支原体的细菌体内,最终,被植入人造 DNA 的细菌体重新获得生命,并开始在实验室的培养皿中被繁殖。这是第一个全人工合成的生命体,如果这些技术被滥用,后果不堪设想。

(三)种族武器

人类基因组计划完成以后,虽然人们未发现人种特异性基因,但是通过对单核苷酸多态性(SNP)的系统研究发现,某些 SNP 在特定人种中出现的频率远高于其他人种,这些差异可能成为种族特异性基因武器的作用靶点。最近全基因组关联分析(GWAS)也确实发现了一些不同人群中存在特异性的传染病易感基因,这说明了种族武器的可能性,值得我们警惕。

(王春燕　邱泽武)

第六节　化学污染环境中的应急救援

20 世纪以来,随着化工产业的迅速发展,重大化学意外事故事件发生频率逐年增加,如 2015 年 8 月 12 日天津危险化学品爆炸事件即给人员及环境带来重大危害。化学战剂的开发和使用,也导致非战争条件下的化学恐怖袭击事件日益增多。明确化学事件基本概念及危害方式,实施针对性防护及救治,是化学污染环境中应急救援的重点。

一、化学突发事件概述

(一)定义

化学突发事件是指突然发生的有毒有害化学品泄漏、燃烧或爆炸,造成或可能造成群体人员急性中毒,引起较大社会危害,需要组织社会性救援的紧急事件。

（二）类型

化学突发事件类型包括非人为因素、非人为主观因素引发的化学意外事故事件及人为因素导致的化学恐怖袭击事件两类。

1. 化学意外事故事件 指在生产、使用、储存、运输有毒有害化学品过程中,由于非人为因素、非人为主观因素引起的有毒有害化学品泄漏、燃烧或爆炸事件。依据发生原因,主要包括以下3种类型。

（1）技术因素引发的意外事故事件:指人们在化工生产、储存及运输等过程中,违反客观规律,设施设备失修、化学品管理不当、违反操作规程等引起的化学事故。

（2）自然因素引发的意外事故事件:指地震、火山喷发、海啸、龙卷风及雷击等不可预知因素,以及台风、潮汐、洪水、山体滑坡及泥石流等可预知因素所造成的大型化工企业设施破坏,引起燃烧、爆炸,使有毒有害的化学物质外泄,造成突发性化学事故灾害。

（3）人为造成但不属于恐怖袭击的突发事件:包括食物中毒、职业中毒、群体性药物反应等情况。

2. 化学恐怖袭击事件 指恐怖分子为达到其政治、经济、宗教、民族等目的,通过使用或威胁使用有毒有害化学物质、袭击或威胁袭击化工设施,引起有毒有害化学物质释放,造成人员伤亡和心理恐慌及社会影响,从而破坏国家和谐安定与妨碍社会经济发展的事件。

"人为故意"是恐怖袭击事件的基本特征。依据袭击方式和发生原因,化学恐怖袭击主要包括以下7种类型:

（1）剧毒化学品直接袭击:现场施放毒物,常用易挥发的军用毒剂,如神经性毒剂沙林、全身中毒性毒剂氢氰酸等。经呼吸道吸入及皮肤接触染毒,危害后果与毒剂种类、接触人群数量、施放环境及有效医学处置快慢相关。1995年"东京地铁沙林事件",恐怖分子在地铁内施放剧毒军用毒剂沙林,导致5 500余人中毒、10余人死亡。

（2）食物、饮水中投毒:将剧毒化学品投放在食物、加工食物的原料及饮用水中,造成进食人员中毒。此法操作简单、实施方便、所投放化学品来源易得,是目前出现频率最高的化学恐怖袭击方式。常用的毒物多为剧毒农药、剧毒鼠药等。危害后果与接触有毒化学品的人群、化学品毒性、识别及处置时间早晚有关。2002年"南京汤山毒鼠强投毒案",导致300多人中毒,42人死亡。

（3）制造泄漏事件:在危化品储存及运输过程中进行破坏,致使有毒物质外泄造成人员中毒及环境污染。危害后果与泄漏化学品种类、数量、染毒方式、暴露人群数量乃至气象条件等密切相关。1985年印度博帕尔发生的"异氰酸甲酯泄漏事件",导致数万人死亡,数十万人受伤。

（4）爆炸施毒:利用爆炸装置将剧毒化学品以蒸气、气溶胶及液滴等形式释放致人中毒。"伊拉克和大叙利亚伊斯兰国"组织在与叙利亚政府军的交战过程中,曾多次使用爆炸施毒释放军用战剂,导致人员伤亡。

（5）纵火施毒:用纵火方法释放有害气体导致人员中毒。1993年福州一名工人点燃了堆放的腈纶纱团,燃烧后释放的有毒气体导致61人死亡。

（6）环境染毒:将剧毒化学品投入到公共水源及土壤中,导致接触人员或水产品中毒及环境染毒。

（7）化学恐吓:利用网络、手机短信及微信等传播媒介散布化学恐怖袭击的谣言,投寄或放置有毒有害或无毒化学物质在特殊环境或敏感场所,以制造恐怖气氛,扰乱社会秩序,引起社会人群心理恐慌,进而极大增加社会不稳定因素。2001年上海APEC会议及2008年奥运会期间,均出现人为放置或投寄"未知白色粉末"的事件。

（三）分级

化学突发事件一般可分为特别重大、重大、较大及一般4个等级。

1. 特别重大化学突发事件（Ⅰ级） 当出现下列情况之一:

（1）发生化学恐怖袭击时。

（2）重要地点、场所和敏感部门发现危险化学品释放装置遗洒物品,高度怀疑人为蓄意因素所为时。

（3）化学设施发生意外事故,造成化学损伤伤员 10 人（含）以上，或死亡 3 人（含）以上时。

2. 重大化学突发事件（Ⅱ级）　当出现下列情况之一：

（1）重要地点、场所和敏感部门发现可疑危险化学品释放装置、遗洒物品，尚未肯定何种危险化学品时。

（2）化学设施发生意外事故，造成化学损伤伤员 2 人（含）上、10 人以下，或死亡不足 3 人时。

3. 较大化学突发事件（Ⅲ级）

（1）化学设施发生意外事故，暴露者不足 20 人，或导致化学损伤不足 2 人，无死亡时。

（2）事发地军级单位指挥机关或市（地）级人民政府赋予较大防化医学救援任务时。

4. 一般化学突发事件（Ⅳ级）

（1）化学设施发生意外事故，未造成人员伤害后果需上级专业人员协助处理时。

（2）重要危险化学品丢失、被盗或失控时。

二、化学突发事件的特点

化学突发事件具有情况突发性、后果严重性、影响未知性等特征，除了直接给人员健康和生命安全造成影响和威胁外，还会对正常生产生活秩序造成严重干扰，甚至引发社会层面的动荡、混乱和社会心理负面影响，并造成经济上重大损失。化学突发事件具有以下特点：

（一）事故突发性

一般都是瞬间突然发生，与化工产品性质及其生产过程的特殊性有关，许多化工产品易燃易爆，如果在生产、运输、贮存过程中某环节稍有疏漏，便会导致事故突然发生，大量泄漏有毒有害物质。化学突发事件的突发性对应急救援工作提出了很高的要求。

（二）后果多效性

化学突发事件不仅有大量毒物的泄漏，可能还伴有爆炸、火灾。事故发生后，可严重污染空气、水源、植物、土壤、生活设施等，污染对象众多。受污染的空气扩散，危害范围可达数十平方千米。人员可能直接受染，也可能因接触从污染区抢救出的伤员、财物或因车辆通过受染地域而造成间接受染。事故产生的危害持续时间有时可能达数个月甚至更长。

（三）社会危害性

化学突发事件不仅会导致人员伤亡、财产损失，而且有可能引发社会问题。严重的核化生事故会导致人心浮动及公众心理变化，如果处理不当，社会秩序会发生混乱。由于公众盲目恐惧、自发流动，造成交通堵塞、供应紧张、意外伤亡、社会动荡，使救援工作很难顺利进行。

（四）处置复杂性

事故发生后，应急救援行动将围绕切断或控制事故源，控制污染区，封锁通道，抢救伤员，评价环境，认定污染危害性质、程度、范围，组织公众掩蔽、防护或撤离，对污染区进行去污处理等，这些工作不少需要同步进行，而有些处置程序又不能颠倒。救治伤员与排除险情紧密相关，组织居民防护与稳定社会秩序要结合进行等。处置既要迅速又要准确，既要紧张又不能忙乱，难度很大。

三、化学突发事件的危害

（一）危害源

依据事件的性质分两类：

1. 化学恐怖剂

（1）化学恐怖剂是指具有典型特征，被极端组织和个人用于危害环境和人群健康，引发人员伤亡及社会恐慌的化学毒物。特别是神经性、糜烂性、全身中毒性及窒息性毒剂等军用毒剂。

（2）按毒害作用分为六类：神经性毒剂、糜烂性毒剂、全身中毒性毒剂、窒息性毒剂、失能性毒剂、刺激性毒剂。

1）神经性毒剂：目前毒性最强的一类毒剂，主要通过呼吸道、眼睛、皮肤等进入人体，并迅速与胆碱酯酶结合使其丧失活性，引起神经系统功能紊乱，出现瞳孔缩小、恶心呕吐、呼吸困难、肌肉震颤等症状，重者出现呼吸肌麻痹致死。主要有沙林、塔崩、梭曼和 VX 等。

2）糜烂性毒剂：主要通过呼吸道、皮肤、眼睛等侵入人体，造成呼吸道黏膜坏死、皮肤糜烂、眼睛刺痛、畏光甚至失明等。这类毒剂渗透力强，中毒后需长时间治疗才能痊愈。主要有芥子气和路易氏剂。抗日战争期间，侵华日军先后在我国使用化学毒剂 2 000 余次，其中大部分是芥子气。

3）全身中毒性毒剂：主要代表物有氢氰酸（HCN）。氢氰酸是氰化氢的水溶液，有苦杏仁味，可与水及有机物混溶,战争使用状态为蒸气状,主要通过呼吸道吸入中毒,经呼吸道吸入后与细胞色素氧化酶结合,破坏细胞呼吸功能,引起呼吸中枢麻痹,导致组织缺氧死亡。

4）窒息性毒剂:主要损伤呼吸系统,引起急性中毒性肺水肿,导致缺氧和窒息。窒息性毒剂主要有光气、双光气以及氯气、氯化苦等。代表物是光气。光气($COCl_2$)常温下为无色气体,有烂苹果味,在高浓度光气中,中毒者会因为反射性呼吸、心跳停止而死亡。

5）失能性毒剂:该毒剂为无味、白色或淡黄色结晶。战争使用状态为烟状。主要通过呼吸道吸入中毒。它可以引起思维、情感和运动功能障碍,使人员暂时丧失战斗能力。主要代表物是毕兹（BZ）。

6）刺激性毒剂:这类毒剂对眼和上呼吸道有强烈的刺激作用,引起咽痛、眼痛、流泪、喷嚏和胸痛等。主要代表物有苯氯乙酮（CN）、亚当氏剂、西埃斯（CS）。

2. 有害化学品

（1）在工农业生产中有较广泛的应用,毒性较大、且易引发人员发生急、慢性中毒的化学物质。

（2）常见有害化学品包括:①刺激性毒物;②窒息性毒物;③高分子化合物生产中的有害物质;④有机溶剂及其他有机化合物;⑤金属和类金属;⑥农药。

（二）危害

1. 染毒状态　在多数情况下,有毒有害品泄漏后,主要以蒸气、雾烟、微粉和液滴等不同状态存在,或经饮水、食物等胃肠道途径,经眼睛、呼吸道、皮肤、伤口及胃肠道吸收或摄入,导致无防护人员中毒。

2. 危害形式

（1）毒气云团:一些高浓度易挥发毒物（如液氯、液氨等）释放后,在瞬间可形成浓度极高的毒气云团,称为初生云团,初始浓度很高,向下风向扩散,危害纵深较远,危害作用大,但其维持有害作用的时间较短,通常为几分钟至十几分钟。

有毒有害品施放的同时,部分以液滴形式散发在事故现场周围,可再次蒸发、聚集,进而形成再生云团,毒气浓度较低,危害纵深较近,毒副作

用相对较小,但其维持有害浓度时间相对较长,可达几十分钟至几小时。

（2）液滴或微粉态染毒:地面、物体上沉积的毒性液滴可通过染毒皮肤或挥发蒸气对无防护人员造成损伤。以微粉态存在的有毒有害化学品可通过风力或车辆行驶过程中飞扬的粉尘而造成人员中毒。

（3）附加载体染毒:易溶性及非易溶性毒物,经食物、水源及药品等载体,经胃肠道致人员中毒。

3. 危害范围及毒害程度　化学突发事件发生后,其危害范围及毒害程度主要取决于离事故中心区域距离的远近,离事故中心越近,毒害程度越重,反之亦然。

（1）重度危害区:毒源附近区域,空气中有毒物质浓度高,对人员及周围环境影响明显。通常情况下,此区域内伤亡人员最多,环境污染最严重。

（2）中度危害区:离事故中心区稍远的下风方向范围。该区域内空气中有毒物质浓度依然较高,较长时间吸入可引起严重中毒,也可发生死亡。

（3）轻度危害区:离事故中心较远的下风方向范围。该区域内空气中有毒物质浓度较低,边缘区可接近准入范围,长时间在该区的无防护人员可出现轻度中毒。尽快离开此区域可能不需特殊治疗即可自行恢复。

四、军用化学毒剂的损伤特点

（一）毒性作用强

化学战剂多属剧毒或超毒性毒物,其杀伤力远远大于常规武器。据战场对比统计,化学战剂的杀伤效果为高爆炸药的2~3倍。因此,在化学战条件下可造成大批中毒人员伤亡。

（二）中毒途径多

常规武器主要靠弹丸或弹片直接杀伤人员。化学武器则可能通过毒剂的吸入、接触、误食等多种途径,直接或间接地引起人员中毒。

（三）持续时间长

常规武器只是在爆炸瞬间或弹片（丸）飞行时引起伤害。而化学武器的杀伤作用在毒剂施放后不会立即停止。其毒性伤害持续时间取决于化学毒剂的特性、袭击方式和规模,以及气象、地形

等条件,一般可持续几十分钟、几小时或数天。

(四)杀伤范围广

化学袭击后的毒剂蒸气或气溶胶随风播散,使得毒剂的效力远远超过释放点。故其杀伤范围较常规武器大几倍到十几倍。染毒空气能渗入要塞、堑壕、坑道、建筑物,甚至装甲车辆、飞机和舰舱内,从而发挥其杀伤作用。

(五)威慑作用大

与常规武器相比,化学武器能起到较大的威慑作用,可使战场上的敌方经常处于精神紧张和恐惧的心理状态。如海湾战争期间,伊拉克曾对美国威慑使用化学武器,虽然最终并未使用,但却给参与作战的美国部队造成了巨大的心理威胁。

五、化学损伤的现场防护

化学防护即对化学武器袭击所采取的防护措施。主要有:

(一)构筑防化工事

防化工事是一种设有滤毒通风和密闭装置的防护工事。20世纪70年代以来,有的国家大力发展组装式防护器材,它由滤毒通风装置、折叠式增压防毒通道和不透气的帐篷组成。这种防护器材便于安装、拆卸和运输,适于野战使用。

(二)化学侦察与报警

化学侦察就是用化学侦察器材检测空气、水、地面和武器装备上的毒剂并进行定性定量分析。它是军队组织实施防化的依据。化学报警是利用毒剂报警器迅速向部队报知遭到化学武器袭击的信息,以便及时采取相应的防护措施。

(三)使用防护器材

防护器材分为个人防护器材和集体防护器材两大类。前者有防毒面具、防毒衣、防毒斗篷、防毒手套和防毒靴等;后者有各种掩蔽部、地下建筑、帐篷、战斗车辆、飞机和舰艇的密闭舱室。及时使用防护器材和利用其他防护设施,可保证部队在受染环境中执行作战任务,使人员避免或减轻伤亡。

(四)消毒和急救

人、畜受毒剂伤害后,应根据毒剂性质注射急救药,如神经毒剂中毒使用自动神经急救针或佩戴、更换防护器材,迅速转移到安全地区,进行消毒和治疗等。在化学武器的防护上,及时查明

敌人化学武器袭击企图并彻底摧毁敌人的化学武器,是最积极最有效的防护。

六、化学污染损伤的应急救援

(一)侦检先行

化学突发事件发生后,快速查明毒剂种类及其在环境中的暴露浓度,对于事件处置以及中毒人员救治具有重要意义。按照处置流程,侦检组人员先检查个人防护装备,确定其完整性和有效性,并根据现场环境评估,采取相应等级防护措施。对于情况明确的化学污染,侦检组可以防化分队人员为主,根据现场情景选择、预热侦检设备并检测设备功能。确认个人防护器材穿戴完好后携带所需侦检设备和采样器材从上风向进入污染区。运用现场快速侦检装备,尽快查明毒剂的种类和位置,上报侦检结果。需要注意的是,现场的快速侦检装备虽然具有快速灵敏的特点,但均存在一定程度的误报现象(主要是假阳性结果),一旦出现阳性结果,需要采用检测原理不同的两种或以上的侦检装备对侦检结果相互验证,确保侦检结果的准确性。同时根据侦检结果,划分染毒区域及现场处置作业各区域,并采集必要的环境样本和生物样本,后送复检或备查。

(二)分级防护

根据事发现场地域污染程度及有毒化学物质的性质、浓度、毒理学作用等,采取不同等级的防护措施。个人防护等级通常分为A、B、C、D四级,其中A级防护水平最高,可以提供最高等级的呼吸道防护和最高等级的皮肤防护;B级次之,可以提供最高等级的呼吸道防护和较高水平的皮肤防护;C级可以提供较高水平的呼吸道防护和皮肤防护;D级防护水平最低。例如,情况完全未知需要进行A级防护(自供氧防毒面具、隔绝式防护服),一般化学有害物质但氧气浓度偏低(氧含量低于18%)则需要B级别防护(自供氧防毒面具、透气式防护服)。同时为确保救援人员安全,针对速杀性战剂(即神经性毒剂和氰类毒剂)应采取药物预防与器材防护相结合的综合防护措施。

(三)划区处置

化学突发事件的现场处置,必须首先根据毒物污染及其危害程度对救援工作区域进行危险程

度划分。通常将救援工作区域划分为污染区（亦称热区）、缓冲区（亦称温区）、清洁区（亦称冷区）3个区域。污染区是以事件发生地为中心的周围一定区域，污染区的大小取决于事故的大小、毒剂扩散程度等；缓冲区一般设置在污染区的上风向，其污染来源主要是由伤员或救援人员等从污染区撤出时的二次污染；清洁区在缓冲区上风向，为洁净区域，没有毒剂污染。医学救援分队必须按照不同区域环境特点和防护要求进行工作部署，开展救援工作。现场抢救组在污染区展开伤员急救；洗消组在缓冲区开展伤员及从污染区退出人员的洗消工作；伤员救治及转送工作必须在清洁区开展。救援人员的救援活动，必须在指定区域进行，不得随意跨区域活动，离开污染区时，必须经过洗消处理。

（四）时效救治

按照化学中毒伤员救治的时效规律展开工作。一旦发现恐怖袭击征象或群体中毒症状，指挥员必须迅速组织人员撤离现场，组织群众进行多种方式的自我规避和自我防护，组织开展群众性的自救互救。针对速杀性战剂（如神经性毒剂和全身中毒性毒剂）中毒人员，在做好呼吸道防护的同时，迅速给予其抗毒自动注射针（如神经性毒剂中毒给予抗神经毒自动注射针，全身中毒性毒剂中毒给予抗氰自动注射针）治疗，如体表或衣物表面存在明显的毒剂液滴沾染，则采用军用毒剂消毒包消除体表或衣物表面的毒剂液滴，然后将伤员转移出染毒区。如为窒息性毒剂（如光气）暴露中毒，在做好呼吸道防护后，将其转移出染毒区，注意在转运以及后续治疗中，严格限制此类中毒人员的体力活动，使其静养休息。

救治四优先：①先防护，后抢救，进入污染区和缓冲区的卫生人员，首先应当做好自身防护，然后再进行救援工作；②先撤离，后救治，先将伤员迅速撤离染毒区，中断伤员与毒剂毒物的继续接触，然后再进行救治；③先救命，后治伤，鉴于现场救援队医疗资源有限，为了提高化学突发事件中毒伤员的存活率，需要根据伤员的伤情进行救治优先权的分类，优先救治需要采取紧急救生处置的伤员，同时，在伤员救治工作中，应当正确处理救治和洗消的关系，在伤员生命受到威胁时，应

当先救命而后处理污染伤口，或边洗消边救命；④先洗消，后治疗，对于生命体征稳定的伤员，或已脱离污染区的伤员，应当先洗消，后处理损伤，不经洗消的伤员不能进入清洁区，以免造成污染扩散。

（五）分类救治

在群体伤员到来时，在有限的时间内，根据化学毒剂毒性及污染程度、生命体征及中毒症状、防护状况等，对染毒人员的伤情做出客观判断，并结合可用医疗卫生资源等情况，决定伤病员接受医疗救治的优先权，提高群体救治效率。在此过程中，分类单元要做好与急救单元和洗消单元的有序衔接。收拢伤病员要快速、全面，避免场面失控和漏检；同时，伤病员的放行，在符合急救原则前提下应充分考虑洗消单元的工作能力和状况，以保持整体救援行动的有序和畅通，必要时可在分类站开展局部快速去污和稳定生命体征的医疗救治等。伤员分类是一个动态的过程，在从现场到急救站到专业救治医院的过程中，定期对伤员伤情变化进行评估并重新分类。

（六）洗消与救治并重

在处置化学中毒伤员时，应坚持：①先救命，后洗消；②先洗消，后救治；③资源优化，先后有序。具体应该做到：①及时洗消；②先后有序；③先重后轻，分类洗消；④彻底洗消，检验后送。洗消完毕进行现场医学检验，确认洗消彻底后方可后送至救治单元，否则需要再次洗消。

（七）综合治疗

在化学损伤伤员专科治疗过程中，应当遵循特效治疗与整体治疗相结合、医疗与护理相结合、生理治疗与心理治疗相结合的综合治疗原则。在使用特效药物治疗的同时，应当全面检查伤员负伤患病情况，整合内科、外科及其他专业救治力量进行综合诊治。在采取正确救治措施的基础上，加强对中毒伤员的监护及医学护理和生活护理，促进伤员身体的修复与愈合，减少脏器功能损伤。治疗终结，必要时送疗养院进行康复治疗。同时，应当适时开展伤员心理治疗，及时疏导伤员心理问题。

（八）危害评估

在突发化学事件的现场医学处置过程中，担负现场医学救援指导的专家组进行污染区划定和

危害评估,基本内容包括评估染毒区、杀伤范围、人员伤亡情况,污染方向的安全界线、居民疏散等,并预测危害发展趋势,评估卫生资源状况,为担负现场医学救治的指挥员提供决策咨询,增强现场救援工作的针对性。

七、化学武器的发展趋势

（一）新的毒剂出现

新毒剂将具备以下特点:一是毒性更大,可能比现在剧毒的有机磷神经毒剂的毒性还要高30~300倍;二是其理化性质更适合使用的要求,能通过多种途径中毒,克服现有防护器材而发挥杀伤作用。

（二）分散技术的改进

例如微分散技术有可能把化学战剂分散成所需要的任何大小的颗粒,以大大提高化学弹药的杀伤威力。微胶囊化技术的改进和实用化,将改善毒剂的稳定性,既延长毒剂的持久性,又能充分发挥毒剂的作用。

（三）二元化学武器技术

指弹体中不装填化学毒剂,而是将两种无毒的化合物分装于两个相互隔离的容器中,在弹药发射后打开隔膜,使两种无毒原料混合并发生化学反应生成毒剂。如此一来,二元化学武器的生产、运输和使用更加方便,但对于这类化学武器的核查和监控就更加困难。

（鲁晓霞　邱泽武）

第七节　极地环境中的伤害及救援

随着赴地球极地的人越来越多,灾难医学的专业范畴延伸到极地医学领域,极地本身是极端环境,是研究灾难医学救援理论与技术的最佳"实验室",诚然,极地环境中的伤害援救研究对于推动灾难医学理论与技术进步可发挥出重要启迪作用。南极是一块陆地,处于极端自然环境中,人类的极地科学考察活动和极地旅游活动主要在南极大陆,因此,本章节主要论述南极环境中的伤害与救援。

一、地球极地地理与自然环境

地球由东向西旋转,有南北两极,属于地球特殊自然环境区域。

地球南纬60°以南属于南极区域,存在一块面积约1 400万平方千米的大陆,相当于一个半中国。该大陆95%以上被冰雪覆盖,冰层平均厚度1 880m,最厚达到4 000m以上。南极自然环境恶劣,俗称地球五极区域:①极寒,属于地球温度最低区域;②极风,是地球上风速最大区域,且年持续大风时间最长;③极旱,地球最干燥区域,冰盖俗称白色沙漠;④极昼,在南极夏季,光照时间最长,以至出现40~50天的24小时持续光照期;⑤极夜,在南极冬季,光照时间很短,以至出现40~50天的24小时的无光照期。极寒、极风和极旱是导致自然灾害的主要因素,极昼和极夜则是影响人体健康的重要自然因素,除此之外,南极存在尚未认识的人体健康损害因子。

地球北纬66°34′以北为地球北极,又称北极圈,北极区域主要是北冰洋,北极科学考察主要是以北极极点为中心的北冰洋考察。北极圈有8个国家围绕,进入北极圈陆地也属于北极区。北极自然环境与南极基本雷同。

二、人类在极地活动的状况

南极大陆自然环境恶劣,无植物、内陆无动物,因而从未出现过繁衍的土著居民。19世纪探险者开始踏上南极大陆。半个多世纪前,各国开始在南极大陆建立常年考察站,派人在南极大陆越冬,每年轮换,从此,南极大陆有了大量"临时迁徙性居民"。目前各国在南极大陆共建立了28个南极越冬考察站,中国在南极大陆目前已建成4个考察站,即长城站、中山站、泰山站和昆仑站,另外,正在新建罗斯海考察站,长城站和中山站是越冬考察站。

值得一提的是,目前南极旅游方兴未艾,每年夏季有大量旅游者踏上南极大陆,且在逐年增加,而给灾难医学工作者带来了新的课题,传统的南极医疗保健技术已不适应现代南极人群的保护,需要增加新的技术内容。

北极圈内存在少量繁衍的土著居民,主要是因纽特人,已有几百年历史,近北极圈国家时有军队和运动员进入北极区域进行特种训练，具有极地伤害预防与抢救的专业范畴。北极旅游者也在不断增加。

三、赴南极危险的极端自然环境因素

根据各国考察站多年的总结，以下的极端自然环境是人类在南极大陆活动的主要危险因素。

1. 地理地貌特征　地壳运动使南极大陆形成了以岩石为主的地理地貌特征，大小和形状各异的岩石难以形成大块平地，更多的是凹凸不平的岩石区，甚至形成丘陵和山区，悬崖、深沟无处不在，在夏季，海边有少量植被。

南极大陆95%以上区域被冰雪覆盖，在南极的冰盖区，虽然大部分是平坦的，但存在大量形态各异的冰沟、冰缝，巨大冰块、冰崖等，给在冰盖上行走的人员和车辆带来危险。

南极圈边缘的海边，在夏季会出现冰雪融化而出现少量冰雪裸露区，被称为夏季非冰盖区，是极地考察队员和旅游者主要的徒步活动区，由于是以乱石组成为主，泥土性植被极少，平坦区域很少，大部分是凹凸不平的岩石区，悬崖、深沟无处不在，无人为道路，极地活动者基本在崎岖"路上"行走，甚至攀爬，因此，在活动中存在极大的危险性，一般而言，非冰盖区活动危险度高于冰盖区。

南极大陆的地理地貌特征所产生突出的医学救援问题是，不仅易出现事故，更重要的是出了事故救援困难。

2. 极寒和极风的气候　极风是形成南极大陆雪暴的起源，南极大陆大风强度可达到17.2~20.7m/s，人在野外行走一旦碰到雪暴，瞬间可被大雪覆盖而失踪，雪暴时间持续时间过长，将考察站房屋埋没。由于防寒服和鞋帽等保温性能不断改进，极地发生冻伤的概率越来越低，但对付雪暴危害仍无突破性的有效技术。

极地的极风和极旱气候因素，给极地考察站房屋火灾造成了极其危险的因素，一旦发生火灾，燃烧速度极快，15~30分钟就可能将整栋房子烧毁，只能逃生，无法抢救财产。不少国家考察站房屋火灾证明了这一点，并造成了人员伤亡。

南极考察站海边作业频繁（小艇海上科考作业和货运等），南极海面风速过大，易造成小艇颠翻，人员落水，此类事故时有发生。大型考察补给船一般在离岸十几海里（1海里=1 852m）抛锚，海冰上运输十分便利，但存在海面冰冻不稳定危险因素，易发生事故。

极地风寒中的机械操作事故率较高，因为操作人员在风寒中机械操作需要穿戴笨而厚的御寒装、厚帽、厚手套、墨镜等，造成操作不灵敏。

3. 极昼与极夜，紫外线强烈等　南极大陆的极昼与极夜自然环境可列入南极活动的危险因素。极昼或极夜会使生物钟健康水平下降，导致人觉醒时段疲倦而控制力下降。人类在南极大陆活动主要在夏季（极昼阶段），由于"夜间"光照时间太长，以致无天黑，使在南极睡眠质量下降，易使第2天觉醒时段操作活动的控制力或灵敏度下降而发生事故。此外，睡眠质量下降使第2天觉醒时段野外考察活动出现乏力及疲倦，易发生意外伤害。

大气中的臭氧层是地球的一个保护层，太阳紫外线辐射大部分被其吸收，而在南极上空出现了地球唯一一个臭氧层空洞，使强烈的紫外线照射入地面，过强的紫外线给人体带来的健康损害因子（皮肤癌等）已被很多科学家证实，而在南极大陆直接对野外活动人员的损伤是眼睛，强烈的紫外线使南极野外活动人员无法摘下墨镜，而增加了野外活动的危险性，成为极地活动伤害的危险因素。

四、极地考察安全的国家战略内涵

南极是全球唯一无主大陆，属于公共地域，按照《国际南极条约》，各国都有权在南极开展和平行动的活动，由于在南极地区发现大量人类可利用资源，有实力的国家将南极考察事业视为本国的未来发展战略，从而在南极展开了"暗涌起伏"的竞争，主要是增加考察站的数量、人数、规模及对南极大陆的后勤保障能力，其中，赴极地人员的健康与安全生存能力具有凸显价值。

自从人类在南极大陆的极端环境下展开各种作业，如何保障在南极活动的生命安全是各国思考的战略问题。值得一提的是，中国在南极考察已有36年历史，唯有中国保持了南极现场"零死亡"的世界纪录。中国人在南极大陆作业的安全与健康保持世界第一的水平，对于中国未来发展

具有重大战略意义。

各国对于中国的南极现场"零死亡"的纪录特别关注,希望解密。诚然,中国南极考察有一套世界最严谨的安全保障组织体系,此外,中国的南极医生一般受过"单兵作战"的特别训练,可在南极成功抢救极重伤员。

五、建立应对南极突发灾难事件的处置机制

南极考察站处于恶劣的极端自然环境中,灾难发生率高。另外,考察站远离祖国,遇到灾难事件完全依靠自身力量进行救援,因此,需要设计一套更为有效的应对突发灾难事件的处置机制,使之临阵不乱,有条不紊地展开营救工作,将损害降到最低程度,显示出中国在南极大陆实质性存在的坚强能力和高超技术。

1. 成立重大灾难应急处置领导小组 尽管我国对南极考察站实施站长负责制,但在组织形式上还应有一套处置突发性重大伤害事件的权威指挥系统。因此,需要成立突发性重大伤害事件应急处置领导小组(简称领导小组),在遇到灾难状态下启动领导小组的指挥功能,利用站里所有资源,全权处置考察站灾难事件,成为应急时期的中坚力量。

领导小组由 5 人组成(站长、管理员、支委、医生和机械师),组织领导分工应是:站长担任组长,副站长或管理员担任副组长,其他人为成员,组长不在,副组长替代组长之责。医生全权负责人员抢救工作(包括现场抢救和医疗抢救);机械师全权负责工程抢救。支委主要负责与国内和邻近考察站联系,相关调查及处理善后工作。

成立领导小组是中国南极考察每一次组队都应履行的一个必备程序,在离开祖国之前,宣布领导小组组成人员名单,学习有关材料,明确责任,熟悉并掌握运作程序。

2. 突发性重大伤害事件应急机制启动 考察站遇到火灾、雪暴、人员失踪、海难、重大机械事故等,需要启动应急机制:①领导小组成员以第一时间赶赴现场,了解汇集情况,展开救援工作;②召开现场会,决定是否启动应急机制,举手表决,3 票即通过;③全站进入组长全权负责制的应急工作状态;④全站所有工作暂停,全方位进入应急处置工作状态;⑤组长按预先设定的程序布置工作;⑥领导小组各成员分别进入自己的工作岗位。

3. 应急时期行政管理 应急时期全站进入特别行政管理:①实施特别纪律,违反纪律者视为侵犯国家利益;②组长全权负责制,任何异议无效;③组长个人有权临场撤去某人职务;④拒绝调配者将受到严厉处分。

4. 应急时期全体队员的责任 应对突发性意外重大伤害事件是捍卫国家利益的重大行动,每一位队员都身负国家赋予的重大责任,在心理上必须进入应急状态,做好思想准备,随时接受任何命令,尤其是共产党员、共青团员应起模范带头作用,在最危险的时刻冲在前面。

5. 应急处置总循原则 ①以第一时间,调集各种力量,启用各种资源,不惜一切代价抢救生命;②保证生命安全第一,例如火灾,先救人,再救火;③整个救灾工程围绕抢救生命实施;④生命已无生还希望而终止抢救的指令由组长发出,个人无权终止;⑤在救灾过程中绝对不可掺有任何善后处理的杂念;⑥救灾程序全部结束,再启动善后处理程序。

6. 随队医生(领导小组成员)应承担的责任 ①直接进入现场抢救生命;②在应急时期必须放弃一切工作,全力抢救伤员;③随队医生有权临时调动任何队员协助抢救工作;④平时要做好抢救药品、器械、缝合包等准备工作;⑤一旦队员遇难,遗体由随队医生负责处理。

六、南极医学急救概论

南极医学急救条件远不如人类聚居区,被列入特种医学技术范畴。

1. 南极医生的特种医疗技术训练 南极大陆远离人类聚居区,更远离自己的祖国,南极考察站人数有限,因此,考察站医疗设备配置与祖国医院相差甚远,此外,考察站只有一位随队医生,一旦遇到重症伤员,基本是使用最简单的医疗设备进行"单兵作战"抢救,因此,极地医生的抢救水平应有特殊的"精湛全科医疗技术"的训练要求。即担任极地医生之前,需要接受 12 个临床科室的轮科训练,关键是将 12 个科室的经典诊疗技术进行逻辑融合,形成新的临床医学知识体系,面临复

杂的病理变化，医生需要头脑冷静，始终把握正确的诊疗思路，不能出现重大偏倚，才可稳控伤员的生命体征，直到痊愈。

2. 抢救步骤 南极伤员救治由三级步骤组成，第一步：医生赴现场对伤员进行就地医学处置，为此，考察站需要建立一支可随时出动的野外救治队伍（医生和其他队员），还应有物质准备（担架、药品箱等）可迅速奔赴现场就地进行抢救工作。第二步：将伤员送到考察站医务所进行救治，包括创口处理，抗感染、抗休克等处理，必要时进行手术，一般情况好就在考察站痊愈。第三步：生命垂危重伤员在考察站进行生命体征稳控治疗，稳定后用飞机将伤员送到南半球国家医院进行更高级治疗，直到痊愈。我国对极重伤员抢救具有一套合理的工作程序和丰富的经验，在南极抢救伤员中发挥出重要作用。

3. 南极极端环境医学急救研究价值 南极大陆处于极端自然环境中，在南极作业是一个极好的"模拟灾难现场"，由此开展灾难医学研究，包括利用这个模拟现场进行灾难医学技术规范化研究、灾难抢救设备高新技术研究等，均可产生直接作用，极地医学与灾难医学应是"姊妹篇"。

七、极地雪灾救援与预防

南极大陆被冰雪覆盖，没有河流，不存在水灾，而雪灾对在南极活动的人造成很大威胁，很多人员伤害事故是雪灾造成。

1. 雪暴 南极下雪一旦伴随疾风，很容易形成雪暴，如果人在野外行走，很容易被吹倒而被大雪覆盖，以致窒息和冻伤死亡，且寻找遗体非常困难，雪暴预防与救治措施：①严格执行天气预报，有雪暴的天气预报信息停止野外科考或其他野外作业活动；②雪暴出现后，严禁队员离开考察站房屋，如雪地车在野外行驶，遇到雪暴严禁下车，极地一般是重吨位的履带式雪地车，不易被雪暴推翻，在车内一般可免受雪暴的伤害；③出门一定要穿红色外衣和橘黄色外衣，一旦遇到雪暴，便于在白茫茫的大雪中辨认寻找及援救。

雪暴自救与援救措施：①万一在野外遇到雪暴，应迅速辨认风向，最快速度找到避风的地方，以免被大风吹倒；②在野外遇到雪暴，双手捂脸以免冰雪涌入咽喉和肺引发窒息，也便于雪暴停

后手部的活动，当感觉身体可能被大雪覆盖，应坚持不断的移动身体活动，扭动身体，尽力避免被大雪覆盖；③当被雪掩埋时，冷静下来，让口水流出，从而判断上下方，然后奋力向上挖掘，逆流而上，设法爬上雪堆表面；④如果无力从雪堆中爬出，要减少活动，放慢呼吸，等待营救；⑤在雪暴出现时发现有队员在野外未归，即刻用联络工具进行联络，明确位置，雪暴减弱即刻派人寻找接送回站；⑥如果失联需要用望远镜在白茫茫中寻找有颜色的踪影，必要时动用直升机搜索；⑦如果确定失踪队员没有离开站区，应根据风向注意在站区每一角落寻找；⑧医生抢救被雪暴覆盖的伤员，在低温休克抢救的同时应注意保温复苏。

2. 雪崩 在南极大陆冰盖有形态各异的冰坡或冰山，在南极海面上也有形态各异的冰架，在夏季温度升高时，冰雪融化易发生巨大冰块断裂而倒塌，另外，突然大量积雪使积雪内部的内聚力抗拒不了而出现大量雪崩，对于在南极活动的人有很大威胁。

雪崩预防措施：①在冰盖上徒步，尽量选择平坦之地；②雪地车尽量不要在冰坡或冰山旁行驶，以免机器轰鸣造成空气震动而触发雪崩；③海上活动尽量避开冰架，如需要踏上冰架开展科学考察活动应特别注意冰块断裂倒塌；④如果在冰盖上的冰坡或冰山徒步，注意瞭望可能发生雪崩的山体，避免走进雪崩区，更不可顺着雪崩槽攀登；⑤大雪刚过，容易发生雪崩，应特别注意；⑥天气转晴变暖，积雪不稳固，很容易发生雪崩；⑦出太阳后一段时间容易发生冰块融化而使冰块断裂倒塌，应特别注意；⑧行走时注意听冰雪破裂声或低沉的轰鸣声，可能是雪崩前兆，应特别注意。

雪崩自救与援救措施：①一旦碰到雪崩，不要朝前跑，而应向两旁或向高处跑，可避开雪崩；②如果雪崩很紧急，来不及脱离险地，可就近找一掩体，如岩石等躲在其后；③雪崩中的自救方法参考上述雪暴章节；④一旦在雪崩中被埋没，应立即进行援救，采取一切方法最快速度将被埋人员救出，时间过长就可能窒息死亡；⑤对被冰块砸伤者展开医学急救；⑥雪地车或其他机械被砸坏不能修复，或车子侧翻，最好用吊车拖回考察站，以免造成极地污染，如果离考察站路途太远，吊车等无法到达出事地点，只能就地弃车，待以后

有机会再拖回。

3. 站区雪暴与积雪　站区雪灾预防与救援同样重要,一个冬季的积雪,如不注意可能将数米高的房屋覆盖,可能造成室内人员伤害。此外,极风可将站区小件物体刮起,击伤站区行走人员、建筑或物体。

站区雪暴预防措施:①严格执行天气预报,有雪暴的预报信息禁止外出活动。②保证绝对不断电,对于考察站电力设备(发电设备、输电设备,照明与电器等)定期检查,入冬前(极夜)需要进行一次系统检查,因为冬季极夜环境会影响设备的检查效果,极地是极端环境,考察站断电是非常危险的。③要配有应急灯,并经常检查是否可正常使用。④要经常清理考察站地面的散乱材料或小物件,堆放在站区的货物等要注意码放和固定,以免强风刮起击伤人。⑤入冬前(极夜)要在生活栋内储存足量食物,特别是方便食品,以保证大雪封门时食用。⑥加装露天应急白炽灯,遇到雪暴天气加开,增加外出人员的安全。⑦做好暴雪期间医疗抢救准备工作,包括医生进入戒备状态,检查药品和医疗器械,特别是检查心肺复苏相关药品与器械、准备缝合包等。碰到楼外摔跌者(发电工、气象人员等),有责任与抢险人员一道出门救助,并对伤势进行即刻检查与处理。⑧可在住宿人员多的生活栋门口搭建一个小车库,存放一部推土机,万一大雪封门就可启动铲雪,对于"抢险"可起到关键作用。

站区雪暴救援措施:大雪封门,甚至房屋被大雪埋没,队员已在屋内被困多天,出现电力设备等故障,出现食品短缺,队员开始出现心理烦躁、恐惧,甚至狂躁,甚至生命受到威胁。在这种情况下,要启动救援工作:①对外呼叫,请求邻近国外考察站进行援救;同时向国内呼救;②由机械师带领人员设法出门铲雪,打开大门;③如果出现食品短缺,站长带领机械师和厨师应设法出去,到食品库取食品;④相关专业人员全力以赴维护和抢修设备;⑤站长和医生负责队员安抚的工作,进行心理调整,控制整个队的心理稳定,增强战胜灾害的决心;⑥对狂躁型精神障碍的队员实施精神疾病医疗管理,控制在一间房内,适当使用镇静剂,由支委和医生负责;⑦医生对摔伤者实施床边特护;⑧气象人员严守岗位,密切注意天气形势。

4. 南极考察站房屋结构抗雪暴的作用　南极考察站预防雪灾的主要措施是房屋结构的设计,在过去的几十年,南极考察站的高脚屋设计可产生贯通风而避免房屋边积雪,预防房屋被大雪埋没。随着人们对南极气候的了解,考察站房屋设计思路不断开拓。新型南极考察站房屋设计思路开始向连体屋方向迈进,将起居处、办公处、科研楼、食品库、发电楼等连成一体,相互连通,可大大提高南极抗雪灾的能力,一旦遇到历时长的雪灾,南极人员可在连体屋内安然无恙。我国的泰山站和正在设计的新考察站都倾向于这个设计思路,连体建筑是未来南极建筑的发展方向。

八、南极非冰盖区徒步活动的伤害救援与预防

南极大陆非冰盖区只有很少的简易公路,基本处于原生态地貌。无论是野外科学考察活动还是旅游观光,基本是徒步活动。由于特殊的地貌,徒步伤害非常常见。一般是在两种状态下发生的,一是冰盖区,二是非冰盖区,非冰盖区受伤害总体概率显著高于冰盖区,因为大多数徒步活动是在非冰盖区进行的。下文主要论述非冰盖区伤害。

1. 赴极地活动前的伤害自救训练　赴南极大陆特殊的地理地貌环境,徒步活动发生伤害获得救援的条件受到限制,因此,赴南极前接受野外活动伤害自救训练是非常必要的,不但可大大缓解受伤后心理压力,且可有效降低痛苦,甚至挽救生命。自救训练可在国内进行,也可在南极考察站接受随队医生的自救训练。

极地野外徒步自救训练内容包括:①脚扭伤和脚抽筋的自我处理;②从山岩上摔下后自我自救和同伴援救;③野外翻车的应对与自我处理;④海上落水的同伴救援。上述训练包括:止血、包扎、止痛、骨折固定、现场心肺复苏(人工呼吸、心脏按摩)等知识。

2. 极地徒步不安全因素　极地野外徒步活动的危险因素复杂,预先掌握基本危险因素可在很大程度上避免外伤。根据多年经验总结,南极室外徒步活动存在以下不安全因素:①泥石流,极考察站附近夏季冰雪融化,易造成岩石松脱掉下砸到野外考察队员,或者队员攀爬时石头松脱

坠落。②摔跤，进行测量、地质等科考的考察队员离不开上、下山，甚至爬岩，山体有很多岩石缝，一旦摔下，就可能掉进岩石缝或大海，很难抢救。南极风大、寒冷、队员衣服过厚，鞋底厚、戴手套，在爬岩的时候，手脚着力感觉度都很差，所以爬岩有一定危险度。③南极非冰盖区基本无路可走，据观察，有两种"道路"容易扭伤脚，一是走在大小不等石头相叠（主要是鹅卵石）的道路，另一是碎石松软路，两种道路均会导致踏脚不稳，发生脚扭伤。④南极夏季仍有很厚积雪，主要在山坡避风处，有的地方深达数米，不小心就可能陷进深雪，有时可陷到齐腰以上，一时难以起来，造成冻伤及其他外伤。⑤落水，山坡里有内湖，一般夏季冰就化了，由于湖边都是碎石松动路面或雪地，容易滑到湖中，如果在海边岩石区走，不小心也会滑到海里。⑥南极大陆没有树木和灌木，地貌特征很少，另外，南极常常突然出现大雾，顿时迷失方向，因此，徒步暂时性迷路是很常见的。南极大陆除了考察站，就无人居住，如果考察离站太远，在一定时间内没有辨认清楚回路，就会发生心理恐惧，而使大脑完全失去原路记忆，发生真正迷路。⑦南极夏季气温仍很低，常年大风，野外活动即使穿厚棉衣，长时间大风吹，体内也会透凉，最容易发生胃肠痉挛、腹部疼痛，甚至急性腹泻，走热了，甚至内衣被汗水浸透也不能脱衣服，一脱衣服就很容易发生风寒性感冒。当然，大风还容易把人刮跑，发生摔伤危险。另外，外出如果不戴护耳的帽子和手套，也可能发生冻伤。⑧南极气候变化无常，野外活动考察人员突遇气候异常并不少见，一是突然下雨雪，另一突遇异常气候是大雾，突然来的大雾可能能见度不到10m，导致迷路或心理恐慌。⑨紫外线过于强烈，可能使皮肤烧伤和眼睛损伤，特别是阳光反射在雪上，很容易伤害眼睛。⑩南极徒步活动体力消耗很难掌握，常出现无体力返回的状况，因为不是走平路，即使休息时间较长，也难以一时恢复，由于没有公路，越野车也开不过来，往往导致返回考察站时间延迟，饥饿，人乏，这个情况是南极非冰盖区野外考察的一个常见危险因素。⑪在南极非冰盖区考察，因为没有路，常常返回时走弯路，体力消耗很大，如果碰到暂时性迷路，体力消耗更大，如果休息时间延长，返回速度变慢，就会导致返回考察站的时间延迟。⑫负荷过重，野外考察一般要携带考察工具、干粮和水，由于没有平路，基本是走山路、岩石路、碎石路和苔藓沼泽路，如果负荷过重就会导致体力消耗过大，返回时无体力。

3. 极地徒步损伤特征与机制　根据多年的经验总结和科学分析，南极大陆徒步外伤具有流行病学特征，主要外伤类型和损伤机制如下：①脚扭伤，以踝关节扭伤多见，其次是肌腱损伤、腓骨下端骨折。小腿肌肉疲劳引起的小腿抽筋也多见，一般是小腿腓肠肌、脚蹭趾肌肉及脚底肌肉肌纤维突发性收缩，疼痛难忍，痛苦不堪。②高处坠落时有发生，队员爬山、爬岩不慎摔下，伤情复杂，表皮划破、骨折，特别是腰椎骨折、脑外伤、脑内损伤、内脏破裂大出血，几处损伤形成复合性损伤，严重者大出血出现休克，甚至当即死亡。③野外翻车，损伤机制与高处坠落类同。④野外考察时掉进湖中和陷入深雪中，冻伤、窒息、风寒感冒导致肺炎；⑤海上考察掉入海中，落水失踪死亡，救起出现冻伤，严重风寒感冒导致肺炎。

4. 野外受伤人员的现场医疗营救　极地的野外活动人员受伤率高，且营救条件受到限制，因此，无论是考察站还是旅行团均应设计一套野外活动人员营救预备工作程序，包括：①预先组织一支野外救护队，由站长或管理员率领，人员包括医生、机械师和几位年轻强壮男性队员，接到野外营救呼叫，即刻出发；②预先将野外营救设备准备好，包括急救箱、葡萄糖盐水，氧气包，最好带一台已充电的心电图机，担架、大功率电筒、帐篷等，随时可拿走；③站里除了越野车外，更需要一辆橡皮履带雪地车，可以一直开到伤者身边；④带好充足的水和食品。

南极大陆是特殊地理地貌，对受伤人员需要进行有效的现场医疗急救，此外，回送伤员应有专业性规范，原则如下：①伤者出现生命垂危体征或休克，应原地搭起帐篷进行抢救，进行心肺复苏，升压、输液等抢救，血压、心电图稳定后再往站里送，因为车在南极路面上行驶颠簸太厉害，路上很危险；②如出血太厉害，原地止血并输进一定量的液体后再往回送；③骨折在现场用夹板先固定，再往回送；④有割开伤口，先包扎，再往回送，到站里进行缝合；⑤在送伤员的路上，每半小时停下来量一次血压，听一次心跳；⑥队友不停与伤员说话,防止伤员路上颠簸中昏迷。

5. 受伤人员回考察站或考察船的医疗救治原则　极地考察站或考察船均有卫生所级的医疗设施,大部分伤员是在考察站或考察船救治,需要掌握正确的医疗处理原则:①表皮伤害者,进行止血、清创缝合、抗感染等治疗。②一般骨折(手脚趾或小骨干骨折)在 X 光下复位,上石膏或用夹板固定,预防感染,舒筋活血。③腰椎骨折,无论是否出现瘫痪,均疼痛难忍,只能躺在床上"固定复位",难以手术复位,因此,不可考虑即时送出站,而是留在站里保守治疗,等船过来送回。④对于内脏破裂大出血者,只能求助邻国考察站医生会诊,联合就地进行紧急手术,不过危险系数非常大,因此,考察站领导应向国内紧急请示,获得批准,同时通过电话征求国内家属意见,获得同意,才可实施手术。⑤脑外伤,只有进行临床观察,保守治疗,无法开颅手术。如临床观察颅内可能出血占位,应及时送出极地考察站,到邻国医院进行及时开颅手术。⑥生命垂危者在考察站或考察船进行生命体征稳定抢救后,及时送往附近国家医院进行救治。

九、极地工伤

极地工伤率高于国内,极地医生在医疗工作中接诊率最高,因为在极地进行机械操作或其他作业存在很多特殊的危险因素。在南极考察活动中,机械操作的工作点越多,面越大,赶工期越紧,越容易发生工伤,例如,每年南极考察站卸货时是极地工伤的高峰期,应予以特别注意。

1. 极地工伤特殊因素　南极机械作业或其他作业存在很多特殊的危险因素:①自然环境的危险因素,南极气候环境恶劣,冰雪气候、严寒、风大,使机械操作或其他操作的稳定性差。随时可能遇到飓风、雪暴和大雾等恶劣天气。②由于寒冷,平时需要穿厚衣服,戴护耳帽和厚手套操作,控制力和灵敏度下降。③受到南极"极昼"和"极夜"的环境影响,生物钟健康水平下降,经常失眠,而导致觉醒时段精神差,机械操作等过程中敏感度、反应力均受到影响。④南极寂寞生活和对家人牵挂,造成心理负担而引发操作不慎。

2. 风险评估与设备检测　极地野外科学考察项目或远离考察站的基建项目,需要进行机械操作或仪器操作,均应进行预先风险评估,可对预防事故起到重大作用。①分析考察项目实施区域的气象特点,查阅飓风、雪暴和大雾等突发异常气象事件的气象记录;②预测考察中可能突遇的异常气象情况、危险情形、可能导致危害、损害程度及特征,甚至描述产生危害的机制与过程等;③分析考察项目实施区域的地貌特征,特别是冰缝、薄冰遮盖的湖泊、冰川、陡崖等描述;④考察区域与考察站的距离;⑤项目执行人员对突遇异常气象和危险地貌的安全意识,特别是掌握如何在异常气象情况下躲避,保证人员不失踪;⑥在危险地貌区域如何预防摔伤、落水、坠落、掉入冰缝等,是否掌握了野外伤害自救技能(包括个人自救和同伴互帮自救)。

野外科学考察项目或远离考察站的基建项目,需要机械操作或仪器操作,实施前均应进行设备检查,特别注意是否存在事故隐患。以防在操作中失误,甚至产生事故。

3. 实施中的预防　对极地作业项目进行必要的风险评估后,在实施中还需要有事故预防措施:①操作人员对整个操作过程不但要熟悉操作步骤,还应熟悉操作原理,在上述熟悉过程中应有危险因素的意识,从而可以主动进行事故预防;②对于风险评估出来的危险因素应确切做到心里有数,随时预防控制;③操作中,在旁边最好有一个人进行观察与监督,随时提醒可能存在的危险;④赴南极工作的机械师应有一定工作经验,技术娴熟,有多次南极考察站工作经验的机械师是最佳人选;⑤克服极昼、极夜带来的生物钟健康影响,获得充足的睡眠,保持生物钟健康,是预防事故发生的重要因素;⑥心理稳定,在南极考察队员选拔中需要进行一定的心理测试,需要心理稳定的机械师,以适应远离家人的工作;⑦站长和队员随时沟通,共构和谐而融洽的工作氛围,调节紧张的人际关系,制造心情舒畅工作环境,注意保持工作场所的整洁;⑧及时发现考察队员的心理问题并进行心理辅导与沟通,对心理郁闷的队员,给予更多的"健康关爱",领导尽一切可能做到公平合理。

4. 极地工伤分类特征及损伤机制　根据多年的极地医疗工作经验,极地工伤具有以下分类及特征:①表皮尖锐器割伤,大多数无大碍,严重者大出血、发生休克、伤口感染、伤及骨头，出现骨裂伤；②触电，最严重者出现心房颤动、休克，其次是烧伤，一般无大碍；③高空坠落，表皮损伤、骨折、脑损伤、内脏破裂、截瘫等；④吊车砸伤，骨折、脑损伤、内脏破裂、截瘫等；⑤电焊和炊事用具烧伤，烧伤面积不大，不超过 20%，一般在 Ⅱ度烧伤以内；⑥其他。

5. 极地工伤的医疗处理 考察站医疗处理原则按野外考察受伤部分处理，需要提示的是烧伤者的处理原则：①烧伤面积小，按医疗常规在站内进行处理；②烧伤面积过大，需要腾出一间房间，进行消毒后，作为无菌病房进行医护，等待送回国内。

十、考察站火灾的预防与处置

由于极地是极风与极旱环境，考察站如发生火灾，燃烧速度极快而极为危险，从而被列为极地重大灾难，不少国家南极考察站发生过火灾，造成人员伤亡。到目前为止，中国南极考察站尚未发生过火灾。

1. 南极考察站火灾的临场处置 南极考察站火灾火势猛，火灾的临场处置原则：①出现火灾，原则上是"逃生"，如果火还在屋内，可抢救性搬出危险品或重要物品，如果火已经烧到房子外面，就应果断逃生；②紧急截断电源，关掉煤气开关，接到水源；③如果人员被困，由机械师带领队员集中力量在人员撤出通道上截断火源，如果一时难以截断，机械师必须以最快速度开辟另一逃生通道，如拆开窗户、用机械在墙壁打洞而另辟通道、用铲车将楼上人撤下等，考察站房子不高，容易做到，关键是动作要快、准、稳；④在相对安全的条件下，医生带领队员冲入火灾区，救出被困人员，一定要防止出现新伤者的情况发生；⑤大火熄灭后，考察站领导及时布置善后工作，并向国内报告。

2. 防火教育 将防火教育视为南极考察站火灾预防体系的基础性与关键性工作，教育内容包括：①强调南极考察站防火工作涉及国家利益，责任重大；②南极火灾具有火势猛、燃烧速度快的特点；③个人行为与发生火灾有密切关系；④掌握扑灭火苗方法与逃生方法；⑤学会使用灭火器材；⑥进行必要的应对火灾演练。

3. 逃生方法 室内出现火苗，并难以控制，浓烟出现，人开始呛咳，即应逃生：①叫醒同伴，一般浓烟都会将睡着的人呛醒，也有时因二氧化碳突然增高导致睡觉人昏睡，因此，越早时间叫醒同伴，生存概率越高；②走火灾通道逃生；③为防止浓烟窒息，在逃生中用湿毛巾捂住鼻子和嘴；④逃生通道如果被大火堵死，只能从窗户逃生，应注意的是，将房门关严，再砸开窗户，跃身跳出，这样可以争取一点时间；如果没有关门，砸开窗户后产生风对流，火将迅速烧进房间；⑤如果窗户逃生困难，唯一办法就是用湿被子蒙住身体，穿南极专用皮鞋，从大门向外冲。

4. 定期排除火灾隐患 由于考察站建筑老化，定期排除火灾隐患并形成制度非常重要，包括：①电器、电路检查，老化了要及时换新，国外多个考察站起火原因是电路老化；②火灾逃生通道要保持通畅，逃生大门不能被物品堵死；③灭火器材要定期检查；④灭火水源要定期检查；⑤特别注意电暖炉使用可能存在的火灾危险因素；⑥厨房煤气使用要定期检查；⑦其他。

5. 科学认识个人防火行为 个人防火行为来自火灾危险因素，火灾特征的预测是一门严谨的逻辑行为科学。①如果使用电暖炉，应做到连续时间不能超过 48 小时，超过 24 小时应至少关闭 2 小时后再开启。人离开房间必须关闭电暖炉；电暖炉散热片上禁止放衣服、鞋袜；电暖炉必须插在墙上插头里，不能使用插线板，电暖炉不能靠近床边，通过行为控制来脱离火源。②电器使用不当是考察站另一重要危险因素，电器插头插在墙上插座里，禁止多个电器插头使用一个插线板；电工安装插座应严格按电器安培量选用，电器必须控制安全使用时间段，睡觉关闭电器，通过最常见行为将火灾发生概率将至"零"。③床上禁止吸烟，烟蒂应彻底掐灭，放在带水的烟灰缸内、不可将烟头丢进纸篓、垃圾桶，不可在房间随意燃烧纸等物品，打火机火苗控制到一定程度，禁用粗长棒火柴等。健康行为是防火不可或缺的因素。④工作防火制度包括：烧电焊严格按安全规程操作，油库、机械库及装修工程处内禁止吸烟，厨师使用煤气严格按安全规程操作，油炸食品时灶台不能离开人，在易燃材料前禁止吸烟，使用电钻等工作电器的插线板安培量要合适，不能过小而导致短路等。

6. 防火动态监控性预防　监督与控制是动态过程,考察站的防火安全不能只是例行静态的安全检查,而应该实施动态的科学监控。①建立防火安全监控程序,对火灾危险因素进行归类排列,每一类为一个监控序列,每一序列列出若干个需要监控的点,监理员每三个月检查一次,将检查结果输入监控程序,出现问题产生报警程序,即刻报告,将处理结果输入监控程序,每次队交班一次。②设计火灾安全自我行为测试表,内容包括各种防火安全行为,定期填写,从而使队员在大脑里刻上预防火灾的记忆痕迹,显著增强防火意识,并将火灾安全自我行为测试表的信息输入防火监控程序,产生随时监控的作用。③每次队结束考察任务后,对本队防火安全执行情况、火灾安全情况、发现隐患改正情况进行一次安全评估,将评估报告一份交给下一次队,一份交给管理部门。

十一、野外考察人员失踪

极地自然环境特殊,易发生野外考察人员失踪事件,如未能及时寻找到或救出,失踪人员身体将受到外伤与冻伤,同时产生饥饿和体质下降,产生恐惧的心理,时间久了将威胁生命。

1. 野外考察失踪因素　①突遇雪暴,行走困难而心理恐慌,迷路,严重者被大雪覆盖;②突遇大雾而迷路;③摔伤或掉入水中;④体力严重透支,无力返回;⑤无原因迷路,出现上述情况伴有一重要因素是对讲机摔坏或丢失,其他联系工具无效,而与站里或队里失联。

2. 人员失踪应急处置　外出人员未按时返回,并失去联系,应视为外出人员失踪突发事件,应急领导小组应召开紧急会议,决定展开救援,研究救援方案。①采集外出人员相关信息,设计合理的寻找路线;②调集全体队员参与寻找工作,合理分组,安全有序进行,寻找中通信保持通畅;③与邻近国外考察站联系,寻求援助;④医生应留在站里待命,以随时赶赴受伤队员的现场;⑤向国内报告;⑥执行新闻纪律,封锁消息,严谨消息外泄。

3. 失踪人员自护自救方法　一旦与站里或队里失联,又无法返回,应进行自护自救:①如遇到雪暴,参考雪暴预防部分进行自护自救;②与

站里失联时,队员应该相互鼓励,稳定心理,克服恐惧感,只要稳定心理,保持体力,一般不会出现意外;③失踪人员一旦和站里取得联系,就应该原地不动,等待救援人员到达;④争取找到附近的临时救助站,休息和补充食品,等待救援;⑤如果摔伤,参考南极徒步活动的伤害救援部分进行自救。

4. 主动预防　极地野外考察等活动存在一定的危险性,如主动预防,可大大降低可能出现的"失踪"事件。①站领导应根据国家批准的现场考察实施计划,根据每天气象资料,精心计划野外考察活动,合理安排好人员及器材;②步行野外考察必须超过 3 人以上外出,指定负责人或与站里联系人;③去野外步行人员必须携带对讲机,行前反复检查试用,并固定在带队者身上,切莫丢失;④行前检查装备,包括是否穿戴防寒服、水靴、护耳帽、防晒霜、墨镜等;⑤设计好合理路线,应估算来回体力,不应出现无体力返回状况。

十二、站区海上事故

南极考察站无码头,船只能在离站区十几海里的海域抛锚,因此,南极考察站邻近海域活动频繁,此外,科学考察时常需要坐小艇出海采集样本,因此,考察站海域发生事故率较高,是极地作业的重要危险因素,不少国家的考察队员在考察站海域发生伤亡事件。主要分为 2 种海上事故。

1. 落水　主要是乘坐小艇时发生,南极海域风速大、浪高,因此,可能发生小艇颠翻落水或坐在小艇上不慎落水。预防与救治措施:①严格掌握海浪预报和海上风速等气象预报信息,超标不可出海;②每次出海前需要检查小艇动力装置等设备;③坐在小艇上系好安全绳,一旦不慎坠海不会被海浪冲走,可迅速捞起;④穿好救生衣出海;⑤出海前应排解大小便;⑥南极海上风大,温度低,出海时间过长可能会出现身体不适,必须将出海时间控制在 3 小时以内;⑦携带步话机出海,且必须在衣服上拴住,以免掉入海中;⑧医生需要接受海难伤员急救技术训练,包括保温复苏、海水灌入肺泡窒息抢救等。

2. 海面冰层断裂　从离站区十几海里海域抛锚的船上将货物运输到岸上,往往要利用海上冰冻期进行货运作业,然而,易发生海面冰层断裂

而发生事故，一旦冰上运输车辆掉入海中，难以救起，因此，预防是唯一方法：①定期检测海冰厚度，确保安全；②在海冰上驾车时，一旦发现或感觉海冰层在断裂要迅速逃生，因为海冰层断裂有一个时间过程。

十三、南极车祸

人类在南极大陆活动，车祸发生率很高，车祸特征与人类聚居区有一定差别。

1. 冰盖区车祸 在南极大陆冰盖上行驶的履带式雪地车不容易颠翻，但易侧翻（陷在冰沟里等），由于缺乏援救吊车，侧翻的车子无法行驶，虽然不容易导致人员伤害，但车子报废。在南极大陆冰盖上行驶的还有一种雪地摩托车，翻车容易造成人员伤亡。在南极冰盖上行驶的车辆一般都离考察站很远，一旦发生车祸就可能处于难援救或无援救的处境而加重伤害，因此，在南极冰盖上行驶最重要的安全措施是带上联络工具，并检查其性能是否正常，以确保获得救援。

2. 非冰盖区野外车祸 南极非冰盖区只有少量简易公路，越野车（轮子）行驶简易公路不稳定，如在无路地面行驶更加危险，非冰盖区车祸是南极考察队员伤亡的原因之一。非冰盖区驾车必备安全措施：①离站必须携带步话机等联络工具，并挂在胸前，一旦发生车祸可便利呼救。南极大陆几乎是无人区，车祸最大危害是不易被人发现而得不到及时援救，因此，呼救最为重要；②南极行车道路对车子消耗磨损很大，平时应经常对离站的越野车检修，"病车"绝不可离站，以防车祸。

3. 站区车祸 考察站站区车祸也是导致考察队员伤亡的重要因素。考察站作业量大，车子运输繁忙。由于天气寒冷，驾驶员穿戴笨而厚的御寒装、帽子、墨镜等使驾驶的灵活性下降，可能由于极昼、极夜影响生物钟健康而使驾驶员疲倦，站区道路简易而狭小，驾驶铲车和吊车等大型车辆易使驾驶员产生盲区等，使车祸在站区发生概率高，很多考察站车祸是在站区发生的，因此，预防站区车祸是考察站安全管理的重要课题。目前认识到的预防措施：①驾驶员要提高安全驾驶意识，不要因为南极考察站人员少而忽略安全，车辆盲区很多，易发生事故；②站区行人应有交通安全意识，主要避让站区行驶车辆；③驾驶人员要

保持生物钟健康，以保持充沛的工作精力；④对车辆要经常检修，以防事故。

十四、突发公共卫生事件

极地考察站或考察船出现饮用水中毒和食物中毒，考察队员中出现重大传染病传播等事件，需要紧急启动突发公共卫生事件应对机制。

1. 危害程度及时评估 在极地考察站或考察船一旦出现突发公共卫生事件，需要及时对危害程度进行评估，以利于开展下一步工作：①饮水中毒与食物中毒的程度评估，包括中毒人数、身体损害程度，可能发展的趋向等进行相对正确的评估；②对考察队队员所出现的症状，进行是否存在疑似传染病评估，特别需要评估可能出现的传播倾向；③评估结果应及时向国内报告，听候国内指示，采取防治措施。

2. 当即处置 突发公共卫生事件的当即处置是以随队医生为主，原则是不惜一切代价抢救生命，站（队）领导应全面积极配合，支持医生果断处理。①对饮水中毒者实施紧急解毒医疗救治；②对食物中毒者需要即刻洗胃等治疗，医生有权调配任何一位考察队员参与抢救；③向邻近国外考察站求助，请求医务人员和药品支援；④请求国内支援，在最近国家调配急救药品空运到站；⑤用最快捷的方法将中毒者的呕吐物、引起中毒的食物或水送到邻近国家进行检测，以查明原因，提高救治效果；⑥疑似重大传染病需要紧急隔离，并进行治疗；⑦对引起中毒的该批次食品立即封存，以待以后检测；⑧对疑似引起中毒的水源立刻停用。

3. 后续处置 极地考察站或考察船出现的突发公共卫生事件，后续处置的程序会有所增加，包括：①对引起中毒的水或食品样本送回国内进行检测，查明原因；②相关岗位人员配合调查；③对传染病患者应积极送回国内治疗；④如出现人员死亡，应对遗体进行妥当处理与保管，等待国内法医前来进行尸解，以最终确定死因；⑤执行新闻纪律，封锁消息；⑥做好人寿保险和民政安抚工作；⑦按逻辑规则进行经验教训总结。

十五、治安灾难事件

由于南极特殊的环境，赴南极长住人员易产

生心理不良倾向,进而发展为抑郁、焦虑,甚至狂躁精神病发作、发生人际冲突,甚至发生人身攻击导致伤害事件,破坏公共财产,自杀等行为,随着南极考察站网络开通,心理不良问题越来越少,发生治安灾难已是极个别事件。

极地考察站治安事件的处置非常棘手,应以预防控制为主,到达极端程度才可采取强制措施。预防与处置措施:①发生人际冲突,站领导或队友应从南极特殊环境导致心理问题的角度去理解,以抑制极端情绪产生;②发生伤人事件,迅速控制肇事者,必要时进行强行关押;③争取条件,尽快将肇事者送回国内;④狂躁精神病患者需要进行强制医学处置;⑤涉及法律问题先将其搁置,等待回国走法律程序解决;⑥破坏公共财产要强行控制。

(余万霞)

第八章　灾难救援后送转运

我国是一个灾害事故频发的国家,需要面对灾难事件多样性、严重性和突发性的威胁与挑战。灾难的最主要特点就是短时间内大量伤患涌入,伤患伤情复杂,如不能及时分流,就可能由于各个医疗单位的救治能力有限而延误治疗。灾难中需要紧急医学救援尽快、尽早开展,但灾区有限的医疗资源远远不能满足现场大量伤患的医疗需求,甚至被灾难破坏,而且医疗救援条件艰苦、救援时效性受各种因素限制,从而导致在灾难发生时,医疗需求与供给矛盾特别突出。所以,紧急医学救援的关键点是在快速输入医疗资源的同时,降低医疗需求。

灾难救援后送转运是指在分级整合救治的指导原则下,组织医疗资源向有能力和资源的救治地点或医疗机构运输伤患的过程和措施。目前国内外多采用分级救治和立体后送的医疗后送体系,能快速转运批量伤病员,及时救治危重者,使绝大多数伤员获益,降低死亡率,提高救治效果。其主要研究内容有后送时机、后送顺序的选择和确认、后送目标救治机构的分配、运送途中伤患的安全保障、运送工具的研制和应用等。在灾难情况下,灾难救援后送转运是群体处置方案的关键之一,对整体救援有重要的意义,例如在印尼海啸灾难救援中,多国救援队、军队及多个国际组织共同参加的伤病员转运工作,最大限度地实现了救灾资源的整合利用。其目的是在紧急医学救援队快速进驻灾难现场开展救援的同时,通过后送转运部分伤患的方式,降低现场高密集的医疗资源需求,合理配置医疗资源,使后送伤患得到充足的医疗保障,降低危重患者的死亡率和致残率,为灾后重建的顺利实施奠定基础。

汶川地震前,我国并未有明确的对灾难情况下批量伤患的转诊要求;汶川地震后期,在总结了前期无规转院的弊端后,形成了在紧急医学救援中的"四集中"转运原则。"四集中"即"集中患者、集中专家、集中资源、集中救治"。其指导思想是:在地震群体伤患救治过程中,由灾区省级以上卫生计生行政部门组织,由地震区域县级以上卫生计生行政部门具体指挥,将危重伤患有序地转运到高水平的、距离较近的医疗单位,充分发挥专家的作用,使重症伤患能够得到相对优质的医疗资源,同时减轻灾区医院的负担,从总体上最大限度地降低群体伤患中危重患者的病死率和致残率。实施"四集中"原则的具体措施包括确定定点医院、构建专家体系、筛查危重伤患、明确医疗措施和规范、调集专家支援、加大救治力度、开展专家巡诊或远程医疗会诊、建立上报制度和改善救治条件,从而保障救治工作顺利进展。

后送转运依分类依据不同可分为不同的后送转运方式。以转送的起终点为依据,可将后送转运分为三种方式:现场救援到一线救援、一线救援到前方医院、前方医院到后方医院;因在不同级别开展救援时的医疗资源配给不同,其转运的要求、评估与实施也各有侧重。例如,现场救援的职责只是区分伤患是否有生命迹象以及危重与否,故现场救援到一线救援的转运量大,时效性要求高,其转运特色为早期快速;而前方医院可以做部分紧急处理甚至损伤控制性手术抢救生命。因此,前方医院到后方医院的转运更强调安全性与预见性。另一种后送转运方式的分类是以不同的转运工具来分类,如空中、陆路、水中转运。使用每种转运工具转运时,都会因转运工具对病种、病情、转运设备的要求而有不同的应对措施。空运转运缩短了伤患从负伤地点到达优良医疗机构之间的时间和空间距离,提供了高度的灵活性和机动性,提高了伤病员救治工作的效率和质量,挽救了大批伤病员的生命。特别是在水陆路无法通行的情况下,可以为伤患的救治争取时间,降低伤情恶化的风险和后送途中的死亡率和致残率。在印尼海啸灾难救援中,由美国军方、印尼政府、澳大利亚和新加坡空军使用直升机飞赴交通不便的难民营及岛屿,将伤病员转运到亚齐机场,再由中国、美国、澳大利亚等多个国家的医务工作者或志愿者提供急救医疗服务。但空中转运也有一定的缺点:虽然空中转运的过程较短,但空中情况复杂,如气压改变、无法临时补充医疗人员与资源等特殊情况。在我国,相比于发达国家,对空中转运实践较少,专业人员较为缺乏。

灾难救援后送转运前需要做好人员准备、物品准备、有序交接、伤患伤情评估及组织管理,转运途中严密观察患者情况,保障伤患转送中的安全,加强心理护理、安全护理、病情观察、基础护理及到达终点前的准备,充分利用救护车上的设备对伤者实施进一步的生命支持。到达目的地后迅速转送至各大医疗机构救治,可提高地震灾难伤患长途转运的安全性及救治成功率。

第一节　后送转运的组织与管理

在灾难救援过程中,需合理地进行总体规划和分级管理,完成科学有效的后送转运,达到最大限度降低致残率与死亡率的救治目标。"5·12"汶川地震早期非集中救治时期,四川省内收治的重症患者病死率为12.1%,而统一组织转运后,对大规模伤员进行整体管理,四川省内收治的重症患者病死率控制在2.3%,因此认为统一的组织管理对降低危重患者病死率起到关键性作用。本节主要介绍当前我国在灾难情况下后送转运的组织与管理。

一、分级管理

后送转运的分级管理是建立在伤患分类基础上进行的分级救治政策。批量伤患的分级管理分为现场搜救与紧急医疗处置、伤患集中区的一线救治、医疗机构内救治三个阶段。通过分级管理,不同轻重程度与复杂程度的伤患转运到不同级别的医疗机构进行集中救治,优化了灾区以及灾区周边区域的医疗资源,让危重或疑难患者得到区域性综合医院的集中救治,有利于减少危重伤患的致残率与死亡率。

(一)现场搜救与紧急医疗处置

1. 参与人员或组织　震后早期到达灾难现场的人员,包括幸存者、军警、工程队、消防人员、医疗救护人员、非政府组织成员以及志愿者等。由于灾难发生的瞬时性和救治任务的临时性,不可能要求救援人员掌握精深的医学专业知识,应该调动一切可以调动的基层医疗资源立即开展自救互救,如基层卫生人员和经过基本救援训练的救援人员、发生地医疗机构和经过训练的救援人员等,也可根据情况由后方医疗机构派出人员加强指导。

2. 主要工作　现场抢救是灾难医学救援体系的基础。此级救治中,医务人员的主要任务是协助救援主体尽快疏散和解救伤患,脱离现场,在现场完成紧急的生命支持技术和截肢术。具体工作是参与伤患搜救,并综合应用包扎、止血、固定、搬运、通气等相关技术,控制伤患伤情,稳定生命体征,一般在72小时内完成,为快速安全后送至区域治疗机构或后方医疗机构赢得时间。此外,还应尽量收集伤患的资料上报,以便于上级部门制定科学的救援决策。

(二)伤患集中区的一线救治

在灾难现场就近的较安全、无污染且开阔的地区建立"伤患集中区域",即临时救护所,此时,作为救援主体的医护人员的任务是:伤患的初级检伤分类、实施急救措施挽救伤患、为现场搜救提供物资支持并积极计划后送。

1. 参与人员或组织　对于伤患发生集中而救治机构支撑条件较好者,伤患集中区的一线救治机构可借助设施毁损较轻的医疗机构配置;若一定范围内没有医疗机构或医疗机构毁损严重,可由后方医疗机构派出若干专科医疗队,经有机整合形成救治技术全面、水平较高的临时区域控制性治疗机构,如国家医学救援队伍、军队机动卫勤分队、国际医学救援队伍等。

2. 主要工作　伤患集中区的一线救治主要是对一定区域内后送的批量伤患集中进行损伤控制治疗(包括紧急救治和早期治疗),避免发生再次损伤和伤势恶化,积极纠正或控制伤情发展。其主要工作是完成伤患的救命手术,如结扎大血管等止血操作,防休克措施,清创术,感染控制,对核污染、化学染毒伤患的洗消,对冲击伤、挤压伤、复合伤等伤患的诊断和综合性治疗等损伤控制性治疗，是现场抢救和专科治疗的中间环节，对于维持伤患生命起着至关重要的作用。区域控制性治疗机构的配置应考虑伤患数量、地域、转运条件等因素，靠近在伤患发生相对集中地域，尽量将伤患运送时间控制在72小时到2周之间。此外，还需对收治伤员的信息按上级部门要求及时上报，以便于上级部门总体把控，做出科学决策。

（三）医疗机构内救治

1. 参与机构 医疗机构内救治可分为前方医院和后方医院救治。前方医院是指距离灾区中心较近但尚能完成医疗工作的基层医院或移动医院；后方医院是指距离灾区中心有一定距离，灾难应急救治能力完好，具有较强的技术力量，能开展针对危急重症以及疑难患者进行专科治疗的区域性综合医院。指定的后方医疗救治机构应当具备较高的医疗救治水平，在技术水平和条件上应达到三级医院标准，科室设置相对完备，而且至少其所在地域（或城市）应能满足伤患功能康复、假肢装配和心理康复等诸多方面的需要。救治机构主要由毗邻灾区的医疗机构组成。一般按照自然布局，经国家或地区救灾指挥机构指定，并可根据伤患转运的数量、距离和技术要求等因素扩大纳入范围，也可在一定地域内调集医疗技术资源到指定医疗机构，最终形成灾难救援医疗后送的救治网络，满足伤患综合救治的需要。

2. 主要工作 医疗机构内救治需要进一步专科治疗和需要较长时间恢复以及进行康复治疗的伤病员，是伤患救治的最后环节。总体来说，其工作任务主要是开展难度较大、技术要求高的专科治疗，完成伤患的全部治疗康复工作。具体来说，前方医院的主要任务是伤患二次分检、损伤控制性手术、信息中转、为一线救治提供物资支持并安排后送、可酌情实施专科修复性手术。后方医院的主要任务是伤患再次分检、危重症以及疑难患者的救治、复合伤多发伤的重症监护与治疗、严重感染性疾患或特殊病原微生物感染的控制与救治、为院前救援提供物资支持与合理配送、进行较详细的资料收集与统计并向政府部门进行报告。

（四）弹性调整

灾难伤病员医疗后送体系总体上分为三级救治，包括现场搜救与紧急医疗处置、伤患集中区

的一线救治、医疗机构内救治。但并不是每一名伤病员都要经过三级救治，医疗后送阶梯的设置可在三级的基础上，综合考虑灾难程度（伤患数量）、伤情、当地医疗资源数量和可及性，弹性、灵活制定救治阶梯和救治范围。

二、后送转运资源的管理

（一）人力资源

应由接受过专业训练，具备重症患者转运经验的医护人员安排与护送，并根据转运的具体情况选择恰当的专业转运人员。

转运人员以具有急救技能的医护人员为核心的各级医疗机构、救援队、社会志愿者多方参与。医疗后送小组须设1名医疗组长总负责，每组至少配置1名医生、1名护士及运输工具操作人员，明确职责，分工协作；航空水上后送配备医务人数不低于伤员人数的1/4，需参加过航空（水上）救护培训，掌握航空（水运）物理基础知识。紧急救护员需具有现场分析判断和急救处置能力；机（车、船）队的后送团队需涵盖但不限于急诊、呼吸、心血管、中毒、神经等专业。运输工具操作人员需明确任务、熟悉交通运送条件；调度、通信人员需熟练掌握网络、通信以及数据库等技术，准确及时传递后送信息。

但当灾难现场人力资源不足且迫切需要转运时，可根据具体情况安排人员。

（二）物力资源

在后送转运的交通工具上应配备急救设备和急救药品。急救设备应具有机动灵活、部署展开快、救治能力强，以及受外部环境影响小的优点。配套基本生命监护仪器及急救处理设备，需包含但不限于以下设备：便携式监护仪、便携式呼吸机、气管插管器械、除颤仪、吸引器、氧气瓶、心肺复苏背包、创伤急救背包、转运用担架、包扎止血物品、夹板、颈托、血液药品冷藏箱、通信保障装备等；平时储备的应急物资装备每年至少检查更新1次，对即将过期的物品进行更换；后送前需检查装备性能。

急救药品除准备常规的急救药品外，还需要针对某些伤患的病情，准备足够的后备液体和药品。药品标准应具备以下条件：①按照救援常见疾病谱进行药品模块构建；②根据病情特点，增

加相应药械、药品配给;③烧伤伤员按需配备血浆、白蛋白等制品;抢救用药完善,配备一定数量晶体液及胶体液,配备肾上腺素、多巴胺等心肺复苏药物、血管活性药物及其他;④平时储备的应急药品应定期检查,消耗 1/2 时及时补充。

此外,还需要在交通工具内部提供照明、氧源以及各种医疗设备的固定措施;如是长途转运,还需提供相应的生活物资、食物、饮水等。

三、后送转运的方式

(一)陆路伤患转运

陆路伤患转运的基本方式有救护车、长途汽车、火车、摩托车和卡车等。其中救护车伤患转运是转运伤患最基本、最常见的方式,一般适用于短途、小规模伤患的转运。当重特大自然灾害发生后,可用火车进行成批伤患的转运,需要对卧铺车厢进行合理的改装,如拆掉中铺、安装输液挂钩等。

陆路转运的优点是启动迅速、受不良天气状况的影响小、转运途中易于监测、护送人员不需要做专门的转运培训,是我国伤患转运最主要的方式。

(二)海(水)上伤患转运

海(水)上伤患转运的基本方式有医院船、救护艇、客轮船、冲锋舟等。目前国内已知的医院船为海军的"和平方舟"号,也是国际上第一艘专门按医院布局、诊疗流程等设计制造的万吨级医院船,能够按救援需求奔赴救援地,第一时间接收伤患并开展从复苏、抢救、手术、救治到后送等一系列措施。救护艇是海(水)上伤患转运的重要组成成分,其主要任务包括接收伤患、进行初级救治、搜寻捞救落水人员、将伤患后送至岸基医院。

在江湖水网地带,海(水)上转运方式较为常见。但由于船只受海区地理、水文、气象等自然条件的影响,存在救护人员站立不稳、护理技术操作难以完成等问题,对救护工作提出了新要求。

(三)空中伤患转运

空中伤患转运的基本方式有大型飞机、直升机等。我国大规模应用飞机运送伤患始于唐山大地震。来自全国的 3 000 多架次救灾飞机起降,每天最多达 356 架次,最短起飞间隔时间只有 26 秒。2008 年的汶川地震中没有专用的空中卫生运力,而由普通的货运直升机及运输机代替,伤员转运过程存在安全隐患。2013 年的芦山地震和

2017 年的九寨沟地震,我国已经投入了专业的直升机救援。虽然我国目前许多地区已开放了民用低空空域,为直升机救援提供了条件,但专用的空中卫生运力还很薄弱,与发达国家差距很大,今后需要通过研发、引进或改装等方式,提高专用卫生运力的数量和质量,包括在现有的直升机上加载医疗单元、研制机动能力强的小型救护直升机、增加空中医疗后送的专用大型卫生运输飞机等。

空运后送缩短了伤患从灾难现场到达医疗机构之间的时间和空间,提供了高度的灵活性和机动性,提高了伤患救治工作的效率和质量。由于航空环境与地面环境区别很大,对救援人员的要求也相对苛刻。

四、后送转运过程的管理

(一)目的地与出发点的对接

1. 确定转运目的地医院 与常规转运不同,灾难后伤患的转运呈现突发性、群体性、复杂性的特点,因此应事先与目的地医院进行沟通,了解目的地医院的收治能力,尽量避免发生对于某一家医疗机构的"突然袭击"和"伤患聚集"现象。目前我国灾难后的大规模伤患转运为政府主导,属地化管理,各个救援现场和一线医院只需听从上级部门的指挥调配即可。如此可以真正从全局进行资源合理调配,使危重伤者得到最有效治疗。

2. 选择转运线路 转运线路应根据灾后路况或天气情况,有计划实施,并且设置单向车流线路进行转运,避免产生车辆拥堵情况。在选择转运线路时应尽量选择安全的通路行驶,不要为走捷径而选择危险的道路。

3. 指挥站与目的医院的信息传输 在转运时总体规划目的医院后,还应将一线救治的情况向目的医院进行信息交接。让目的医院了解自身在此灾难救援中所处的位置与所承担的任务。尽量将转运的信息通过各种途径如电话、网络等事先通知到目的医院,使目的医院在接到伤患前有所准备。

(二)转治途中病情监护及处理

转运过程中必须密切监测伤患的生命体征,包括神志、瞳孔变化、呼吸等,生命体征波动较大,伤患出现烦躁不安或异常安静等情况时,均提示病情变化,必须积极查找原因并及时实施生命抢救、疾病救治等工作。

（三）空中转运时接机现场管理

空中转运过程中，与地面转运相比，过程更为复杂，除了目的地与出发点的对接，还需辅助机场工作人员对于伤患伤情以及接机医护人员进行现场管理。

目前我国灾难救援中，主要使用直升机进行转运后送且直升机的接机现场管理较为复杂，后文以直升机接机现场为例说明空中转运时的接机现场管理。接机现场的医护人员来自不同的医院，并且大多不熟悉直升机的接机流程。如何在接机机场进行有效的管理，将大量的伤病员安全转运至各个医院，在以往的工作中没有类似的经验可以借鉴，需要一边发现问题一边解决问题。

1. 现场调度 管理人员需要进行充分的准备工作才能快速、安全、稳妥地实施直升机接机并后送。机场负责人在直升机到达机场前需要了解直升机的数量、伤病员的人数、大致的伤情。并将此信息通知机场救护的指导者。汶川地震中成都机场医疗系统方面的指导者由成都市 120 急救中心担任，并在接机现场与机场方面密切合作。获知直升机的数量、伤病员的人数、大致的伤情后，120 急救中心即及时安排各个救护队接机。需要制订具体的接机计划，包括安排各个救护队的接机顺序，分配各个救护队到预定的直升机停靠点等待，分配各个救护队转运的目的地等。

2. 评估处理 在飞机降落时严密观察伤病员，评估伤情与生命体征尤为重要。另外需要与机组人员或随机医护人员交接伤情并记录，遇到危重伤患或存在特殊情况，如需要隔离的污染伤口，或无人照顾的无名氏等，应该上报医疗指挥者并听从指挥。

需要在现场处理的伤病员应及时处理，遇到困难应及时汇报。保证安全、稳妥地转运伤患。目前我国已设置正规停机坪的医疗机构当属凤毛麟角，因此大部分接机工作是在专属机场完成，接机后仍需要使用救护车转运至医院，因此需要加强机场交通秩序的管理，开辟专用通道，保证后送转运过程的安全性。

3. 接机人员的配置 人员的配置是首要问题，包括医护人员的比例、各专科医师的比例等。当直升机到达时，由医生、护士及护工组成的接诊小组负责接收，主治医生的检查、评估、处理和护士建立静脉通路都是同时进行，医护人员的比例应该达 1∶3。急诊科医师作为突发事件处理的前锋，对转来的伤病员进行初步评估，判断伤病员是否需要紧急处理。

4. 接机人员分工管理 如何合理调度接机医务人员，依赖于组织良好的指挥管理机构。其管理者应该包括两方面的人员：一是机场方面的负责人，主要负责直升机的飞行安全，包括接机医务人员在接机前的安全培训，以及制定大量伤病员的转运路线等；二是医疗系统方面的指挥者，主要指挥和组织接机医护人员的行动。两方面的密切配合是机场安全接机的关键。

5. 接机人员技术培训 接机前的准备和培训是快速安全接收伤病员的必要条件。准备不仅仅是物资准备，还包括安全意识的培训、接机前对伤病员转运的信息收集，以及接机前各个医疗救护小组接机安排的制定等。由于转来伤病员伤情的多样性、复杂性，各种急救物资的准备尤为重要。机场负责人需要安排人员在接机之前对前来接机的医护人员进行紧急、简单的安全培训。由于直升机对于大部分医护人员来说较为陌生，尤其是安全问题非常重要。例如切忌接直升机时佩戴易脱落的琐碎物品，包括胸牌、一次性帽子等。因为直升机旋翼产生的气流可以将这些小物品吹落，一旦卷入旋翼，将对直升机以及附近人员造成巨大威胁。而这些却是医护人员极易忽略的问题。机场方面还需要一些必要的物资准备，包括直升机与机场的消毒药品与设备等。

6. 机场的安全管理 在接机过程中，机场方面需要安排人员具体指挥接机医护人员的行走路线，安全靠近直升机的时机与路线等，以避免医护人员在靠近直升机的过程中出现危险。医疗指挥者事先安排接机救护队到不同的直升机停靠点接机，并且随时调度医护人员，注意避免某些直升机过多医护人员而另一些直升机缺少医护人员的现象。因为直升机停靠点相距不近，所以临时调度医护人员可能会延长接机的时间。接机的医护人员应该听从机场方面以及医疗指挥者的指挥与调度。安全是第一位的，不仅要保证伤病员的安全，而且要注意自身的安全，听从机场方面的安排是非常重要的。

（胡 海 曹 钰）

第二节 后送转运的评估与实施

由于灾难突发造成伤患数量大,救治能力以及医疗水平有限,且伤病种类以及伤病程度复杂,救治时间紧迫。因此,产生了救治需求与医疗水平之间的矛盾,重伤病员与轻伤病员之间,部分伤患与全体伤患之间救治矛盾。为解决这些矛盾,首先要依据检伤分类标准进行分类,然后施行分级转运。分级转运的过程中,涉及转运前准备、转运中检测、转运后交接,以及后送转运人员安全等问题。

一、后送转运的评估

由于大型灾难后伤患众多,转运资源极其有限,故救援现场、一线救援或前方医院需要对伤患进行检伤分类,同时动态观察伤患状况,确定转运的先后顺序。

(一)救援现场的快速检伤分类

现场检伤分类包括对患者能否行走活动、呼吸、循环和意识方面的评估,依据伤势严重程度以及存活概率分成4类:第一优先,红色标识,须紧急处理的严重伤患;第二优先,黄色标识,可延缓处理的重伤患;第三优先,绿色标识,可自行走动,暂不需紧急后送的轻伤患;第四优先,黑色标识,死亡/放弃,为已经死亡或处于濒死状态的危重伤患。目前国际上常用的检伤分类法有:START检伤分类法和SALT检伤分类法等(详见检伤分类章节)。

关于我国,原卫生部在汶川地震的救援中还出台了应用于我国情况的分类法(表3-8-2-1)。

表3-8-2-1 原卫生部《汶川地震现场检伤方法和分类标准》

优先等级	颜色标识	具体伤情标准
1	红	极其严重的创伤,但若及时治疗即有生存机会,如: 气道阻塞 休克 昏迷(神志不清) 颈椎受伤 导致远端脉搏消失的骨折 外露性胸腔创伤 股骨骨折 外露性腹腔创伤 超过50% II ~ III度皮肤的烧伤 腹部或骨盆压伤
2	黄	有重大创伤但可短暂等候而不危及生命或导致肢体残缺,如: 严重烧伤 严重头部创伤但清醒 椎骨受伤(除颈椎外) 多发骨折 须用止血带止血的血管损伤 开放性骨折
3	绿	可自行走动及没有严重创伤,其损伤可延迟处理,大部分可在现场处置而不需送医院,如: 不造成休克的软组织创伤 < II度烧伤,且不涉及机体和外生殖器 不造成远侧脉搏消失的肌肉和骨骼损伤 轻微流血
4	黑	死亡或在当时条件下无可救治的创伤,如: 死亡特征 没有生存希望的伤者 没有呼吸及脉搏

（二）医疗机构内的检伤分类

收治医疗机构应立即对红色伤患进行紧急处理，若需转运则须暂时稳定病情。待转运风险较小后，方可转运。前方医院的再次检伤分类，由于有更完善的患者资料，因此可以使用创伤评分的方法进行评估伤患的轻重程度。经评估后，黄色伤患和已做初步处理的较稳定的红色伤患，在前方医院的后送转运中应放在优先级别。后方医院的检伤分类主要是选择需要立即手术或需要生命支持的患者，并给予相应的医疗资源。

二、后送转运的实施

（一）快速医疗后送实施的总原则

1. 机动性原则 根据现场情况，灵活机动安排资源，不应等待运输工具而耽误时间，不应等待伤病员而耽误时间。

2. 连续性原则 连续、动态的全程管理措施。

3. 合理性原则 合理配置和使用资源，尽可能短的时间内完成医疗后送。

4. 规范性原则 医疗行为、医疗设备和医疗后送装备的使用规范。

5. 适应性原则 根据灾难造成伤员的特点和环境，适应伤病员救治转运的具体需要。

（二）转运前准备

1. 医疗机构与伤患的准备 各医疗机构在接到上级指示后，通知伤患以及其家属取得他们的积极配合，积极准备要转运的伤患资料，制定转运表格，由医务部门汇总，制定出转出地震伤患基本信息汇总表格以及转出地震伤患的家庭成员基本信息汇总，内容主要是：

（1）明确医疗机构信息：转出医疗机构、目的医疗机构、转出日期、伤患编号、姓名、年龄、诊断、联系方式、详细地址、备注。

（2）明确患者信息：家属或陪伴的姓名、性别、年龄、对应伤患、家庭住址、身份证号码。转出医疗机构负责办理手续、填写病情证明、患者及家属胸牌或腕带制定、内容填写。

（3）转运前初步处理：包括心肺复苏术、静脉穿刺术、清创缝合术、气管切开置管术、止血术、包扎术、固定术和搬运法等；重度烧伤合并吸入

性损伤伤员应适当放开气管切开指征；需要的医疗处置（如气管插管、吸痰、留置尿管胃管、排空大小便）应在登上转运工具前完成。

（4）转运前准备的注意事项

1）伤患在转出医疗机构前尽量排空排泄物，倾倒引流物。伤患相关资料（伤情说明、检查结果等）做好整理，统一安排携带及向伤患和家属交代注意事项。由于大批量转运后送，医护人员和设施装备有限，难以在转运过程中完成太多操作。主管医护人员陪同转运患者到转运交通工具上，交给转运的医护人员。

2）重伤患一般应使用担架、救护车和直升机后送，伤患数量多时，可用卫生列车后送。除胸部伤患外，其余重伤患一般可采取卧位，但为了发挥自身的支柱作用，减少颠震，如全身情况允许，采取坐位或半卧位相较于卧位更佳。

3）未手术的腹部伤患应用担架后送，经过手术和留治观察一定日期后可用救护车后送。

4）胸部伤患无论手术与否，均应使用担架和救护车后送，空运时飞机高度不宜过高。胸部伤患后送应采用仰卧位和伤侧卧位，有呼吸困难者，可在吸氧的条件下，采取半坐位后送。

5）若用汽车运输重伤患，特别是骨折伤患时，应将伤患安置在底层，并将担架固定牢靠，以减少颠震和担架前后摆动的影响，预防发生机械性外伤。用普通汽车后送时，应尽可能采取一些改善运输工具的措施。

6）转运队伍应统一调配，转运前转运医护人员再次观察评估患者，发现生命体征不稳定的患者，及时汇报会诊，大家本着整个转运过程中以患者安全为中心来进行协调。病情不稳定的患者，至少由 1 名医师参与转运；病情稳定的重症患者，可以由专业培训后的护士参与。

2. 转运人员准备 转运人员应接受基本生命支持、高级生命支持、人工气道建立、机械通气、休克救治、心律失常识别与处理等专业培训，能熟练操作转运设备。

转运过程中 1 名转运人员指定为负责人，转运过程中的所有决策均应由该负责人员做出。在没有医师参加的转运后送过程中，必须指定 1 名医师作为紧急情况的联系人。

3. 转运物资与药品准备 所有转运后送设

备都需要能通过转运途中的电梯、门廊等常规通道，转运人员在转运前须确保所有转运设备正常运转并满足转运后送时的要求。所有电子设备都应有电池驱动并保证电量充足。

院内转运应配备基本的复苏用药，包括肾上腺素和抗心律失常药物，以备转运途中患者突发心搏骤停或心律失常。接收科室应配备更加全面的急救药物。根据转运患者的不同病情，还应配备相应的药物。院际转运的药物配备强调紧急抢救复苏时用药以及为维持生命体征平稳的用药，病情特殊者还应携带相应的药物。

（三）转运途中的监测与护送

1. 地面后送

（1）后送转运时，转运医疗队员应着装整齐，分工合作，熟悉本次转运伤患的情况，对于无陪同者的伤患还需要负责其包裹的管理及生活护理。一般来说，转运护士负责急救背包、氧气供应、吸痰器、护理用物等的保存与管理，以及保持引流管通畅、避免扭曲、堵塞；专科医护人员负责指导伤患的正确处置，负责人安排总体调配和伤患的清点。

（2）后送转运期间的监测治疗，主要目的是保障患者的生命安全，尽可能减少后送转运过程对患者原有伤情的影响。后送转运过程中，应尽量不改变当前的监测治疗措施。护送医护人员需要记录后送转运途中患者的一般情况、监测指标、临时的医疗处置及处置时间、突发事件及处理措施和处理时间等并记录在病例中，交接时一并交入目的地医疗机构。应为目的地医疗机构提供相关记录，争取做到后送转运前后监测治疗的"无缝连接"。

2. 空中转运

（1）空中转运后送前的伤患选择：

四川大学华西医院在汶川地震接诊大批量的空中后送转运伤患后总结了空中转运伤患的筛选：现场拣选首先转运"潜在可治疗的伤者"。因伤病员数量极大，空中运力有限，现场拣选尤为重要。"潜在可治疗的伤者"是指没有受到迅速致死性创伤的患者，死亡进程可以到数小时而缓慢死亡的伤者。而诸如头胸部复合伤等致命伤的重患者则列为"即刻"死亡，这类伤者一般在伤后1小时接受完善的医疗救治才有可能存活，应该由当地医疗机构现场急救，外界的医疗援助对于即刻救治来说为时已晚，只在当地医疗机构紧急救治之后才发挥作用。因此此类患者应在一线救治，将患者稳定后再决定是否通过空中转运的方式后送。

有研究表明，在生命体征平稳条件下，直升机转运的伤患不受伤情轻重的限制，甚至可以比地面转运的伤患伤情更重。但是仍然有一些情况不适合直升机空运，例如生命体征不稳定者、气胸者、有严重冠心病史者等。

（2）空中转运过程中的注意事项：空中转运过程中首先要防止发生危及生命的情况，如窒息、持续抽搐、休克等。如若上述情况发生则需要立即抢救。

注意气道管理，防止呕吐物或呼吸道分泌物阻塞气道。

严密观察生命体征的变化。起飞与降落时由于失重和超重的影响，胸腹腔以及颅腔压力变化大，对于胸部外伤和意识不清患者需要严密观察以防伤情加重而致死亡。

直升机飞行时不如客机那样稳定，有条件者可将伤者担架固定于直升机舱底部，并且要注意防止夹板和颈托滑脱。若临时执行空中转运任务的直升机没有可固定装置，伤患们的担架可互相捆绑在一起成为一个整体，以增加稳定性，更利于脊柱骨折的伤患成功转运。必要的言语安慰以及镇静以稳定情绪。

起飞降落时，要求伤患做吞咽动作以缓解中耳鼓室压力变化所带来的耳痛或鼓膜损伤。

3. 海（水）运转送

（1）卫生船舰后送伤患队组编：由医疗队与航务组分工组成。医疗队负责医疗工作，并负责药品、医疗器材、卫生被服、担架等物质的准备和补充。航务组负责航舰驾驶、航行业务、通信、安全警卫、救生等航行航务。

（2）卫生船舰后送医疗队工作方法

1）加强上船前训练：卫生船舰运载伤患较多，但上、下船不便，运行时噪音大、船体颠簸晃动。因此组成卫生船舰医疗队后，依据以上特点，进行伤病员分类、搬运、测血压、注射、抗休克，以及各种手术操作等训练。

2）伤病员分类：伤病员上船前，分类医师应首先在负责转送的医师协同下进行分类，按照伤病情况分级，并做出明显标志，以便安排床位和进行医疗护理。

3）组织伤病员上船：根据分类结果，应由专人负责指明人员和担架在船上的行进路线。依据伤情、伤部安排舱室床位。前上、下舱机器震动小，安排伤情较重伤患；后上、下舱震动大，安排伤情较轻伤患。需经常治疗的伤病员，安排在便于治疗的床位上。

4）后送途中救治工作：依据床位情况划分医疗护理单元，组成相应的医疗护理小组，根据先重后轻的原则，参照转出医院的医疗处理，逐个进行检查。严密观察伤情变化。

5）到达目的地后组织工作：下船之前，应再次清点人数，向伤病员说明下船后注意事项和要求，并由安全员采取安全措施，确保安全。下船顺序为：需要紧急救治伤病员优先下船，然后轻伤病员下船，最后担架伤患下船。下船工作应与接收医院密切协作。

（四）后送转运的交接

患者到达接收目的地后，转运人员应与接收人员进行全面交接以落实治疗的连续性，交接的内容包括患者病史、重要体征、实验室检查、治疗经过、伤患的详细信息、伤患的检查结果或其复印件等、转运中有意义的临床事件，携带引流管或液体通道的伤患也需详细交接，特殊伤患如携带传染性病原体的伤患需要单独交接并详细说明病情，家属与伤患一同交接。交接后应书面签字确认。如尚未交接的伤患应采取首诊负责制，直到交接到下一接收医疗机构之前，转运人员需要一直陪护此伤患。当到达目的医院后，转运人员应与目的医院负责接收的医务人员进行正式交接。

（五）后送转运人员的安全问题

实施转运的各类人员在转运过程中均存在人身安全风险，需为所有参与院际转运的相关人员购买相应的保险。实施空中转运的人员应经过专业安全培训，应避免由于培训不到位所导致的安全事故。

（胡海　曹钰）

第三节　后送转运的保障与后续管理

一、后送转运的保障

（一）后送转运的系统保障

在灾难发生后，统一、专业、高效的后送转运指挥体系对于后送转运的实施有着至关重要的作用。灾难发生的现场条件恶劣，环境复杂，根据具体情况及时建立统一、明确的后送转运判定标准、执行标准及专业高效的指挥调度系统对于减少后送转运实施过程中可能出现的混乱，提高危重患者的生存率有重要的作用。完善的应急救援体系以及完整详细的应急预案有助于灾难发生后完善的后送转运系统的迅速建立。

（二）后送转运的基础设施保障

后送转运的每一个环节都与基础设施密切相关，如在一些灾难发生时公路被阻断，使后送转运的难度增加，而如果通信被阻断则会使后送转运的不确定性增加。基础设施是后送转运的基石，它直接影响到后送转运的决策和实施。灾难发生后的基础设施恢复不仅对于后送转运意义重大，对于整体的救灾工作也十分重要。

（三）后送转运的安全保障

后送转运的过程中对转运对象和参与人员的安全保障是十分重要的，如果后送转运的过程中转运对象得不到足够的安全保障，那么后送转运就失去了其意义，而后送转运的参与人员往往有专业的医护人员，在灾难发生时，这些专业人员对于救灾工作有着很重要的作用，所以在后送转运的过程中对转运对象和参与人员的安全保障意义非凡。灾难发生后环境中的危险因素不仅有灾难本身，还有可能出现次生灾害，如地震后可能发生山体滑坡，不仅破坏基础设施，还可能给后送转运带来危险。后送转运的决策过程中应该考虑其中的危险因素，参与人员也应该做好充分的了解并采取对应的防护措施。

（四）后送转运的物资保障

灾难发生后的物资保障是备灾防灾工作的重要环节。急救设备、应急药品等应急救援物资在后送转运的过程中发挥着重要的作用,良好的物资保障可以大大降低后送转运的难度。完善分级应急救援体系、做好备灾防灾准备、建立区域性灾害医疗救治基地、完善和建立灾难医学紧急救援物资库等,对于灾难中后送转运的物资保障有着重要的意义。

二、后送转运的后续管理

后送转运是灾难应急救援体系的重要组成部分,后送转运的后续管理工作与应急救援管理是密不可分的。后送转运的出发地和目的地都应做好对转运对象信息的处理和管理。后送转运的全过程,包括前方医院的收治、诊断、转运决策,后送转运的实施方法、过程、出现的突发状况、转运对象的情况,后方医院的接收方式、接收过程,以及转运对象的后续救治等,均应做好详细的记录并存档保留。应急救援中每次救援任务都是宝贵的经验,通过分析每一次后送转运积累的经验和出现的问题等,对后送转运的实施方法进行改进,可以提高后送转运的水平,提高危重伤患的生存率和治愈率。

（胡海 曹钰）

第四篇 灾难后恢复（延于灾后）

第一章　灾后消杀灭净

从灾难形成机制和起因来看,可归属为三大类:一是自然类,可称为自然灾害系统,包括气象、地震、海洋、地质灾害等;二是人为类,可称为人为灾害系统,包括破坏环境引起的水土流失、地面塌陷,污染环境引起的赤潮、酸雨等;三是复合类,可称为复合灾害系统,包括地震引发的泥石流、交通事故、传染病流行等次生灾害,爆炸引发的烧伤、锐器伤等。重大灾难具有破坏性强、波及范围广、次生灾害风险大、易导致传染性疾病及疫情暴发等特点。灾难引起的环境问题倘若不加以关注和预防,将严重影响救灾与重建工作。

灾难通过对传染源、传播途径及易感人群的多方面影响,同时伴随社会因素的推波助澜,最终引起传染病的暴发、流行。在灾后重建工作中,开展有效的预防措施成为重中之重,这其中包括环境卫生措施和医学措施,环境卫生措施即消杀灭净。

消杀灭净,字面上理解包括消毒、杀虫、灭鼠、净化水源。即通过环境的整治、消毒、杀灭病媒生物等措施,预防疾病的暴发流行,保护受灾群众及救援人员的健康。

第一节　灾后灾区环境健康问题与整治

自有历史记录的自然灾害以来,人类与灾害的斗争从未停止。如何做好灾后重建,恢复家园,一直是人们迫切需要解决的问题。人们从一次次的灾难中积累了大量的资料,并总结经验,汲取教训,总结了灾后主要的环境问题,并形成了现阶段的环境整治相关方案及内容。

一、灾区环境健康主要问题

(一)水源污染

泥石流和洪涝等灾害会严重影响和破坏市政供水的水源。伴随着灾害发生,被破坏的下水道系统和污水处理厂,以及地面上的垃圾填埋场、堆肥场等污染物污染水源,洪水中的细菌、病毒、原虫、寄生虫等微生物病原体也会随着洪水四处传播而扩散,这些病原体可以造成轻微的腹泻症状,也可以造成严重的痢疾、传染性肝炎等的疾病,如果不进行及时的防疫处理,可能会造成"大灾之后必有大疫"。据报道,原本符合卫生标准要求的水质,在洪涝灾害时,水细菌总数每毫升可达数万菌落形成单位,大肠菌群数每升可达数千菌落形成单位。洪水过后,周边环境中会存在多种有害微生物,其在环境中消除一般需要 2~3 个月的时间,很多环境因素,包括温度、湿度、pH、土壤结构、阳光照射等,都会影响微生物在环境中的存活和持续时间,微生物自身的特性和对环境条件的敏感度也会产生影响,如痢疾志贺菌在土壤中可存活 9~12 天,隐孢子卵囊可存活数月,孢子真菌和芽孢杆菌可存活数年。洪水过后微生物对人的健康危害与接触途径和敏感人群有关。托幼机构、养老院、疗养机构、学校、医院等生活环境中的草地、露天植被需要重点关注,露天广场、公共厕所的卫生也应加强管理。

地震灾害还可能引起地质结构的变化,从而影响水质,在一些低洼盐碱地区,可造成水中的含盐量和 pH 值变化。水中的 pH 值与含盐量升高,有利于霍乱弧菌的增殖与传播。自然灾害发生后还会引起饮用水供应设施的损坏或供水水质的污染,如地震致使供水系统破坏,造成正常供水中断、饮水污染。

（二）居住设施和卫生设施被破坏

洪水、泥石流、地震和台风等，都会对居住设施和卫生设施造成大规模的破坏。在灾害发生初期，受灾群众被迫露宿，而后在帐篷或板房中居住，而牲畜被带到临时安置点，造成人口集中、居住拥挤、人畜共居，厕所、垃圾收集处理设施的缺失，尤其是粪便处理不当会为媒介生物的过度增殖创造适宜环境，从而造成肠道传染病、呼吸道传染病与人畜共患病多发的条件。

（三）病媒生物密度增高

震灾使死亡的人和动物的尸体及其他有机物质被掩埋在废墟下，在夏季高温气候条件下，有机成分腐败，为蝇类提供了适宜滋生的条件。唐山、汶川地震后，在局部地区短时间内均曾出现大量的成蝇，对灾区居民构成严重威胁。洪灾所致溺死动物尸体，以及各种有机废物大量在水井、房舍、街道等人们居住地沉积，也会造成大量的蚊蝇滋生。在旱灾情况下，由于废弃物处理失当，同样有利于蝇类的滋生。

蚊的滋生需要小型静止的水体。在洪灾后，低洼处往往留有大量的小片积水地区，杂草丛生，成为蚊类最佳繁殖场所。此时如有传染源存在，就会使该地区的发病率迅速升高。旱灾时河流与湖泊中残留的小水洼，也会成为蚊类的良好滋生场所。灾害不仅会造成蚊类密度升高，还会增加蚊类侵袭人类的机会。

（四）人群的易感性提高

灾害发生后，环境污染严重导致致病微生物易于繁殖；人群活动范围受限，集中安置使得人群密切接触的机会增加；基本卫生条件无法满足清洁的需求；加上生活条件恶化会导致人群营养不良、防寒保暖不足也会导致人群免疫功能下降，惊吓导致的精神压力等因素也均会导致人群的疾病易感性提高，一定程度上降低了受灾人群对疾病的抵抗能力。

二、灾后环境整治

灾难的发生会破坏自然环境及人类的居住环境，导致大量的固体废物、水及土壤的破坏、人群集中聚集等问题。环境整治的开展其重点内容包括：做好水源保护；设置临时厕所、垃圾收集点；做好粪便、垃圾的消毒、清运等卫生管理，按灾难发生地的实际情况，妥善处理人和动物尸体。

环境整治的重点区域有：临时性居民安置点、人群自发聚集地、过渡性居民安置点、重建安置区、临时医疗场所、救灾人员临时居住地等。

（一）应急供水和水源整治

灾后由于病原微生物的大量繁殖、消杀剂的大量使用、危险化学品的泄漏及重金属的污染等，造成水源的污染。这些污染物可能通过降雨等途径进入下游水源地，污染地表水，并下渗威胁地下水。

1. 应急供水

（1）破坏、污染严重的水源地需要封闭，同时应立即选择新的水源地，建立新的取水口。分散式供水尽可能利用泉水、井水等为饮用水水源，使用时必须采取消毒措施。划出水源保护区，设立保护标识。

（2）使用车辆运输供水时，应对运输车辆的水箱和水管进行消毒。采用当地可用水源，提供应急集中供水，必须采取消毒措施。对高浊度水源水采取简易砂滤、超滤、消毒措施。使用移动式一体化净水设备，应注意持续消毒效果问题，对长时间储存的水箱也要采取消毒措施。不论何种方式进行集中供水，都应及时进行必要的卫生学检测和评价，确认无害后才能供水。

（3）提供临时供水或恢复供水时，环境卫生人员应对供水按照《生活饮用水卫生标准》进行水质检验。在应急条件下，可以使用现场快速水质检测仪器开展浊度、重金属、余氯、微生物等常规指标的检测，并应连续检测并观察水质指标是否变化，确保水质安全。

2. 地表水源保护与应急对策

地表水源保护的重点内容有：水源地的重建、水源保护区的重建和水源地污染防治等措施。

（1）新建水源地的选址：地表水水源由于充分暴露于地层表面，较其他水体更易遭受外来污染。因此，新水源重新选址时，应充分考虑临时安置、灾后重建的各项活动对新建水源的影响，防止新建水源造成次生污染。灾后重建时应充分考虑上下游水源地的取水口和排污口的位置与分布，科学统一规划水源布局。

在选择新的地表饮用水水源时，根据震前当地水源分布，通过现场调查，寻找水质良好、水量充分、施工成本低、便于开展监测和保护的水源。投入使用前应由相关部门进行全面检测,确定可否作为饮用水水源。

通常选择的地表水水源顺序为:山泉、江河、水库、湖泊、池塘。

（2）水源保护区的重建:为加强对地表水与饮用水源地的保护,减少人类活动的干扰和影响,对已有的地表水源,应采取如下相应措施:

1）确定重点保护的地表饮用水水源,重新核实并划定饮用水保护区。参考国家环境保护标准《饮用水水源保护区划分技术规范》。

2）按照水源地管理的要求,设置水源保护区标示标志。参考国家环境保护标准《饮用水水源保护区标志技术要求》在水源地周围设置明显的标示标志,并加强监督和检查,防止人类活动对饮用水水源地的影响。

（3）地表饮用水水源保护区周边污染源防治措施:为防止地表饮用水水源地受到污染,按照《中华人民共和国水污染防治法》的相关规定,制定严格的保护措施,保障饮用水源的安全。重点内容有:

1）水源地周边危险源与污染源的排查和处置。

2）工业点源的污染防控。

3）人员密集场所有关地表饮用水源的污染防控。

（4）灾区地表饮用水水源地管理措施

1）安排专人对饮用水水源地进行管理和巡查,及时发现安全隐患,采取相应措施。

2）在水源保护区设置简易导流沟,避免雨水或污水携带大量污染物直接进入地表水源及其上游地区。

3）对灾区居民进行饮用水安全教育,自觉保护水源地,不向水源地倾倒垃圾,不在水源地清洗衣物等。

4）加强饮用水水质监测,特别是微生物学监测、有毒物质监测等。

3. 灾区集中式供水水质安全保障技术与工艺　强化消毒确保微生物安全:在水源微生物浓度明显增加,出现较高微生物风险时,必须采取加大消毒剂投加量和延长消毒接触时间的方法来强化消毒效果。

（1）针对杀虫剂的应急处理技术:为应对灾区敌敌畏等杀虫剂的污染风险,针对敌敌畏、溴氰菊酯、马拉硫磷等杀虫剂确定了相应的处理技术。包括:预氯化、混凝沉淀、活性炭吸附、粉末活性炭吸附+混凝沉淀等方法。

（2）保障性净水处理工艺:通过加强氯化消毒、强化常规处理和设置一定的氧化吸附屏障,确保微生物安全,并可以抵御低强度的水体污染物。实施要点:在入厂水内投加 5mg/L 粉末活性炭,在混合井加氯,过滤后水进一步加氯,保持出厂水余氯在 0.8mg/L 以上,出水浊度在 0.2NTU 以下。

（3）强化吸附的应急工艺:当水源中的敌敌畏等有机污染物浓度超标,考虑启动强化吸附工艺。重点是在保障对微生物的消毒效果和去除浊度的基础上,通过在取水口大量投加粉末活性炭,吸附水中出现的较高浓度的可吸附性污染物,以应对敌敌畏等杀虫剂产生的次生污染。在取水口投加 20~40mg/L 粉末活性炭。

（4）强化氧化的应急工艺:当水源中臭味明显时,考虑给予强化氧化。在保障对微生物的消毒效果和去除浊度的基础上,通过在取水口加大氧化剂含量,氧化水源中出现的臭味物质等污染物,应对可氧化性污染物产生的次生污染。要点:在取水口投加 1~2mg/L 的次氯酸钠或 0.5~1mg/L 的高锰酸钾,并在混合井、过滤后水中两点加氯,清水池出水补氯,保持出厂水余氯在 0.8mg/L 以上,在混合井投加 5~10mg/L 的粉末活性炭,出水浊度在 0.2NTU 以下。

4. 分散供水方式及存在的问题　灾区在未进行集体供水或灾区居民自行组织饮水时,常见分散式供水方式有:小规模集体供水、使用水管输送水、水车送水、自备取水工具及空投或后期运送的瓶装水等。以上供水方式不同程度存在以下问题:供水水源水质情况不明、供水设施损坏、缺乏专业指导、缺乏便携式、简易水处理设备等。这些都给灾区居民的饮水安全带来了隐患。在分散供水时,可使用消毒、澄清、过滤、膜处理等方式进行饮水消毒。

5. 目前灾后水源整治存在的问题及难点　现阶段缺乏快速、有效、相对准确的现场水质快检设备;缺乏专业技术人员储备和物资储备。

小型水体的简易净化法虽适合灾后应急情况

下使用,但在灾难现场,简易小型水体处理技术在实施上仍存在一些问题。比如灾后应急阶段对饮用水数量的要求大于对质量的要求;灾后有效组织居民自行使用水处理净化较为困难,且灾民的依从性较差;灾后卫生部门及相关组织对灾民的干预信息较多等。

如何根据实际环境特点,在灾难发生时能够立即选择出快捷可得、最具有适用性的水源整治方法,是目前亟待解决的问题。

（二）固体废物管理

1. 医疗废物 医疗废物从产生到处置完毕,有3个阶段造成环境污染的风险较高,分别是:收集前的暂存阶段、运输阶段和处置阶段。与此相应的污染源包括3个部分:医疗废物的产生单位、转运设施及处置设施。

医疗废物给环境污染带来的风险有:病原微生物的污染风险、医疗废物消毒剂的环境污染风险、焚烧过程释放的污染物、高温蒸煮过程中释放的污染物、填埋过程中释放的污染物的环境污染风险。

2. 生活垃圾及粪便 生活垃圾及粪便在贮运过程中,可向土壤、地表水和地下水排放高浓度的污水、向大气排放硫化氢等恶臭气体,以及甲烷、二氧化碳等温室气体,常用的处理方式如焚烧、填埋等均对环境造成了污染。

3. 动物尸体 灾区死亡动物主要经过消毒掩埋处置。掩埋动物尸体降低了腐烂过程中的环境风险,起到了隔离病原菌的屏障作用。但污染物也会通过渗透和腐败产气对地下水、地表水、土壤和大气构成潜在的污染威胁。

4. 建筑废物、工业固体废物及危险废物 灾区建筑废物的主要成分是钢筋、混凝土、砖瓦、木材、衣物、家具、家电等材料。工业固体废物及危险废物由于灾难破坏致其原有保存方式破坏,造成环境污染。

5. 灾后固体废物管理中存在的突出问题

（1）建筑废物量大、面广,组成复杂,清理和处理压力大。

（2）应急救援医疗废物产生量大,收运和处理设施严重不足,就地处理缺乏指导。

（3）积存的危险废物和工业固体废物环境风险大,缺乏区域性危险废物集中处置设施。

（4）动物尸体集中掩埋点信息不明,需要跟踪监测。

（5）生活垃圾处理设施基础薄弱、损毁严重,简易处理存在隐患。

6. 对固体废物的管理措施

（1）医疗废物分类管理,对感染性废物、病理性废物、损伤性废物、药物性废物及化学性废物分类收集,设立暂存场所和贮存容器,设专人管理;就近无害化处理,包括集中焚烧处置、高温蒸气集中处理、微波或化学消毒集中处理等方式,加强监督管理。对原有医疗废物处置设施进行修复,或新建处置设施,医疗废物的产生、收运及处理须由主管部门进行严格的全程监控。

（2）生活垃圾及时清运处理,充分利用原有处理措施,采用焚烧、消毒后填埋等无害化处理方式进行处置,合理选址,禁止乱堆乱放。

（3）建筑废物清理预防为主,突出重点,注重资源化利用,危险废物及时上报,排查重点风险源,由专业人士进行妥善转移或加固等防范措施,防止污染事故的发生,对于受到污染的场所,应设置醒目标识和隔离设施。

（4）重视动物尸体填埋点的监控和管理,防治动物尸体腐烂的次生污染。

（三）灾民安置

1. 临时性居民安置点

（1）选址:避免建在自然保护区、风景名胜区、森林公园、集中饮水水源保护区等敏感地区,避开次生灾害频发地段,避免建在垃圾、污水处理场等可能存在疾病媒介及有毒有害污染源的下风向。一般选择在地势较高、地形平坦开阔地带。应有便捷的对外交通联系通道,方便物资及人员的运输。

（2）运行和管理:临时性居民安置点应尽量利用已有的污水收集系统对生活污水进行收集,不具备收集条件的安置点可在其周围挖掘排水沟渠,把污水从临时性居民安置点及时排出。占用耕地的临时性居民安置点,禁止采用混凝土硬化地面。

应设置足够的卫生设施对粪便进行收集,服务于安置人口较多的公共厕所应建设化粪池。

产生的生活垃圾应集中收集、定点堆放、统一运送。公共厕所、生活垃圾堆放点应定期进行消毒杀菌处理,预防疾病的发生。

垃圾处理应充分利用垃圾桶、垃圾房等收集设施,简易填埋场需选择在土层厚 3m 以上、地下水位较深、地质较稳定及防渗较好的地方,要远离饮用水源地等环境敏感区。填埋场周围需设置简易的截洪沟,填埋作业过程中采取必要的覆土及灭蝇措施。合理布设垃圾收集站点和生活污水倾倒点,建议使用除虫菊酯类杀虫剂对其进行杀虫处理,控制苍蝇滋生,防范产生次生污染危害饮水安全。传染性垃圾必须按《消毒技术规范》要求进行消毒处理,有条件可采用焚烧法处理。不能继续使用的食品与原料等有机物构成的垃圾,在应急时期内应当焚烧或深埋处理,避免野生动物盗食。

公共厕所的选址应在人群和取水点的下游方向,与取水点至少距离 30m 远,与居住点至少距离 5m 远,并远离厨房。粪坑应防漏,最好砖混结构,便于粪便清掏,粪坑有效容量为每人 $0.04m^3$。当粪便积累到距离蹲坑 50cm 时就要清掏粪便。

(3)拆除:临时性安置点拆除过程中,注意生活垃圾、粪污、医疗垃圾和建筑垃圾的卫生清运,保证无害化处理与处置,对于可回收物质(如帐篷)应进行统一收集、清洗和保管。拆除过程中,应注意减少对土地污染及对农作物的破坏。临时性居民安置点拆除后,应及时对所占农田、耕地、城市绿地等进行生态恢复。

2. 过渡性居民安置点

(1)选址:过渡性安置区的选址应考虑灾后重建的环境保护规划,异地安置的过渡性安置区应与当地现有环保规划相结合。

应避免建在自然保护区、风景名胜区、森林公园、水源保护区和生态状况较好地区等生态敏感区域,基于条件限制,必须在上述区域建设的安置区应有地市级或以上环保行政土管部门的批准。应与化工厂、危险品仓库等危险区域保持足够的安全防护距离。避免建在垃圾、污水处理场等可能存在疾病媒介及有毒有害污染源的下风向。

应优先选择靠近具有集中给排水管网的地区。上游过渡性安置区污水排放不能对下游过渡性安置区饮用水水源和城市集中饮用水水源造成影响。

(2)建设:过渡性安置区应配套建设必要的

环境保护基础设施,建设过程中应采取有效措施防止环境污染。

应优先利用已有的污水收集系统,应配套污水处理设施,公共厕所必须配套建设化粪池。建设必要的垃圾收集及转运设施。建设过程中尽量减少对地表植被、原地貌的扰动破坏。临时占用耕地的,尽量采用砖石铺砌等利于土地恢复的措施,禁止采用混凝土硬化地面。

(3)运行:环境保护基础设施应由专人进行管理和维护,保证设施的正常运行,防止环境污染。保护水源地,确保污水的处理设施排放达标。化粪池定期清运,做无害化处理。生活垃圾及时清运,中转站每日消毒。公众饮食设施进行烟气治理,尽可能使用清洁能源。专业人员进行医疗废物、消杀剂等危险废物的收集、包装、运输和处理处置。

(4)拆除:灾区恢复重建后,过渡性安置区需拆除,应回收建筑材料,并进行综合利用。防止对周边土壤、地下水、地表水等造成污染。

3. 重建安置区

(1)选址:居民安置重建过程中,禁止选址于自然保护区、风景名胜区、森林公园、水源保护区、农田保护区等敏感区域,应以安全为首要原则,主动避让灾难多发地,合理确定安置区的规模。

(2)根据当地实际情况修缮、建设环保配套设施。做到相应城镇化标准。符合抗灾、卫生等国家要求。

4. 现阶段存在的新问题和焦点

(1)重建选址必须科学,在规划时要注意设立避难区,并且要有避难路线的设置。例如学校,可规划为区域的避难场所,一旦发生灾难,规划区域内的人们可以通过避难路线到达指定避难场所。同时,救灾物资第一时间运到相应避难区。

(2)重建的可持续发展,需要更进一步考虑环境问题。如何建立低能耗的城市,以及如何做到节能减排、生态友好等方面,需要全方位的考虑及规划。

(四)食品安全

灾难发生后,原有的食品供应、采购、加工、储存、运输和销售等各个环节的硬件和软件设施受到不同程度的损伤,加之环境条件的恶化,极易造成食物中毒和食源性传染病的发生。做好灾后卫生防疫工作,强化灾区食品卫生监督管理,是预防和控制灾后食源性疾病和突发食物中毒事件发生的重要措施。

1. 灾区食品卫生工作主要面临的问题

（1）食品来源复杂,各地的援助食品和从灾区抢出的原有食品。

（2）种类复杂,保质期不同,包装和散装食品,水果蔬菜类新鲜食品。

（3）加工场所简陋,卫生防范措施严重匮乏。

（4）群众缺乏食品卫生意识和卫生习惯。

（5）食品卫生组织体系、队伍、网络遭到破坏。

2. 应对措施和原则

（1）健全食品卫生组织:专人进行食品卫生监督检测,逐级上报,统一协调。

（2）加强食品卫生知识的宣传:采用一切手段和媒介,做到家喻户晓。重点有:保持清洁、生熟分开、做熟、保持食物的安全温度、使用安全的水和原材料。

（3）灾区自有食物的检验、鉴定和处理:应由卫生监督员等人员对食物进行检验、鉴定和处理,确认食品安全后方可食用,并及时处理不能利用的食物。

（4）充分利用现有食物资源,强化食品卫生管理,防止污染变质:对灾区在简易条件下的集体食堂、饮食业单位和食品生产经营单位等进行严格卫生监督管理,杜绝为赶任务而出现的忽视食品卫生操作、粗制滥造等现象。

（5）灾后外援食品的卫生监督和管理:选择、制作、运送、储存、分发各个环节。

（6）全面进行饮水消毒。

3. 居民家庭、集体食堂和临时饮食业的食品卫生监督管理

灾后居民的供餐方式主要依靠救援组织的临时供餐、集体供餐为主,并逐步过渡到各户自炊。灾区环境污染严重,饮水缺乏和污染,饮食卫生状况差,是造成灾后肠炎、痢疾等食源性疾病发生、流行的主要原因。

尽量清除周边垃圾、污物,对环境和污物进行药物消毒、杀虫。供给清洁饮用水。食品原料和食品应符合卫生标准要求。饭菜应现做现吃。餐炊具和食品容器每次用后必须洗净、消毒,提倡每人使用自己专用的餐炊具。不食用病死、毒死、死因不明和砸压致死时间较长的家畜、家禽、鱼虾,不得自行采食野生蘑菇和其他野菜,以防中毒。

4. 食品安全目前存在的新问题及进展

（1）其他原因导致的食物中毒:如毒蘑菇中毒、亚硝酸盐中毒和消杀药中毒等。毒蘑菇中毒多见于山区,以家庭散发为主;亚硝酸盐是腌制食品常用添加剂,有可能误将亚硝酸盐作为食盐使用而导致中毒;由于环境消杀的需要,消杀药在灾区随处可见,有一些使用饮料瓶分装的消杀药有可能被误服导致食物中毒。

（2）食品安全快速检测技术的发展:目前处在定性或半定量水平,易用型、小型化仪器的生产并投入使用,是未来一段时期的研究方向。

（3）食品冷杀菌技术:主要包括超高压杀菌、辐射杀菌、磁力杀菌、紫外线杀菌等,在灾后物资严重匮乏时期,冷杀菌技术中的某些方法经过改进,是否可以应用于灾后初期对原有食物的消毒灭菌,将是一个重要的新的研究方向。

（五）病媒生物防制

灾害发生后,原有生态环境遭到破坏,蚊蝇等病媒生物密度增加,一些自然疫源性疾病和人畜共患病,如疟疾、鼠疫会威胁到群众生命安全,应及时开展病媒生物监测,对滋生地进行有效管理。

（六）清洁与消毒

地震、洪涝等灾害发生后,需要做好卫生清洁、重点环节的消毒。对分散式用水包括浅井水、缸水、桶水等应当进行消毒处理,避免直接饮用。对受到粪便、尸体污染或怀疑一般用具受到病原微生物污染时,用含氯消毒剂浸泡或擦拭。墙壁、地面受到粪便、污物、尸体污染时应对其进行消毒。消毒时可用有效氯均匀喷雾或喷洒。日常生活中饭前便后及救灾人员完成每次工作后,可用流水洗手,无条件时可使用快速免洗手消毒剂涂擦双手,也可使用消毒湿巾擦拭双手。

（七）健康教育

灾害发生后,健康教育网络可能受到毁灭性破坏,可利用的大众传播渠道十分有限,健康教育工作必须针对不同类型的人群因地制宜、主题突出、快速灵活开展健康教育活动。如在汶川地震时编制的宣传材料"讲究个人卫生,不喝生水,严防病从口入""勤洗手、勤晾晒、勤通风""齐心协

力,铲除'四害'滋生地""发热、拉肚子别大意,身体不适早就医"等。

（孙　宏　邹圣强）

第二节　灾后灾区环境消毒方法

灾后消毒是指在发生灾难后,通过物理、化学或生物学方法,消除或杀灭体外环境中病原微生物的一系列方法。消毒的目的在于通过清除病原体来阻止其向外界传播,达到控制灾后传染病发生、暴发流行和蔓延。消毒工作要指定专人负责,做好消毒剂的集中供应、配制和分发工作,做好消毒常识宣传,指导群众正确使用消毒剂。

消毒对象非常复杂,包括人员、牲畜、空气、植物、物体表面、水源、食物、武器、运输工具和地面等。具有消毒面积广、工作量大的特点。在实际工作中,要结合具体的灾害类型和消毒对象选择适宜的消毒方法。需注意的是,一般在灾后发生传染病流行后,在传染病疫源地才采取此类严格的消毒规范。

一、消毒的种类

可分为预防性消毒与疫源地消毒两大类。

（一）预防性消毒

根据在健康人中有或曾有传染源的假设,在未发现传染源时进行的消毒,防止传染病的发生。即针对人群中未被发现的传染源进行消毒,具有切断传播途径的作用。它既完成随时消毒的任务,又完成终末消毒的任务。如:公共场所、饮用水、炊具、污物的消毒等。

1. 水源消毒

（1）分散式供水:当饮用水源为未被洪水淹没的大口井、机井和手压井水且水位较高时,可只进行单独的水消毒。常见的消毒方法有:

1）持续加氯消毒法:采用"饮水持续消毒器"进行消毒,其消毒原理是将装有漂精片的消毒器利用水体的浮力悬于水中,随着水波的晃动,使有效氯经释氯孔外溢,当水波平静时,消毒器内外压差平衡,有效氯释放减少,仍可通过浓度差扩散释氯,故释氯过程是缓慢且持续不断的,从而达到持续消毒效果。

2）直接加氯消毒法:消毒时间和次数应根据用水量和提水时间决定。在一般情况下,公用井早、中、晚各投药1次或每天2次,消毒前,根据水量计算投药量。灾区饮水消毒,需氯量每升水为5~10mg。漂白粉精的用量,按每吨水加5~10g。漂白粉精片的用量,按每桶水加1~2片。漂白粉的用量,是漂白粉精的1倍,用少量水搅匀后,取上清液加入水中。

个人饮水消毒:灾难初期的供水或水处理困难,个人饮水消毒是解决灾民临时饮水的形式之一。常用方法有:个人饮水消毒片、个人饮水非溶性接触消毒剂、个人饮水处理装置等。

当饮用水源是被污染的河水、湖水、水渠水等,应先急性混凝沉淀处理后再消毒。混凝处理方法:投加硫酸铝、明矾或碱式氯化铝等搅拌,至水中出现矾花为止。静置澄清后吸取上清液后消毒。

如无混凝剂,可使用慢砂滤的办法处理饮用水。前提是慢砂滤的原水浊度不宜超过50度。要定期洗砂。本方法可去除悬浮物约90%,细菌70%~95%,放射性物质60%~70%。

（2）集中式供水:集中式供水的消毒方法应根据水源水质、灾区设施及物资等因素决定。方法有:混凝后消毒、提高出厂水余氯、强化消毒措施等。常用设施有:次氯酸钠发生器、移动式加氯机、临时制作的加氯器、塑料桶加氯器、二氧化氯发生器等。

2. 食物及餐具的消毒

（1）有外包装的食物:外包装无破损的食物一般只需消毒外包装即可。根据病原体的种类,可选用漂白粉或过氧乙酸等消毒剂。

（2）无外包装的食物:此类食物以销毁为主,对污染不严重的可清洗后加热等方法消毒,需30分钟以上。

（3）蔬菜水果:可用过氧乙酸(0.2%)、二氯异氰尿酸钠等含有效氯浓度100mg/L溶液浸泡30分钟,然后用清水洗净,蔬菜煮熟、水果去皮后再吃。

（4）餐具:清洗后煮沸5~10分钟以上。不能加热的可用含氯消毒液浸泡30分钟以上。

3. 房屋消毒

（1）熏蒸消毒:目前多使用酸氯烟熏消毒剂、醛氯合剂等安全系数高的消毒剂进行房屋、地下坑道、车厢内的消毒。

（2）喷雾消毒：可使用过氧乙酸（0.05%）、过氧化氢（2%~3%）、含氯消毒剂（1 000mg/L）等气溶胶喷雾对房屋的污染表面（墙壁、地面）进行消毒。

（3）擦拭消毒：对墙面、家具等光滑表面可用消毒剂擦拭消毒。

4. 室内空气

（1）自然通风：打开门窗进行自然通风。对密闭场所可进行人工通风等方法。

（2）消毒剂消毒：使用熏蒸、喷湿等方法消毒。

5. 室外地面消毒

可采用自净、铲除、喷洒消毒剂或火烧等方法。

6. 呕吐物、粪便

对呕吐物、简易厕所、粪池的粪便应定时使用漂白粉等进行消毒处理。

7. 手的卫生消毒

可使用快速免洗手消毒剂涂擦双手或洗必泰（氯己定）、新洁尔灭（苯扎溴铵）等作用 3 分钟。

（二）疫源地消毒

在灾区发生了经确认的传染病后，需要对有过传染源的地点进行消毒。参照的方法是《疫源地消毒总则》（GB 19193—2015）。目的是杀灭传染源排出的病原体。按时间先后分为：

1. 随时消毒（日常消毒）

是指在疫源地内有传染源（患者或带菌者）存在时，对传染源的排泄物或受其污染的物品和场所进行全面彻底的消毒，以迅速杀灭刚从机体排出的病原体，以免造成传播。

2. 终末消毒

当传染源离开疫源地后，如住院、转移、治愈或死亡，在疫源地进行的最后一次彻底的消毒。终末消毒可以是传染病患者住院、转移或死亡后，对其住所及污染的物品进行的消毒；也可以是医院内传染病患者出院、转院或死亡后，对病室进行的最后一次消毒。目的是杀灭遗留在疫源地内各种物体上的病原体。

不同传染病的消毒重点：肠道传染病消毒重点是对粪尿、呕吐物、痰液及其器具等进行消毒；呼吸道传染病消毒重点是要对室内空气进行消毒；虫媒传染病消毒重点是消灭病原微生物；人畜共患病消毒重点是对牲畜畜厩、地面及墙壁、粪便等消毒；自然疫源性疾病消毒重点是以消灭病原微生物为主。

3. 消毒程序

参照《疫源地消毒总则》附录A，消毒程序应该参照下述步骤：

（1）消毒人员到达患者家后，首先向患者家属做好解释工作。查对门牌号、患者姓名是否符合，了解发病日期、患者居室、活动场所及日常接触使用的物品等情况，并以此确定消毒的对象、范围及方法。

（2）消毒前应穿戴好隔离衣、帽、口罩、手套，备好防护用具，进行现场观察，了解污染情况，划分清洁区和污染区，禁止无关人员进入消毒区内，并按面积或体积、物品多少计算所配制的消毒药物量，并注意所用药物有效成分含量，保证配制药物的有效浓度。

（3）必要时在实施消毒前应先由检验人员对不同消毒对象采集样品，以了解消毒前污染情况。

（4）将需集中消毒的污染衣服、床单等用品收集在一起进行处理（或放入大帆布袋或一次性塑料袋中送当地疾病预防控制机构或消毒站消毒）。

（5）房间消毒前，应先关闭门窗，保护好水源（盖好灶边井、水缸等），取出食物、厨具等。若为肠道传染病，应先灭室内苍蝇，然后再消毒。

（6）患者的排泄物、呕吐物、分泌物、残余食物等，以及装前述污物的便器、痰盂、痰杯和用过的日常生活用品（食具、毛巾、抹布、牙刷、毛巾等，以及皮张、兽毛、奶制品等）应严格进行消毒。

（7）消毒顺序：应按先外后内、先上后下，先清洁房间内污染严重的场所，依次对门、地面、家具、墙壁等进行喷雾消毒；呼吸道传染病重点做好空气消毒。

（8）室内消毒完毕后，应对其他污染处，如走廊、楼梯、厕所、下水道口等进行消毒。

（9）将集中在现场消毒的物品，消毒好后交还患者家，并告诉患者家属在 60 分钟后再进行清洗处理。

（10）传染病病家随时消毒的要求：在接到患者诊断和原驻地隔离卡后，消毒人员应立即到患者家指导随时消毒，必要时提供所需药品，并标明药品名称及使用方法。根据病种和患者家具体情况应做到"三分开"和"六消毒"。"三分开"是住室（条件不具备者可用布帘隔开，至少也要分床）、饮食、生活用具（包括餐具、洗漱用具、便盆、痰罐等）分开；"六消毒"是消毒分泌物或排泄物、消毒生活用具、消毒双手、消毒衣服和被单、消毒患者居室、消毒生活污水。患者家属和护理人员除做好患者的随时消毒外，还应做好本人的卫生防护，特别是护理患者后要消毒双手。

（11）消毒工作完毕后，应将所有的消毒工具进行消毒清洗，然后依次脱下隔离衣、帽、口罩（或其他防护用具），衣服打叠好，使脏的一面卷在里面，放入消毒专用袋中带回彻底消毒；最后消毒员应彻底清洗双手、消毒，并填写好工作记录表；消毒完毕 60 分钟后，检验人员再次采样，消毒人员应告诉患者家在消毒后 1~2 小时，彻底通风和擦洗，然后消毒人员撤离。必要时疫源地终末消毒效果应进行评价。

（12）室外环境或患者居住、工作的污染场所（如工厂、机关、学校等），应根据具体情况决定进行追踪消毒或指导上述单位医务室进行消毒。

（13）托幼机构发生传染病应在当地疾病预防控制机构监督指导下由有关单位或个人及时进行消毒，或由当地疾病预防控制机构负责进行终末消毒；医疗单位的隔离消毒由医疗单位按上述原则进行。

4. 注意事项

（1）对鼠疫、流行性出血热、疟疾、流行性斑疹伤寒等传染病，除按上述要求消毒外，还应做好杀灭媒介昆虫和灭鼠工作；参加防治鼠疫工作的消毒人员应穿着防鼠疫服，严格遵守操作规程和消毒制度，以防受到感染。必要时可口服抗生素预防。全套防鼠疫服包括：医用防护服、护目镜、医用防护口罩、乳胶手套和长筒胶靴。其穿脱方法为：先穿联身服和长筒胶靴，戴好普通工作帽，再包头巾，使盖住头发、两耳和颈部，然后戴上口罩，在鼻翼两侧塞上棉花球；戴防护眼镜，再穿上罩衫，最后戴乳胶手套。

（2）根据传染病病原体的种类不同、消毒处理的对象不同、消毒现场的特点不同，选用恰当的消毒剂和合适的消毒方法；消毒药物必须在现场配制。

（3）消毒人员在消毒时不准吸烟、饮水、吃食物、随意走出疫区（点），并阻止无关人员进入工作场所。

（4）消毒人员应谨慎细心，不得损坏患者家物品，凡需消毒的物品切勿遗漏；应将已消毒和未消毒物品严格分开堆放，以防反复污染。

（5）用气体熏蒸消毒时，应使房间密闭，达到基本不漏气；要充分暴露需消毒的物品，物品要分散开，相互间要有空隙，以利药物扩散、接触；要控制消毒要求的温度、湿度及时间；食物及不耐腐蚀或怕沾染气味的物品要取出或盖严；用火加热时，应严防火灾。

二、灾后常用的消毒方法

（一）物理消毒法

1. 自净　利用通风、日晒、雨淋等自然条件，使致病微生物自行散失或死亡，达到自净。

2. 清洗　人员可用淋浴方式清洗身体，每人耗水量不少于 50L，冲洗 10~15 分钟，可去除病原体 90% 左右，如结合用肥皂搓洗，消除率可达 99% 以上。

3. 掩埋　对液体及固体污染源可采用封闭掩埋的方法，但掩埋必须添加大量的漂白粉。

4. 火烧　污染的草地可点燃表面杂草进行消毒，可在地面浇汽油或煤油，焚烧。一定要注意防止火灾。

5. 高温消毒法　通过凝固菌体蛋白质而杀死微生物。常用的是热力灭菌法：通过高温使微生物的蛋白质及酶发生变化或凝固，新陈代谢障碍而死亡。

（1）煮沸消毒：适用于耐湿耐热物品，如炊具、食物、棉织品、金属及玻璃制品等。

方法：通常在水煮沸后再煮 5~15 分钟即可达到消毒目的。细菌芽孢抗热能力强，需煮沸数小时才能将其杀灭。煮沸消毒时，在水中加入 0.5% 肥皂或 2% 苏打可提高消毒效果。

（2）流通蒸气消毒：与煮沸消毒适用对象相同。

方法：可采用高压灭菌器或蒸笼进行。时间 10~20 分钟。

（3）高压蒸气消毒：适用于耐热耐湿的衣被、手术器械、敷料、注射器、橡皮手套、生理盐水等。

方法：排除冷空气、消毒物品的灭菌、排除蒸气、灭菌物品的干燥四个步骤。其中排除冷空气是高压灭菌成败的关键。通常压力为 98kPa，温度为 121~126℃,时间 15~20 分钟。

（4）火烧消毒：对被细菌芽孢污染器具,先用 95% 乙醇火烧后,再进行高压蒸气灭菌消毒,以防止细菌芽孢污染扩散。

（5）真空型压力蒸气灭菌：即先机械抽为真空,使灭菌器内形成负压,再导入蒸气,蒸气压力达 205.8kPa（2.1kg/cm^2）,温度达 132℃,2 分钟内能杀灭芽孢。

（二）化学消毒法

使用化学消毒剂杀灭病原生物比较彻底,但常需借助器材装备进行。但因消耗量大,成本较高,在实际使用中,常常物理与化学法同时采用。化学消毒剂的选择原则有：消杀速度快、效果好、用量少、价格便宜、对人员及设备腐蚀伤害小等。

目前常用的化学消毒剂根据对微生物的杀灭作用,可分为高效、中效和低效三类。高效杀毒剂能杀灭包括细菌芽孢和真菌孢子在内的各种微生物；中效消毒剂可杀灭除细菌芽孢外的各种微生物；低效消毒剂只能杀灭细菌繁殖体和亲脂病毒,对真菌有一定杀灭作用。

1. 含氯消毒剂 常用的有漂白粉、次氯酸钙和次氯酸钠。

本类化合物杀菌谱广,对细菌繁殖体、病毒、真菌孢子及细菌芽孢都有杀灭作用。其中对细菌芽孢和真菌孢子较难杀死,需要高浓度及长时间的消毒。可用于饮水和污水的消毒、食品工业用具的消毒、传染患者排泄物和污染环境的消毒。

配制溶液前应测定有效氯含量,然后按校正浓度调整用药量,使用时应站在上风向,并做好个人防护,应戴防护口罩或面具、橡胶手套,穿长靴与围裙或防护服,室内消毒后经充分通风人才能进入,药物应保存在密闭容器内,置于阴凉、干燥通风处。

2. 二氯异氰尿酸钠（又名优氯净） 本化合物杀菌谱广,对细菌繁殖体、病毒、真菌孢子及细菌芽孢都有较强的杀灭作用。pH 越低杀菌作用越强。使用范围与次氯酸盐类消毒剂相同。

3. 过氧乙酸 为广谱杀菌剂,对细菌繁殖体和芽孢、真菌、病毒等都有杀灭作用。可用于玻璃、塑料、搪瓷、不锈钢、化纤、油漆等制品,低浓度的溶液型气雾剂可用于消毒橡胶制品、棉纺品、水果蔬菜及皮肤等。本品忌与碱性或有机物混合,

有发生爆炸的危险。应避免皮肤直接接触,如不慎接触,应立即用水冲洗。

4. 过氧化氢 对细菌繁殖体和芽孢、真菌、病毒有一定杀灭作用。应用于水、乳、蛋、医疗器械及宇航器材的消毒。对人体皮肤及黏膜具有腐蚀性,吸入过多可中毒。作业场所空气中容许最高浓度为 1ppm（1.4mg/m^3）。

5. 甲醛 包括福尔马林及多聚甲醛。有广谱杀菌作用,对细菌繁殖体、芽孢、分枝杆菌、真菌和病毒都有较高的杀灭作用。本品在医疗及生物制品消毒中广泛使用。在卫生防疫中,使用甲醛气体熏蒸消毒较多。甲醛对人体有毒性和刺激性,可致肺癌,使用时应注意防护。

6. 戊二醛 对金黄色葡萄球菌、链球菌、大肠埃希菌、铜绿假单胞菌等繁殖体一般只需 1~2 分钟即可杀灭,杀灭真菌一般需要 5~10 分钟,当 pH 增至 7.5~8.5 时杀芽孢作用明显。酸性戊二醛对病毒表面抗原的破坏作用比碱性戊二醛强。常用于灭菌或消毒医疗器械,亦可用于卫生防疫消毒。

目前有 2% 碱性戊二醛、2% 强化酸性戊二醛、中性强化戊二醛 3 种溶液。在疫源地消毒中,对一般繁殖体、结核菌和一般病毒需 10 分钟,对乙肝病毒需 1 小时,细菌芽孢需 3 小时可达到消毒目的。

7. 环氧乙烷 对酵母菌、霉菌杀菌力最强,对细菌芽孢杀灭能力最弱,细菌及病毒介于两者之间。目前主要用其气体进行熏蒸消毒或灭菌。本品杀菌力与温度、湿度关系密切,每增加 10℃,灭菌率增加 2.74 倍。在一定温度范围内,浓度增加 1 倍,可缩短一半左右的消毒时间。但超过 400mg/L 后,消毒效果不再有明显增加。相对湿度对熏蒸消毒效果影响大,小型物品以 30%~50% 为宜,超过 0.15m^3 的大型容积湿度在 60%~80% 为宜。

8. 乙醇 乙醇对细菌繁殖体、病毒与真菌孢子有杀灭作用。革兰氏阳性菌较革兰氏阴性菌抵抗力略强。对细菌芽孢无效。用于浸泡、擦拭消毒。

9. 碘伏（聚维酮碘） 碘伏有广谱杀菌的作用,能杀灭细菌芽孢,对乙型肝炎病毒有灭活作用。可用于术前皮肤、黏膜消毒,以及餐具、玻璃

制品的洗消。当温度由 20℃上升至 40℃时可加强杀菌作用,有机物可使碘伏的杀菌作用减弱。

10. 甲酚皂溶液（来苏尔）　可杀灭细菌繁殖体,真菌及部分病毒,但不能杀灭细菌芽孢。对结核分枝杆菌有一定杀灭作用。用于消毒手、器械、环境及处理排泄物。本品毒性大,不用于食物及餐具消毒。

11. 洗必泰　能杀灭革兰氏阳性及阴性细菌繁殖体和真菌,对结核分枝杆菌及细菌芽孢仅有抑菌作用。可用于皮肤、创面、妇产科及泌尿科的消毒。不用于粪便、痰液等排泄物与分泌物的消毒。

12. 新洁尔灭　对化脓性病原菌、肠道菌有良好的杀灭作用。对亲脂性病毒灭活效果好,对亲水性病毒无灭活作用。本品为低效消毒剂,可用于医疗与卫生防疫消毒,不用于灭菌。

三、影响消毒效果的因素

1. 处理剂量　作为消毒处理的剂量,包含两个因素,一是强度,二是时间。强度,在热力消毒中是指温度,在化学消毒中是指药物的浓度。时间,是指所使用处理方法对微生物作用的时长。一般来说,强度越高微生物越易死亡,时间越长微生物遭到杀灭概率也越大。强度与时间之间是互相关联的。强度的减弱可用延长时间来补偿,但当强度减到一定限度后,即使延长时间也无杀灭作用。所以在实际消毒中必须明确处理所需的强度与时间,以达到预期的效果。

2. 微生物污染的程度　污染程度越重,消毒越困难。原因有:需要作用时间延长,消耗的药物增加,微生物彼此重叠,加强了机械保护作用,耐药个体随之增加。

3. 温度与湿度　一般来讲,无论物理还是化学消毒,温度越高效果越好,但也有少数例外。如电离辐射灭菌中,较高温度有时反而加强细菌芽孢的耐受力,但超过 80℃后,耐受力又减弱。臭氧消毒对无色杆菌所需剂量,在 20℃时反较 0℃时多 1 倍以上;对于真菌则要多 100 倍左右。湿度对许多气体消毒剂的作用有显著的影响,每种气体消毒剂都有其适宜的相对湿度范围,在范围之外都会降低消毒的效果。

4. 酸碱度　酸碱度对消毒剂的消毒作用有明显的影响。例如,季铵盐类化合物在碱性溶液中作用较大,酚类在酸性溶液中效果较好。

5. 化学拮抗作用　自然情况下,蛋白质、油脂类有机物包围在微生物外面可妨碍各种消毒因素的穿透。在化学消毒中,有机物本身可通过化学反应消耗一部分消毒剂,所以,将污染物品清洗后进行消毒灭菌效果更好。不能将新洁尔灭等消毒剂与肥皂、阴离子洗涤剂合用。次氯酸钠和过氧乙酸会被硫代硫酸钠中和。

6. 穿透条件　物品消毒时,消毒因素必须接触到微生物本身才能起杀灭作用。不同因素,穿透能力不同。例如,干热穿透能力比湿热差,甲醛蒸气穿透力比环氧乙烷差。消毒中所需的穿透时间,往往比杀灭微生物时所需的时间长得多。所以消毒时,除要保证有足够的穿透时间外,还需要为消毒作用的穿透创造条件。

7. 表面张力　降低消毒液的表面张力有利于药物接触微生物而促进杀灭作用的进行。

四、灾后消毒工作中存在的问题

（一）避免过度预防性消毒

灾难发生后造成灾区卫生条件恶化,应根据传染病预防的需要,针对性地在灾区开展预防性消毒,一般不必对无消毒指征的灾区外环境、交通工具、帐篷等进行广泛、反复的喷洒消毒,防止过度消毒现象的发生。

如有传染病发生时,应以病原体可能污染的范围为依据,确定消毒范围和对象,应选择中效或高效消毒剂如含氯（溴）消毒剂、聚维酮碘等进行消毒,并尽量避免造成设施损害和环境污染,并与其他传染病控制措施相配合。

（二）我国灾后消毒工作面临的新问题

在西方医学未传入中国之前,我国的消毒几乎是一个空白。西方消毒历史从 19 世纪开始出现,20 世纪 80 年代中期,我国建立消毒学这个独立学科,消毒灭菌方法的研究进展突飞猛进,但针对灾后消毒灭菌的方法和器械研究较少,如何简易、快速、安全、对环境污染小甚至无污染的在灾后开展消毒及灭菌,这是今后消毒学重要的研究方向之一,我国灾后消毒工作面临的新问题还包括:

1. 过度依赖　对消毒的期待过高,过于强调消毒的作用,轻视了其他防病措施特别是环境卫生工作、食品卫生工作以及健康教育工作的作用。

2. 消毒剂滥用 对使用的消毒剂选用不当,如使用兽药部门的消毒剂、使用易燃易爆消毒剂、使用对人体伤害大的消毒剂等,在防疫工作的同时造成了潜在的人群健康危害。

3. 消毒过度与不足 消毒剂剂量应用过度,消毒范围、用量和频次不合理,反复消毒造成了过度的预防性消毒。同时,又有些地方消毒不彻底不到位,消毒剂使用不合理。因此,在灾后,有一个统筹全场卫生防疫工作的指挥部,系统性分配消毒任务和指导消毒方法,显得尤为重要。

4. 人员防护 在消毒剂配制使用过程中,消毒人员本身的防护不到位,导致防疫工作人员受到不应当的伤害。同时,在实施消杀的工作过程中,也需要相关场所的人员回避,避免导致人群暴露和可能的健康危害。

5. 运输问题 消毒产品的运输保存管理不当,造成有效成分的下降甚至失效,有的消毒剂会引起自燃或爆炸。

6. 储存问题 消毒剂短时间内运到灾区,在灾区大量堆积,无序摆放,既发生了浪费,又产生了一定的安全和卫生隐患。

7. 质量问题 由于消毒剂相对多,使用指南太多,消毒的质量无法保证,这需要一个国家层面的灾害后消毒工作指南来统一约束。

8. 环保问题 灾区大规模的过度消毒,对人员健康、环境污染以及生态平衡的影响也不容忽视。

（孙　宏　邹圣强）

第三节　灾后灾区病媒生物杀灭方法

一、灾难与病媒生物

（一）病媒生物的概念

指能直接或间接传播疾病（一般指人类疾病）,危害、威胁人类健康的生物。广义的病媒生物包括脊椎动物和无脊椎动物,脊椎动物媒介主要是鼠类,属哺乳纲啮齿目动物;无脊椎动物媒介主要是昆虫纲的蚊、蝇、蟑螂、蚤等和蛛形纲的蜱、螨等。最常见四大害为:苍蝇、蚊子、老鼠、蟑螂。

（二）灾难对病媒生物的影响

灾难会破坏人类、宿主动物、生物媒介以及疾病的病原体之间旧有的生态平衡,灾难修复后,会在新的基础上建立新的生态平衡。

1. 蚊蝇类 蚊类在传播人类疾病中的角色十分重要,与灾难的关系也最为密切。在我国常见灾难条件下,蚊类传播疟疾和乙型脑炎最为严重。蝇类是肠道传染病的重要传播媒介。灾难过后蝇类的滋生几乎是不可避免的。灾难不仅使蚊蝇大量滋生,还因灾民缺乏抵御措施造成蚊蝇侵袭的机会增加。这也是蚊蝇类传播疾病发病增多的重要原因。

2. 寄生虫 在我国,血吸虫病及钉螺的分布受到洪水极大的影响。洪涝灾害常常造成血吸虫及钉螺的分布区域扩大,形成健康隐患。

3. 啮齿动物 当灾难发生后,啮齿动物利用农田、废墟遗留的丰富食物使种群数量迅速增长。且易在人类生活密集区域大量聚集寻找食物。从而促使啮齿动物与人的接触机会增多,造成疾病的流行。

二、灾后病媒生物的监测

各种重大灾难过后,大量的尸体腐烂、废墟中的垃圾、降雨等因素为蚊蝇鼠等病媒生物的滋生提供了有利的条件。为有效地控制传染源,切断传播途径,需要动态监测病媒生物的种类及密度。

病媒生物监测原则:洪涝灾害受影响地区应因地制宜选择合适的监测方法,及时开展病媒生物监测和风险评估,确定是否启动规模化杀虫灭鼠工作。在实施杀虫灭鼠的区域,根据病媒生物监测科学评价杀灭效果。

灾后病媒生物监测依照的主要规范为《病媒生物应急监测与控制 通则》（GB/T 27774—2011）和《病媒生物应急监测与控制 震灾》（GB/T 33413—2016）等。

灾后病媒生物监测的重点区域为各类受灾群众安置点、救援人员居住点、临时医疗救护场所及其周围环境。蚊、蝇、鼠应每周监测1次,一旦达到杀虫、灭鼠工作的参考指标,即进行相应杀灭措施,并开展后续监测与评价。

常用蚊、蝇、鼠密度监测方法如下。

（一）蚊虫成虫密度监测

可用诱蚊灯法、栖息蚊虫捕捉法。

1. 诱蚊灯法　将诱蚊灯悬挂于帐篷、临时住所等室外，悬挂高度离地面约 1.5m，挂灯位置要远离二氧化碳源（厨房、火堆等）环境，避开强光源，周边 5m 内没有大的遮挡物，2 个诱蚊灯之间相隔至少 200m。于日落时开灯，次日日出时，收集蚊虫，计算密度指数。

蚊虫密度指数 = 诱蚊灯捕获蚊虫总数 / 灯数〔单位：只 /（灯·夜）〕

2. 栖息蚊虫捕捉法　每个灾民安置点选 4 个帐篷（活动房、临时住所等），定点定人，日落后 1 小时，用电动捕蚊器，室内分别捕蚊 15 分钟，收集蚊虫，计算密度指数。可以用电蚊拍代替电动捕蚊器。

蚊虫密度指数 = 捕蚊数目总和〔单位：只 /（人工·h）〕

（二）蝇类成虫密度监测

可用粘捕法、成蝇目测法；蝇类幼虫密度可用幼虫目测法。

1. 粘捕法　每个监测点（灾民安置点）选 10 个帐篷（活动房、临时住所等）（以 12m² 左右为 1 个房间计算），分别悬挂 3 个粘蝇条，总计 30 个粘蝇条，24 小时后查看粘蝇条上的蝇种及数量，记录粘住蝇类总数及蝇种（特别是优势种）。

蝇类密度指数 = 粘住蝇类的总数 / 粘蝇条总数〔单位：只 /（条·d）〕

2. 成蝇目测法　每个监测点（灾民安置点）选厕所和垃圾堆（桶）周边、帐篷（活动房、临时住所等）内、帐篷（活动房、临时住所等）外 3 类环境各 5 处，目测苍蝇数目。每处选 1 点站立，观察蝇类停留面的蝇类数目，3 分钟之内计数 2 遍，以数目较高者数字为准。除以停留面面积即为密度指数。每天定点定时观察，观测时间为 10：00—16：00。注意，当蝇类数量超过 50 只，计数时间不以 3 分钟为限。条件允许时，可以用数码相机对蝇类停留面照相后再计数。3 类环境的蝇类密度指数分别取平均数，作为相应环境类型的密度指数，以总均数作为监测点蝇类密度指数。

蝇类密度 = 观察到的苍蝇数 / 停留面总面积（单位：只 /m²）。

3. 幼虫目测法　每个监测点（灾民安置点）选厕所、垃圾堆（桶）等两类环境蝇类滋生地各 3 处，调查滋生物内有无蝇类幼虫和蛹滋生。记录检查的滋生物数、阳性滋生物数和每处滋生物或每单位（如 100g）内的蝇类活幼虫数和蛹数。两类环境的蝇类密度指数分别取平均数，作为相应环境类型的密度指数，以总均数作为监测点蝇类密度指数。

蝇类幼虫滋生密度 = 发现的蝇类幼虫和蛹数 / 阳性滋生物数（单位：处或 100g）。

（三）鼠类的密度监测

可用夹夜法、盗食法或鼠迹法。

1. 夹夜法　在现场每晚放鼠夹 100 只以上，其中外环境每 5m 布放一个，室内每 15m² 布放一只。翌晨收齐所投鼠夹，记录有效夹数、捕获鼠种及数量，折算成每 100 只夹的捕获鼠数即为鼠密度。

鼠密度 =（捕获鼠只数 ÷ 有效夹总数）× 100%（单位：捕获率 %）

2. 盗食法　在灾民安置点室内外放置至少 30 堆诱饵或灭鼠毒饵，诱饵放置范围为灾民安置点及其周围环境。每堆诱饵之间相距至少 5m，24 小时后观察诱饵是否被鼠类取食，记录被取食的诱饵堆数。

鼠密度 =（被鼠类取食的诱饵堆数 ÷ 诱饵总堆数）× 100%（单位：盗食率 %）

3. 鼠迹法　检查灾民聚居区帐篷内、周边环境、垃圾站点、厕所等累计 2 000 延长米的鼠迹（包括鼠洞、鼠粪、鼠咬痕迹及鼠道），记录鼠迹数目。

三、灾后病媒生物的杀灭

杀虫和灭鼠应遵循坚持病媒生物监测，当病媒生物密度不高或未发生媒介相关疾病时，加强环境治理，对滋生地进行有效管理，辅以个人防护和药物杀灭。当病媒生物密度过高或媒介生物性疾病流行时，应以化学防治为主，辅以个人防护和环境治理措施，迅速降低靶病媒生物密度。

（一）蚊蝇控制

1. 滋生地控制

（1）要定期清除有蚊幼虫滋生的小型和中型水体。其中小型容器积水可以将积水容器清除或反扣来清除积水；积水坑洼可以用泥土填平。

（2）要定期清除暴露的人畜粪便，公共厕所或简易厕所的粪便需及时清除。

（3）各种生活垃圾和厨余垃圾需要日产日清，转运到专门的垃圾处理场所。

2. 成虫的化学控制。

（1）在临时居住帐篷或住所内与周围 5~10m 范围外环境，喷洒杀虫剂，防止蚊、蝇、蚤等病媒生物的侵害。

（2）集中供餐点、厨房及其周围环境，使用拟除虫菊酯类杀虫剂进行滞留喷洒，每 2 周 1 次，若蚊蝇密度仍较高，可采用含氯菊酯和 S- 生物烯丙菊酯的杀虫水乳剂超低容量空间喷雾快速杀灭蚊蝇，每 1~2 天 1 次。

3. 幼虫的控制措施

（1）对垃圾点、简易厕所粪坑等蝇类滋生地，可使用 0.5% 吡丙醚颗粒剂进行滋生地处理，厕所内墙壁及其周围可用 0.025% 溴氰菊酯或 0.05% 顺式氯氰菊酯滞留喷洒。

（2）对蚊幼虫的滋生场所，要及时清除生活区周围的小型积水，减少蚊虫滋生地，对有大量蚊虫滋生的容器、水坑或池塘，应喷洒可控制蚊幼虫的化学杀虫剂。

4. 个人防护

（1）在居所内装置纱门、纱窗等防蚊、蝇设施，可使用蚊香防蚊，尽量使用蚊帐、药物浸泡蚊帐或长效药物蚊帐防蚊。

（2）在蚊密度高的地方，可对现场工作人员和群众进行必要的个人防护，穿长褂、长裤或使用驱避剂防蚊驱蚊。

（二）蟑螂防治

1. 气雾剂 菊酯类气雾剂喷入缝隙等隐蔽处，可快速杀灭蟑螂。

2. 硼酸 硼酸可使蟑螂中毒或脱水导致其死亡。是比较安全有效并且没有抗性产生的化学品。

3. 蟑螂病毒 第一个正式分类鉴定的蟑螂病毒——金龟子绿僵菌，对蚊幼虫及蟑螂有作用。

4. 滞留喷洒 使用液体制剂和粉剂滞留喷洒是常用的防治蟑螂的方法。液剂用于隐蔽场所和缝隙的效果最好。在厨房等食品处理场所，可使用粉剂、乳剂等。

（三）鼠类防制措施

1. 具体方法

（1）要管理好粮食，防止鼠类取食；生活垃圾和厨余垃圾日产日清；临时搭建帐篷内的地面尽量做到硬化，减少鼠类滋生的可能。

（2）使用高效、安全的抗凝血杀鼠剂，在潮湿环境中应使用蜡块毒饵。禁止使用国家明令禁止的急性鼠药。主要使用安全有效的抗凝血灭鼠剂，包括敌鼠钠盐、杀鼠醚、溴敌隆等，其作用特点是引起内脏出血并阻止血凝。注意避免人畜等误食。此类灭鼠剂通常在鼠类食入后第 4 到 9 天之间达到死亡高峰。单剂量灭鼠剂或急性灭鼠剂包括磷化锌、鼠优等，因其对人畜具有较高的毒性，因此要由专业人员使用。

（3）灭鼠前做好宣传、告知。

（4）投饵工作由受过培训的灭鼠员承担，诱饵放置在儿童不易接触到的位置，投饵点应有醒目标记和警示标示，以防误食。

（5）投放毒饵后及时搜寻死鼠，集中深埋或焚烧。

（6）投饵结束应收集剩余毒饵，医疗部门要做好抗凝血剂中毒急救的准备。

（7）灭鼠时，应在居民安置点喷洒杀虫剂，消灭离开鼠体的游离蚤。

（8）也可以使用鼠类不育剂，但在灾后灭鼠的要求下，鼠类不育剂由于起效慢，不宜立即使用，必须先用传统方法大幅度压低鼠密度之后，危害显著减轻或鼠传疾病的流行终止，才可使用不育治理技术，充分发挥其优越性。

（9）处理鼠洞，一般使用磷化铝片剂熏蒸。但应注意在距离人畜很近的地方不能使用。

（10）物理方法：诱捕，其作用很有限，多在人畜活动的建筑物周围使用。常见的诱捕装置有鼠夹、捕鼠笼和粘鼠板。

2. 注意事项

灭鼠是一项繁重的工作，必须要掌握鼠情，断绝其食物来源，整治环境，对垃圾收集点、粪便等及时处理，并且要做好防护，防止毒饵中毒的发生。重点注意事项有：

（1）多用器械灭鼠，要避开儿童，注意使用安全。

（2）使用毒饵要有专人组织、管理并充分宣传,对死鼠要按要求进行收集、处理。尽快处理死鼠,控制死鼠的气味;使用杀虫剂等处理鼠道、洞口等,防治其体外寄生虫。

(3)要使用高效、安全的抗凝血灭鼠剂。要确保人畜安全。

(4)做好人员防护,并储备相应的杀虫剂解毒剂及维生素 K_1,一经发现人员中毒,立即撤出中毒现场,及时到医院治疗。

四、灾后病媒生物治理存在的新问题

1. 注意病媒生物控制工作的启动和终止条件 实施杀虫灭鼠工作的参考指标:蚊虫的停落指数大于 1 只/(人·次)或蚊虫路径指数大于 0.5 处/km 或采样勺指数大于 3%,可实施灭蚊工作;粘蝇条法蝇密度超过 10 只/(条·d)或目测法蝇密度超过 1 只/m²,可实施灭蝇工作;鼠迹法检查路径指数大于 3 处/km 或鼠夹法捕获率高于 1%,可实施灭鼠工作。当群众对病媒生物投诉增多或有媒介生物性传染病发生时,应实施杀虫灭鼠工作。

2. 不应当把灾区等同于疫区 把灾区的常规防疫等同于疫区处理。这显著增加了工作量和成本,甚至累及其他救灾工作,也造成了过度预防消毒的弊端。

3. 消毒杀虫、灭鼠未必需要同步进行 消毒杀虫、灭鼠工作对象和采取的措施不尽相同,由于灾种和成灾时间、地点不同,救灾防疫时往往并不需齐头并进而应该具体分析和科学决策。2008年的两次大灾充分说明了这个问题:汶川地震,病媒生物的杀灭首先是蝇,其次是蚊,第三是鼠,至于蟑螂可暂不考虑。2008年春季的南方冰冻灾害,可基本否定灾区病媒生物治理的紧迫性,不必在救灾时纳入计划。可见由于灾种、成灾季节和地点不同,救灾防疫的措施、重要性也不一样,救灾时不能盲目要求消杀灭净齐头并进。杀虫、灭鼠工作各有特点,同样要提高针对性,分清轻重缓急,力争高效、安全、快速、经济地完成预防疾病的任务,力争科学消杀灭净。

(孙 宏 邹圣强)

第二章　灾后灾区尸体处理

大型灾难后短期内出现数千乃至数十万人死亡,加之死去的动物,各类尸体数量庞大。如 2004 年东南亚亚齐地震及其诱发的海啸使超过 18 万人罹难;2005 年巴基斯坦与印度北部地震致超过 7.3 万人死亡;2008 年汶川地震死亡近 10 万人。在极端灾难的情况下,大量遇难者遗体的快速处置尤为关键。尸体在常温下很快会滋生尸腐菌,使尸体变色、腐烂,并散发出尸腐味(主要为丁二胺、戊二胺所致)。地震等灾难死亡者生前为健康人,不携带烈性致病菌,所以不会造成人群传染病,这在苏联卫国战争、唐山大地震、印度洋海啸乃至汶川地震中都得到了证实。但尸腐及其产生的气味通过感官和味觉刺激等,将显著影响幸存者乃至整个地区民众的心理健康。必须尽快现场确认尸体身份,不能现场确认的,应提取标本或标识物便于后期确认。

另外,准确判定死者身份还对遗产和保险等认定具有法律意义,很多遇难者尸体在无法识别身份的情况下被集体掩埋或火化,会引发一系列伦理与法律纠纷,给遇难者家属造成二次心理伤害和终身遗憾。故在灾难发生后,政府机构除迅速实施幸存者的医学救援、基础设施的修复维护外,还需立即着手尸体身份鉴定和处理。尸体处理时存放地点应远离水源,避开人员活动区,避开低洼地。有条件者争取火化处理,土葬应尽可能选择 2m 以下深埋的方式,埋葬地要远离水源地。对甲、乙类传染病死亡者,应彻底消毒后火化或者选择 2m 以下深埋。但受灾难严重程度、遇难者数量、灾难类型等影响,甚至各国、各地文化影响等,大宗尸体的处理方法一直有争论。

本章主要阐述尸体的危害、尸体管理计划、尸体处理的要求及方法、尸体信息的管理和尸体处理工作人员的防护。

第一节　灾后尸体的危害

灾难发生之后,由于担心尸体会造成疾病流行,往往匆忙地集体掩埋尸体,或喷洒所谓的"消毒剂",但尚无证据显示人类或动物尸体是无流行病区域传播疾病的风险因素。

由于在灾后应急状态下,现场救援的首要任务是搜救幸存者、现场救治、转运伤员及安置受灾群众等,遇难者遗体的处置为次要任务,常无法开展有关尸体与传染病暴发关系的研究,因而有关尸体的危害性缺乏高质量临床研究与流行病学调查结果。

有关灾后尸体处理与传染病关系的文献数量少,多为描述性研究,证据级别低。近 20 年地震后暴发的传染病有鼠疫、霍乱、伤寒及副伤寒、结核病、炭疽、乙型脑炎等。现有证据表明,灾难后传染病发生主要与饮用水源和食物是否安全、临时居住地的卫生条件及人口密度等有关。综合现有流行病研究结果,尚无证据表明灾难后出现的大量尸体与传染病暴发之间存在直接联系。

在 20 世纪 80 年代就有学者提出了灾后尸体不会导致传染病暴发的观点。2006 年 Floret 收集了 1985—2004 年英文与法文研究文献 33 篇,系统分析了影响灾后传染病暴发的相关因素,未发现尸体与传染病的暴发有关。2007 年 Watson 系统总结了自然灾难(包括地震)后传染病的暴发情况及其与遇难者尸体间的关系,指出灾后传染病暴发与临时居住点的卫生条件、食物与饮用水的安全卫生及聚居人口密度有关,与大量尸体无关。

四川大学华西临床医学院循证医学与临床流行病学教研室在汶川地震后,通过全面检索收集与评估相关文献,系统评价了全球近 20 年重大地震灾害后有关尸体处理及传染病预防的方法和效果的文献，纳入了由 WHO、国际红十字委员会（ICRC）等国际组织制定与发布的对各国灾后大量尸体应急处置有指导意义的 4 个技术报告，包括：① WHO 泛美区的灾后尸体处置手册（WHO/PAHO，2004）；② WHO/PAHO 及 ICRC 联合制定的灾后现场应急手册（PAHO/WHO/ICRC，2006）；③ WHO 的灾后与应急环境卫生手册（WHO，2002）；④ WHO 东南亚区的应急尸体处置手册（WHO/ROSEA，2004）。认为灾难后传染病暴发流行必须具备 3 个条件：传染源、传播途径与易感人群。

若地震在非疫区发生，瞬时造成大量死亡是由于地震伤害产生，尸体并非传染源，很少有遇难者患有急性传染病（鼠疫、霍乱、伤寒与炭疽等）、慢性传染病（肝炎或艾滋病）或腹泻性疾病，且大多数病原体在尸体内的存活时间不超过 48 小时（艾滋病病毒可存活 6 天），故尸体传播疾病的可能性极小。若地震发生在疫区，由于传染病的人群感染率低，即使是感染者，因地震伤害而死亡后，尸体会迅速冷却并开始腐败，体内主要微生物（包括致病细菌、病毒）赖以生存的环境发生改变，存活时间一般较短。

遇难者通常死于创伤、溺水或火灾等，并非疾病，公众并不接触尸体，因尸体而面临的危害可忽略不计。这一观点由 2004 年 Morgan 系统评价了尸体处理与暴发传染病的相关性后提出，得到广泛公认，仅要求尸体处置人员需加以自身防护。但是，由于尸体的排泄物可能污染饮用水，因此有一定腹泻性疾病的危险。应该避免从尸体内流出的排泄物污染饮用水（尚无证据证明）。常规的饮用水消毒便足以预防水生疾病。在尸体上喷洒消毒液或者石灰粉没有效果，不能提供任何保护。

（胡 海 邹圣强）

第二节　灾后尸体管理计划

发生灾难后，紧急应对工作往往一片混乱、缺乏组织协调。政府应按照在灾前制定的预案协调各项工作。根据备灾计划，政府可在县区、省市和国家等几个层面建立区域性信息中心，加以协调，搜集、整理和发布遇难者信息。

尽早协调是关键，对尸体的处理方式对患者家属、幸存者都有重要影响。灾难发生后，救援人员（包括医务人员）第一时间应优先抢救幸存者和提供基本设施服务，相关政府应组织医疗、法律、法医或相关部门参与尸体的收敛和处理。由于灾难后的尸体处理需要多个层面、多个部门的协调完成，因此在不同层面均应进行预先准备，事先建立协调机制，构建灾难后尸体管理计划。

一、灾难后尸体管理计划的概念

灾难后尸体管理计划是由负责灾难规划的高级应急管理人员、卫生行政部门、警察，或负责法医专业的人员共同协商制定的，用于促进各机构之间的有效领导与协调和确保高效地利用现有资源来管理尸体的规范性操作流程和协调机制。

灾难后尸体管理计划应与警方、当地习俗或信仰的代表、地方行政部门、卫生行政部门和相关技术专家共同制定，应符合当地现有的协调机制，并且是在地方、区域/省、国家乃至国际等多个层面进行有效协调的机制。

灾难后尸体管理计划应包括以下方面：

1. 评估所需响应的规模和范围。
2. 确定所需资源（人力资源与物资资源）。
3. 与负责管理死者的当地机构联络。
4. 尸体处理的具体实施计划。
5. 与死者家人沟通的行动计划。
6. 收集和管理有关尸体和失踪或假定死者的信息，并记录失踪人员信息表中缺失的信息；根据当地行政部门的要求进行处理。
7. 确保在尸体处理时遵循当地习俗或文化，包括临时存放或埋葬。

二、灾难后尸体管理计划的多层面协调

（一）地方协调层面

灾难后尸体管理计划要做到有效的地方协调，应确定总负责人和建立协调小组。

1. **确定总负责人**　尽快并根据现有的灾难管理计划，确定当地协调机构和协调员，对当地尸体处理负有全部权力和责任（一般为当地行政机构、应急管理或公安机关的相关负责人）。通常不建议选择医疗机构负责人作为协调员，因为他们

的主要责任是照顾伤患，而不是尸体。

2. 协调小组的建立 在地方层面，在灾难后尸体管理计划中应建立一个团队来协调尸体处理。团队成员如应急管理部门、军队、民防、消防、当地急救部门、搜救组织、志愿者组织、当地殡仪馆和验尸官等。此外，在特殊地区还包括当地宗教人员或其他文化习俗的专家。并确定分项目负责人，负责以下一项或多项活动：

（1）健康与安全（适用于所有急救人员）。

（2）为死尸分配唯一代码。

（3）拍摄尸体照片和记录数据。

（4）尸体处理，包括可追溯的处理过程等。

（5）尸体的临时存放。

（6）家庭和亲属的安抚与沟通。

（7）失踪信息的收集和管理。

（8）物资后勤保障。

（二）区域和国家层面的协调机制

1. 尸体管理负责人的确定 为应对特大灾难，在灾难后尸体管理计划中应指定一名国家层面的协调员，具有管理死者的适当权力（通常是行政部门负责人）。

2. 协调小组的建立 协调小组的主要任务包括：

（1）与当地机构和负责人联络。

（2）后勤支援（例如军队或警察）。

（3）为尸体识别、收集和记录数据等工作提供技术支持。

（4）管理有关尸体和失踪或假定死者的信息。

（5）关于身份证明和死亡证明的法律问题。

（6）与公众和媒体的沟通。

（7）涉外尸体处理还需与外交使团，政府间组织和国际组织（例如联合国组织）保持联络。

（胡 海 邹圣强）

第三节 灾后尸体处理的要求及方法

灾难发生后，尸体处理管理人员和尸体处理一线人员均应按照灾难后尸体管理计划的要求，对灾后的批量尸体进行有序处理。

一、尸体处理的要求

尸体处理中应充分尊重死者及其家属，受灾家庭的首要需求是了解失踪亲人的下落，在搜寻尸体和身份辨认过程中的每个阶段都应始终提供准确可靠的信息。应给予失去亲人的家庭同情与关怀，并尊重他们的文化和宗教需求。处理尸体的各个环节都必须尊重尸体，要避免身份辨认错误，尊重当地的宗教和文化敏感性，使死者亲属免受更大的伤害。

应建立一个家属联络中心帮助亲属辨认遇难者身份，搜寻和身份辨认的结果应当首先通知其家属，使家属对搜寻、辨认工作的方法和时间有现实的期待，应当尽快进行身份辨认。作为悼念过程的一部分，亲属查看亲人尸体的需求应当得到尊重。身份一旦确认，应尽快将尸体移交给其亲属，并为葬礼提供物资，如裹尸布、棺材等。应当优先帮助无人陪伴的未成年人和其他弱势群体。如有可能，应当让他们与亲戚或邻居重新组成家庭并得到照顾。

二、尸体处理的物资准备

尸体处理需要准备的物资包括防护装备，回收、运输和储存工作用品和记录工作用品三类。

（一）防护装备

1. 必须具备的防护装备包括 防水围裙、手套（大尺寸）、手和表面消毒剂（肥皂、洗消液）。

2. 建议具备的防护装备包括 一次性工作服（不同尺寸）、护目镜、橡胶靴子（可清洗）、外科一次性口罩、化学/油烟保护口罩及其耗材（即过滤罐）、驱虫剂、防晒霜、湿巾、急救箱等。

（二）回收、运输和储存工作用品

1. 必须具备的回收、运输和储存工作用品包括 尸体袋（带把手的手提袋）、拉链塑料袋（可书写，配不同尺寸）。

2. 建议具备的回收、运输和储存工作用品包括 担架、白色床单、带螺旋瓶盖的容器（用于密封样品）、纸袋（配不同尺寸）、工业垃圾袋、纸板箱（用于骨骼遗骸）、防水胶带、刀具或剪刀、样品管（塑料制，带书写表面）、DNA样本采集工具包、防水油布/塑料布、绳子、挖掘工具（如铲子、镐、斧、弯刀等）、通信设备等。

（三）记录工作用品

1. 必须具备的记录工作用品包括　尸体标签用束带（脚踝尺寸）、尸体标签（防水、带有扎带、可书写）、照相机（建议是数码相机，至少700万像素，应包括备用电池、存储卡和笔记本电脑的存储卡读卡器等）。

2. 建议具备的记录工作用品包括　记号笔、手电筒（或LED灯、头灯均可）、笔记本电脑、登记表（尸体数据表格、失踪人士表格等）、卷尺（金属，建议10m）、隔断带（以保护场景，至少100m）、喷漆、旗帜、订书机（和订书钉）、防水纸（若无防水纸，可使用塑料文件夹存放纸张）等。

三、尸体处理的方法

尸体处理的原则包括：①充分尊重尸体和家属；②及时就地清理和尽快掩埋处理；③需要辨明身份而不能马上处理者，存放时间应尽量缩短。

（一）尸体搜寻

搜寻尸体是尸体处理的第一步，也往往是最为混乱无序的一步。通常持续数天或数周，甚至更久。由于各种各样的团体参加尸体搜寻工作，团队之间的交流与协作困难，应努力避免混乱无序的状况。尽快找到尸体，帮助辨认死者身份并减轻幸存者的心理负担。

搜寻尸体并非灾后最紧迫的任务，照顾和救治幸存者才是当务之急，故不得因搜寻尸体而影响到幸存者救援的行动。

1. 尸体搜寻小组　通常由幸存的社区成员、志愿者、搜救队、军队、警察等人员参与搜寻尸体。政府应协调各类人员，推荐使用卫生、安全的防范措施。尸体搜寻小组成员应当穿戴防护性装备，穿戴耐磨手套和长靴，接种破伤风疫苗，并在处理尸体后用肥皂和水洗手。

非专业的尸体处理人员在工作前至少应接受以下知识和技能的培训：

（1）基本个人防护装备的使用方法，至少应包括防水手套、防护围裙和长靴。

（2）在工作中不要用手擦拭面部或嘴部，处理尸体后和进食前用肥皂水或洗消液洗手。

（3）工作后彻底清洗将要重复使用的所有衣服和设备。

（4）工作后应清洁运输车辆。

（5）从狭窄空间回收尸体时应谨慎，因为尸体经过几天的腐败后可能会产生有毒气体（如氨），建议先通风。在某些情况下，为了尸体搜索人员的健康和安全，可能需要特殊的面罩，包括存在有毒气体、烟雾、颗粒等的情况。

2. 尸体现场处理　搜寻到尸体后，应将尸体放入运尸袋中，或用塑料膜、裹尸布、床单等材料包裹。残肢（如四肢）应视同整具尸体来处理。登记发现尸体的地点和日期，每个尸体袋用带有唯一查询编码的防水标签（如塑封的卡片），或用防水笔、不易抹掉的材料写查询编码。不应在现场组合零散的肢体，要尽快将尸体运到附近的收集点，送至辨认身份或存放地点。在开始身份辨认后才能将个人物品、首饰等与相应的遗体分开。可以用担架、运尸袋、车辆运送尸体。

尸体包裹要求首选统一制作的裹尸袋。也可因地制宜选用逝者生前使用的被褥等进行包裹。在尸体高度腐烂时在裹尸袋内要加棉织物吸收液体，并适当喷洒漂白粉或其他消毒除臭剂。尸体包裹要尽量严紧结实。对轻度腐烂的一般尸体，无须进行消毒除臭处理，为减轻周围环境的异味，在尸体周围环境可适当喷洒消毒除臭剂。

尸体的运输要求有专门的尸体运输车辆。尸体装车前要在车厢里衬垫液体吸收物，清除前需对液体吸收物与车厢用漂白粉等进行消毒处理。进行尸体运输尽量选择人群较少的路线。救护车用于帮助幸存者，不得用于运送尸体。

（二）尸体身份辨认工作

1. 尸体身份辨认工作的原则　身份辨认越早进行越好，以避免尸体腐烂增加辨认的难度。任何能够证实个体死亡的零散肢体都有助于身份的辨认，应视为整具尸体，使用唯一编号。肉眼辨认简单但可能误判，尤其是死者头部有创伤、出血、体液或污垢时，一旦出错会带来许多法律难题，故应结合多个标准进行评估。辨认尸体身份后，遗物移交给其亲属。

2. 尸体身份辨认方法　辨认工作的步骤包括唯一查询编号、贴标签、拍照、记录和妥善保存。

（1）唯一查询编号：根据灾难后尸体管理计划的要求，每具尸体分配1个代码。当尸体到达临时停尸间后按照时间或位置连续编号，如A-1、A-2、A-3等。一般采用"地点编码+搜寻队或搜

寻人员编码 + 尸体顺序号"的方法。

（2）贴标签：标签应防水（如塑封卡片），标签上写明具有唯一性的查询编号，并牢固地贴在尸体或存放肢体等的尸体袋外。

（3）照相：有照相设备时为强制规定，在尸体腐败开始之前的早期摄影对于尸体辨认工作非常重要。如果可能的话，一旦分配了尸体代码，就应该拍摄尸体照片。拍摄照片的具体要求包括：

1）必须在所有照片中包含唯一的尸体代码，且在照片中可辨认。如果贴在尸体上的标签太小或不能用于所有照片，则需要专为照相制作标签。

2）建议使用数码相机，便于存储和分发照片。

3）照相前充分清洁尸体，便于照片中正确显示尸体特征和衣服。

4）照片务必清晰，且必须包括多张照片：身体全长的前视图、整个脸部正面图、任何明显的区别特征、所有穿着的衣服或其他物品（例如手镯）；如果条件允许，可以包含一些附加照片更便于辨认：身体的上半部分前视图、身体的下半部分前视图、脸部侧视图，以及任何个人物品。

5）拍摄照片的构图应注意突出关键部位，例如，当拍摄脸部时，脸部应该基本填满整个画面。

6）相机镜头的角度应尽量与所拍尸体平面成直角，以减少失真。例如，不要站在头部或脚部拍摄整个身体的照片，而是站在旁边拍摄，与身体中部齐平。

7）照片中最好有标尺。

（4）记录

1）必须尽快记录有关尸体的基本数据，包括一般状况、保存状态、身体特征和外观。虽然灾后很难做到，但如有可能应该在尸体腐败前尽量完成。

2）尸体处理操作开始后应立即记录数据，根据灾难后尸体处理计划使用统一的尸体信息表，并指派专人负责记录尸体特征和尸体处理地点的简单信息。

3）为了降低个人物品丢失或放错位置的风险，所有与尸体相关的个人物品或其他材料应一并保留，放在尸体袋中。尸体和相应的个人物品，以及相关信息（尸体信息表、照片等）必须在整个尸体处理过程中可追溯。因此，当尸体或相关文件交接时，必须将尸体信息表用作尸体处理的重要文件进行管理。

4）信息记录，这应是强制性要求。使用尸体信息表记录以下数据：尸体编码、性别、大致年龄范围（如婴儿、儿童、青少年、成人或老年人）、个人物品（珠宝、衣服、身份证、驾驶执照等）、皮肤上明显的特定标记（如文身、瘢痕、胎记，在此过程中尽量不要脱去逝者的衣物）、任何明显的畸形、身高、头发的颜色和长度、牙科特征。

（5）个人物品保存：所有遗物必须妥善包裹，贴上带有相同唯一查询编号的标签，与尸体存放在一起。衣服应当留在尸体上。但看到几十甚至几百具尸体所产生的心理影响可能会进一步降低肉眼辨认死者身份的可靠性，通过高质量的照片辨认是可供选择的方法。

（6）辨认：通常是通过比对失踪或推定死亡人口的信息与死者的情况，依靠肉眼或未腐烂尸体的照片辨认身份，包括身体特征、衣着等。死者亲属辨认时可能情绪过度激动，但除此之外没有更好的选择。需通过辨认衣物或个人物品等其他信息来确定肉眼辨认的结果是否正确，失踪人员的相关信息也可用于复核肉眼辨认结果。但肉眼方法容易出错，如果可能，应辅以其他法医辨认手段，包括尸检、指纹识别、牙齿检查或 DNA 鉴定。

（三）尸体暂时性存放

1. 尸体存放要求 将尸体根据性别、年龄或头发长短等分类存放。温度不高时，建议将尸体存放在阴凉处，以减缓尸体腐化的过程，在平均气温低于 20℃的情况下，自然存放时间不宜超过 4 天，放入存尸袋的可适当延长存放时间，但应在尸体上下覆盖漂白粉，降低尸体腐败的速度，减少异味。尸体出现高度腐烂时应及时进行火化或掩埋处理。高温时，建议将尸体冷藏，以避免尸体腐化，推荐 2~4℃冷藏，有条件最好用冷藏货车转运尸体，注意用塑料膜或防水油布等保护货车车底，以免尸体袋渗出的液体造成污染。条件许可的情况下适宜适当集中存放，便于管理。

2. 临时掩埋存放 存放地点应远离水源、避开人员活动区、避开低洼地。因为地下温度低于地表，如没有其他方法可选，或需要长期暂存时，可临时掩埋。在选择临时掩埋点时，应注意确保日后挖掘尸体时能够准确定位。尸体数量少时采取单个埋葬的方法,批量尸体时则采用沟式掩埋;埋葬深度应达到1.5m,且距饮用水源至少200m,尸体间距约0.4m;只能单层摆放尸体,不可上下叠放;清楚标记每具尸体,并在地面标明其位置。

3. 干冰贮存 二氧化碳在 -78.5℃凝结形成干冰,适用于尸体短期贮存。方法是在每组约20具尸体周围用干冰建造一圈0.5m高的矮墙,然后盖上塑料膜、防水油布或帐篷,每具尸体每天需要约10kg干冰,随环境温度不同而变化。由于干冰可破坏尸体,不利于尸体辨认,因此不得将干冰直接置于尸体之上。应佩戴手套搬运干冰,避免"冻伤"。干冰溶化时,会产生二氧化碳气体,应避免在封闭的房间或建筑物内使用干冰。气候炎热时,如果使用干冰贮存则用量巨大,溶化后形成大量脏的废水,可能引起腹泻性疾病,增加额外的废水处理工作量,应尽量避免采用此法。

不推荐使用冰。因为气候炎热时,冰会迅速溶化,而且用量巨大;冰溶化后形成大量脏的废水,可能造成腹泻性疾病。这些废水的处理带来额外的管理问题;水可能损坏尸体及其个人物品(如身份证)。

四、尸体埋葬和火化

在死者身份鉴定完毕之后,由承担此项责任的有关组织尽快将尸体移交给其亲人处置。并提供信函、死亡证明等移交文件,记录认领死者尸体的人,或死者亲属的姓名和详细联系方式,以及尸体的唯一查询编号。无法肉眼辨认的尸体必须妥善存放,直至法医专业人员开始检查;移交不完整的尸体尤其应谨慎。

对于灾难后大宗尸体,通常由政府统一处置,采用掩埋和火化作为最终处置方式。

1. 埋葬 是最实用的方法,不需要特殊设备,方便快捷,短期内可处置大量尸体。可以保存日后需要时法医调查所需的证据。

埋葬的地点要谨慎选择,掩埋时应避免污染地下水源,由于尸体腐败过程比较复杂,最大可能是雨水先渗透到墓穴后,再污染地下水源。因此,未饱和含水层的土壤是防止雨水渗透污染的第一道防线,残留在未饱和含水层的病原微生物数量与土壤的黏土板结及过滤度有关,含水量低,则病原微生物残留量大。由于营养缺乏,病原微生

物最终会灭绝,灭绝时间也与土壤的湿度、温度、pH值有关,低湿度、高温度及酸性或碱性土壤环境(pH在6~7之外),会加快其灭绝速度。例如,掩埋地由于土壤松动,有氧分解速度加快,湿度增加,利于病原微生物生长。但同时尸体腐败会产生热量和碱化土壤,又会加快微生物的灭绝速度。地点选择应考虑土壤条件、最高水位和可用空间,尽量靠近灾区,以方便悼念。埋葬点应有明确标志,且周围留出至少10m的缓冲区,种植深根植物将埋葬点与居民区隔离开。埋葬点应距水源(如溪流、湖泊、泉水、瀑布、海滩以及海岸线)至少200m。尸体少于4具时推荐距离饮用水井200m,5~60具尸体时至少距离250m,60具以上是要求距离350m以上。如有可能,尸体应当埋在有明确标记的独立坟墓中。在大灾难中可采用合葬,在墓沟中平行摆放尸体,间隔0.4m,每具尸体埋葬时都必须有防水标签标示的唯一查询编号。坟墓深度应在1.5~3m。少于5人的坟墓底部应当距离地下水位或者地下水可升至的水位至少1.2m(如果在沙土中埋葬,则为1.5m);对于合葬墓而言,坟墓底部和水位或者任何地下水上升水位之间的距离至少2m;根据土壤条件,距离可能加大。

尚未辨认身份的尸体则需要长期存放,埋葬是最实用的方法,有利于以后法医调查。

2. 火化 若火化处理场可运行,有条件者可行火化处理。火化后残留物不具传染性是其最大优点。但火化需要专用焚烧设备和大量燃料;火化耗时长,不适合大批尸体处理,单具尸体完全火化需要高温焚烧2.5~3小时,普通方法难以达到完全焚化的效果,这通常会造成部分未焚化的遗体仍须埋葬;尸体身份未明确应避免火化,火化会毁灭日后辨认身份所需的证据。大批尸体焚烧产生的烟雾可诱发呼吸道疾病。

(胡 海 邹圣强)

第四节 灾区尸体信息的管理

灾后批量尸体处理之后,遇难者和失踪者的信息需要通过规范的流程进行整合,并对社会通过固定的渠道进行发布。

政府是正确处理灾难中遇难者和失踪者信息

的首要责任者。即使在相对较小的灾难之后，根据尸体处理一线人员提供的资料，搜集整理各种有关遇难者和失踪者的信息，提供必要的（人力、技术和财力）资源来处理这些信息，此类信息的处理是批量尸体处理协调行动中的关键部分。

一、政府层面的尸体信息处理

发生灾难后，紧急应对工作往往一片混乱、缺乏组织协调。政府应按照在灾前制定的预案协调各项工作。根据备灾计划，政府可在县区、省市和国家等几个层面建立区域性信息中心，加以协调，搜集、整理和统一发布遇难者信息。

应由政府部门、军队、消防、地方救援组织、红十字会及当地殡仪馆等人员组建尸体处理队伍或机构，负责尸体信息管理处理工作。相关信息通过整合后，从统一的渠道（如官方网站）向家属和社会发布准确信息，告知失踪人员确认以及尸体处理的情况；就有关死者身份辨认和记录提供技术支持；提供军队或警察后勤支持；加强与民间组织、政府间组织及国际组织间的联络。

二、媒体沟通

应当在区县和/或省市一级设立信息中心，并作为全国性的信息处理与协调系统的组成，负责集中灾难中遇难者和失踪者的全部信息。该信息中心的职能包括搜集并整理死者信息，辨认遇难者尸体身份，同时管理信息并协调评估行动，向家属和社区发布准确信息，告知失踪人员确认及尸体处理的情况等，提供多种公众服务，如接受寻人请求，留下失踪者照片和信息，以及发布找到的人或尸体身份辨认结果等信息。可通过当地或地区中心发布信息，也可使用互联网、布告牌、报纸、电视、广播等各种媒体手段。

信息中心的工作方法包括建立媒体联络办公室，任命发言人，定期发布简报或配合采访等，公布有关尸体搜寻、身份辨认、存放和处置进程的信息，注意尊重遇难者及其亲属的隐私，非亲属不应直接接触遇难者照片、个人资料或姓名等。

信息应当在国家和地方层面间双向流动。良好的公众沟通可促进遇难者搜寻及其身份辨认的成功率。准确、清楚、及时的最新信息发布有助于减轻受灾社区所经受的压力和痛苦，减少谣言并澄清不实信息。

新闻媒体（电视、广播、报纸及互联网）是大型灾难中与公众沟通的重要渠道。众多的国内外记者往往在灾难后会迅速抵达现场，通过他们负责且准确地报道，有助于促进遇难者搜寻及其身份辨认工作，减轻受灾地区民众的压力和痛苦。

1. 与媒体合作 多数记者都希望负责且准确地报道，让他们了解情况可将不实报道的可能性降至最低。灾难后，政府机构需与媒体开展积极且有创造性的合作，在地方和全国层面分别任命一名媒体联络官，在受灾地区或靠近受灾地区建立媒体联络办公室，以定期准备简报、配合采访等方式积极合作。

2. 与公众合作 应尽快为失踪和遇难者亲属设立一个信息中心。应公布已确认死亡和幸存者的名单，由政府工作人员记录每个失踪者的详细资料。应公布有关尸体搜寻、身份辨认、存放和处置进程的信息。可能还需要对死亡证明的安排进行解释。

3. 与救援机构合作 包括各级、各类救援队、志愿者等在内的人道工作者和救援机构都与受灾社区有直接联系，并可以作为当地信息的来源。救援人员并非都有足够的知识，有可能提供相互矛盾的信息，例如关于尸体是否具有传染风险等问题。向救援机构提供有关死者处理的正确信息能进一步帮助减少流言蜚语，并避免散布错误消息。

上述信息处理过程中，需要注意尊重遇难者及其亲属的隐私。不应允许记者直接接触遇难者照片、个人资料或名字。政府为了推进身份辨认工作，可以决定在一定的控制下发布这类信息。灾后须尽快决定是否公布遇难者的人数，虽然可能发布错误的估算数字，但可防止媒体夸大伤亡数字。

（胡 海 邹圣强）

第五节 灾后尸体处理工作人员的防护

尸体处理人员面临多重创伤和感染的风险，对于尸体的外泄血液与体液应遵循标准防护措施。尸体运输的所有设备、衣物和运送尸体的交通工具均须清洗消毒。尸体处理人员应严格执行个人基本防护措施。对于烈性传染病尸体应遵循最高级别防护,尸体应严格消毒、火化处理。

一、尸体搜寻人员的防护

尸体搜寻人员常常在废墟和倒塌的建筑物内工作,可能因倒塌的建筑物和废墟等受伤,甚至感染破伤风(通过土壤传播)等。应做好搜寻人员受伤后的急救准备。对于未接种破伤风疫苗的工作人员要特别注意。

二、尸体处理人员的防护

(一)尸体处理人员可能感染的疾病

尸体处理人员若直接接触尸体,有可能感染血源性传染病、肠道传染病和呼吸系统疾病3类传染病,尽管遇难者携带这类传染病的比例与一般人群相似,同样需要加以重视。

1.血源性传染病 血源性传染病感染风险取决于死者的感染状况(概率与一般人群相似)、暴露机会与方式,以及免疫接种(如是否接种乙型肝炎病毒疫苗)等。血源性传染病的人群感染率分别为:乙肝,8%~10%(非洲、中东、东南亚、拉丁美洲、亚太地区等);丙肝,3%(全球平均水平);HIV,0.1%~40%(亚洲与东、西欧洲为0.1%,拉丁美洲与加勒比地区为0.1%~6%,非洲一些国家14~45岁人口感染率达30%~40%)。感染途径包括直接接触皮肤创伤面、碎骨划伤、血液或体液意外飞溅到眼口鼻黏膜处等。意外针刺伤后在接种乙肝疫苗者中感染乙肝的概率为6%~30%,感染丙肝的概率为1.8%,HIV为0.5%。而通过接触受损皮肤和黏膜等途径感染的机会很低。应特别注意HIV病毒的存活时间较长,在2℃下可存活16天,在死后6天的尸检中,碎骨、脑、脾、淋巴结、骨髓中依然可以发现存活的HIV病毒。

2.肠道传染病 尸体常有粪便及分泌液溢出,直接接触尸体或污染衣服后,可通过粪-口途径传播疾病。接触转运尸体的车辆或担架也可能污染。相较于血源性传染病,处置尸体人员更易感染肠道传染病。当尸体腐败一段时间后,肠道类病原微生物在该环境下较难存活,感染性会快

速降低。

3.呼吸系统疾病 肺结核全球发病率大致为1%,近年来随HIV感染率的上升而有所增加。即使不打开尸体胸腔,直接处理开放性创口,亦可通过两种方式感染肺结核:一是胸腔及组织器官腐败后产生的液体可在口鼻处堆积并溢出;二是尸体肺中残留气体在搬运尸体过程中呼出。鉴于雾化成气溶胶后,结核分枝杆菌可在空气中存活很长时间,应特别强调,在移动尸体时要在尸体口鼻处覆盖白布,同时在大批尸体临时停放处进行大规模消毒(0.1%家用漂白粉,按照1:49稀释喷洒)。

(二)尸体处理人员基本防护措施

基本的卫生防护措施可以保护工作人员不会感染通过血液或某些体液传播的疾病。鉴于现场救助人员缺乏尸体处置经验,一些潜在危险与基本防护措施应事先加以告知,必要时应加以培训并携带防护手册。

1.使用手套 救助人员处理伤损严重的尸体时,要戴手套,一次性手套用后要集中销毁处理,反复使用的手套随时注意清洁与消毒。最好每处理一具尸体更换一副手套。

2.使用防护服、防护眼镜 有助于避免个人衣物、佩戴物与饰品等导致的交叉感染,尤其是出血量大或有血液、体液飞溅时,推荐使用。

3.洗手消毒 饭前一定要洗手消毒,避免用手擦脸或擦嘴。对尸体处置的所有相关设备,包括衣服、担架、车辆等均应做到全面彻底消毒。

4.关于口罩 可能接触尸体血液、体液时,推荐使用。腐烂的尸体气味难闻,但在通风良好的地方并不会威胁健康,不要求出于卫生原因佩戴口罩。但是,工作人员使用口罩有助于减轻心理压力和创伤。不需积极鼓励公众佩戴口罩。但若有要求应当提供,以避免担忧。

5.其他措施 有条件建议穿长靴。对血液、体液及肠道排泄物等要全面消毒。在密不透风的空间内搜寻尸体时应谨慎靠近,经过几天的腐烂分解,潜在的有毒气体可能大量聚积,应留出足够的时间给密闭的空间通风换气。

综上所述,地震、洪涝、海啸等灾难后,尸体的处理是灾难后重建中最为困难、艰巨的工作之一,也是灾难后重建中首先必须完成的工作。我国是

灾难频发国家,受经济发展程度、文化风俗差异、气候环境和灾后交通恢复等因素影响,各地、各种灾难后大批尸体的处理流程和方法不一,为便于灾后依法完成此项工作,应制定国家或地方层面的相应制度。总体而言,目前全球灾后尸体处置广为接受并采纳的原则是WHO泛美区(WHO/PAHO)的《灾后尸体处置流程与措施》,主要内容包括:①由应急部门快速制定尸体处置的流程与注意事项;②快速评估灾情、尸体处置所需的资源(包括现有资源与急需援助资源);③统一协调,设立专门官方发言人,负责提供遇难人数、遇难位置、搜索与识别等信息;④清楚准确向家属提供遇难者的相关信息;⑤避免集体掩埋与火化,推荐单独掩埋,以便以后身份确认;⑥应尽一切努力确认尸体的身份,作为一个技术问题,必须及时完成;⑦制定针对现场救助人员的心理与生理干预方案;⑧明确大量暴露尸体不会导致传染病的发生,避免传染病暴发的核心内容是公众的健康教育与改善环境卫生条件;⑨不主张对救助人员和公众大规模进行尸体传播疾病的人工接种与免疫;⑩尊重受灾人群的当地文化、宗教信仰,家属应有机会和条件根据各自习俗举行适宜的葬礼。

（胡　海　邹圣强）

第三章　灾区非传染性疾病的预防与救治

第一节　灾区非传染性疾病防治面临的主要问题

一、灾难对人群健康的直接影响

1.大量的人员因灾难直接死亡、受伤　灾难造成建筑物倒塌、山体滑坡等造成身体的机械性损伤和死亡。

2.意外伤害增多　主要是由跌落伤、中暑、烧灼伤、冻伤、CO中毒、食物中毒、化学品中毒、放射性物质污染、自杀等偶发事件引起。

3.非传染病健康管理停止　主要是由于生活和生存环境的改变,医疗卫生服务网络的破坏,导致心脑血管疾病、高血压、糖尿病等疾病复发或健康管理缺失。

4.精神及心理创伤的群众相对突出　主要是灾难的突发性、创伤性引起的早期心理应激反应,以及生活和生存环境改变引起的短期心理沟通障碍等。

二、灾难对医疗卫生服务系统的破坏

1.医疗卫生服务机构受损　包括医院建筑物毁坏、物资储备掩埋、设备仪器损坏、实验室遭到破坏、数据和技术资料档案丢失等。

2.医疗卫生服务能力受到冲击　医疗卫生服务人员受损,包括个人和家庭成员失踪、家庭财产受损、长期劳累造成的人员减员等;卫生人员本身也受到灾害创伤,承受极大的生活和心理压力。

3.非传染病的医疗卫生服务需求急需　由于大量的伤病人员需要紧急医疗救治,灾后医院救治任务繁重,大量的心理疾病患者需要疏导,短时间内需要大量的医务人员和医用物资,如医疗器械、血液、消杀药械等。

三、灾后灾区面临的医疗救治风险

(一)生态环境破坏

1.医院供电供水系统中断,道路阻塞,群众不得不喝坑水、沟水、游泳池水等不洁饮用水,并生活于露天之中。

2.粪便、垃圾运输和污水排放系统及城市各项卫生设施普遍被破坏,造成粪便、垃圾堆积,苍蝇大量滋生。

3.人员伤亡严重,由于受条件限制,许多尸体只能临时就地处置,在气温高、雨量多的情况下,尸体迅速腐败,产生恶臭,严重污染空气和环境。

4.当地各级医疗救治机构和群众健康卫生服务组织遭到严重破坏。

(二)水源污染

1.灾难后供水条件变化,城市集中式供水设施遭受严重破坏,泵房倒塌、管道断裂、供电与供水中断。分散式供水和农村给水有水井淤沙、井管错裂等,一般破坏程度相对较轻。

2.供水水质恶化,灾后厕所倒塌、粪便垃圾污物大量堆积、下水道堵塞、尸体腐败等,都能污染水源,导致饮用水水质恶化。

(三)食品污染

1.灾民居住生活环境污染严重,容易造成食品污染。

2.缺乏清洁水、食品、炊具和餐具,灾民家庭或集体起伙做饭在灾后初期存在困难。食品、食品容器和餐具没有条件充分洗净、消毒,容易引起食品污染。多人共用餐具和食品容器,容易引起食源性疾病的发生和流行。

3.运输和分发救援熟食品的车辆往往不是

运食品专用车，容易造成食品的污染。

4. 灾民家庭缺乏食品防护设施，食品易受苍蝇、尘土等污染。剩余食品再加热条件差，饮用开水困难。

5. 灾区的食品在灾后初期，会出现一时性的食品短缺，还有一些不法分子会乘机将超期、变质和伪劣食品在灾区销售。

6. 灾后初期，由于食品供应暂时紧张，还会出现以下食品卫生问题：

（1）灾区砸死或其他原因致死的畜禽被灾民食用。

（2）灾区甩出、抛洒、丢弃的食品较多，这些食品被有毒有害物质污染的可能性较大，在灾区有被食用的情况发生。

（3）灾区仪器缺乏，加之有些地区人民有采食野菜、野菇的习惯，野菜中毒和毒菇中毒也是灾区应该警惕的问题。

（刘继海　邹圣强）

第二节　非传染性疾病监测与控制

一、非传染性疾病防治网络与能力的恢复

为做好灾后非传染性疾病监测与控制，应优先恢复或重建非传染性疾病（慢病）网络直报系统，尽快恢复或加强当地健康管理能力。

1. 监测与报告系统恢复

（1）在灾后重建的过程中，要优先恢复网络直报系统，加强急诊、急病监测报告工作。灾区各级各类医疗卫生机构是责任报告单位，执行任务的全科医生和乡村医生、个体开业医生是责任报告人。要及时动态掌握各级各类医疗机构、灾民安置点医疗站、流动医疗队等责任报告单位和责任报告人的基本信息。

（2）医疗救治机构已经恢复网络直报系统的，应按照相关规定按时上报；医疗点、医疗队如果发现散在的、可疑或确诊的病例，应向当地疾病预防控制机构报告，也可向附近的医疗队通报，或者直接上报省卫生厅疾病预防控制组。

（3）灾区或灾民集中安置点要建立健全非传染性疾病报告制度，指定责任人。城市以社区服务中心（站），农村以乡镇卫生院为基础，辖区内每个临时医疗点落实一名专职人员，最好为全科医生，严格按流程落实预检分诊制度，加强非传染性疾病监测和报告，掌握非传染性疾病发生和流行动态，做好预测预警工作。

2. 对网络直报系统损坏未恢复、临时安置点等暂无条件进行网络直报的灾区，要指定专人负责，通过手机、电话、传真及手工等方式开展非传染性疾病，特别是急诊、急病报告工作，及时收集分析信息，保证疾病监测的连续开展；并及时将非传染性疾病通过有条件的医疗机构或县级疾控中心进行网络直报。

3. 卫健行政部门要对辖区内各级各类医疗机构、灾民集中安置点的卫生服务机构或其他临时医疗点非传染性疾病诊断报告工作进行监督、检查、督促。

二、医疗救治能力恢复

1. 保证以当地市、县级人民医院为主的医疗机构，尽快恢复基本服务功能的正常运行。

2. 如有必要可利用外援医疗力量，建立简易医院，保证常规非传染性疾病，特别是急诊、急病的救治工作正常开展。

3. 尽快重建急诊科。

三、建立非传染性疾病应急监测系统

灾难发生后的最初阶段以人员抢救和伤员救治为主，此后，灾区非传染性疾病救治工作即应全面展开。为了及时发现灾区和灾民中发生的非传染性疾病，迅速采取救治措施，应及时启动灾后应急疾病监测机制。

（一）应急监测组织系统

在灾区前线救灾防病指挥部或指挥中心设立疾病监测组，负责应急疾病监测方案的具体设计、数据收集、数据分析解释和监测报告的撰写，向指挥部报送并向各灾区指挥分中心反馈监测信息。必要时，组织监测数据分析会商会议，研判非传染性疾病形势，研究救治措施建议。

（二）监测病种和 / 或临床症候群

根据灾害发生时的季节特点、地理区域特

点、灾害程度、灾民数量及年龄结构特征、民族、灾民安置方式,以及当地既往非传染性疾病(急诊、急病)谱和流行水平,确定应急监测病种和/或临床症候群。监测病种和/或临床症候群可根据救灾工作的发展进程和需要,适时调整。

(三)报告人和报告方式

报告人一般应包括尚在运转的医疗机构、灾民安置点的固定和流动医疗点、医疗队的医生、现场疾控专业人员。为了保证监测系统能够掌握每个灾民安置点的非传染性疾病或因病死亡发生情况,在未设固定医疗点的安置点,应指定人员每天在安置点询问了解疾病症状和发生人数等,向指定信息收集点报告。

在灾害的初期,可采用电话报告。通信系统恢复后,可填报报表,用传真或电子邮件向指定的信息收集单位报告。

(四)报告内容和报告收集方式

报告内容可分两类,尚在运转的医疗机构除按非传染性疾病报告规范报告病例和聚集性非传染性疾病事件外,各灾民安置点及固定、流动医疗队应进行非传染性疾病死亡报告。

各指定非传染病发生信息收集点应确定联络人、联络电话、电子邮件地址,通报给各报告单位(尚在运转的医疗机构、灾民安置点医疗站、流动医疗队、流动和固定防疫队等)和报告人。

各情报收集点还要及时掌握各灾民安置点的灾民人数、年龄性别结构数据、医疗和防疫队伍的基本信息。

(五)数据的汇总分析

指挥中心监测组指定的数据收集单位收到非传染性疾病相关死亡及聚集性病例时,应立即向指挥分中心和指挥中心负责人报告。

分析的主要指标包括分病种和症候群新发病人数、死亡人数、罹患率和死亡率,分年龄组的发病数、死亡数、罹患率和死亡率,发生地点、变化趋势等。

(六)信息利用

疾病监测组应每日对监测信息进行分析会商,研究提出防控建议,向指挥中心报告。

(刘继海　邹圣强)

第三节　非传染性疾病的预防与救治

灾区非传染性疾病的预防与救治应抓住"四个重点",即在重点区域、重点人群中,采取重点措施,救治重点疾病。

一、重点非传染性疾病的确定

灾区人口流动频繁、外来人口(包括救援人员)多,要综合研判评估,确定应重点防治的非传染性疾病。例如精神心理疾病、急性感染、创伤、心血管疾病、高血压、糖尿病、胃肠道炎症等。

二、针对重点非传染性疾病的预防措施

(一)做好健康宣传

1. 要做好常见病常规健康宣传,如上呼吸道感染、胃肠道疾病、肿瘤、高血压、糖尿病、脑卒中等。

2. 要加强流行季节的高发疾病的健康宣传,如慢性呼吸系统疾病、心血管疾病等。

3. 做好可能发生的聚集性疾病健康宣传,如急性呼吸道和消化道感染等。

(二)加强症状监测,严密排查发热患者

1. 及时重建灾区疾病监测系统,加强症状监测和主动监测。

2. 加强对集中救治点、临时安置点、临时学校、托幼机构等重点区域的卫生学巡查。

3. 加强对发热等症状监测资料的收集、报告和分析,及时预检分诊。

(三)做好重点非传染性疾病的预防工作。

1. **精神心理疾病**　注重灾后心理干预是关键。灾难性事件的突发性、震撼性,可引起明显的心理痛苦,导致适应性功能障碍甚至发展出急性应激障碍、创伤后应障碍等精神心理疾病,医疗卫生相关机构应做好灾后患者心理健康的辅导,开展高危人群的心理干预和灾后心理援助工作。

2. **心血管疾病**　做好心血管疾病患者的健康教育。心血管疾病患者精神要放松,避免精神

过度紧张,避免激动,适当做力所能及的运动,不宜做过量及过度激烈的运动,运动不能令身体感到不适,当有心前区不适,应及时就医,防止心梗发生。

3. 高血压 做好高血压患者的健康教育。高血压患者不应暴饮暴食,平时饮食以清淡素食为主,宜低脂肪、低胆固醇食物,适当的体育锻炼和体力劳动不但能增强体质,还能达到减肥和维持正常体重的目的,高血压患者不宜进行剧烈运动,以免血压突然增高,加重心脏负担或出现卒中。

4. 糖尿病 做好糖尿病患者的健康教育。让患者严格执行糖尿病患者的饮食及运动方案,了解糖尿病并发症的相关知识。定期去医院进行血糖、尿糖监测,全面了解用药水平和控制水平。如出现心慌出汗、恶心呕吐以及有明显的饥饿感等低血糖情况应立即喝糖水和进食,防止昏迷发生。

5. 慢性呼吸道疾病 做好慢性呼吸道疾病患者的健康教育。让患者严格执行慢性呼吸道疾病患者的治疗方案,了解慢性呼吸道疾病的相关知识。定期去医院进行吸氧、呼吸功能监测,全面了解用药效果和控制水平。如出现呼吸困难、缺氧等明显症状,及时救治,防止呼衰(呼吸衰竭)发生。

6. 肿瘤 做好常见肿瘤患者的健康教育。让患者严格执行治疗饮食及诊治方案,了解肿瘤治疗副作用的相关知识。定期去医院进行血常规、肿瘤标志物等监测,全面了解用药水平和控制水平。如出现全身乏力、恶心呕吐以及有明显的副作用等情况,应立即送医院救治,防止病情加重恶化。

（四）及时救治,严防加重

1. 一旦出现精神心理疾病,要及时开展心理疏导。突发灾难性事件几乎能使每个人产生弥漫的痛苦。在突发事件面前,大多数人最初的反应会表现出震惊、诧异、愤怒、无助和慌乱等情感和行为特点,严重者出现下意识动作、坐立不安、拒食或暴饮暴食、酗酒、攻击、强迫等行为异常,甚至出现精神崩溃、自伤或自杀等,所以在早期要加以心理干预,通过识别幸存者直接的需求和忧虑,收集信息;帮助幸存者与家庭成员、朋友等主要社会关系建立起暂时以及持续的联系;而提高幸存者的安全感,必要时使其获得一种稳定感,均尤为重要,是心理急救工作的关键。

2. 一旦出现心梗、卒中、昏迷,立即拨打120或灾区公布的急救电话,同时密切观察生命体征(如呼吸、脉搏、脸色、瞳孔、大小便等)的变化,等候专业的医务人员到来,如果家离医院近,用担架平稳搬动患者,在尽量少震动颠簸的条件下,迅速将患者送往医院开展救治。

三、关注重点人群

（一）确定重点人群

灾后非传染性疾病防治的重点人群有以下几类:

1. 集中安置点的受伤群众。
2. 分散居住的老年人。
3. 失去亲人的群众。
4. 新生儿和孕产妇。

（二）采取重点措施

1. 加强健康教育,动员群众,大力开展爱国卫生运动 发动群众,搞好环境卫生,彻底清理污染的生产生活环境,重点做好集中安置点人畜粪便收集与垃圾清运处理,清除蚊蝇滋生地,大力开展除"四害"的爱国卫生运动。

2. 加强食品卫生监督工作,保证饮食安全 以受灾群众集中安置场所、灾区留居群众和救灾人员集中生活点,以及救灾物资集中分发场所为重点,对餐饮单位和集体用餐配送单位开展巡回监督检查,指导和督促餐饮单位严格执行《中华人民共和国食品卫生法》和《餐饮业和集体用餐配送单位卫生规范》等规定,落实食品原料的进货验收制度、从业人员健康检查制度、生熟食品分开制度,以及餐饮具消毒等各项卫生制度,规范餐饮加工过程的卫生行为,对可疑的高危险性食品采取严格的卫生监督和临时控制措施,减少发生食源性疾病物的隐患。

3. 加强饮用水卫生监督和监测工作 对灾区城市集中式供水单位开展全面检查,摸清可用饮用水源和供水单位情况,做好乡镇饮用水卫生监测和评价。有关部门要加大对集中式供水单位水源、出厂水、管网末梢水、自备供水和临时供水点水质监测频次,加强对受灾群众集中安置场所供水、储水设施设备的监督管理,指导开展饮用水消毒工作,协调相关部门采取必要控制措施,防范发生重大饮用水卫生安全事件。

(刘继海　邹圣强)

第四节　做好灾区非传染性疾病防治的新思考

一、加强领导,统筹协调,整合资源

1. 各级人民政府统一领导救灾防疫工作　统筹军地、省内外医疗卫生力量,广泛发动群众,实行专业队伍与群众相结合,建立由机关单位、农村基层干部和医疗卫生人员组成的医疗救治队,分片包干,包乡包村。

2. 整合医疗救治力量　灾区各级各类医疗救治队伍不分行政隶属关系,实行归口管理,由省卫健委和当地卫健委统筹协调在本地的所有省内外医疗救援队、志愿者服务队,统一指导协调调度,防止工作互相重叠、交叉,浪费资源,避免遗漏。各地要统筹等在继续做好各自工作的同时,都要积极投入到医疗救治工作中,同时要做好自我健康工作。

3. 尽快恢复重建医疗救治机构　医疗救治机构作为政府公共服务的重要组成部分,在灾后恢复重建中应得到优先保障。重建灾区医疗卫生机构,需科学编制规划,要对灾区医疗卫生现状进行科学评估和鉴定,摸清基层卫生系统受损情况,因地制宜,分类指导,高起点、高规格规划,使医疗卫生机构布局更加合理、设施更加完善,切实提高医院等公共设施的抗灾设防标准,进一步增强其防灾减灾能力。

二、责任到人,落实到位

1. 分工负责　灾后医疗救助机构涉及多个

组织机构体系,包括指挥决策机构、卫生、交通、民政、财政、军队、通信、宣传、物资支持和保险的部门,为了把这些功能结构不同的部门机构有序整合,保证在危机状态下能够高效协调各职能部门的联系和合作,应当健全医疗救援机制,完善相应应急预案,各救护小组落实人员,具体分工,任务明确。

2. 实行医疗救治工作全覆盖　要积极建议当地政府建立统一领导的卫生工作协调机制,明确协调工作的负责人,定期召集相关卫生救援人员部署工作任务、汇总和上报工作情况等,使医疗救治工作能得到全面覆盖。

三、物资保障

1. 加强常见救治药品、器械供应保障和管理　应急物质的储备是应对突发灾难的基本保证,包括救护车辆,急救药品,医疗器械,防护用品,通信设备等。应建立紧急救援应急物资配置规范,储备必需应急物资,保证应急物资处于良好状态,制订应急物资储备计划,建立完善的供应体系,确保应急后备物资供应。

2. 加强对各级各类医疗救治机构(包括临时医疗队和野战医院)的后勤保障工作　各级医疗救治机构均应分别建立后勤保障组织,安排专人负责,对应急诊急救的人力、物力一一给予落实,提供应急物质资源和人员支持、技术支持和医疗支持,全方位保证应急救援行动的顺利完成。

四、信息报送、反馈、共享

各级政府、卫健委要及时收集非传染病发生和救治信息、食品和饮用水卫生监督检测信息,确保信息畅通。

各有关部门要切实履行职责并建立沟通机制,密切配合,做到统筹协调、信息畅通、形成合力,共同做好非传染病防治工作。

五、督导评估

1. 各责任单位要设立专人负责自查,督促落实措施情况。各级卫生行政部门要依据当地的实际情况,设立专人对辖区内的医疗卫生机构的救治措施落实情况逐级进行督导检查,发现问题及时督促整改,发现困难及时协调解决,消除可能存在的隐患。

2.省、市、县级政府要设立联合督导小组,定期对灾后医疗救治工作进行检查评估,及时了解和掌握医疗救治工作的进展、重点,并指导急诊、急病等非传染病救治工作的开展,及时总结医疗救治工作经验,根据评估结果及时调整工作措施,使灾后非传染病的医疗救治工作科学、有序、高效地进行。

（刘继海　邹圣强）

第四章　灾区传染病的预防与控制

第一节　灾后传染病防控面临的主要问题

一、灾后灾区人群身心健康受到直接影响

（一）因灾受困人群免疫水平下降问题

灾难造成的建筑物倒塌、山体滑坡等使身体的机械性损伤和死亡人数增多，灾民昼夜抢险或紧急逃生而身心疲惫，长时间聚居户外或外地的非正常起居生活、必需生活品和食品的匮乏、卫生设施差等一系列因素有利于各类急性传染病，特别是腹泻、感冒、血吸虫等水灾相关传染病的流行，导致灾区人群免疫水平下降。

（二）新发传染病发生风险加大问题

灾难造成供水系统等生命线工程的破坏、灾后食物的短缺、大规模人群流动和聚集、卫生服务可及性降低等引起传染病发生和暴发的风险加大。

（三）传染病管理瘫痪或弱化问题

主要是由于灾后生活和生存环境的改变，疾病防控与医疗卫生服务网络的破坏，导致结核、艾滋病、流感、肠道感染等传染病发生或防控管理弱化。

二、灾后传染病防治机构和公共卫生服务系统被破坏

（一）传染病医院和公共卫生服务机构受损问题

包括传染病医院建筑物毁坏、物资储备掩埋、设备仪器损坏、实验室遭到破坏、数据和技术资料档案丢失、传染病疫情网络上报能力受损等。

（二）传染病救治和突发公共卫生处置水平受冲击问题

传染病防治等卫生服务人员受损，包括个人和家庭成员失踪、家庭财产受损、长期劳累造成的人员减员等；卫生人员本身也受到灾害创伤，承受极大的生活和心理压力，导致社会公共卫生相关计划传染病疫苗接种能力受损。

（三）传染病与公共卫生事件发生管控安全受到威胁问题

1. 生态环境破坏问题　相关内容可参考本篇第三章第一节"三、灾后灾区面临的医疗救治风险"中的"（一）生态环境污染"部分，同时还包括：

（1）城市供电供水系统中断，道路阻塞，群众不得不喝坑水、沟水、游泳池水等不洁饮用水，并生活于露天之中。

（2）人员密集，居住拥挤，感染机会多，对传染病患者又缺乏隔离条件。

（3）当地各级传染病防治机构和群众防病组织遭到严重破坏。

2. 水源污染问题　相关内容可参考本篇第三章第一节"三、灾后灾区面临的医疗救治风险"中的"（二）水源污染"部分，同时还包括：灾民无条件烧开水，饮用水无法消毒。

3. 食品污染问题　相关内容可参考本篇第三章第一节"三、灾后灾区面临的医疗救治风险"中的"（三）食品污染"部分，同时还包括：鼠害严重灾难区在震前有反常现象，表现为鼠成群结队在洞外活动频繁，在各种场所尤其是食品厂、库、店和居民家中，鼠与鼠迹显著增多。灾后初期的建筑物多为简易棚，建筑材料和构筑物基本不具备防鼠作用，使鼠患严重，到处盗洞作窝，对食品造成污染和损害。

4. 媒介生物滋生问题

（1）蝇类滋生：震灾发生后，死亡的人和动

物的尸体被掩埋在废墟下，还有大量的食物及其他有机物质。在温暖的气候条件下，这些有机成分会很快腐败，提供了蝇类易于滋生的条件。

（2）蚊类滋生：灾难造成建筑物（包括贮水建筑与输水管道）大量破坏，自来水浸溢，特别是生活污水在地面上的滞留，会成为蚊类大量滋生的环境。

（3）鼠类增殖：由于灾难造成大量的房屋破坏，一些原来鼠类不易侵入的房屋被损坏，废墟中遗留下大量的食物使得家栖的鼠类获得了大量增殖的条件。

5. 传染病流行问题 灾后由于饮用水供应系统破坏、食物短缺、居住条件被破坏等原因，极易导致肠道传染病、食物中毒的发生和流行。如唐山在 7 月 28 日凌晨开始地震后，8 月 1 日至 18 日的累计肠道传染病（痢疾、肠炎）发病率约为 10%（个别居民点甚至高达 30%），同时，由于人口迁移、流动，干扰了一些正常免疫工作的开展，造成某些疾病在无免疫人群中的发生和流行。

（刘继海 邹圣强）

第二节 灾区传染病监测与控制

一、恢复传染病防控网络与能力

为做好灾后传染病监测与控制，应优先恢复或重建传染病网络直报系统、免疫规划系统、公共卫生实验室系统，尽快恢复或加强本地疾病预防与控制能力。

（一）监测与报告系统恢复

1. 恢复医疗机构网络直报系统 在灾后重建的过程中，要优先恢复网络直报系统，加强疫情监测报告工作。灾区各级各类医疗卫生机构是责任报告单位，执行职务的医疗卫生人员和乡村医生、个体开业医生是责任报告人。要及时动态掌握各级各类医疗机构、灾民安置点医疗站、流动医疗队等责任报告单位和责任报告人的基本信息。

2. 恢复传染病救治机构网络直报系统 已经恢复网络直报系统的传染病医院，应按照相关规定按时上报；医疗点、医疗队如果发现散在的、可疑或确诊的病例，应向当地疾病预防控制机构报告，也可向附近的防疫队通报，或者直接上报省卫生厅疾病预防控制组。

3. 建立灾区现场安置点传染病报告制度 灾区或灾民集中安置点要建立健全传染病报告制度，指定责任人。城市以社区服务中心（站），农村以乡镇卫生院为基础，辖区内每个临时医疗点落实一名专职人员，严格按流程落实预检分诊制度，加强传染病疫情监测和报告，掌握疫情发生和流行动态，做好预测预警工作。

特别要加强对当地原有和灾后易发传染病以及急性水样腹泻、出血性腹泻、发烧、出疹、咳嗽、呕吐、颈项强直、黄疸、出血、急性麻痹或虚弱、分泌增加等症候群的监测，发挥哨点作用，做到早发现。

（二）监测与报告系统未恢复

1. 人工报告 对网络直报系统损坏未恢复的、临时安置点等暂无条件进行网络直报的灾区，要指定专人负责，通过手机、电话、传真及手工等方式开展传染病疫情报告工作，及时收集分析信息，保证疾病监测的连续开展。

2. 间接网报 要因地制宜，及时将传染病病例，通过有条件的医疗机构或县级疾控中心进行网络直报。

3. 日报制度 要坚持值班制度，保持 24 小时专人值守，实行灾区疫情、食物中毒等突发公共卫生事件日报和零报制度。

对灾区传染病监测与报告系统尚未恢复的地区，特别要加强人工报告、间接网报和日报制度等监测手段的应用，对传染病的早发现、早诊断和早治疗具有重要现实意义。

（三）恢复卫健委履行行政职能

1. 恢复行政畅通 要尽快畅通辖区内各级各类医疗机构的行政沟通渠道。

2. 开展现场安置点传染病救治工作 灾民集中安置点的卫生服务机构或其他临时医疗点，重点启动传染病诊断和治疗工作。

3. 安置点传染病现场防治工作 灾民集中安置点的卫生服务机构或其他临时医疗点，开展传染病报告工作，卫健委进行监督、检查、督促。

（四）对传染病公共卫生风险进行评估

可采用德尔菲法或专家会商法，构建灾后灾区传染病公共卫生风险评估指标体系及其评分标准，运用层次分析法获得指标权重，为全面评估灾后当地的公共卫生风险提供可量化的评估标准。以洪涝灾害为例：

1. 洪涝灾害公共卫生风险评估指标体系（表 4-4-2-1）。

表 4-4-2-1　洪涝灾害公共卫生风险评估指标体系

一级指标	二级指标
B1 主要公共卫生风险要素控制状况	C1 食品卫生状况
	C2 饮用水卫生状况
	C3 环境卫生状况
	C4 虫媒控制状况
B2 基本公共卫生服务恢复状况	C5 受损医疗卫生机构恢复状况
	C6 网络直播能力恢复状况
	C7 实验室检测能力恢复状况
	C8 计划免疫恢复状况
	C9 妇幼保健恢复状况
	C10 卫生防疫能力恢复状况
B3 重大传染病疫情概况	C11 霍乱疫情概况
	C12 其他感染性腹泻疫情概况
	C13 血吸虫病疫情概况
	C14 流行性出血热疫情概况
	C15 钩端螺旋体病疫情概况
B4 灾害相关突发公共卫生事件	C16 突发公共卫生事件及相关信息概况
B5 食源性疾病暴发事件概况	C17 食源性疾病暴发事件概况

2. 洪涝灾害公共卫生风险评估指标权重、解释和评分标准（表 4-4-2-2）。

表 4-4-2-2　洪涝公共卫生风险评估指标权重、解释和评分标准

评估指标（权重）	指标解释和评分标准
C1 食品卫生状况（0.06）	①食品种类（方便食品或烹饪食品=0，未烹饪食品 =1）；②是否有加热食物的炊具和燃料（是 =0，否 =1）。每项为 1 分,总计 2 分
C2 饮用水卫生状况（0.08）	①饮用水类型（集中式供水 =0，分散式供水 =1）；②是否有条件烧开水（是 =0，否 =1）；③是否有消毒剂对饮用水进行消毒（是 =0，否 =1）。每项满分 1 分,总计 3 分
C3 环境卫生状况（0.06）	①居民随地倾倒生活污水(否=0,是=1)；②是否看见居民随地大小便（否 =0，是 =1）；③垃圾是否统一回收（是 =0，否 =1）；④是否有大量垃圾没有清运（否 =0,是 =1）；⑤开展环境消毒（是 =0，否 =1）。每项满分 1 分,总计 5 分

续表

评估指标（权重）	指标解释和评分标准
C4 虫媒控制状况（0.06）	①是否看见苍蝇（否 =0，有但不多 =1，到处都可看见 =2）；②居民反映被蚊虫叮咬（没有 =0，很少 =1，经常 =2）；③居民反映有老鼠出没（没有 =0，很少 =1，很多 =2）。每项满分为 2 分,总计 6 分
C5 受损医疗卫生机构恢复状况（0.05）	①医疗机构恢复正常诊疗服务（完全恢复 =0，部分恢复 =1，未恢复 =2）；②卫生服务机构恢复正常诊疗服务（完全恢复 =0，部分恢复 =1，未恢复 =2）。每项满分 2 分,总计 4 分
C6 网络直播能力恢复状况（0.05）	①网络直报设备是否更新或修复（是 =0，否 =1）；②灾后直援医疗机构数或灾害期间直报医疗机构数（1 个或以上 =0，少于 1 个 =1）。每项满分 1 分,总计 2 分
C7 实验室检测能力恢复状况（0.03）	①实验室检测设备、仪器修复或更新（是 =0，否 =1）；②检测项目修复到灾害发生前水平（是 =0，否 =1）。每项满分 1 分,总计 2 分
C8 计划免疫恢复状况（0.04）	①灾后或灾害期间接种百白破疫苗针次（1 次或以上 =0，少于 1 次 =1）；②灾后或灾害期间接种甲型肝炎疫苗针次（1 次或以上 =0，少于 1 次 =1）。每项满分 1 分,总计 2 分
C9 妇幼保健恢复状况（0.02）	①孕妇正常孕检（是 =0，否 =1）；②产妇正常产检（是 =0，否 =1）；③产妇正常获得分娩服务（是 =0，否 =1）；④产妇正常获得剖腹产（是 =0，否 =1）。每项 1 分,总计 4 分
C10 卫生防疫能力恢复状况（0.04）	①卫生防疫工作恢复（恢复 =0，部分恢复、未恢复 =1）；②艾滋病患者管理与治疗恢复（是 =0，否 =1）；③结核病患者管理与治疗恢复（是 =0，否 =1）；④高血压、糖尿病等慢性病患者管理恢复（是 =0，否 =1）。每项满分 1 分,总计 4 分
C11 霍乱疫情概况（0.06）	灾害发生日至评估日霍乱发病数与前三年同期平均发病数的比值（≤ 1=0，1~2=1，≥ 2=2）。每项满分 2 分,总计 2 分
C12 其他感染性腹泻疫情概况（0.06）	灾害发生日至评估日其他感染性腹泻发病数与前三年同期平均发病数的比值（≤ 1=0，1~2=1，≥ 2=2）。每项满分 2 分,总计 2 分

续表

评估指标（权重）	指标解释和评分标准
C13 血吸虫病疫情概况（0.05）	灾害发生日至评估日血吸虫病发病数与前三年同期平均发病数的比值（≤ 1=0, 1~2=1, ≥ 2=2）。每项满分2分，总计2分
C14 流行性出血热疫情概况（0.05）	灾害发生日至评估日流行性出血热发病数与前三年同期平均发病数的比值（≤ 1=0, 1~2=1, ≥ 2=2）每项满分2分，总计2分
C15 钩端螺旋体病疫情概况（0.05）	灾害发生日至评估日钩端螺旋体病发病数与前三年同期平均发病数的比值（≤ 1=0, 1~2=1, ≥ 2=2）。每项满分2分，总计2分
C16 突发公共卫生事件及相关信息概况（0.12）	①灾民安置点报告突发公共卫生事件及其相关信息（否=0，是=1.5）；②返家灾民报告突发公共卫生事件及其相关信息（否=0，是=1.5）。每项满分1.5分，总计3分
C17 食源性疾病暴发事件概况（0.12）	①灾民安置点报告食源性疾病暴发事件（否=0，是=1.5）；②返家灾民报告食源性疾病暴发事件（否=0，是=1.5）。每项满分1.5分，总计3分

二、恢复免疫接种规划系统

（一）清理损坏的免疫接种药具

1. 清理已经受损的疫苗。
2. 清理已经损坏的注射器。
3. 清理已经污染的消毒物品。
4. 清理已经异常的冷藏设备。

（二）灾后重建计划免疫规划系统

1. 优先重建国家计划免疫规划系统。
2. 重建疫苗运输和储存冷链系统。
3. 优先恢复计划免疫接种门诊。

（三）落实"三重"接种

1. **重点地区**　根据传染病流调组信息，对传染病发生风险和既往疫苗接种水平的评估结果，制定并落实灾后群体性预防接种工作，对重点地区实行有计划有针对性的群体性接种。

2. **重点人群**　根据传染病流调组信息，对灾后灾区的军队、救援人员和水陆口岸、车站等重点人群实行针对性接种。

3. **重点疫苗**　根据灾区当地传染病发生风险和既往疫苗接种水平的评估结果，专家组会商，确定群体性接种疫苗种类，如甲肝疫苗、乙脑疫苗和流感疫苗等常规疫苗。

（四）开展应急接种

1. **疫苗储备**　针对灾区群众可能出现的流行性腮腺炎、流行性出血热、钩体病、炭疽、狂犬病、麻疹和伤寒等传染病，做好有针对性的疫苗储备。

2. **应急接种**　对流调组和各医疗机构传染病监测信息，结合专家会商，对重点地区和重点人群，在必要时开展预防性的应急接种，以防控传染病的发生和传播。

（五）安置点常规接种

1. **制定方案**　针对灾后灾民相对集中的安置点，尤其是较长期安置点，制定常规免疫接种工作方案。

2. **责任到人**　根据工作方案，安置点从事传染病防控工作的各类专业人员，要履行岗位职责，分工协作，责任到人。

3. **落实到位**　安置点是灾区灾民临时生活的主要场所，灾后群众相对集中，也是传染病防控的重点区域，传染病防控专业人员一定将工作方案责任到人，将规划免疫和应急接种落实到点、落实到位，是实现"大灾之后无大疫"的重点任务。

三、恢复实验室检测能力

（一）恢复公共卫生实验室正常运行

1. 尽快恢复以疾控机构为主的公共卫生实验室正常运行。
2. 尽快恢复传染病医院中心实验室或检验科正常运行。
3. 尽快恢复综合医院中心实验室或传染病相关检测技术正常运行。

（二）尽快建立简易实验室

1. 如有必要，尽快利用外援疾控机构或医疗队力量，建立简易实验室。
2. 利用军队医疗救援队等外援力量，开展常规传染病监测。
3. 通过简易实验室或外援实验检测技术，尽早开展水卫生等应急监测工作。

（三）尽快重建相关实验室

1. 在当地政府协调下，重建一个相对综合的公共卫生实验室。

2. 在当地政府协调下,重建一个相对综合的医院传染病检验科。

四、建立传染病防治应急监测系统

灾难发生后的最初阶段以人员抢救和伤员救治为主,此后,灾区公共卫生和传染病防控工作即应全面展开。为了及时发现灾区和灾民中发生的传染病暴发和其他突发公共卫生事件苗头,迅速采取控制措施,应及时启动灾后应急疾病监测机制。

(一)应急监测组织系统

1. 建立传染病监测小组　在灾区前线救灾防病指挥部或指挥中心设立疾病监测组,负责应急疾病监测方案的具体设计、数据收集、数据分析解释和监测报告的撰写,向指挥部报送并向各灾区指挥分中心反馈监测信息。

2. 建立专家会商制度　必要时,组织疾病预防与控制专家、传染病专家和医学检验专家,共同对监测数据进行会商,研判灾后灾区疫情形势,科学提出传染病预防与控制建议。

(二)监测病种和/或临床症候群

1. 监测病种　根据当地历年传染病流行病学数据,对常规传染病,如流感、结核、病毒性肝炎和肠道传染病等进行重点监测。

2. 监测临床症候群　根据灾害发生时的季节特点、地理区域特点、灾害程度、灾民数量及年龄结构特征、灾民安置方式,以及当地既往传染性疾病谱和流行水平,确定应急监测病种和/或临床症候群。

3. 调整监测项目　监测病种和/或临床症候群可根据救灾工作的发展进程和需要,适时调整。

(三)报告人和报告方式

1. 报告人　灾后灾区传染病监测报告人,一般应包括尚在运转的医疗机构、灾民安置点的固定和流动医疗点、医疗队的医生、现场疾控专业人员。

2. 报告方式　为了保证监测系统能够掌握每个灾民安置点的传染病或因病死亡发生情况,在未设固定医疗点的安置点,应指定人员每天在安置点询问了解疾病症状和发生人数等,向指定信息收集点报告。

3. 报告有效　在灾后恢复重建初期,可采用电话报告。通信系统恢复后,可填报报表,用传真或电子邮件向指定的信息收集单位报告。

(四)报告内容和报告收集方式

1. 报告内容　报告内容可分两类,尚在运转的医疗机构除按传染病报告规范报告法定传染病病例和聚集性传染病事件外,各灾民安置点及固定、流动医疗队应进行传染病症状及死亡报告。

2. 报告收集方式　发现鼠疫、霍乱、炭疽、疑似传染病相关死亡及疑似传染病聚集性病例时,应采用最快捷的方式立即进行报告,其他传染病或症状报告,可每天报告或每半天向指定疫情收集单位报告1次。

3. 报告流程　各指定疫情信息收集点,应按照确定的联络人、联络电话、电子邮件地址,将监测信息通报给各报告单位(尚在运转的医疗机构、灾民安置点医疗站、流动医疗队、流动和固定防疫队等)和报告人。

4. 报告要点　①各疫情收集点还要及时掌握各灾民安置点的灾民人数、年龄性别结构数据、医疗和防疫队伍的基本信息;②各疫情信息收集点收到疫情报告后,要随时向指挥分中心的应急监测组报告;③分中心每天完成所辖灾区疫情信息汇总后,及时向指挥中心监测组报告,对传染病要及时做到早发现、早报告、早诊断、早治疗。

5. 应用新技术报告　近年来,目前,随着科学技术日新月异的发展,航测遥控技术,特别是以无人机技术为主的新型技术被广泛应用于灾区灾情的调查工作中,大大增加了灾害调查工作的可靠性、稳定性、合理性、可行性。高分辨率卫星遥感、航空遥感等现代空间对地观测技术具有探测范围大、获取资料速度快,不受地域限制和地震破坏影响的优势,已成为一种较为快速、准确、全面获取灾情信息的重要调查手段,并多次应用于地震灾害中,如:汶川地震、玉树地震等。

(五)数据的汇总分析

1. 汇总数据及时报告　指挥中心监测组指定的数据收集单位在收到鼠疫、霍乱、炭疽、疑似传染病相关死亡及疑似传染病聚集性病例时,应立即向指挥分中心和指挥中心负责现场疫情控制的负责人报告。

2. 其他报告　其他监测数据应每半天和全

天汇总分析 1 次。

3. 分析数据 对监测的数据进行分析,主要指标包括分病种和症候群新发病人数、死亡人数、罹患率和死亡率,分年龄组的发病数、死亡数、罹患率和死亡率,发生地点、变化趋势等。

（六）信息利用

1. 每天分析 疾病监测组应每天对监测信息进行分析会商,研究提出防控建议,向指挥中心报告。

2. 风险评估 根据灾前和灾后传染病疫情网络直报系统信息,分析、评估灾害地区的疾病传播风险情况,并及时发布相应防控信息。

3. 开展传染病筛查 ①在灾区重点开展发热等病症的筛查和诊断;②利用现有的疫情监测和症状监测系统进行实时监测,收集各类监测信息和数据,组织专家进行调研,及时发现发病相对集中的重点地区和高危人群。

4. 对于发现的疫情要及时开展调查、核实和处置。

（刘继海 邹圣强）

第三节 灾区传染病的预防与控制

灾区传染病的预防与控制应抓住"五个重点",即在重点防控区域、重点防控人群中,针对重点防控环节,采取重点防控措施,目标是防控好重点病种。

一、重点防控区域

（一）确定重点区域

灾后传染病防控的重点区域一般有以下几类:

1. 灾民集中安置点。
2. 医疗卫生机构(包括临时医疗救治点、野战医院,疾病预防控制机构)。
3. 灾区学校、托幼机构,特别是临时学校。
4. 水源地、集中供水单位。
5. 垃圾、粪便和正在清理的废墟。
6. 救灾人员临时居住地。

（二）针对重点区域的防控措施

1. 灾民集中安置点

（1）灾民安置点必须选择对人群健康和安全保障的场所或地点,注重环境卫生。

（2）安置点应修建临时厕所,强化粪便、垃圾的收集与处理。

（3）强化饮水和食品卫生,保证居民饮水和食品安全。

（4）加强对居住地病媒生物的防治,对居住区蚊、蝇、蚤的处理。

2. 医疗卫生机构(包括临时医疗救治点、野战医院、疾控机构)

（1）建立预检分诊和门诊登记制度,设立相对独立的发热和腹泻门诊。

（2）对设有住院床位医院应划出适当的床位作为传染病患者收治区,并保持相对隔离。

（3）医疗机构产生的医疗废物应集中收集和专门处置,不得与其他生活垃圾混装混运。

（4）医疗机构在实施医疗活动中应严格执行医疗机构诊疗规范,防止院内感染发生。

（5）加强传染病监测和报告。发现传染病和发热、腹泻、皮肤黄疸等监测方案要求上报的症状时,应及时向疾控部门报告。

3. 灾区学校、托幼机构

（1）坚持晨检制度。每天早晨学校和托幼机构都要对学生有无发热、腹泻、皮肤黄疸等症状进行检查,发现情况及时向疾控部门报告。

（2）对缺课学生进行追踪,了解缺课原因。因病缺课,要查明是否患传染病,如是患有传染病应及时向当地疾控部门报告并采取相应措施。

（3）学校教室和学生宿舍应经常保持通风和卫生。每周开展 1 次大扫除和消毒。如发生传染病,应按照疾控部门提出的要求进行消毒处理。

（4）学校和托幼机构应每周对学生开展健康教育,使学生经常保持个人卫生,掌握常见传染病的预防知识。

（5）加强学校和托幼机构食堂、小卖部和饮用水管理。不得出售过期、变质食品。学校和托幼机构每天应向学生提供开水或安全饮用水。

4. 水源地及供水系统

（1）对水源周围进行彻底的卫生清理,同时加强卫生监督。

（2）紧急修复受损自来水管线,不能立即

修复的应立即采取临时供水措施,保证灾民生活用水。

（3）加强饮水消毒。包括集中式供水或分散式供水。

（4）加强对饮用水的水源水和出口水的监测。

5. 正在清理的灾难废墟 存放遇难者遗体或动物尸体的灾难废墟,待遗体或尸体移走后,可采用含氯制剂进行消毒处理,协助处理垃圾、粪便。

6.救援人员居住地

（1）可参照灾民集中安置点的要求。

（2）救援队员应加强自身防护,工作时应戴口罩、手套,穿隔离服。

二、重点防控人群

（一）确定重点人群

灾后传染病防控的重点人群有以下几类:

1.集中安置点的受灾群众。

2.临时学校的学生。

3.托幼机构的儿童。

4. 灾害救援医护人员 灾害救援因其服务对象的特殊性,有着自身特点。医务人员职业暴露、医务人员人身伤害事件、患者伤人毁物等事件时有发生,应尽快制定和完善应急预案,以防范风险,保障救援医护人员的人身安全。

此外,如果有少数民族聚居,由于存在语言沟通、生活习惯等方面的差异,需要对民族地区的灾后传染病预防控制工作给予特别关注。

（二）采取重点措施

1. 加强健康教育,动员群众,大力开展爱国卫生运动 深入开展宣传和健康教育工作,宣传和健康教育工作到村、入户,保证相关防疫手册和宣传资料发放到每一个灾民安置点和灾民手中。家喻户晓、人人皆知。

2. 加强食品卫生监督工作 加强对灾区食品卫生的动态监测,联合工商、质检等部门,加强对食品生产、流通、餐饮等环节的卫生监督检查,尤其要加强灾区灾后恢复食品生产、经营和餐馆的监督检查,严防假冒伪劣、腐败变质食品流入灾区,引发食物中毒和食源性疾病的发生。

同时,为保障抗灾战斗力,更加高效地开展军队传染病防治工作,尽力保障灾民、医务人员、武警官兵等营养水平,增强抵抗力,以防止传染病大面积流行。

3.加强饮用水卫生监督和监测工作。

相关内容可同时参考本篇第三章第三节"三、关注重点人群"中的"（二）采取重点措施"部分。

三、重点防控环节

（一）管理传染源

1. 依法管理 按照《中华人民共和国传染病防治法》和《突发公共卫生应急事件与传染病监测信息报告》要求,进行分类管理。

2. 强制管理 甲类传染病,包括鼠疫和霍乱,为强制管理的烈性传染病,要求发现后2小时内,通过传染病疫情监测信息系统及时上报。

3. 严格管理 乙类传染病包括传染性非典型肺炎（严重急性呼吸综合征,SARS）、艾滋病、病毒性肝炎、脊髓灰质炎、人感染高致病性禽流感（人感染 H7N9 禽流感）、麻疹、肾综合征出血热、狂犬病、流行性乙型脑炎、登革热、炭疽、细菌性痢疾、肺结核、伤寒、流行性脑脊髓膜炎、百日咳、白喉、新生儿破伤风、猩红热、布鲁菌病、淋病、梅毒、钩端螺旋体病、血吸虫病和疟疾等,为严格管理的传染病,要求在诊断后 24 小时内,通过传染病疫情监测信息系统及时上报。

4. 监测管理 丙类传染病包括流行性感冒、流行性腮腺炎、风疹、急性出血性结膜炎、麻风病、流行性和地方性斑疹伤寒、黑热病、丝虫病、（除霍乱、痢疾、伤寒以外）感染性腹泻、手足口病等,为监测管理传染病,要求在诊断后 24 小时内,通过传染病疫情监测信息系统及时上报。

5. 观察管理 对传染病接触者、病原携带者,采取医学观察,必要时进行药物预防或预防接种。

6. 消毒管理 对被传染病病原体污染的场所、物品及医疗垃圾,实施消毒和无害化处理;对动物传染源,必要时宰杀后给予消毒处理。

（二）切断传播途径

1. 隔离 将传染病患者或病原携带者妥善

地安排在指定的隔离单位,暂时与人群隔离,积极进行治疗、护理,同时对其具有传染性的分泌物、排泄物和用具等进行必要的消毒处理,以防止病原体向外扩散。常见的传染病隔离方法有以下7种。

（1）严密隔离:对传染性强、病死率高的传染病,应安排单人房间,严密隔离。

（2）呼吸道隔离:对由患者的飞沫和鼻咽分泌物经呼吸道传播的疾病,应该利用口罩、防护服、负压病房、空气消毒等进行呼吸道隔离。

（3）消化道隔离:对由患者的排泄物直接或间接污染食物、餐具而传播的传染病,最好在1个房间收治1个病种,对可疑食物、餐具消毒,并加强床边隔离。

（4）血液-体液隔离:对于直接或间接接触感染的血及体液而发生的传染病,在1个病房中只住由同种病原体感染的患者。

（5）接触隔离:对病原体体表或感染部位排出,他人直接或间接与破损皮肤或黏膜接触感染引起的传染病,应该进行接触隔离。

（6）昆虫隔离:对以昆虫作为媒介传播的传染病,应进行昆虫隔离,病房应有纱窗、纱门,做到防蚊、防蝇、防螨、防虱和防蚤等。

（7）保护性隔离:对抵抗力特别低的易感者,如长期大量应用免疫制剂者、严重燃烧患者等,应该进行保护性隔离。在诊断、治疗和护理中,尤其要注意避免医源性感染。

2. 消毒

（1）狭义的消毒:是指消灭污染环境的病原体。

（2）广义的消毒:是指消灭包括消毒传播媒介在内的措施。

（3）分类:包括疫源地消毒（又分随时消毒和终末消毒）和预防性消毒两大类。消毒方法包括物理消毒法、化学消毒法和生物消毒法等,可根据不同传染病选择采用。

（三）保护易感人群

1. 非特异性保护措施　包括改善营养、锻炼身体和提高生活质量等,在灾区传染病流行期间,应该保护好易感人群,避免与患者接触。对有职业性感染可能的高危人群（如医护人员、军警人员等）,可采取预防性保护措施,一旦发生职业暴露,立即进行有效预防接种或服药。

2. 特异性保护措施　是指采取有重点有计划的预防接种,提高灾区人群的特异性免疫水平。人工自动免疫是有计划地对易感者进行疫苗、菌苗、类毒素的接种,使人体在1~4周内主动发生免疫力,维持数月至数年,免疫次数1~3次,主要用于预防传染病。

3. 重点保护时段　一是灾后1周或1个月内时段,重点预防当地常见传染病;二是发生洪涝灾害,常常在入夏后的7到10月,重点预防肠道传染病;三是冰雪灾害等,多发生在12月至次年3月的冬春季,重点应该预防流感等呼吸道传染病。

四、重点防控措施

（一）强化常规免疫,做好应急接种

1. 受灾地区要做好国家免疫规划疫苗的常规接种。

2. 要加强流行季节的疫苗针对传染病如甲肝、乙脑等的预防接种工作。

3. 对可能发生的流行性腮腺炎、出血热、钩体病等做好疫苗应急储备,一旦出现传染病暴发疫情,及时对易感人群开展应急接种。

（二）加强症状监测,严密排查疫情

1. 及时重建灾区疾病监测系统,加强症状监测和主动监测。

（1）GPS定位下数字化排查:调查时可使用GPS手持机收集每个调查框经纬度数据,导入谷歌地球（Google Earth）后,将有螺框相连成片,绘制GPS定位下的地带分布图。

（2）野粪监测:随机收集上述每个数字化调查框所对应环境中牛、羊等野粪,以环境为单位装入塑料样品袋中,编号,记录野粪种类。采用粪便毛蚴孵化法加沉渣镜检法进行寄生虫感染检测。

（3）传染源调查:在无牛耕地区抽样村传染源调查点。如以生花生米或油条为诱饵,晚放晨收。把鼠夹布放在鼠类活动较密集地带,每个鼠夹编号,以便查找。收夹时注意记录无效夹数量。将捕捉的野鼠带回实验室解剖观察。

（4）现场环境及人畜活动情况调查:调查有螺环境人畜活动类型、频次等。

2. 加强对集中救治点、临时安置点、临时学校、托幼机构等重点区域的卫生巡查。

3. 加强对发热、皮疹、腹泻、黄疸等症状监测资料的收集、报告和分析,及时发现传染病疫情苗头,严密排查疫情。

（三）做好重点传染病的预防工作

1. **肠道传染病防控**　注重饮水、食品和环境卫生是预防肠道传染病的关键。

（1）做好饮水卫生:划定临时饮水水源区域,并做好水源保护工作;及时组织对分散式和集中式饮用水水源和供水设施进行检修、清理,加强对饮用水的消毒处理,定期进行水质检验;鼓励群众喝开水,在没有条件的地方,要推行用漂白粉及漂白粉精片对饮水进行消毒,饮水消毒措施落实到每家每户。

（2）做好食品卫生:加强食品卫生监测和执法监督,严防假冒伪劣、腐败变质食物流入灾区;严禁集中安置点和集体单位供应凉菜。加强健康教育和巡查,教育群众不吃生、冷食物和霉变粮食。

（3）做好环境卫生:组织专人指导群众搞好环境卫生,及时清除、处理垃圾、人畜粪便,防止蚊蝇传染病病菌;重点做好集中收治点、集中安置点和公共场所消毒和卫生处理。

2. **鼠传染病防控**　做好环境卫生,清理鼠类滋生环境;针对医院、临时救治场所、食堂、灾民集聚地等重点场所做好灭鼠工作;投饵前做好宣传和警示标记,防止误食中毒;做好食品、用品的保藏,防止鼠类污染;做好健康教育,防止群众接触疫水和食用污染食物。

3. **蚊媒传染病防控**　做好环境卫生,清理蚊蝇滋生环境;开展蚊虫杀灭,发放驱避剂;安装防蚊蝇设备设施;接种疫苗,保护易感人群。

4. **呼吸道传染病防控**　采取以保护易感人群为主的预防措施,接种麻疹和腮腺炎减毒活疫苗等;做好集中安置点和集中收治医院等重点场所的通风换气;帐篷内每日进行常规消毒,消毒后密闭1小时以上;做好健康教育,教育群众做好防寒保暖,常晒衣被。

5. **灾区疾病预防控制机构重点防控职责**　要尽快为灾民安置点提供结核病、艾滋病的常规防治服务。

6. **寄生虫传染病防控**　寄生虫传染病的流行与自然、社会、经济等诸多因素密切相关,比如血吸虫病是一种具有传染性的水源性寄生虫病,许多研究表明,流行区洪涝灾害是导致血吸虫病疫情反复与回升最重要的自然因素之一。特别是流域性的特大洪涝灾害,不仅可造成受害地区巨大的财产损失,而且大大加重血吸虫病传播的风险。比如武汉市自2012年以来未发现血吸虫感染,然而,受自然灾害,尤其是2016年洪涝灾害影响,武汉市99%的现有和历史螺点,累计9 700km有螺环境被洪水淹没。水退后,经过血防部门初步调查,部分螺点钉螺有扩散趋势。

（四）及时调查处置,严防疫情暴发

1. 一旦出现传染病发生的苗头,要及时开展流行病学调查,做到早发现、早诊断、早隔离、早治疗。

2. 一旦出现传染病暴发疫情,积极开展调查处理,做好患者隔离工作,对密切接触者进行医学观察,切断传播途径,严防疫情暴发。

五、重点防控传染病

（一）重点传染病

灾区人口流动频繁、外来人口（包括救援人员）多,存在多种传染病发生、流行的潜在危险,综合灾区既往传染病疫情、近年防控工作开展情况,综合研判评估,确定应重点防控的传染病。

（二）地震后重点传染病

以2008年汶川地震为例,根据四川地震灾区2004—2007年各类传染病发病情况和流行特点,以及各类传染病发生后造成的影响,采用专家评分结合定性分析的方法,确定了以下重点传染病:①鼠传传染病,鼠疫、钩体病、出血热;②肠道传染病,霍乱、甲肝、伤寒副伤寒、痢疾、其他感染性腹泻;③呼吸道传染病,肺结核、腮腺炎、风疹、流感;④虫媒传播,乙脑、黑热病、疟疾;⑤其他法定疾病,炭疽、狂犬病、手足口病;⑥可能出现暴发的水痘等非法定传染病。灾区的最高等级风险是霍乱散发、痢疾和感染性腹泻病聚集性暴发（表4-4-3-1）。

表 4-4-3-1　汶川地震灾区传染病风险评估矩阵

可能性	后果				
	可忽略 1	较小 2	中等 3	较大 4	严重 5
A 几乎肯定	M 散发：感染性腹泻；肺结核；淋病；梅毒；乙肝	S 散发：细菌性痢疾；流行性腮腺炎；麻疹；狂犬病；猩红热；水痘	H	H	H
B 很可能	M 散发：HIV 和 AIDS　甲肝；疟疾	M 散发：出血性结膜炎；戊肝；手足口病　散发：伤寒	S	H	H
C 有可能	L 散发：风疹；疟疾；流感	M 散发：乙脑	S 暴发：甲肝；手足口病；出血性结膜炎；流行性腮腺炎；急性呼吸道感染；麻疹；水痘；风疹	H 散发：霍乱 暴发：细菌性痢疾；感染性腹泻	H
D 不太可能	L	L 散发：伤寒；流脑；出血热；登革热	M 暴发：乙脑；流感	S 暴发：军团病；猩红热；水痘；风疹	H 霍乱聚集性发病
E 很罕见	L	L 散发：部分其他表中未列法定传染病	M 散发：部分其他表中未列法定传染病	S 其他传染病暴发	S 鼠疫；禽流感；脊脊灰质炎；肺炭疽；非典

注：上表从左下到右上风险逐渐增高，其中（H）部分为最高等级的风险，需提前采取强有力的应对和防范措施；（S）部分为严重风险，需要高级管理层注意，及时采取防范措施；（M）部分为中等风险，必须明确规定管理责任；（L）部分为低风险，可以通过例行程序来处理

（刘继海　邹圣强）

第四节　新型冠状病毒肺炎预防与控制

新型冠状病毒肺炎的预防与控制应抓住"五个重点"，即在重点防控区域、重点防控人群中，针对重点防控环节，采取重点防控措施，目标是防控好重点患者。

一、重点防控区域

（一）确定重点区域

新型冠状病毒肺炎防控的重点区域一般有以下几类：

1. 社区居民楼、农村集中居民的村庄。

2. 医疗卫生机构（包括临时医疗隔离点、方舱医院、疾病预防控制机构）。

3. 学校（包括各幼托机构、中小学、高中和大学）。

4. 密闭交通工具（高铁、飞机等）。

5. 人员密集的公共场所和企业。

（二）针对重点区域的防控措施

1. 疫区社区居民楼、农村村庄

居住在有独立卫生间的楼房或平房的居民：

（1）被隔离人员及宠物禁止离开所住区域。

（2）生活用品由专人送达。生活垃圾不可随意处理，每天由专人上门收取。

（3）垃圾经初步消毒处理后再送往专门地点，加强对居住地病媒生物的防治和处理。

居住在无独立卫生间的楼房或平房的居民：

（1）除外出上厕所外，被隔离人员不允许离开房间。宠物不得离开房间，排泄物需妥善处理。

（2）如厕时必须戴口罩。

（3）楼房居民以每层为隔离单位；平房以院为单位实行隔离，保证各层、各院不发生相互污染。

（4）根据要求对公用厕所进行消毒，强化粪便、垃圾的收集与处理。

（5）加强对居住地病媒生物的防治，对居住区蚊、蝇、蚤的处理。

农村村庄：

（1）根据村庄内的道路情况和公用厕所分布情况，进行隔离划分。

（2）除外出上厕所外，被隔离人员不允许离开家院。

（3）如厕时必须戴口罩。

（4）家畜、家禽、宠物必须圈养或拴养，不得放养。

（5）村内有河流、自备井等水源时需专人消毒管理。

（6）注意消毒清洁，强化粪便、垃圾的收集与处理。

2. 医疗卫生机构（包括临时医疗救治点、野战医院、疾控机构）

（1）停止门诊工作，不再接收新的住院患者。

（2）确诊或疑似新型冠状病毒肺炎的医务人员和住院患者转入定点医院；患其他疾病的住院患者原则上继续住院治疗，并按照新型冠状病毒肺炎密切接触者进行医学观察；曾与患者密切接触的医务人员应停止工作，并在专门区域内实行隔离控制。

（3）医务人员不得离开隔离控制区，并在尽可能小的范围内活动。

（4）不同科室的医务人员应分开居住，隔离控制区内所有人员在公共活动区活动时必须戴口罩并做好个人防护。

（5）严格按照隔离要求，在固定通道内行走，并加强消毒。

（6）立即停止使用中央空调系统及通风系统管道，对中央空调及通风系统管道和防尘过滤网进行彻底清洗和消毒。要加强自然通风。

（7）医院的日常必需用品由当地人民政府组织力量保障供应。要设立专门的交接点或缓冲区，杜绝院内人员与院外人员直接接触。

（8）严密管控医疗垃圾的存放与处理。医院每天对垃圾进行消毒处理后，由环卫部门用专车及时清运。

（9）加强传染病监测和报告。发现发热、咳嗽等监测方案要求上报的症状时，应及时向疾控部门报告。

（10）注意尸体及生物废物的处理。

3. 学校（包括各幼托机构、中小学、高中和大学）

（1）停课。

（2）学校成为隔离控制区后，要安排隔离人员在学生宿舍或教室居住。每天对学生体温等情况进行监测，发现情况及时向疾控部门报告。

（3）学生集体宿舍要按楼层分区管理，避免各楼层间相互污染。被隔离人员除上公用厕所和使用卫生间外，不允许离开居住的房间。被隔离人员上厕所和使用卫生间时一律要戴口罩。

（4）学校教室和学生宿舍应经常保持通风和卫生。按照要求进行消毒处理。

（5）定期对学生开展健康教育，使学生经常保持个人卫生，掌握常见传染病的预防知识。

（6）要为被隔离人员提供安全饮用水、食品、个人卫生用品等生活必需品。

4. 聚集性疫情发生（疑似）区域

（1）全面封锁关闭该区域。

（2）处理区域内剩余货物，对区域内的货物进行无害化处理。

（3）封锁外围道路开展全面消杀。

（4）定期进行专业监测。

5. 公共场所

（1）关闭公共场所。

（2）无法关闭的公共场所按照要求进行消毒隔离。

（3）公共场所工作人员要戴口罩，自行健康监测，若出现新型冠状病毒感染的可疑症状，不要带病上班。

（4）公用物品及公共接触物品或部位要定期清洗和消毒。

（5）保持公共场所内空气流通。停止中央空调的使用。

（6）疾病流行地区，公众应尽量减少前往公共场所，尤其避免前往人流密集和空气流通较差的地方。

6. 医护人员临时居住地

（1）可参照社区居民隔离的要求。

（2）救援队员应加强自身防护，工作时应戴口罩、手套，穿隔离服。

二、重点防控人群

（一）确定重点人群

新型冠状病毒防控的重点人群有以下几类：

1. 疫区的群众。

2. 集体生活的人群及流动人口。

3. 抗疫一线的医护人员及工作人员。

4. 聚集性活动人群。

（二）采取重点措施

1. **管理好传染病源** 对疫情严重的区域采取封锁隔离。

2. **切断传染病途径** 主动戴口罩，根据疫情发展情况，适时进行居家隔离。

3. **全面禁止食用野生动物** 根据《全国人民代表大会常务委员会关于全面禁止非法野生动物交易、革除滥食野生动物陋习、切实保障人民群众生命健康安全的决定》，各级执法、司法机关严厉打击非法交易、食用野生动物，坚持安全的饮食习惯，食用肉类和蛋类要煮熟煮透。加强宣传阐释和教育引导，依法保障人民群众生命健康安全，推动全社会形成科学健康、绿色环保的生活方式和文明风尚。

4. **加强消毒监督工作** 以疫区安置场所、留居群众和救灾人员集中生活点以及救灾物资集中分发场所为重点进行专业指导。

5. **加强健康教育** 动员群众，利用各类平台深入开展宣传和健康教育工作，宣传和健康教育工作到村、入户，做到家喻户晓、人人皆知。保持健康生活方式，合理膳食，适量运动，戒烟限酒，心理平衡，提高身体抵抗力。

关注政府、权威机构发布的信息，不信谣、不传谣。保证充足的睡眠，规律作息。要正视负面情绪，加强自我心理调适。自我调适不能缓解的，可以拨打心理热线或通过网络在线寻求专业的心理咨询服务，或者到专业机构寻求帮助。

三、重点防控环节

（一）管理传染源

1. 确诊的新型冠状病毒感染患者和无症状感染者是主要传染源，新型冠状病毒感染肺炎纳入乙类传染病，按照甲类进行强制管理。

2. 对传染病接触者、病原携带者，采取医学观察，必要时进行药物预防或预防接种。

3. 对被传染病病原体污染的场所、物品及医疗垃圾，实施消毒和无害化处理；对动物传染源，必要时宰杀后给予消毒处理。

4. 禁止食用来源不明的野生动物。

（二）切断传播途径

经呼吸道飞沫和密切接触传播是主要的传播途径。在相对封闭的环境中长时间暴露于高浓度气溶胶情况下存在经气溶胶传播的可能。由于在粪便及尿中可分离到新型冠状病毒，应注意粪便及尿对环境污染造成气溶胶或接触传播。

1. **隔离** 将患者或病原携带者妥善地安排在指定的救治医院或隔离单位，暂时与人群隔离，积极进行治疗、护理，同时对其具有传染性的分泌物、排泄物和用具等进行必要的消毒处理，以防止病原体向外扩散。

（1）严密隔离确诊患者和密切接触者：密切接触者应扩大至与病例（包括确诊、疑似、轻症病例）发病前3天或无症状感染者检测阳性前3天内有密切接触的所有人员。观察期间，要严格执行医学观察措施，采集暴露后5天以上的标本送实验室进行病原学检测。对发现的有发热等症状者、检测阳性者应及时转送医院隔离治疗。其他阴性者继续隔离观察，直至与病例或感染者末次接触后满14天方可解除。

（2）进行呼吸道隔离，与其他人保持距离1m以上（交通工具或医疗机构都应如此）。在咳嗽或是喷嚏时，使用医用口罩、面罩或是纸巾来覆盖，随后洗手。及时丢弃遮盖了口鼻的一次性物品，或是及时清洁。

（3）不要直接接触身体的分泌物,特别是痰液和粪便。使用一次性手套进行口腔和呼吸道护理,处理尿便和其他废物,在摘掉手套后也需要洗手。

2. 消毒

（1）狭义的消毒:是指消灭污染环境的病原体。

（2）广义的消毒:是指消灭包括消毒传播媒介在内的措施。

（3）目前病毒对紫外线和热敏感,56℃ 30分钟、乙醇、75%乙醇、含氯消毒剂、过氧乙酸和氯仿等脂溶剂均可有效灭活病毒,氯己定不能有效灭活病毒。

（三）保护易感人群

新型冠状病毒人群普遍易感,应做到:

1. 减少不必要的外出活动,在这个特殊时期,不要聚会。以免与隐性感染者接触。

2. 响应国家号召,倡导“口罩文明”,出门务必戴口罩。

3. 咳嗽或打喷嚏时,用纸巾、毛巾等遮住口鼻,咳嗽或打喷嚏后洗手,避免用手触摸眼睛、鼻或口。

4. 多开窗通风,勤洗手,注意个人卫生。

5. 如果出现发烧、咳嗽、呼吸急促等呼吸道症状时,及时就医,切莫乱走动。

6. 均衡饮食、改善营养、锻炼身体和提高生活质量。

7. 不可听信谣言,随意服用药物。

四、重点防控措施

（一）做好科学隔离,加强人员管理

1. 隔离控制区应有明显标志,实施交通管制,严格限制人员进出。绝对禁止密切接触者离开隔离控制区。严格限制隔离控制区的物品运出。

2. 加强对被隔离人员的健康教育和卫生知识宣传,让群众了解、掌握预防和控制新冠肺炎的有关卫生知识,充分认识隔离控制工作的重要意义,稳定群众情绪。

3. 各地要按照“属地化管理”原则,落实聚集性疫情的流行病学调查与处置措施。病例发病前居住地、发病后活动地点、就诊医疗机构所在地都要迅速开展疫情可能波及场所的卫生学处理,

立即组织疾病预防控制机构开展流行病学调查。省、市级疾病预防控制中心根据疫情处理需要赴现场指导。

（二）加强症状监测,严密排查疫情

1. 加强对各重点区域的卫生学巡查。

2. 加强对发热、咳嗽、呼吸急促等症状监测资料的收集报告和分析,及时发现传染病疫情苗头,严密排查疫情。

3. 成立专项工作组和专家组,及时制定各项应急措施和工作方案。全市各类医疗机构已全面加强预检分诊和发热门诊的力量配置,规范开展对可疑病例的监测、筛查、诊断治疗和处置工作,保障市民健康和城市公共卫生安全。

（三）及时调查处置,严防疫情暴发

1. 一旦出现传染病发生的苗头,要及时开展流行病学调查,做到早发现、早报告、早诊断、早隔离、早治疗。

2. 一旦出现传染病暴发疫情,积极开展调查处理,做好患者隔离工作,对密切接触者进行医学观察,切断传播途径,严防疫情暴发。

五、重点防控经验

2020年1月以来在全国发生新型冠状病毒肺炎疫情,在党中央的统一指挥下,取得了防控和救治工作的阶段性成果,重点防控实践的经验如下:

（一）采取果断措施,控制疫情蔓延

1. 要切实加强对疫情的预防和监测,做到早发现、早报告、早隔离、早治疗。

2. 管理好传染源,一旦发现重大疫情,就要采取“封城”等坚决果断措施,防止疫情传播和蔓延。

3. 要突出重点部位和重点环节,切实加强监控和防范。对飞机、火车、轮船、汽车以及出入境口岸,加大检疫力度。铁路、公路、水运沿线、大中城市和主要航空站所在地,都要设立患者留验站,发现患者及时隔离。

4. 要严格控制院内感染,加强对患者和疑似患者的医疗管理,保证医用防护用品的供应,高度重视对医护人员的安全保护。

（二）坚持分类指导,全面加强预防

1. 发现疫情比较早的地区,要认真总结行之

有效的防治经验，努力巩固防治成果。

2. 新发现疫情的地区，要加强监测和控制，严格隔离患者，严防疫情扩散。

3. 目前尚未发现疫情的地区，要保持高度警觉，研究制定有效的应对预案和防治措施。要加强农村、学校、机关、军队等地区和单位的疫情预防工作。

4. 要关心在华外国人的健康保障问题，切实保障他们的身体健康。

（三）组织力量攻关，尽快查清病原

要组织卫生、教育、科技以及军队系统各学科专家，集中优势力量，密切合作，联合攻关，力争较快查出确切病因。

（四）强化救治工作，提高治疗效果

各地都要指定专门医院，增强收治能力。疫病较多的城市，要增加定点医院，扩大专门病区。疫情严重的城市，凡能满足治疗要求或通过采取一些改进措施达到治疗标准的医院，都要尽可能对社会开放收治患者。

（五）抓紧建立全国应对公共卫生事件的应急处理机制

做到一旦发生疫情，就能够及时上报、快速掌握信息，并采取措施有效防治，快速遏制疾病的传播和蔓延。

（六）加强国际合作

加强同世界各国和地区间防治工作的合作和交流，特别是要加强同 WHO 的合作，以促进世界各国共同防控和应对新发传染病疫情。

（邹圣强）

第五节　灾后做好灾区传染病防控的新思考

一、如何在资源匮乏的灾区加强统筹协调

（一）各级人民政府领导抗震救灾防疫工作

统筹军地、省内外医疗卫生力量，广泛发动群众，实行专业队伍与群众相结合，建立由机关单位、农村基层干部和医疗卫生人员组成的乡村卫生防疫队，分片包干，包乡包村。

（二）卫生防疫工作，实行一把手负责制

灾区各级政府要成立以政府主要领导为组长，有关部门为成员的灾难灾区传染病防控领导小组，实行一把手负责制。全面启动灾后传染病防控预案，紧急动员，精心组织，周密部署，做好全省传染病防控的领导、指挥和协调等工作。

（三）整合卫生防疫力量

灾区各级各类救援医疗卫生队伍不分行政隶属关系，实行归口管理，由省卫生厅和当地卫生行政部门统筹协调在本地的所有省内外医疗救援队、卫生防疫队、救灾队、工作队、志愿者服务队，统一指导协调调度，防止工作互相重叠、交叉、浪费资源，避免遗漏。各地要统筹在继续做好各自工作的同时，都要积极投入到卫生防疫工作中，同时要做好自我保护工作。

（四）尽快恢复重建疾病预防控制机构

尽快恢复或重建当地疾控中心、卫生监督所，以便恢复相应职能。

二、如何在危机四伏的灾区将防控责任到位

（一）分工负责

1. 抗灾各级指挥部要加强对灾区卫生防疫工作的组织领导，落实专人负责主抓这项工作，重大事项、重大问题务必及时研究解决。各级各有关部门要齐抓共管。

2. 卫生部门负责组织开展灾区消杀工作，加强疫情的监测、分析、预警，做好饮水卫生、食品卫生和环境卫生的监测，加强传染病疫情和突发公共卫生事件的处理和流行病学调查，积极开展卫生学评价和干预。

3. 民政部门负责及时妥善处理遇难者遗体。

4. 农业、林业和畜牧部门负责及时规范处理畜禽、野生动物尸体，防止其尸体污染环境，加强动物疫病监测和疫情处理。

5. 农业、林业和爱国卫生部门负责加强灭鼠工作。

6. 环保、城建部门负责做好江、河、湖泊、水库等水质的监测，及时清运处理垃圾。

7. 铁路、交通、民航、交通管理等部门负责保证疾病防控人员和物资运输的优先安排、优先调度、优先放行。

8. 经委、药监部门负责保证药械的生产和供应。

9. 公安部门要维护好灾区治安秩序，保障现场疾病防控工作的顺利进行。

（二）实行卫生防疫监督工作全覆盖

1. 卫生防疫工作全覆盖到所有村、所有家庭户，覆盖到所有灾民临时安置点、所有伤员医疗点，覆盖到所有抗震救灾工作队，不留死角，不留空白。各乡镇卫生院和社区医院至少要有 2~3 名专业人员，每村要有专职的乡村医生负责辖区内的传染病防控工作。

2. 每个灾民集中安置点、每个受灾村至少要落实 1 名专职人员，负责信息收集、发放卫生药械和宣传资料，健康教育、传染病监测和报告工作，以及环境卫生、饮食卫生、消杀灭等的技术指导，指导灾民做好卫生自我保护等工作。

3. 县区级疾控机构、防疫队要负责辖区内的传染病防控工作检查指导。要将健康教育、传染病监测和报告、预防接种、消杀灭等各项传染病防控工作落实到人，对辖区内（包括集中安置点）的传染病防控措施落实情况进行督导和技术指导。

4. 县区及卫生监督部门、省内外监督队要负责辖区内的传染病监督工作，保证各项重点防控措施的落实。

三、如何在交通中断的灾区实施物资保障

（一）加强卫生防疫药品、器械保障和管理

1. 建立物资保障供应体系，实行省、市（州）、县（市、区）、乡（镇）逐级配送保障，切实做好卫生防疫药品（包括疫苗）、器械和消杀灭用品的接收、购置、调配使用等工作，确保开展灾后传染病防控工作所必需物资的供应，保障各项措施的落实，同时，应做好应急物资的储备。

2. 各地要加强卫生防疫药械的需求统计和接收工作，需求计划按统一渠道逐级上报；落实专人负责接收，做好记录，加强管理，确保去向明确，有效使用。

3. 灾区市（州）、县（市、区）两级要成立由卫生和药监部门共同组成的卫生防疫物资接收管理办公室，加强对卫生防疫药械、用品等的接收、贮存、分发、运输、使用各个环节的管理，防止因管理不当造成卫生防疫物资丢失或质量下降。

4. 要加快进度，提高效率，科学合理配置卫生防疫药械并及时分送到县、乡、村。

5. 应优先保障灾区的宣传设备和物品，如宣传车辆、收音机、喇叭、宣传品等。在灾区积极宣传，使灾民对灾后传染病有更深刻的认识，利于灾后传染病的预防与控制。

（二）加强对各级各类医疗防疫机构（包括临时医疗队、防疫队和野战医院）的后勤保障工作

当地救灾防病指挥要给予各级各类医疗防疫机构生活保障，保证防疫工作的顺利开展。

四、如何在杳无音讯的灾区开展传染病信息报送

（一）政府担当

各级政府、卫生行政部门要及时收集疫情信息、食品和饮用水卫生监督检测信息，确保信息畅通。

（二）部门担当

各有关部门要切实履行职责并建立沟通机制，密切配合，做到统筹协调、信息畅通、形成合力，共同做好防控工作。

五、如何在百废待兴的灾区开展督导评估

（一）自查自纠

各责任单位要设立专人负责自查，督促落实措施情况。督促落实措施情况督导组主要职责是督导救灾防病措施落实，对灾后卫生防病工作进行评价，及时总结卫生防病工作经验，根据评估结果及时调整工作措施，使传染病防控工作科学、有序、高效地进行。

（二）联合督导

省、市、县级政府要设立联合督导小组，定期对灾后卫生防病工作进行检查评估，及时了解和掌握防控工作的进展、重点，并指导防控工作的开展，及时总结卫生防病工作经验，根据评估结果及时调整工作措施，使卫生防疫工作科学、有序、高效地进行，确保大灾之后无大疫。

六、如何在家破人亡的灾区加强灾区传染病防治宣传

（一）政府主导

有关部门，特别是卫生部门、教育部门应当

抓住传染病防治薄弱环节，有重点、有针对性地弥补灾民及武警官兵的传染病防治知识的盲点和弱点。

（二）创新宣传

应鼓励尝试运用无线广播、微信等新手段、新方法，以更多元、更有效地开展灾区传染病预防宣传教育工作，对提振救援人员士气、重树灾民生活信心、重建灾区公共卫生设施，都至关重要。

综上所述，在发生灾难后的灾区，如何及时有效地从传染源、传播途径和易感人群等三个环节防控传染病，有许多值得进一步研究、探讨和实践的问题与课题。

（刘继海　邹圣强）

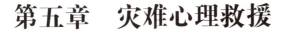

第五章　灾难心理救援

第一节　灾难心理救援的概念与意义

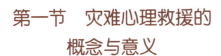

灾难心理救援（disaster psychological rescue）是指将灾难受害者的心理损害控制在最低水平而进行的一切心理援助活动。即对处在心理危机状态下的个人采取明确有效的措施，使之恢复心理平衡，最终战胜危机，重新适应生活的过程。作为整体灾难救援的一部分，灾难心理救援发挥着重要作用，对处于心理危机的个人和群体更快恢复、更好适应新生活有积极意义。

曾经的灾难救援投入大量财力、物力来挽救生命财产损失以及灾后重建，灾难救援医学一直以来关注个体的医疗护理和手术的需要，忽略了灾民和救援人员的心理情绪问题和精神需求。灾难造成的人身伤害和财务损失是直观可见的，但是灾难事件带给人们的心理伤害却难以估量，并且具有明确的个体差异。所以，不能对有共同遭遇的灾民用同一种干预办法，不同性格、受损受伤程度不同、心理危机干预不同阶段的个体，适用干预方式也不同，这也是心理救援的难点所在。

如果只关注躯体创伤的救治和财物的抢修，忽略了心理救援，那么日后就会在应对急性应激障碍（ASD）、创伤后应激障碍（PTSD）、适应障碍、抑郁状态，以及自杀干预方面消耗更多财力、物力和时间成本，灾后灾民的心理状态没有重建完成，就没办法全身投入灾后重建工作。所以，近年来人们除了关注自然灾害、意外事故、战争以及恐怖主义行动等事件给人们造成的伤害影响以外，投入越来越多的精力、物力来研究灾难事件给人类造成的心理创伤，并已将其列入精神病学的一个方面进行研究。

灾难心理救援可为各种灾难受害者（人群和个体）提供心理援助和社会支持，以便在较短时间内缓解灾难受害者的心理与生理反应。包括减轻其消极情绪反应、处理严重的创伤反应、安抚受害者的情绪、稳定社会秩序、建立起社会支持系统、预防受害者发生病理症状等，为提高灾难救援行为整体的质量和效率提供有效保障，灾难心理救援是灾难医学救援的重要组成部分。

一、心理救援的对象

包括灾民和救援者。根据国际通行的计算方法，当事故导致 1 人死亡，此人周围至少有 10 名亲友心理会受到影响，需要进行心理救援。而由于灾难事件的突发性、伤害性等特征，灾后实际需要心理救援的人员与能够提供心理救援的人数差距很大，无法做到第一时间（心理救援的最佳时间是在事件发生后 24~72 小时，救援的第一时间即发生后立即实施）对每一群体进行心理干预。

二、救援人员组成

国外的灾难心理卫生工作者主要为专业学会、社团、协会人员，如精神医学会、心理咨询师学会、社工协会、精神科护理人员协会、神职人员协会（牧师）和私人医疗机构负责人等。中国主要由精神科医生、心理咨询师、高校心理专业师生，以及经过培训的非心理专业的志愿者组成。一般将心理医师、精神科医生和其他与心理卫生有关的专业背景人员称为专业人员，非心理卫生工作者称为辅助灾难心理卫生人员。无论对于专业人员还是辅助人员，都需要进行灾难心理救援的培训才能提供心理服务。

三、灾难心理救援时机

心理救援的最佳时间是在事件发生后 24~72

小时,理论上是越早越好,但灾难发生后应先以生命救援为主,条件允许的情况下心理救援与生命救援同时进行。灾难心理救援划分为急性期、灾后冲击早期和恢复期,每个时期有着不同的服务重点。对于急性期、灾后冲击早期人群,重点做到在混乱的灾后现场有序给予心理援助。恢复期的救援是一个长期而漫长的过程。在中国,已经陆续有一些单位在地震灾区建立心理干预基地,为灾后重建提供长达5年的心理援助。①急性期(回避期):灾难发生1周以内,此时灾难受害者对突发的灾难感到震惊,情绪大多处在恐惧与焦虑的状态下,安全感、控制感、信任感极度降低。因此,在此期间,需要重新建立安全感。可选用的心理干预技术主要为支持性干预技术与稳定化技术。②灾后冲击早期(面对期):灾后1周至1个月内,此时主要表现出对创伤事件及场景不由自主地在脑海中反复出现,即闪回现象。在本阶段,可以继续使用稳定化技术,同时对自身身体遭受严重的、不可逆的损伤,或财务遭受严重损失的,以及部分亲友有上述情况的灾难受害者采用哀伤咨询与辅导的技术,还可以进行如严重(危机)事件集体减压法(critical incident stress debriefing, CISD),以团体小组为单位进行心理辅导。③恢复期(适应期):灾后1个月后,灾难受害者需与原来正常的生活重新产生联结。此阶段主要针对出现PTSD的灾民进行长期心理辅导,如放松训练活动生物反馈治疗、认知行为治疗、PTSD眼动脱敏再加工治疗和整合的治疗等。

四、心理救援的原则

根据不同人群的心理情况采取不同的心理干预技术。

1. 对普通人群和重点人群采取不同的心理干预技术　卫生部《紧急心理危机干预指导原则》(2008年5月发布),将灾难受害者划分为普通人群和重点人群,进行不同的干预。普通人群是指目标人群中经过评估没有严重应激症状的人群;重点人群指目标群体中经过评估有严重应激症状的人群。对重点人群采用"稳定情绪""放松训练""心理辅导"技术开展心理救援。

2. 对不同年龄的人群选用不同的心理干预技术　对年龄小不能用语言清晰表达者,适合选用投射性的心理技术,如绘画、箱庭疗法(又称沙盘游戏或心理沙盘)、叙事治疗等。对于处于青春期的少年,为了增强其参与感,可对其进行团体小组式的心理干预。

3. 对不同文化水平与领悟能力的人群选用不同的心理干预技术　对文化水平高、领悟力强的灾难受害者可选用认知行为疗法;对文化水平低、领悟能力有限的灾民可选用叙事、暗示疗法、行为或生物反馈等治疗技术。

4. 根据人群的个性和心理问题的特点选取不同的心理干预方式　如个人有不愿被暴露的隐私问题,可以做个体咨询;如在灾难后遇到的较普遍问题导致的心理困惑,可以采用团体治疗的方法。

5. 对不同民族文化习俗的灾民采用不同的心理干预方式　在心理救援过程中,要重视文化差异,尊重灾难受害者的文化习俗。

五、具体方法

①心理急救技术:倾听、接纳、理解、同情、支持、信息提供、安全保证及建立信任关系;②放松训练:呼吸放松、肌肉放松、想象放松;③集体晤谈技术;④眼动脱敏信息再加工技术;⑤认知重建技术;⑥针对儿童的具体心理救援技术;⑦针对老人的心理救援技术;⑧药物治疗:抗抑郁剂、焦虑剂治疗,以及抗精神疾病药物治疗。

需要特别注意的是,心理救援绝不是一味安抚。所罗门等人(1987年)指出,当旁人提供过多的支持时,支持也可能变成压力源。无论提供长期或短期的心理支持,必须要以对方的实际需求为出发点考虑心理救援的方式和方法。并不是每一位灾民都要接受专业的心理干预,专业的心理工作者人数是有限的,所以在搜救行动中需要同时做到心理状态逐级分拣,把有限资源合理进行分配。另外,救援人员也要学习基础的心理干预技术,对于症状较轻、受灾程度较小的个体,救援人员任何一句支持性的话语都可以起到重要作用。

（季之欣　史　宇）

第二节　心理救援分类与应用

心理救援是应用心理学的原理和方法，由救援人员有计划地实施心理疾病治疗的过程，心理救援活动范围广泛、内容复杂、涉及不同专业的人员，大多数的心理治疗技术都可应用于心理救援。心理救援人员之间，以及心理救援人员与其他救援队伍、管理部门、社区之间，要紧密合作，应用规范的技术，遵循科学原则，根据实际情况灵活处理。

一、心理危机的干预模式与救援技术分类

（一）心理危机的干预模式

Belkin 提出心理危机干预的理论模式有 3 种，即平衡模式、认知模式、心理社会转变模式。

1. 平衡模式　平衡模式认为危机状态下的当事者，通常都处于一种心理情绪失衡状态，他们原有的应对机制和解决问题的方法不能满足他们当前的需要。因此危机干预的工作重点应该放在稳定当事者的情绪，使他们重新获得危机前的平衡状态。这种模式在处理危机的早期干预时特别适合。

2. 认知模式　认知模式认为，危机导致心理伤害的主要原因在于，当事者对危机事件和围绕事件的境遇进行了错误思维，而不在于事件本身或与事件有关的事实。该模式要求干预者帮助当事者认识到存在于自己认知中的非理性和自我否定成分，重新获得思维中的理性和自我肯定的成分，从而使当事者能够实现对生活危机的控制。认知模式较适合于那些心理危机状态基本稳定下来、逐渐接近危机前心理平衡状态的当事者。

3. 心理社会转变模式　心理社会转变模式认为，分析当事者的危机状态应该从内、外两个方面着手，除了考虑当事者个人的心理资源和应对能力外，还要了解当事者的同伴、家庭、职业、宗教和社区的影响。危机干预的目的在于将个体内部适当的应付方式，与社会支持和环境资源充分地结合起来，从而使当事者能够有更多的问题解决方式的选择机会。

（二）心理救援技术分类

1. 支持性心理治疗与关系技术　支持性心理治疗与关系技术指心理治疗人员在医疗情境中，基于治疗的需要，在伦理、法律、法规和技术性规范的指导下，与患者积极互动而形成支持性、帮助性工作关系。治疗关系不等同于日常发生的社会行为，是心理治疗操作技术的有机组成部分，其本身具有向患者提供心理支持的作用，在精神卫生领域的临床工作中作为各种心理治疗的共同基础性技术。

关系技术适用于各类心理治疗的服务对象，无绝对禁忌证。

2. 暗示-催眠技术　暗示是不加批判地接受他人情感和思想影响的现象。暗示疗法是运用暗示现象获得疗效的治疗方法。催眠是持续地对患者进行暗示，以诱导催眠状态、达到催眠治疗目的的技术。本条所述规范限于临床专业人员针对特定问题，旨在诱导意识状态改变而有意地、系统地使用的暗示及催眠技术。

催眠是心理治疗的基础技术，可以单独使用以达到镇静、降低焦虑水平、镇痛的目的，也可以与其他技术联合使用。

按照使用暗示治疗的用途，可以分为直接暗示和系统催眠治疗，应用于广泛的精神障碍及部分躯体问题。

3. 解释性心理治疗　解释指对心理、行为及人际情境中的关系或意义提出假设，促使患者用新的词汇、语言及参照系，来看待、描述心理和行为现象，以帮助患者澄清自己的思想和情感，以新观点看待和理解病理性问题与各种内外因素的关系，获得领悟，学习自己解决问题。该疗法适用于以下情况：

（1）增加患者对自身人格发展、当前临床病理问题及其处理策略的认识，改变功能不良的信念、态度和思维方式。

（2）健康教育，指导康复。

（3）临床其他专业领域参考、借用于日常医患交流，保障患者知情同意及知情选择权，增加依从性。

4. 人本心理治疗　人本心理治疗是一组体现人本心理学思想的心理疗法的总称，主要包括以人为中心疗法、存在主义疗法、完形疗法等，其

中以人为中心疗法的影响最大。本条仅涉及罗杰斯所代表的以人为中心疗法。该疗法可用作一般的发展性咨询和精神疾病的心理治疗。

5. 精神分析及心理动力学治疗 精神分析及心理动力学治疗是运用精神分析理论和技术所开展的心理治疗活动。精神分析指高治疗频次的，以完善人格结构、促进心理发展为目标的经典精神分析疗法；心理动力学治疗由经典精神分析疗法发展而来，是相对短程、低频次的治疗方法，通过处理潜意识冲突，消除或减轻症状，解决现实生活情境中的问题。

6. 行为治疗 行为治疗是运用行为科学的理论和技术，通过行为分析、情景设计、行为干预等技术，达到改变适应不良行为、减轻和消除症状、促进患者社会功能康复的目标。

7. 认知治疗 认知治疗的焦点是冲击患者的非理性信念，让其意识到当前困难与抱持非理性观念有关；发展有适应性的思维，教会更有逻辑性和自助性的信念，鼓励患者身体力行，引导产生建设性的行为变化，并且验证这些新信念的有效性。

认知治疗使用许多来自其他流派的技术，特别是与行为治疗联系紧密，以致两者现在常被并称为认知行为治疗。

8. 家庭治疗 家庭治疗是基于系统思想，以家庭为干预单位，通过会谈、行为作业及其他非言语技术消除心理病理现象，促进个体和家庭系统功能的一类心理治疗方法。家庭治疗有多种流派，如策略式或行为家庭治疗、结构式家庭治疗、精神分析、系统式家庭治疗及家庭系统治疗等。各流派共同的理论观点主要是：

（1）家庭是由互相关联的个体和子系统，以复杂方式自我组织起来的开放系统和因果网络。

（2）患者的异常心理及行为与生理功能、人际系统处于循环因果关系之中。它们不仅作为后果发生于个体内部的过程，还受到人际系统内互动模式的影响，而且其本身也是对于系统过程的反应或干预调节。

9. 危机干预 危机是个体面临严重、紧迫的处境时产生的伴随强烈痛苦体验的应激反应状态。危机干预是对处于困境或遭受挫折的患者予以关怀和短程帮助的一种方式。常用于个人和群体性灾难的受害者、重大事件目击者，尤其是自杀患者和自杀企图者的心理社会干预。强调时间紧迫性和效果，在短时间内明确治疗目标并取得一定成效，即：围绕改变认知、提供情感支持，肯定患者的优点，确定其拥有的资源及其已采用过的有效应对技巧，寻找可能的社会支持系统，帮助患者恢复失衡的心理状态。

精神病性障碍的兴奋躁动、激越，严重的意识障碍，不属于单独使用心理治疗性危机干预的范畴。

10. 团体心理治疗 团体心理治疗是在团体、小组情境中提供心理帮助的一种心理治疗形式。通过团体内人际交互作用，促使患者在互动中通过观察、学习、体验，认识自我、探讨自我、接纳自我，调整和改善与他人的关系，学习新的态度与行为方式，发展生活适应能力。

团体治疗的理论依据有多种，如心理动力学理论、系统理论及认知行为治疗理论。

现代团体治疗主要有3种：心理治疗、人际关系训练和成长小组。心理治疗的重点是补救性、康复性的，组员可以是患者，也可以是有心理问题的正常人。社交行为障碍明显者，以及治疗师担心个别治疗会加剧患者依恋的情况，比较适合团体治疗。后两种团体是成长和发展性的，参加者是普通人，目的是改善关系，发挥潜能，自我实现，广泛应用在医院及其他场所，适于不同的人参加。

11. 森田疗法 森田疗法是融合了东西方文化中的医学和哲学思想与技术的一种心理治疗方法。

12. 道家认知治疗 道家认知治疗是在道家哲学思想的引导下，通过改变患者的认知观念和调整应对方式来调节负性情绪、矫正不良行为和达到防病治病的目的。

13. 表达性艺术治疗 表达性艺术治疗简称为表达性治疗或艺术治疗，是将艺术创造形式作为表达内心情感的媒介，促进患者与治疗师及其他人交流，改善症状、促进心理发展的一类治疗方法。其基本机制是通过想象和其他形式的创造性表达，帮助患者通过想象、舞蹈、音乐、诗歌等形式，激发、利用内在的自然能力进行创造性表达，以处理内心冲突、发展人际技能、减少应激、增加自我觉察和自信、获得领悟，促进心理健康、矫治异常心理。表达性艺术治疗适用于大多数人群，包括一般人群、适应困难者和大多数精神障碍患者。

表达性艺术治疗包括很多形式，常见的如绘画治疗、戏剧治疗、音乐治疗、舞蹈治疗、沙盘治疗、诗歌治疗、园艺治疗等。

表达性艺术治疗可采用个别治疗方式或团体治疗方式进行。

由于表达性艺术治疗的异质性，没有明确统一的禁忌证。精神障碍急性发病期、兴奋躁动、严重自伤和自杀倾向的患者，一般不宜接受表达性艺术治疗。

二、心理救援技术应用与操作

（一）支持性心理治疗与关系技术

1. 操作方法及程序

（1）进入治疗师的角色：心理治疗人员要以平等、理性、坦诚的态度，设身处地理解患者，建立治疗联盟，避免利用性、操纵性的治疗关系。

（2）开始医患会谈：建立让患者感到安全、信任、温暖、被接纳的治疗关系。

（3）心理评估与制订治疗计划：在了解患者的病史、症状、人格特点、人际系统、对治疗的期望、转诊背景等基础上，进行心理评估，与患者共同商定治疗目标，制订可行的治疗计划。

（4）实施治疗：采用倾听、共情与理解、接纳与反映、肯定、中立、解释、宽慰、鼓励、指导等技术实施心理治疗。

（5）结束治疗：简要回顾治疗过程，评估疗效，强化治疗效果，帮助患者与治疗人员完成心理分离，鼓励患者适应社会。

2. 注意事项

（1）使用支持、保证技术时，要尊重患者自主性，注意自我保护，承诺须适当，不做出过分肯定、不留余地的担保与许诺。

（2）在鼓励患者尝试积极行为时，避免根据治疗人员自己的价值观代替患者做出人生重大决定。对于具有攻击行为、妄想观念等症状的患者，要慎用鼓励的技术。

（二）暗示 - 催眠技术

1. 操作方法及程序

（1）前期准备：评估暗示性及合作意向，通过预备性会谈、暗示性实验或量表，检验受试的个体性反应方式，评测接受暗示的程度，以及有无过度紧张、怀疑、犹豫、不情愿等负性情绪或态度，避免出现副作用。

（2）直接暗示：在排除器质性障碍，或确认器质性病变基础与当前症状、体征不甚符合时，可以利用业已建立的医患关系及医师的权威角色，营造合适氛围，直接使用言语，或借助适当媒介，如药品、器械或某种经暗示即能诱发的躯体感觉，实施直接针对症状的暗示，而不一定刻意诱导意识改变状态。

（3）催眠诱导：建立关系，运用关系技术，建立信任的关系；注意集中，请患者盯视某点，同时用讲故事或强化躯体感觉的方法诱导内向性注意集中，促进入静；使用合适的语音模式，如节律性同步、重复、标记、困惑、分离和批准等。

（4）判断催眠程度：通过观察感觉、认知、运动、生理四个方面变化，判断催眠的程度。

（5）治疗阶段：入静达到合适深度后，进一步做催眠性治疗。主要包括：催眠后暗示；促进遗忘；重新定向。

2. 注意事项

（1）以下情况不宜做催眠治疗：早期精神病、边缘型人格障碍、中重度抑郁；急性期精神病；偏执型人格障碍。对抑郁障碍患者有可能加重病情，包括自杀倾向。

（2）分离性障碍患者及表演性人格障碍者慎用。

（3）在滥用的情况下，在医疗机构之外实施的群体性催眠，有可能使具有依赖、依恋、社会不成熟、暗示性过高等人格特征的参与者发生明显的退化、幼稚化，损害社会功能，加重原有问题。

（4）注意处理副作用：少数患者可能出现失代偿、头痛、激越等副作用。

（5）治疗师必须接受过规范、系统的催眠技术培训，并在督导师指导下治疗过患者。

（6）在患者暗示性极低、医患关系不良情况下，不宜使用。

（7）不是对于器质性疾病的对因治疗方法。

（8）对儿童要慎用。

（9）不推荐采用集体形式的催眠治疗；不应在医疗机构外以疗病健身术名义，使用群体性暗示技术有意或无意地诱导意识改变状态。

（三）解释性心理治疗

1.操作方法及程序 根据施用于患者时引发的感受、干预的力度和发挥作用的时间不同，解释分为以下5个层次。

（1）反映：治疗师给患者的解释信息不超过公开表达的内容。

（2）澄清：稍微点明患者的表达中所暗含、暗示但自己未必意识到的内容。

（3）对质：治疗师利用患者呈现的情感和思想作为材料，提醒患者注意暗含的，但没有意识到或不愿承认的情感和思想。

（4）主动阐释：按照与当前临床问题有关的理论，治疗师直接导入全新的概念、意义联系或联想。

（5）隐喻性阐释：通过利用譬喻、象征的方法进行交流，以促进患者及其相关系统产生自己对问题的理解。

2.注意事项

（1）重视对方反应，注意其接受力，避免说教式的单向灌输。

（2）注意避免过多指责、批评患者。

（3）对有意识障碍、明显精神病性症状和中重度精神发育迟滞、痴呆的患者不适用。

（4）对心理分化程度低，自我强度弱，缺乏主见，暗示性、依赖性高的患者，引导、干预力度较高的解释宜配合其他旨在促进自我责任能力的疗法使用。

（四）人本心理治疗

1.操作方法及程序

（1）确定治疗目标：加深自我理解，在整合现实的方向上，达到自我重组、发展更自在和更成熟的行为方式。

（2）建立治疗关系：核心要素是真诚一致、共情、无条件的积极关注。

（3）实施治疗过程：以如何对待个人感受为指标，分阶段进行循序渐进的互动、访谈，使患者从僵化且疏远地看待自己及内心活动，直至其内心不受歪曲、束缚，达到自由的状态，实现以人为中心疗法去伪存真的治疗目标。

2.注意事项

（1）患者表现出依赖治疗师或其他人的倾向

时，应帮助当事人为自己接受治疗负起责任，进而担负起解决问题的责任。

（2）在患者陈述自己的问题，并表达相关负面情绪的过程中，应鼓励患者自由地表达出与问题有关的情感，接纳、承认和澄清其消极情感。

（3）当患者对可能的决定和行动进行澄清时，帮助澄清可能会做出的不同选择，并认识到个体正在经历的恐惧感和对于继续前进的胆怯，但不督促个体做出某种行动或者提出建议。

（4）患者逐渐感到不再需要帮助时，应该鼓励结束治疗。

（五）精神分析及心理动力学治疗

1.操作方法及程序

（1）治疗设置：精神分析的设置为长程、高频次的精神分析，每周3~5次，每次45~50分钟。心理动力学治疗的设置为低频，通常为每周1~2次，每次45~50分钟，治疗疗程相对灵活。

（2）治疗联盟：治疗联盟为患者与治疗师之间形成的非神经症性的、现实的治疗合作关系。

（3）初始访谈与诊断评估：通过心理动力学访谈，对患者的人格结构、心理防御机制、心理发展水平、潜意识的心理冲突、人际关系等进行评估和动力学诊断，确定治疗目标。

（4）治疗过程与常用技术：将移情与反移情、阻抗作为探索潜意识的线索和治疗工具，通过自由联想、梦的分析、肯定、抱持、反映、面质、澄清、解释、修通、重构等技术达到治疗目标。心理动力学治疗在不同程度上使用经典精神分析的基本概念和技术，但方法较为灵活；治疗过程中更关注现在与现实，注重开发患者的潜能和复原力，促进人格完善与发展。

（5）结束治疗：回顾治疗过程，评估疗效，强化治疗效果，帮助患者与治疗人员完成心理分离，促进患者适应社会。

2.注意事项

（1）处于急性期的精神病患者、有明显自杀倾向的抑郁患者、严重的人格障碍患者，不宜做精神分析或心理动力学治疗。

（2）精神分析及心理动力学治疗是一类以追求领悟和促进心理发展水平为主要目标的疗法，对患者智力、人格、求助动机和领悟能力等要求较高。对于心理发展水平较低、人格结构有严重缺陷的患者,要避免使用经典精神分析技术。要注意克服过度理智化的过程在患者方面引起的失代偿,促进认知与情感、行为实践的整合。

(3)治疗关系与技巧同样重要。防止治疗师过分操纵、以自我为中心。

(4)注意民族文化背景的影响。

(六)行为治疗

1. 操作方法及程序

(1)行为治疗基本原则:建立良好的治疗关系;目标明确、进度适当;赏罚适当;激活并维持动机。

(2)常用技术

1)行为的观测与记录:定义目标行为,准确辨认并客观和明确地描述构成行为过度或行为不足的具体内容。

2)行为功能分析:对来自环境和行为者本身的,影响或控制问题行为的因素作系统分析。以分析为基础,确定靶行为。

3)放松训练:①渐进性放松,采取舒适体位,循序渐进对各部位的肌肉进行收缩和放松的交替训练,同时深吸气和深呼气、体验紧张与放松的感觉,如此反复进行。练习时间从几分钟到30分钟。②自主训练,有6种标准程式,即沉重感、温暖感、缓慢的呼吸、心脏慢而有规律的跳动、腹部温暖感、额部清凉舒适感。

4)系统脱敏疗法:教患者学会评定主观不适单位。松弛训练:按前述方法进行放松训练;设计不适层次表:让患者对每一种刺激因素引起的主观不适进行评分,然后按其分数高低将各种刺激因素排列成表;系统脱敏:由最低层次开始脱敏,即对刺激不再产生紧张反应后,渐次移向对上一层次刺激的放松性适应。在脱敏之间或脱敏之后,将新建立的反应迁移到现实生活中,不断练习,巩固疗效。

5)冲击疗法:又称满灌疗法。让患者直接面对引起强烈焦虑、恐惧的情况,进行放松训练,使恐怖反应逐渐减轻、消失。治疗前应向患者介绍原理与过程,告诉患者在治疗中需付出痛苦的代价。

6)厌恶疗法:通过轻微的惩罚来消除适应不良行为。如对酒依赖患者的治疗可使用阿扑吗啡(去水吗啡)催吐剂。

7)自信训练:运用人际关系的情景,帮助患者正确地和适当地与他人交往,提高自信,敢于表达自己的情感和需要。

8)矛盾意向法:让患者故意从事他们感到害怕的行为,达到使害怕反应不发生的目的,与满灌疗法相似。

9)模仿与角色扮演:包括榜样示范与模仿练习。帮助患者确定和分析所需的正确反应,提供榜样行为和随时给予指导、反馈、强化。

10)塑造法:用于培养患者目前尚未做出的目标行为。

11)自我管理:患者在行为改变的各个环节扮演积极、主动的角色,自己对改变负责任。

12)行为技能训练:结合使用示范、指导、演习和反馈,帮助个体熟悉有用的行为技能。

2. 注意事项

从条件化作用的角度对精神病理现象做出过分简单化的理解和处理,可能导致存在复杂内心冲突的神经症患者产生"症状替代"的效应,在消除某些症状的同时出现新的症状。

部分患者不能耐受冲击疗法引起的强烈的心理不适。尤其对于有心血管疾病的患者和心理适应能力脆弱者,要避免使用。厌恶疗法的负性痛苦刺激可能有严重副作用,应慎用,且必须征得患者、家属的知情同意。

(七)认知治疗

1. 操作方法及程序

认知治疗强调发现和解决意识状态下所存在的现实问题,同时针对问题进行定量操作化、制订治疗目标、检验假设、学习解决问题的技术,以及布置家庭作业练习。

(1)识别与临床问题相关的认知歪曲:"全或无"思维;以偏概全,过度泛化,跳跃性地下结论;对积极事物视而不见;对事物作灾难性推想,或者相反,过度缩小化;人格牵连;情绪化推理。

(2)识别各种心理障碍具有特征性的认知偏见或模式,为将要采用的特异性认知行为干预提供基本方向。

(3)建立求助动机。

(4)计划治疗步骤。

(5)指导患者广泛应用新的认知和行为,发展新的认知和行为来代替适应不良性认知行为。

(6)改变有关自我的认知:作为新认知和训

练的结果,患者重新评价自我效能。

（7）基本技术:识别自动性想法;识别认知性错误;真实性检验(或现实性检验);去注意;监察苦恼或焦虑水平;认知自控法。

2.注意事项　有明显自杀倾向、自杀企图、严重思维障碍、妄想障碍、严重人格障碍的患者,不宜接受认知治疗。

认知和行为达到统一最为关键。应避免说教或清谈。在真实性检验的实施阶段,患者易出现畏难情绪和阻抗,要注意在治疗初期建立良好的治疗关系。

（八）家庭治疗

1.操作方法及程序

（1）一般治疗程序

1）澄清转诊背景,重点评估以下方面特点:家庭动力学特征;家庭的社会文化背景;家庭在其生活周期中的位置;家庭的代际结构;家庭对"问题"起到的作用;家庭解决当前问题的方法和技术;绘制家谱图,用图示表现有关家庭信息。

2）规划治疗目标与任务,旨在引起家庭系统的变化,创造新的交互作用方式,促进个人与家庭的成长。

3）治疗的实施。每次家庭治疗访谈历时1~2小时。两次座谈中间间隔时间开始较短,一般为4~6天,以后可逐步延长至1个月或数月。总访谈次数一般为6~12次。

（2）系统家庭治疗的言语性干预技术:循环提问;差异性提问;前馈提问;假设提问;积极赋义和改释;去诊断。

（3）非言语性干预技术

1）家庭作业:为来访的家庭布置治疗性家庭作业。常用的有:悖论(反常)干预与症状处方;单、双日作业;记秘密红账;角色互换练习;厌恶刺激。

2）家庭塑像、家庭"星座",以及其他表达性艺术治疗技术。

2.注意事项　与个别治疗相比,家庭治疗的实施有以下特殊问题要加以重视:

（1）治疗师须同时处理多重人际关系。保持中立位置或多边结盟很重要。

（2）干预对象和靶问题不一定是被认定为患者的家庭成员及其症状。此点可能产生阻抗。要

在澄清来诊背景基础上,合理使用关系技术中的"结构"和"引导"。

（3）部分干预技术有强大的扰动作用,应在治疗关系良好的基础上使用,否则易于激起阻抗,甚至导致治疗关系中断。

（4）家庭治疗适应证广泛,无绝对禁忌证。注意在重性精神病发作期、偏执型人格障碍、性虐待等疾病患者中,不应首选家庭治疗。

（九）危机干预

1.操作程序及方法

（1）危机干预的一般目标

1）通过交谈,疏泄被压抑的情感。

2）帮助认识和理解危机发展的过程及与诱因的关系。

3）教会问题解决技巧和应对方式。

4）帮助患者建立新的社交网络,鼓励人际交往。

5）强化患者新习得的应对技巧及问题解决技术,同时鼓励患者积极面对现实和注意社会支持系统的作用。

（2）特殊心理治疗技术:根据患者情况和治疗师特长,采用相应的治疗技术,包括综合性地运用关系技术、短程心理动力学治疗、认知治疗、行为治疗、家庭治疗、催眠、放松训练,配合使用抗焦虑或抗抑郁药物、建议休养等。

主要分为3类技术:

1）沟通和建立良好关系的技术。

2）支持技术:旨在尽可能地解决目前的危机,使患者的情绪得以稳定。可以应用暗示、保证、疏泄、环境改变,以及转移或扩展注意等方法。如果有必要,可使用镇静药物或考虑短期住院治疗。

3）解决问题技术:使患者理解目前的境遇、他人的情感,树立自信,引导设计有建设性的问题解决方案,用以替代目前破坏性的、死胡同式的信念与行为;注意社会支持系统的作用,培养兴趣、鼓励积极参与有关的社交活动,多与家人、亲友、同事接触和联系,减少孤独和隔离。

（3）危机干预的步骤

1）第一阶段:评估问题或危机,尤其是评估自杀危险性,评估周围环境、家庭和社区。

2）第二阶段:制订治疗性干预计划。针对

即刻的具体问题,考虑社会文化背景、家庭环境等因素,制订适合患者功能水平和心理需要的干预计划。

3)第三阶段:治疗性干预。首先需要让有自杀危险的患者避免自杀的实施,认识到自杀只是一种解决问题的方式,并非将结束生命作为目的。

4)第四阶段:危机的解决和随访。渡过危机后,应及时结束干预性治疗,以减少依赖性。同时强化、鼓励应用新习得的应对技巧。

2. 注意事项 在治疗初期注意保持较高的干预力度与频度,以保证干预效果逐步巩固,不致问题反弹。特别要防范已实施过自杀行为的人再次自杀;非精神科医师在紧急处理自杀行为的躯体后果(如中毒、外伤、窒息)后,应提供力所能及的心理帮助,或申请精神科会诊。

如危机当事人因经历创伤性应激事件,经危机干预后仍持续存在某些心理或行为问题,应建议患者继续接受专业的创伤治疗,以促使患者进一步康复。

(十)团体心理治疗
1. 操作程序及方法

(1)形式:由1~2名心理治疗师担任组长,根据组员问题的相似性组成治疗小组,通过共同商讨、训练、引导,解决组员共有的发展课题或相似的心理障碍。团体的规模少则3~5人,多则10余人,活动几次或10余次。间隔每周1~2次,每次时间1.5~2小时。

(2)治疗目标

1)一般目标:减轻症状、培养与他人相处及合作的能力、加深自我了解、提高自信心、加强团体的归属感、凝聚力等。

2)特定目标:每个治疗集体要达到的具体目标。

3)每次会面目标:相识、增加信任、自我认识、价值探索、提供信息、问题解决等。

(3)治疗过程:团体心理治疗经历起始、过渡、成熟、终结的发展过程。团体的互动过程会出现一些独特的治疗因素,产生积极的影响机制。

1)起始阶段:定向和探索时期,基本任务是接纳与认同。

2)过渡阶段:协助组员处理他们面对的情绪反应及冲突,促进信任和关系建立。

3)工作(成熟)阶段:探讨问题和采取有效行为,以促成组员行为的改变。

4)终结阶段:总结经验,巩固成效,处理离别情绪。

(4)组长的职责

1)注意调动团体组员参与积极性。

2)适度参与并引导。

3)提供恰当的解释。

4)创造融洽的气氛。

(5)具体操作技术

1)确定团体的性质,如结构式还是非结构式,小组是开放式还是封闭式,组员是同质还是异质。

2)确定团体的规模。

3)确定团体活动的时间、频率及场所。

4)招募团体心理治疗的组员。

5)协助组员投入团体。

6)促进团体互动。

7)团体讨论的技术,如:脑力风暴法、耳语聚会、菲力蒲六六讨论法、揭示法。

8)其他常用技术,尤其是表达性艺术治疗的方法。

2. 注意事项 团体心理治疗对于人际关系适应不佳的患者有特殊作用。但应注意其局限性:

(1)个人深层次的问题不易暴露。

(2)个体差异难以照顾周全。

(3)有的组员可能会受到伤害。

(4)无意泄露在团体心理治疗过程中获得的患者隐私,会给患者带来不便。

(5)不称职的组长带领团体会给组员造成负面影响。因此,团体治疗不适用于所有人。

(6)有以下情况者不宜纳入团体治疗小组:有精神病性症状;有攻击行为;社交退缩但本人缺乏改善动机;自我中心倾向过分明显、操纵欲强烈。这些情况有可能显著影响团体心理动力学过程。若在治疗过程中才发现以上情况,需及时处理。

(7)在团体治疗中使用表达性艺术治疗技术时,必须注意艺术性、科学性原则的结合,注意伦理界限。要防止出现强烈的情感反应失控、非常意识状态（或意识改变状态）；避免在治疗师与被治疗者之间发展不恰当的崇拜、依恋关系；不可引入超自然和神秘主义的理念和方法；避免不恰当的身体接触。

（十一）森田疗法

操作程序及方法包括：

1. 准备 选择有适应证及神经质个性特征的患者，建立治疗关系。

2. 实施 住院式森田疗法可分为绝对卧床期、轻作业期、重作业期和社会康复期4个阶段，共40天。在家庭式环境中进行住院治疗。

（十二）道家认知治疗

1. 操作程序及方法

可分为5个基本步骤：

（1）评估目前的精神刺激因素。

（2）调查价值系统。

（3）分析心理冲突和应付方式。

（4）道家哲学思想的导入与实践。让患者熟记32字保健诀，并理解吸收。先向患者简单介绍老庄哲学的来龙去脉，以及儒道两家哲学的互补性。然后逐字逐句辨析解读道家认知疗法的4条原则，即32字保健诀，与其现实事件或处境相结合：

1）利而不害，为而不争。

2）少私寡欲，知足知止。

3）知和处下，以柔胜刚。

4）清静无为，顺其自然。

（5）评估与强化疗效

治疗时间与疗程：道家认知治疗的标准疗程分5次完成，每次60~90分钟，每周可安排1~2次。

2. 注意事项 道家认知治疗是基于我国悠久的传统文化，结合现代认知治疗理念发展而来的新型治疗方法，要求治疗师对传统哲学有深刻理解，并且对当代社会竞争性生活方式、工作方式的利弊有丰富的体会和反思。要在鼓励患者进取、勤奋、合群、执着探索精神的前提下，发展均衡、全面、达观、灵活的心态和心理能力，避免鼓励消极避世的人生态度，防止过度使用应对挫折及冲突时的"合理化"心理防御机制。

（十三）表达性艺术治疗

1. 操作程序及方法

（1）表达性艺术治疗的主要形式：根据不同的理论取向，表达性艺术治疗有多种形式。

1）舞蹈治疗：利用舞蹈或即兴动作的方式治疗社会交往、情感、认知，以及身体方面的障碍，增强个人意识，改善个体心智。舞蹈治疗强调身心的交互影响、身体 - 动作的意义。

2）音乐治疗：在音乐治疗过程中，治疗师利用音乐体验的各种形式，以及在治疗过程中发展起来的治疗关系，帮助被治疗者达到健康的目的。可分为接受式、即兴式、再创造式音乐治疗等不同种类。

3）戏剧治疗：系统而有目的地使用戏剧、影视的方法，促进心身整合及个体成长。戏剧疗法通过让被治疗者讲述自己的故事来帮助患者解决问题、得到宣泄，扩展内部体验的深度和广度，理解表象的含义，增强观察个人在社会角色的能力。

4）绘画治疗：通过绘画的创作过程，让绘画者将混乱、困惑的内心感受导入直观、有趣的状态，将潜意识内压抑的感情与冲突呈现出来，获得纾解与满足，从而达到治疗的效果。

5）沙盘游戏治疗：采用意象的创造性治疗形式，通过创造和象征模式，反映游戏者内心深处意识和无意识之间的沟通和对话，激发患者内在的治愈过程和人格发展。

6）其他方法：应用表达性艺术治疗的原理，还可以结合其他的创造性、娱乐性方法，如陶艺、书法、厨艺、插花艺术等，为患者提供丰富多彩的心理帮助。

（2）表达性艺术治疗的过程：多数表达性艺术治疗分为4个阶段。

1）准备期：热身、建立安全感。

2）孵化期：放松、减少自主性意识控制。

3）启迪期：意义开始逐渐呈现，包括积极方面和消极方面。

4）评价期：讨论过程意义，准备结束。

4个阶段是从理性控制到感受，再到理性反思的过程。

2. 注意事项

（1）表达性艺术治疗师需要接受专门训练。

（2）对于严重患者，表达性艺术治疗有时仅作为其他治疗的补充，治疗师需要和其他专业人员一起合作。

（3）注意艺术性、科学性原则的结合，注意伦理界限。实施表达性艺术治疗应强调身心灵一体，防止出现强烈的情感反应失控、非常意识状态（或意识改变状态）；避免在治疗师与患者之间发展不恰当的崇拜、依恋关系；不可引入超自然和神秘主义的理念和方法；避免不恰当的身体接触。

（4）根据不同对象选择合适的表达性艺术治疗种类。

（单学娴）

第三节 灾难心理救援发展趋势

人类很早以前就意识到创伤事件可能对个体产生终生的心理影响，经历过灾难的人需要安慰、开导。早在1866年，文献中就有关于铁路事故造成的心理创伤的早期报告，但系统的心理干预理论直到20世纪40年代才问世。

1942年，美国波士顿一场造成近500人死亡的火灾后，美国心理学家总结出危机事件中影响心理反应的若干因素，有理论指导的心理干预由此开始。

20世纪50年代，Tyhurst与Glass的早期作品中曾记载，灾难事件发生后，只有小部分人（12%~25%）仍然保持着冷静和清醒，还有同样比例的人已经开始表现出混乱、困惑和其他疯狂的举动。这与后来研究的结论结果非常相似，灾难发生后的某阶段，人们会出现暂时性的反应迟钝、表现为缺乏感情、茫然不知所措。

20世纪中期，美国国家心理卫生署（NIMH）着手制定灾难受害者服务方案，资助对重大灾难的社会心理反应进行的研究。1978年由美国政府颁布的心理援助指南，是NIMH出台的第一本《灾难援助心理辅导手册》。

20世纪70年代，发达国家就开始将心理救援纳入灾后救援工作之中，通过数十年的努力，已经形成比较完善的心理救援体系和机制。

直到1980年，第3版《精神障碍诊断与统计手册》（DSM-3）出版，许多专家才认为这种心理障碍病症已存在了几百年，该病的障碍因素可在荷马的《伊利亚特》中找到相关依据。《精神障碍诊断与统计手册》的编撰人员首次记载了灾后最具破坏性影响的心理后果——创伤后应激障碍（PTSD）。琼斯和他的同事受到启发，认真研究

1856年伤残军人的战争养老金档案，他们发现，那些伤残人士被记录下的症状非常类似PTSD的症状，例如炮弹休克症和心功能失调等病症。

直到今天，灾后救援体系越发完善，灾后心理救援也随之完善健全。无论群体性突发公关事件，还是个别人遭受到的危机都有心理救援与干预人员的及时帮助。例如，美国"9·11"事件后，有1 000多个专家团队实施心理救援和心理干预，同时启动了全国性的心理干预机制，取得较好结果。

我国最早进行的灾后心理干预应该是1994年新疆克拉玛依火灾发生以后，在1998年张北地震和特大水灾、2000年洛阳东都商厦火灾、2002年大连"5·7"空难和2003年SARS等突发事件中，都有了灾后心理救援。但这些都是自发的，无政府组织，很少有包括在整体救灾方案之中的救援行为，也远不能满足实际需要。也可以说在2008年以前，国内学者在灾后心理救援方面的系统研究几乎没有。

2008年"5·12"汶川大地震发生以后，由政府部门、部队、群众团体和学术团体等组织的大批心理救援队伍进入地震现场，开始了我国历史上规模最大的一次心理救援，取得了一定成果。这次心理救援的实践提高了人们的灾难心理救助意识，也暴露了心理救援工作存在的问题，引起广泛和深入的思考，不断完善灾后心理救援内容，以及更好地与整体救援相结合。

时隔2年，2010年的玉树地震以及同年8月甘肃舟曲的泥石流灾难，国内的心理学界和社会工作者针对灾区人群开展了心理危机干预工作，心理危机干预开始逐渐被国内民众认同并接受。

如今灾后心理救援体系日趋完善，相关学术文章和书籍大批涌现，针对不同灾难性质有了相对应的预案，专门人员在平时投入相关研究，灾后重建在心理服务工作也投入大量资金和人力物力。在四川等地，针对受灾群众的定期心理干预纵向观察在持续进行中。

（史 宇）

第四节 群体心理状态评估与干预

1994年新疆克拉玛依剧场火灾后，北京医科

大学精神卫生研究所派人参加了为期两个月的对伤亡者家属的心理危机干预工作。此后，河北张北地震现场、南方水灾灾区、河南洛阳大火等灾害现场，都有精神卫生工作人员参与灾难心理干预工作。2003 年 SARS 流行期间，全社会的恐慌引起了人们对心理干预的高度重视。突发公共卫生事件加快了灾难心理危机干预介入到灾难救援之中。二十几年间，灾难救援中的心理评估与干预技术的提高，直接为 2008 年汶川大地震、2013 年雅安地震中多方心理救援力量迅速集结做好铺垫。

一、心理危机

（一）心理危机的概念

心理危机（简称危机）是一种状态，故又称危机状态。每个人一生中都会遇到重大生活事件或挫折，一旦这种应激不能自己解决时，就会产生心理失衡，而这种失衡状态便可导致危机。

《心理学辞典》中界定危机是"存在具有重大心理影响的事件和决定"。后来一些心理学家（Lindemann，1944；Chaplan，1964）对危机的概念做了进一步阐述，他们认为危机是境遇性的或发展性的，而不是病理性的，是个体在重大应激面前用常规的解决方法不能应对而致心理失衡的一种状态。有的学者（Kfir，1989）则更明确指出，危机时可有急性情绪扰乱（焦虑、抑郁、烦躁）。

心理危机就是指个体面临突发或重大生活事件（如亲人死亡、婚姻破裂或天灾人祸等）时，既不能回避，又无法用通常解决问题的方法来解决时所出现的心理失衡状态。换句话说，它是指个体运用通常应对应激的方式或机制仍不能处理目前所遇外界或内部应激时所出现的一种反应。

（二）心理危机的标准

一般来说，确定危机需符合下列 3 项标准：

1. 存在具有重大心理影响的事件。

2. 引起急性情绪扰乱或认知、躯体和行为等方面的改变，但又均不符合任何精神病的诊断。

3. 当事人或患者用平常解决问题的手段暂时不能应对或应对无效。

二、灾后心理状态评估

（一）心理危机的评估

突发事件的威胁性、紧迫性、震撼性和后果不确定性，是造成心理危机的根本原因。在突发事件面前，如果没有类似的事件经验，也没有充分的应对准备，再加上外界信息的不明确性，很可能造成亲历者生理功能和心理功能的改变，而其中又属情绪异常最易被直接观察到。

1. **在情绪方面** 主要表现为恐惧、焦虑、疑虑、悲伤、沮丧、忧郁、易怒、绝望、麻木、孤独、紧张、烦躁、自责、过分敏感等各种负性情绪。

2. **在生理方面** 主要表现为肌肉高度紧张，肠胃不适、腹泻、食欲下降，头痛、疲乏、失眠、做噩梦，易惊吓，感觉呼吸困难等。

3. **在认知方面** 主要表现为注意力不集中，反应迟钝，推理和判断能力下降，缺乏自信，无法做决定，健忘，效能降低，不能把思想从危机事件上转移等。

4. **在行为方面** 主要表现为害怕见人，暴饮暴食，容易自责或怪罪他人，不信任他人，以及出现躲避和警觉反应，或者逃避现实，出现强迫行为，操作技能水平降低等。

（二）心理危机的反应分期

灾难发生时，因个人或家庭的生命、财产受到威胁，可发生各种行为反应，依灾难发生的时限，可大致分为三个阶段：

1. 第一个阶段为灾难发生时，人们容易出现惊吓、麻木、手足无措、痛哭、失控。

2. 第二个阶段为灾难发生后一段时间，主要表现为沮丧、悲伤、失落、无力感、罪恶感、无助感、焦虑、失眠、做噩梦、忧郁、食欲不振、害怕孤独、退缩、压抑、人际关系不良。

3. 第三个阶段为复原或重建后期，人们的主要表现为认知改变、接纳、发展新的问题解决行为、适应新环境。灾难事件从发生到复原的时间视灾难的严重程度而确定，通常第一个阶段到第二个阶段会延伸 4~6 周，也就是说处理危机的关键期是灾难发生的 1~2 个月内；而第三个阶段则视第一、二阶段介入的积极程度、灾难所涉及的财物损失，以及灾难救助的有效情况而定。

（三）灾后常见的心理问题

经历严重创伤后，70% 的人自行消化，30% 的人可能出现各种心理创伤问题，甚至发展成心理障碍。最常见的有：急性应激障碍、创伤后应激障碍、适应障碍、焦虑障碍、抑郁障碍、自杀、酒精及药物滥用、躯体形式障碍、创伤后人格改变等。

1. 急性应激障碍　急性应激障碍（acute stress disorder，ASD）是个体在经历过不寻常的恐惧经验或事件生还后，产生深层次的恐惧感和无助感。突发的创伤事件和对自身身体的失控，使他们感到四周的环境如梦境一般缺乏真实感（一些人会无法想起他们过去所居留的地方、当时发生了什么事、自己的经历和感受），出现焦虑症状：入睡困难、易怒、精神无法集中、精神高度警觉、肢体无力感、无意中的声响会造成惊慌等；并对自己在事件后的幸存产生罪恶感或内疚感，对人生感到无助和绝望。还可出现解离症状、反复回忆创伤性体验、回避与创伤性事件有关的刺激，或情感麻木以及警觉性增高；障碍持续至少2天，最长4个月，且障碍出现于创伤性事件后4周内。中国精神障碍分类与诊断标准（第3版）CCMD-3：症状持续数小时至1周，通常在1个月内缓解。

2. 创伤后应激障碍　创伤后应激障碍（post traumatic stress disorder，PTSD）是指个体经历威胁生命事件之后出现的一组有特征性和持续存在的症状群，并且导致一定社会功能的丧失；临床表现以再度体验创伤为特征，并伴有情绪的易激惹和回避行为。

PTSD的主要临床表现是具有以下特征性的三组症状：

（1）再体验：反复闯入意识、梦境的创伤体验，或者面临相类似的情景（如在电视上见到地震的画面）时出现强烈的心理痛苦和躯体反应，如出汗、坐立不安、心悸或极度焦虑、恐惧，导致患者痛苦。

（2）警觉水平增高：高度焦虑警觉状态，难以睡眠，易激惹，难以集中注意力，过度警觉，以及躯体的自主神经紊乱症状。

（3）回避行为：回避与创伤事件有关的活动、地点、想法、感受或拒绝交谈与创伤事件有关的信息，对通常的活动失去兴趣，与他人相处无亲密的感觉，内疚、抑郁也很常见。

这三大类症状常常在创伤后数天或数周出现，一般不会超过事件发生后的6个月，极少数人也可能更迟出现。如果个体在经历地震后出现上述症状且持续至少1个月，导致个体严重的痛苦或者重要的功能损害，应该高度警惕可能患有

PTSD，此时可以根据诊断标准来进行诊断。

PTSD可以共病焦虑、抑郁、物质依赖等多种精神疾患，也可以共病高血压、支气管哮喘等躯体疾病。

3. 适应障碍（adjustment disorder）　DSM-Ⅳ标准：明确应激因素，发生在应激源出现3个月内。主要症状：明显苦恼，超出所遭遇的应激因素所预期的程度；社交或职业功能显著损害；一旦应激结束，症状在6个月内不复存在。

4. 抑郁障碍（depressive disorder）　灾后发生的抑郁障碍主要是指由灾难引起的心因性抑郁障碍，应激因素包括：灾难中亲人和财产的丧失、生命的威胁及对灾难后果的不可预测等。其主要症状包括：情绪低落、思维迟缓和运动抑制。

（四）儿童的心理问题评估

儿童比成人更为脆弱，经历灾难后，孩子们可能会出现的反应：

1. 对黑夜、分离或独处会有过度的害怕。

2. 会特别黏父母，对陌生人害怕。

3. 过度担心，焦虑。

4. 年纪小的儿童会出现退化行为，如尿床或咬手指。

5. 不想上学。

6. 饮食或生活作息习惯改变。

7. 攻击或害羞的行为增加。

8. 做噩梦。

9. 头痛或其他身体症状。

因此，灾难后更需要关注儿童的反应，及时保护他们。一般而言，孩子的情绪反应并不会持续很久，也有些孩子却会持续出现这些问题，若孩子持续出现这些反应超过3个月甚至半年，需要心理工作人员进行专业干预。

三、灾后心理干预

（一）危机干预的概念

心理学领域中，危机干预（crisis intervention）针对处于心理危机状态的个人及时给予适当的心理援助，使之尽快摆脱困难。即对处在心理危机状态下的个人采取明确有效措施，使之最终战胜危机，重新适应生活。从心理学的角度来看，危机干预是一种通过调动处于危机之中的个体自身潜能来重新建立或恢复危机暴发前的心理平衡状

态的心理咨询和治疗的技术,因此危机干预工作需要专业人员的参与。危机干预系一短程帮助的过程,是对于困境或遭受挫折的人予以关怀和帮助的一种方式。国外有时亦称之为情绪急救（emotional first-aid）。一般来说,危机包含危险和机遇两层含义,如果其严重威胁到一个人的生活或其家庭,往往会使人产生自杀或精神崩溃的可能,这种危机就是危险的;如果一个人在危机阶段及时得到适当有效的治疗性干预或帮助,则往往不仅会防止危机的进一步发展,而且还可以帮助其学会新的应对技巧,使心理平衡恢复,甚至超过危机前的功能水平。因此,也可以说危机是一种机遇或转折点。

（二）危机干预的意义

确保安全:确保危机事件当事人以及所有其他人的安全,帮助危机当事人解决所遇到的困难;力求稳定:发生危机后,能尽快处理妥当,有助于社会稳定,也有利于稳定其他人的情绪,使社会恢复正常运作;发放正面消息:及时合理地处理危机,是政府对民众负责的一种体现,从而可以保证民众得到的消息准确,以免流言四散,影响正常运作;防患未然:危机干预中需要识别受到困扰的人员,转介他们去接受适当的辅导及跟进服务,以避免同类事件再次发生,这也是保障社会健康发展的重要条件;情绪支援:为有需要的人员提供情绪支持,帮助受困扰的人员重新适应生活,降低创伤造成的影响,帮助其恢复功能;能力提升:透过有效的危机应变,促进灾难亲历者的人格成长。增强危机当事人的康复能力,提升应变能力。通过专业人员的诊断与建议和对灾难亲历者及其家属的专业指导、培训和咨询,帮助解决灾难亲历者及其家属的心理和行为问题,来维护心理健康。

（三）危机干预的目标

1. 危机干预的近期目标

（1）防止灾难事件后的过激行为,如自杀、自伤或攻击行为等。

（2）促进灾难亲历者之间的交流与沟通,鼓励当事人充分表达自己的思想和情感,帮助其做出正确的自我评价,提供适当建议,促使问题解决。

（3）提供灾难亲历者适当的医疗帮助,处理昏厥、情感休克或激惹状态。

2. 危机干预的长期目标

（1）帮助危机当事人减轻情感压力,降低自伤或伤人的危险性。

（2）使其心理平衡,恢复到危机前的功能水平,避免出现慢性适应性障碍。

（3）提高当事人危机应对能力,超出危机前的功能水平,恢复到更加成熟的状态。

（四）危机干预的对象

灾后需要干预的人群既包括灾区群众、伤员以及儿童等,也包括灾区的救助者:指进入灾区参与救援工作的各类工作人员,包括解放军、武警、消防官兵、医疗卫生人员、政府行政人员、媒体人士、通信保障人员、心理救援人员等。

（五）危机干预的方法

干预和治疗原则:主要由精神科医生、经过必要精神卫生知识训练的内科及基层保健医生、心理治疗师、心理咨询师及社会工作者进行。医生和心理工作者要协调工作,心理工作者负责的所有患者均应经过医生的医学诊断和处理,缺少心理学背景的医生则要善于借助其他人员的心理社会学手段,全面关怀帮助患者。

1. 心理治疗　心理治疗的关键是处理创伤性的记忆和与这些体验相关的想法和信念。心理治疗原则:根据患者、治疗师及临床的不同特点可选择不同的心理治疗方法。急性期以支持性心理治疗、创伤干预治疗为主,中后期可选认知行为治疗、精神动力性治疗、人际心理治疗、家庭治疗等。康复期要着重促进患者行动及社会功能恢复。心理治疗中要小心地建立治疗关系,培养患者的治疗意愿,帮助提高患者对药物的依从性。最常用的方法包括焦虑控制训练、暴露疗法和认知治疗。

（1）焦虑控制训练方法对患者的闯入性体验、警觉、回避三类症状都有效。

（2）暴露疗法是让患者在放松状态下面对创伤性事件（可以是回想的,也可以是模拟的）,学会控制他们的恐惧体验。此法起效快,尤其对闯入性体验症状有效。但也有报道部分患者可能因此加深闯入性体验的症状,因此治疗患者时应特别注意个体差异。

（3）认知疗法的目标是改变患者的错误认知。PTSD患者常常认为世界充满危险,个体过于渺小和无能无助,因此,表现有回避社会、兴趣下降、罪恶感或内疚感,认知疗法对这些症状疗效较好。

2.药物治疗 药物治疗原则:可根据当事人病情考虑包括抗抑郁剂和抗焦虑剂的使用,还可以使用相应的其他药物如心境稳定剂或者非典型抗精神病药。具体操作请按照有关临床诊疗指南及卫生部门有关规定执行。

3.社会学干预

(1)防自杀:灾后自杀高危人群包括丧失亲人、有抑郁情绪或有酒精滥用或依赖的灾区群众。干预原则包括成立以精神科医生为主导,由心理治疗师、心理咨询师、社会工作者、志愿者等人参与的自杀干预小组;精神科医生对社会工作者、志愿者进行灾后心理健康知识和自杀干预的培训;及时开展受灾人群心理健康知识宣讲;以社区为单位,设立相应的机构,或配备相应的人员,开展心理咨询或心理保健工作;针对不同的高危人群进行有针对性的干预;对有自杀意念或有自杀未遂史的个体进行危机干预。

(2)重建和加强社会支持系统:协助当事人成立自助团体,或帮助当事人重建社会支持网络。

(3)促进当事人恢复社会功能:在恢复期鼓励当事人积极参与和互动,促进其社会功能的恢复。

(4)开展群体健康教育:通过媒体进行科普宣传,运用专题讲座、发放资料等方式提供相关健康信息,配合团体心理辅导等多种形式,开展群体的心理健康知识科普与相关健康教育活动。

(单学娴)

第六章 灾 难 康 复

2009 年出台的《联合国国际减灾战略》（ *United Nations International Strategy for Disaster Reduction*，UNISDR）将灾难定义为发生在"一系列导致社区或社会无法正常运作的破坏，包括广泛的人力、物力、经济或环境损失，使得受影响社区或社会无法利用自身资源进行应对"。简言之，灾难是对能够给人类和人类赖以生存的环境造成破坏性影响的事物总称，包括一切对自然生态环境、人类社会的物质和精神文明建设，尤其是人们的生命财产等造成危害的天然事件和社会事件。灾难伤员康复就是针对灾难对人们的生命造成的危害所进行的系统工作，包括对灾难伤员的功能障碍、结构异常、活动受限及环境改造实施专业化的康复服务。

第一节 灾难康复概念

一、康复

康复（rehabilitation）是综合协调地应用各种措施，减少病伤残者的身、心和社会功能障碍，减轻残疾因素造成的影响，以恢复或者改善病伤残者的身体功能、日常生活活动及社会参与。按照国际功能、残疾和健康分类（ICF），康复还应该包括那些存在健康问题和潜在健康问题的人们，他们的功能与能力的恢复和充分发挥也是康复应该关注的问题。在现代医学中，康复主要指身心功能、日常生活能力、职业能力和社会生活能力的恢复。

二、康复医学

康复医学（rehabilitation medicine）是一门以消除和减轻人的功能障碍，弥补和重建人的功能缺失，设法改善和提高人的各方面功能的医学学科，也是功能障碍的预防、诊断、评估、治疗、训练和处理的医学学科。按照 ICF 提供的观点，"康复医学是应用医学、社会学理论，采用康复医学手段、康复手段、社会医学手段，促进病伤残人士、存在健康问题和潜在健康问题人士健康的医学学科，是医学、社会学的一个重要分支，是康复的一个组成部分。"这个定义包括了康复医学的理论、手段、对象及其与临床医学和康复的关系。

三、灾难康复

灾难康复是指在灾难各个阶段进行的康复干预，通过康复医学的理论及各种康复手段的综合运用，减轻受灾病患的生理、心理和社会功能障碍。作为帮助因灾难后健康重建的一部分，灾难康复医学是灾难医学中一个重要的组成部分，是在各种灾难发生前、发生之中和发生后，从康复医学的基本理论，相关临床技术和管理的角度，进行的预防、协同应急救援其他专业医学团队和恢复重建的相关领域实施临床和理论研究，也是一个需要与多个学科如急症医学、创伤医学、灾难护理医学、灾难心理学和管理学交叉合作的一门新兴学科。

四、灾难康复的作用

1. 预防灾难损伤的发生。
2. 减少卧床并发症。
3. 恢复或者改善灾难伤员的生理结构。
4. 恢复或者改善灾难伤员的生理功能障碍。
5. 恢复或者改善灾难伤员的日常生活活动能力。
6. 恢复或者改善灾难伤员的社会参与能力。

7.降低致残率,减轻国家、社会和家庭的负担。促进灾后社会稳定。

五、灾难康复分期

灾难过程包括防灾、备灾、应对及恢复 4 个阶段,因此灾难康复也可据此分为 4 个阶段:

(一)防灾阶段

通过教育与培训,让人们知道在家中、工作场所和社区怎样应对灾难,使社会成员掌握在灾情发生时能有序地应对,提高公众对风险的意识,了解灾难导致的损伤、疾病可能给人们功能方面带来的后果。

(二)备灾阶段

各县、市、省都应当制订灾难康复预案与管理计划。

1.**建立灾难康复组织** 各个县、市、省都应当建立灾难康复组织。组织成员应当包括康复医师、物理治疗师、作业治疗师、语言治疗师、假肢矫形技师及康复护士。同时,必须明确每个人的职责。灾难康复组织的重要任务就是应对各种灾难的伤员康复问题。

2.**建立灾难康复应急物资库** 各个县、市、省都应当建立灾难康复应急物资储备库,以备灾难康复之必需。灾难康复应急物资至少包括基本的物理治疗、作业治疗、言语治疗及康复辅具设备。

3.制定具体的灾难伤员康复预案。

(三)应对阶段

康复的主要任务是灾难伤员的早期康复。

灾难康复组织应当在第一时间到达灾区,提供灾区伤员救治与转移的现场康复指导、灾区医院的早期康复指导、伤员心理康复支持及辅助医疗工作等。同时,灾难康复组织还应当为灾难伤员评估、制定、安装并提供辅具,评估环境(比如营地),以及环境适应,以确保伤员和残疾人员能获取所需。

(四)恢复阶段

包括中期康复和后期康复。

1.**中期康复** 也称稳定期康复,是指伤员在骨科、神经外科、胸心外科、烧伤科、小儿外科、ICU 等相关科室完成相关治疗,生命体征平稳、转入综合医院康复医学科住院部后所进行的康复。

中期康复通常在综合医院康复医学科住院部或者其他康复机构进行。一般需要 3~6 个月。中期康复治疗对于提高伤员生活独立的程度和生活质量,早日回归社会及构建和谐社会具有十分重要的现实意义和深远的社会意义。

二次手术伤员根据情况需要不同康复时长。如骨折内固定伤员取出内固定术后需要 1 个月左右的康复治疗,骨折不愈合伤员再次手术后可能需要 3~6 个月康复治疗,如果还需要再次取出内固定,则时间更长。截肢伤员可能需要再次或者多次更换假肢,通常需要 1 周左右的康复治疗。

2.**后期康复** 对伤员的后期康复有着至关重要的作用。社区医务工作者在了解康复医学的基本知识点之后,结合本社区和本单位的实际情况,为伤员制定"个体化"社区康复方案。

每个阶段的康复手段均可包含医疗康复、康复教育、物理治疗、作业治疗、言语治疗、心肺治疗、康复工程,以及心理康复等。根据灾难伤员伤情严重程度的不同,灾难康复可能持续几个月至几年。灾难对精神健康的影响通常比躯体的影响持续时间更长。

(何成奇)

第二节 灾难康复技术

一、物理治疗技术

世界物理治疗师联盟(World Confederation for Physical Therapy, WCPT)对物理治疗的定义为提供健康服务以改善、维持或恢复身体最好的活动和功能水平。并发布了关于《物理治疗师在灾难管理中的作用》指南,明确了物理治疗师在灾难管理不同阶段的内容与作用。

(一)防灾备灾阶段

物理治疗的作用:物理治疗师在了解灾难应急预案或预防战略后,帮助备灾地区评估家中、工作场所、社区和避灾场所风险,培训人们如何应对灾难,特别是紧急状态下高危风险人群的培训。

(二)应对阶段

应对阶段是物理治疗发挥核心作用的最重

要阶段。作为物理治疗师应基于 ICF 模式，从患者功能、结构、活动、参与四个方面进行全面系统的评估。鉴于以往的灾难康复管理经验，地震、洪灾、飓风、海啸等常见的自然灾难，会对幸存者造成骨折、截肢、脑损伤、脊髓损伤、挤压伤、软组织损伤、周围神经损伤等影响。上述损伤导致幸存者存在以下几个方面的功能障碍：功能受限（如疼痛、肿胀、平衡能力障碍等）、身体结构异常（如血管损伤、骨折、神经断裂）、活动能力受限（如大小便障碍）、参与能力受限。

1. 骨折或截肢（fracture and amputation）
①健康教育：患者及相关人员的教育应贯穿康复的整个过程，内容包含但不限于，预防次生灾难培训，患者伤情的介绍，常见并发症及如何预防，康复过程及患者需如何参与，禁忌证及注意事项，家庭训练计划，疼痛管理，睡眠管理。②物理因子治疗在减轻疼痛、预防/消除肿胀、促进组织愈合、改善循环等方面有较好的效果。此阶段常用物理因子治疗有冷疗（针对不同部位、深浅、目的等选择不同的方式，如冰敷、制冷剂。一般治疗时间为 5~15min/次）和磁疗（促进骨折的愈合）；肌内效贴布粘贴促进淋巴回流减轻肿胀。③运动训练技术（基于循证为患者制定科学、可实现、可进阶的运动处方，来达到康复目的的技术）：运动训练可用来改善关节活动度，进行肌肉力量训练/稳定性训练，改善协调、促进循环等。如肌力训练、瑞士球训练技术、医学运动疗法（MTT）等。④关节松动技术：即增加关节活动能力的技术，是以生物力学为基础结合关节解剖特点施加外力以达到改善关节活动。关节松动技术分为很多流派：动态关节松动技术、澳洲流派、美式整脊等，但大致可分为 3 种操作：分离、滑动、整复。通过外力的大小、频率来达到不同的治疗效果，改善关节活动范围。⑤培训患者使用轮椅、拐杖、助行器等辅助器具。

2. 颅脑损伤（traumatic brain injury，TBI）
①患者及相关人员的教育：常见并发症（血栓，压疮）如何预防，禁忌证及注意事项，家庭训练计划，疼痛管理，睡眠管理。②物理因子治疗。电疗法：经皮神经电刺激疗法（TENS）缓解疼痛；神经肌肉电刺激疗法（NMES）预防肌肉萎缩，改善步态。③运动训练技术：本体感神经肌肉易化法

（PNF）技术、运动再学习、体位适应性训练等促进运动模式的恢复。④培训患者使用轮椅、助行器、拐杖、矫形器等辅助器具进行早期康复训练。

3. 脊髓损伤（spinal cord injury，SCI） ①患者及相关人员的教育，重点为血栓、压疮等并发症的预防；良肢位摆放，预防关节的挛缩；指导患者及家属进行清洁导尿预防尿路感染。②运动训练技术：关节活动度的维持，平衡转移训练；体位适应训练；心肺功能训练。③物理因子治疗：空气压力循环治疗仪促进上肢循环；NMES 预防肌肉萎缩。④轮椅训练。

（三）恢复阶段

此阶段包括中期康复和后期康复。

中期康复即伤员转入综合医院康复医学科住院部后所进行的康复。物理治疗的作用：保证灾难康复的连续性；最大化功能重建和提高生活质量；物理治疗工作内容：提供稳定期物理治疗；做好社区康复转介工作。

后期康复即伤员转入社区所进行的康复。物理治疗的作用：做好伤员回归社会前准备；物理治疗工作内容：构建当地（社区）物理治疗康复能力。

二、作业治疗技术

作业治疗是通过有意义、有目的的活动或是特殊的专业技能来改善康复对象的参与能力，促进其社会功能恢复的专业。

作业治疗无论在灾难发生的任何阶段都可以提供专业的服务，帮助受到灾难影响的人群，使灾难的影响最小化，帮助伤员回归他们的社会角色，恢复正常的日常生活活动和社会参与。

不管是自然灾难还是意外事故，其发生、发展都具有突然性、严重性等。作业治疗在人员救治、群体应激事件心理支持、合理的医疗机构地点选择，以及通用无障碍建筑设计等领域都发挥着不可替代的作用。

（一）防灾备灾阶段

1. 合理规划康复机构的设置 根据朱毅等运用加拿大作业表现量表（The Canada Occupational Performance Measures，COPM）对 2010 年青海玉树地震后 74 例上肢骨折患者功能恢复的影

响因素研究发现：居住环境、居住地点和康复机构的距离与上肢骨折患者的预后呈负相关。所以合理均衡的设置康复机构有助于提升灾后康复的整体水平。

2. 评估社区及自然环境中的风险和资源 评估特定社区及自然环境中存在的风险。例如餐饮业较多的社区可能会有火灾风险，应该经常演练火灾逃生及常备灭火装置；靠近河道和住在山脚的居民应该具有防范洪水和泥石流的意识。另外作业治疗师可以评估社区中可利用的资源（如辅助设备的信息），并提供给有需求的人群。

3. 家居及公共场所减灾通用建筑设计 作业治疗师可以根据具体的环境考量可应对特定灾难的建筑设计，例如日本经常发生地震，其建筑物的设计一般比较低矮且使用轻质建筑材料，这样可减轻地震时的逃生压力、建筑区倒塌时的人员伤害以及救援时的压力。我国经常发生泥石流和洪灾的地区应该设计坚固的庇护空间及食水储备计划、常备简易的水上交通工具等。当然还要设计好灾难发生时的一些人员安置问题，例如把老人、小孩、残疾人安置在靠近卫生间、救援物品发放点等地方，提高他们的自理能力，减少体力消耗。而通用的无障碍建筑设计应该作为常规的内容，并且要保护其不被占用。

4. 社区宣教 通过和一些政府部门或是非政府组织的合作，在社区中开展常见灾难的预防、减灾知识的展览或讲座，提高灾难的应对能力。

（二）应对阶段

干预灾难发生后人群躯体和心理的各种各样的急性损伤，避免状况进一步加重是这个阶段作业治疗师的主要任务。这些损伤可能包含骨折、手外伤、颅脑损伤、脊髓损伤、烧伤、创伤后应激障碍等。

1. 骨折（fracture） 骨折固定和保护：使用低温热塑板材制作骨折部位的固定支具。低温热塑支具相比以前的石膏固定有许多优点：制作时对环境和工具的要求低，只需要热水、剪刀、魔术贴即可；轻便、透气、穿脱方便；可预先制作半成品，因此在遇到灾难需要大批量使用时可节约制作时间，第一时间即可对伤员骨折部位进行保护和固定，避免二次损害的发生。

2. 手外伤（hand injury） 骨折及肌腱的固定与保护：除与骨折类似的内容外，还可使用低温板材制作屈肌腱、伸肌腱及神经损伤的保护及功能支具，例如桡神经损伤后的手动态支具。

3. 颅脑损伤（traumatic brain injury，TBI） ①良肢位的摆放：预防压疮、预防肩关节的半脱位出现的损伤、避免肩手综合征的发生、摆正髋关节的姿势等；②体位适应性训练：减少卧床，预防肺部并发症，增加患肢负重，适应坐位、站位；③家庭教育：鼓励家庭参与治疗并对患者提供良好支持，预防意外损伤。

4. 脊髓损伤（spinal cord injury，SCI） ①家属教育：指导家属进行良姿位摆放，预防肌腱的挛缩和压疮，特别应注意骶尾部、枕部、足跟等位置。指导患者的饮水计划及保留尿袋和清洁导尿的注意事项。指导家属进行正确的翻身及肢体被动活动的方法。②风险识别：能简单根据尿的颜色、沉淀物等特征判断是否有尿路感染，根据肢体温度及肿胀情况判断是否有血栓等。

5. 烧伤（burn） 良肢位的摆放：急性期时为患者提供良肢位摆放的知识。烧伤患者较容易出现皮肤挛缩，影响关节活动度，所以良肢位摆放对于预防关节活动度受限十分重要。

6. 创伤后应激障碍（post traumatic stress disorder，PTSD）的早期干预 ①提供通信方式：提供可供公共使用的移动通信装置，设置手机充电装置等服务。让受灾人群能及时与家人联系，缓解内心的紧张、焦虑和恐惧的心理，减少 PTSD 的发生。②提供必要的生存支持：组织一些爱心人士提供饮用水、食物、帐篷、毛毯等。及时高效的社会支持也是减少 PTSD 的重要内容。③建立有效的信息共享机制：例如设置一些公示牌公示已找到的人员信息和联系方式，遇难人员的姓名或是安放地点。④组织支持性具体活动：在安置点内组织一些集体性的活动，例如选择一些适宜的曲目进行大合唱等，缓解孤单、紧张情绪，减少灾难场景的回忆。

（三）恢复阶段

1. 骨折或截肢（fracture and amputation） ①治疗性作业治疗活动：选择合适的治疗性作业

治疗活动对骨折或是截肢患者受累邻近关节的肌力和关节活动度进行维持和增强训练；②功能性作业治疗活动：选择合适的日常生活活动训练内容，提高患者的步行、转移、进食、个人卫生等日常生活活动能力；③轮椅、拐杖、助行器等辅助器具的选配：根据患者所处的功能状态，选择合适的辅助器具改善患者的移动能力；④截肢患者残端塑形套的制作等：截肢患者佩戴合适的塑形套有利于残端塑形，对于后期装配假肢有着十分重要的意义。作业治疗师还可以处理截肢残端感觉过敏和患肢痛等问题。

2. 手外伤（hand injury） 手功能训练：治疗性和功能性作业活动改善患者的手部基础功能和进食、写字、穿衣、使用手机等高级能力。

3. 颅脑损伤（traumatic brain injury, TBI） ①治疗性作业活动训练：通过滚筒、磨砂板、上肢机器人等治疗性作业活动强化正常的运动模式，抑制异常的运动模式；②功能性作业治疗活动训练：通过模拟穿衣、进食、转移等功能性作业治疗活动提高患者日常生活活动的独立性；③认知功能训练：使用记事本、定时器、计算机等工具提高患者的记忆、学习、理财、等方面的能力，利用定时提醒装置改善患者单侧忽略；④辅助器具选配：根据患者恢复情况，选择适当的轮椅、拐杖等辅助器具，并通过对患者的家居社区环境进行考察，给予合适的回归建议。

4. 脊髓损伤（spinal cord injury, SCI） ①体位适应训练：预防和改善体位性低血压，减少肺部并发症，促进脊柱骨折的愈合。②治疗性作业治疗活动：运用治疗性作业活动维持、强化患者神经平面及保留阶段以上的肌力水平，维持和增加受限关节的关节活动度，维持和增强患者的心肺功能。③功能性作业治疗活动：通过模拟穿衣、进食、转移等功能性作业治疗活动提高患者日常生活活动的独立性。④轮椅适配及训练：根据患者损伤节段和程度选配合适的轮椅及坐垫。脊髓损伤患者一般要求轮椅的扶手、踏板可拆卸，需要有防翘轮（防倒轮），座椅宽度和深度要和患者的体型一致。C_7 平面以上的患者应该选配坐垫，坐垫的防压疮性能优劣性依次为硅胶气囊坐垫 > 硅胶（脂肪垫）> 高压泡沫 > 普通布垫，常规选择硅胶（脂肪垫），因其不易损坏，

可长时间使用。轮椅训练包括前驱、转弯、倒退、大轮平衡等。⑤职业康复：根据患者情况选择合适的工作训练和就业建议，工作训练可使用美国 BTE PRIMUS RS 模拟仿真职业测试评价训练系统进行。⑥回归指导：制定符合个体情况的回归指导，包括肌力、关节活动度、心肺耐力的自我维持和增强训练的方法，以及并发症预防、环境改造建议等。

5. 烧伤（burn） ①治疗性和功能性作业治疗活动：例如关节活动度训练、日常生活活动训练等；②瘢痕处理：烧伤患者存在瘢痕增生的问题，预防瘢痕增生对于保持和改善皮肤和关节的功能有着重要作用，压力治疗是现在主流的预防和治疗瘢痕增生的方法。也可以使用低温热塑板材制作功能性的支具改善瘢痕增生引起的功能障碍，例如鼻孔撑开支具，虎口撑开支具，张口动态支具等。

6. 创伤后应激障碍（post traumatic stress disorder, PTSD）等精神障碍的后期干预 ①在灾区广泛筛查有 PTSD 的人群或是抑郁症等其他精神障碍的人群，特别适有亲人伤亡的人群，尤其是儿童；②评估其精神症状的严重程度，是否有自杀或是伤人的可能；③特定精神障碍的后期干预，例如针对 PTSD 患者，作业治疗师可以参与"咨询、危机干预、危机事件压力报告（CISD）"这种心理危机干预的小组活动以减轻创伤性压力事件的有害影响。

7. 其他损伤 ①肋骨骨折及肺挫伤：呼吸训练和运动耐量增强训练；②视力损伤：环境改造建议，例如改善灯光、除去门槛、增加扶手等引导装置。

8. 参与重建设计 ①根据人口水平和功能障碍患者人数参与决策康复医疗机构的选址和规模规划，以满足灾后功能障碍人群训练的要求。②参与社区重建的设计，为社区生活的功能障碍人士提供安全便利的公共环境设计。为有特定功能障碍的人群提供家居环境设计，例如一个 T_{12} ASIA-A（T_{12} 平面脊髓损伤 A 级）的脊髓损伤患者其家居环境改造设计大致的要求为：室内应去除各种门槛，门宽不低于 800mm。厕所安装马桶和扶手，厕所应留出直径 1 500mm 的空间用于轮椅转弯。卧室床高和轮椅面平齐，床边留出

1 000mm 左右的空间用于轮椅进出。橱柜下方的空间应该留出，高度 800mm 左右。

作业治疗师在灾难发生的前、中、后期都可以运用其自身的专业技能和思维策略对防灾减灾贡献一定的力量。

三、假肢矫形技术

国际假肢矫形器协会（International Society For Prosthetics And Orthotics, ISPO）提出假肢和矫形器服务能使肢体截肢或肢体受损的人在社会参与方面获得更大的功能和独立性。假肢矫形技术治疗的主要目的便是使用工程和技术的手段，为患者提供能改善其生理和心理功能的体外装置。

灾难可造成的创伤以多发伤为主，创伤部位可累及身体的各个部位。假肢矫形技术替代或补偿了患者因灾难而减退和丧失的功能，提高其生活质量，为患者早日回归家庭、回归社会提供重要帮助，在灾难康复中起到了重要的作用。由于创伤类型的不同，在具体的灾难康复中，假肢矫形师应根据伤员的创伤具体情况，提供不同的假肢矫形技术，大致可分为假肢技术和矫形器技术，前者服务于截肢患者，后者服务于肢体骨折、神经系统损伤等患者。

（一）备灾阶段

1. 假肢矫形相关人员配备　目前国内各级医院假肢矫形师的配备还不足，人才的培养不够完善，在专业人才的配备上应充分考虑到灾难多发地区，结合当地的具体情况，提前做好应对灾难的准备。

2. 成品矫形器储备　我国部分地区由于地形特殊，为地震多发带，并常引发泥石流、滑坡、滚石以及堰塞湖形成等次生灾难，伤员也多为多发伤、腹部外伤、胸部外伤、头颅外伤、肢体或脊柱骨折、挤压综合征等。针对这些灾难中的常见病种，可在各级医院配备踝足矫形器、脊柱支具、拐杖、步行器等辅具，以应对灾难的发生。

3. 社区宣教　近年来灾难发生频繁，提高公众对于突发性自然灾害的认识势在必行。作为假肢矫形师，首要任务便是向公众科普常见的矫形器和辅具的使用，提高应对灾难时的自救能力。

（二）应对阶段

在灾难发生后的紧急救援期，假肢矫形师的主要任务是利用康复工程避免伤员发生二次损伤或介入紧急救援以改善伤员的预后。假肢矫形技术可介入的损伤可能包括骨折、截肢、脊髓损伤、挤压伤等。

1. 骨折　骨折是各种灾难中最常见的创伤之一，在地震灾难中骨折伤员占绝大多数。以2014 年芦山地震为例，四川大学华西医院接收的地震伤员中，肢体脊柱外伤的伤员占总数的47.45%。在地震伤中，四肢骨折最为多见，尤其是胫腓骨骨折，其主要有伤情严重、伤情复杂、并发症多的特点，因此在紧急救援期一定要将重点放在预防和处理挤压综合征及脂肪栓塞综合征上，以降低截肢的概率。四肢骨折的伤员经过手法复位或手术后，应佩戴以低温热塑板制作的支具进行固定支撑和保护。具体过程是：取大小适宜的低温热塑板材放入 70℃ 的恒温水箱中，加热1~2 分钟，待板材软化后取出，置于干毛巾上吸干附着的热水，然后迅速置于患者骨折处塑形，再进行修剪、打磨、装配配件。脊柱骨折以压缩性骨折和爆裂性骨折为主。对于脊柱骨折伤员支具的制作，应根据损伤部位的不同而选择制作不同的支具，其大致要求为支具应包盖住损伤节段上下各 3 个椎体，具体过程是：患者取仰卧位，将软化后的低温热塑板置于患者正面塑形，再取俯卧位于背部塑形，修剪、打磨后，前后两片支具拼接使用。

2. 截肢　假肢矫形师可从假肢的安装与适配的角度为手术医生提供截肢水平选择，以及截肢末端的皮肤、肌肉、神经、骨骼等相关的处理方法的建议，为后续能够更好地适配、安装假肢，恢复更好的日常生活功能做准备。对患者进行安装假肢前的残端处理，通过清洗、按摩、塑形，便于更好地适配假肢。安装假肢前后的功能训练包括体位训练、残肢的训练、假肢穿戴和行走训练、站立位的平衡训练、迈步训练等。

3. 脊髓损伤　脊髓损伤是地震最严重的伤害类型之一。胸腰段的完全性脊髓损伤会带来严重的功能障碍以及心理健康问题，借助重心移动式截瘫步行矫形器（AGO）能改善患者的日常生活能力。

4. 挤压伤 挤压伤伤员大部分有神经损伤、肌力减退、关节活动障碍、感觉障碍等问题，合适的矫形器能帮助伤员改善功能，如地震造成的挤压伤所引起的腓总神经损伤，佩戴踝-足矫形器（AFO）可以改善足下垂，防止步行时摔倒，增加步行安全性。

（三）恢复阶段

在灾难恢复期，假肢矫形师应协助社区卫生/康复工作者做到：

1. 协助识别残疾人，重点是早期发现。

2. 确定需要假肢和矫形器服务的人员。

3. 提高对使用假肢和矫形器益处的认识。

4. 充当残疾人、家庭、假肢和矫形器服务之间的联系，或充当监督机构。

5. 协助残疾人对设备的使用和适应性并进行跟进。

6. 协助改善环境，并采取措施促进无障碍环境、良好卫生和日常生活活动。

7. 在后续行动以及假肢和矫形器的接受和使用方面向适当的支持层提供信息。

8. 有助于减少损伤的进一步影响，例如通过良好的卫生、伤口处理，预防挛缩和压疮等继发性并发症。

9. 安排假肢和矫形器的维护和修理。

10. 支持和建议提供简单的辅助设备，如特殊椅子、双杠和拐杖。

11. 协助残疾人的社会康复。

四、社区康复技术

社区康复是以在政府领导下，相关部门密切配合，社会力量广泛支持，残疾人及其亲友积极参与为前提，同时采取社会化方式，使广大伤员能够得到全面康复服务继而回归社会的康复模式。灾难后一般会面临基础设施受损、地理环境破坏、人员伤残广泛等实际问题，故灾难伤员的社区康复应立足社区，因地制宜，采取低成本、广覆盖、实用性的康复治疗技术，促进伤员的全面康复。

1. 建立社会化工作体系 社区康复应针对社区所在地的现有环境，成立由政府领导负责，卫生、民政、教育等多个部门参加的社区康复服务协调组织。相关职能部门制定相应政策，进行统筹安排，把伤员的社区康复内容纳入本部门的行业职能与业务领域之中。从而实现社区资源共享，共同进行灾后伤员社区康复服务计划的落实。

2. 组织社区康复团队 灾后社区康复项目应建立全面阶梯式的康复团队，需要从上级到基层的不同人员担任不同角色，承担不同责任，为灾后伤员提供全面的社区康复服务。团队成员应包括：管理人员、物理治疗师、作业治疗师、假肢矫形师、基层康复人员、社区康复社会工作人员、志愿者及家属。社区康复团队则主要以康复治疗师团队主导，促进灾难伤员早日回归家庭，回归社会，该团队的各个成员在社区康复中发挥着不同的作用。

3. 伤员信息采集及残疾筛查 灾后社区康复开展的基本要求是了解伤员的基本信息及当地的相关情况，后期可综合这些信息并展全面的社区康复服务，采集信息的渠道可通过当地政府部门、伤员首诊的医疗单位、中途转运的医院、参与救援的慈善机构等，重点采集的信息包括伤员的：

（1）基本资料：姓名、性别、年龄、联系方式、联系地址、所属地区、来源。

（2）病情资料：诊断、受伤原因、首诊医院、手术医院、病程记录等。

（3）社会资料：伤前工种、职业习惯、家庭环境、兴趣爱好等。

（4）残疾筛查：了解患者的功能受损状况，并建立社区残疾筛查制度。

伤情较为严重且有特殊需求的伤员应该单独记录，用统一而全面的表格建立每一位伤员的信息库，并进行定时更新保存，以便于社区康复人员根据患者的信息制定最佳康复方案且后期可以进行跟进和随访。

4. 提供伤员康复需求评估服务 社区康复团队成员在经过系统培训后可从事社区伤员的评估工作，根据上述途径采集伤员各方面的信息并进行综合评估，评估内容包括：医疗康复、家居安置、职业康复及社会康复需求等。评估方法既可以根据之前采集的信息内容进行判断，同时也可以多渠道并行，如用电话随访、门诊直接评估及志愿者登门探访等渠道进行。

5. 提供伤员回归咨询服务 灾后伤员在由医院转向社区进行后续康复服务时,往往缺乏对后续长期康复的了解和回归家庭与社会后自我独立生活的潜力判断,以及医疗基础问题如血压、血糖等的正常监测。所以需要社区专业康复人员能够对患者在转换期的疑惑及回归需求进行解释,并对相关疾病的预防进行科普传达。

6. 开展医疗康复服务 根据伤员的功能障碍状况、个人康复需求及家庭经济条件,依托当地社区卫生服务中心及其他康复社区机构,为灾后伤员提供诊断、功能评定、康复治疗、康复护理和转诊等服务,之后再对存在功能障碍的伤员进行系统性的运动功能训练、活动能力训练、日常生活能力训练及职业指导训练等,通过医疗康复服务促进后期伤员的独立能力提升。

7. 提供康复训练指导服务 伤员的功能训练是一个长期的过程且需要不断地进行医疗机构与家居环境的转换,在不断的环境适应中提高整体功能,真正能够完成社会参与。所以需要进行长期的康复训练指导服务,在伤员不同阶段提供针对性的功能指导进阶训练,纠正错误的训练,以确保持续社区康复的效果。所有康复训练指导服务均需在社区专业康复人员指导下进行。

8. 开展专业家居康复服务 伤员出院或者离开社区康复服务中心回到家庭后,社区康复人员应继续提供家居康复服务指导,可以通过电话和家庭探访的形式对伤员进行回访评估,提供个体化的家居康复指导,并为其设计治疗家居康复方案。并指导伤员及家属在家中共同完成主动功能训练,改造家居环境,提高伤员的家居适应能力和自我照顾能力,充分发挥亲属的照护和陪伴作用。同时,制作个体化的书面家居康复指导协助患者适应家庭,回归社会。

9. 提供职业康复及心理支持服务 灾难末期,伤员均已结束医疗救治及社区康复,除了部分轻伤员可以返回工作岗位及家庭,仍会有一部分伤员因功能障碍严重或因创伤性心理障碍导致工作信心不足,难以回归工作岗位。针对这一部分伤员可以在社区建立职业康复训练部门,让专业的职业治疗师指导伤员开展职业康复训练,并请专业心理咨询师定期进行心理卫生指导,促进伤员重返工作岗位。

10. 社会融合及生活重建 社区康复的最终目标是伤员们能够在经历灾难,经过长期系统的康复训练及指导后重新与社会接轨,在社会参与中不断地去找到新的融合方式,真正能够适应社会,回归生活,重建自主生活能力,增强社会适应能力。

灾后伤员的社区康复需要多方面协调,既有政府职责,又有医疗机构参与,只有多方面、多层次的配合,才能更好地为伤员服务,促进伤员早日回归家庭,回归社会。

（何成奇）

第三节 灾难康复模式

灾难康复是指在灾难各个阶段进行的康复干预,基于康复医学的理论将各种康复手段综合运用,旨在减轻受灾病患的生理、心理和社会功能障碍。灾难康复自身具备以下特点:

一、贯穿整个灾难阶段

1. 防灾阶段康复 灾难康复防灾的作用有限,主要是通过现场演示、纸质资料、视频影音等媒介进行大众教育、专题讲座、公益宣传等方式对大众进行教育与培训,以达到提高大众的风险意识并增强大众对灾难进行事前预防的观念。

2. 备灾阶段康复 在备灾阶段,灾难康复团队的主要任务是参与制订备灾计划。具体包括:组建包含康复医师、各专业康复治疗师及康复护士的综合灾难康复团队。建立省、市、县、社区级的灾难康复机构;在灾难易发生区域设立应急物资库,适当囤积轮椅、拐杖、支具等在灾难即刻应对中常常匮乏的康复设备与物资;不同层级灾难康复机构应制定详细具体的灾难康复预案,并对各组织成员的职责有具体分工;加强对当地群众、医务人员的康复知识教育与培训,使群众在灾情发生时能冷静有序应对,同时提高地区的灾难康复力量。

3. 灾难应对阶段康复 灾难应对阶段各个

层级灾难康复机构负责执行康复预案,系统地应对灾难影响,具体内容包括:为患者、看护人员以及其他医务人员提供全面的康复教育和培训;协助应急救援团队的管理工作和/或帮助受灾伤员进行分检转诊;康复治疗团队在急救现场或医院的急诊科、骨科、神经外科、烧伤科等病房为受灾伤患提供专业的急性期康复与早期康复治疗;为灾区群众提供社会心理支持服务等。通过灾难康复在临床服务、管理、教育等方面的工作,以更多保留受灾病患的功能、提高医疗救援效率、加强地方康复应对能力。

4. 灾难恢复阶段康复 灾难康复团队在恢复阶段的主要任务是开展中期与后期康复,以最大程度保留并恢复患者的功能,促进受灾病患的回归。

患者经过前期的专科救治,生命体征逐渐平稳后转入康复医院或综合医院康复医学科。在康复医师、康复治疗师与护士协作下,为受灾伤患提供全面的中期康复服务。通过康复团队系统的康复评定与诊断、制定科学的康复目标与方案并规范地实施康复治疗以力求患者功能最大程度的恢复。当患者达到出院标准后,即进入以社区康复为主的后期康复阶段。

二、灾难康复包含临床、管理、教学与科研多个方面

1. 康复临床工作 灾后的康复救援中,康复治疗师应与其他专业人员密切配合,结合救援的需要和实际情况,为各类伤病患者提供康复治疗服务。在急救现场或急诊科、ICU 等科室,患者仍处于急性期,虽渡过危险期但生命体征尚不够稳定就开始进行的急性期康复;受灾病患在骨科、神经外科、烧伤科等相关科室进行专科治疗,生命体征趋于平稳时期进行的早期康复;在骨科、神经外科、烧伤科等专科治疗后,生命体征平稳转至康复医学科或其他康复机构进行专门的中期康复以及病患出院后,回归社区进行社区康复为主的后期康复等。

2. 康复管理工作 灾难救援过程中,时间、空间、物资、协同管理等各个方面都可能存在问题,若缺乏有效的组织管理,就可能因为混乱而影响救援的实施。灾难康复团队在实施康复治疗服务时的重要职责之一就是对自己的服务进行有效的组织管理,使得康复治疗工作能够高效地融入灾后救援过程中,并与其他救援团队和救援人员协作,最大限度地发挥康复治疗在受灾伤员功能重建中的作用。具体的管理工作不仅包含对灾难伤患的损伤管理,还包括如文件编制、记录管理、对职业工作范围的管理、对手卫生与感染的管理、沟通与患者转诊管理、出院计划等相关管理工作。

3. 康复教育培训 教育培训工作是灾难康复中的重要环节。由于灾难发生突然,往往会导致受灾区域出现健康服务体系瘫痪、技术力量不够等问题;此外,受灾民众普遍缺乏康复意识等都是限制康复治疗在灾后救援中开展的因素。因此,灾难康复的服务不应该仅限于单纯地提供临床治疗服务,还应包括对受灾伤员、看护人员与相关医务工作者进行康复相关的教育与培训工作。以此加强民众的康复意识,提升当地医务工作者的康复技能水平,应对灾难后病患康复意识不足、地区康复技术力量不足等限制因素。

4. 康复研究工作 在灾难康复工作中,针对相关数据进行收集、分析和研究是灾难康复团队一项非常重要的工作。对相关数据的研究有助于团队在未来的灾难救援中发挥更积极有效的作用。不同的灾难可能带来不同的损伤,所对应的功能损伤谱也存在很多不同,其应对策略需要在不断的研究中去提升和完善。

三、多学科交叉

大型灾难后的伤员往往情况复杂,其紧急救治与日常医疗相比困难得多。以地震救援为例,地震后常有多发伤、挤压伤、复合伤等多种情况,还有资源问题、多部门多学科协调问题和社会矛盾需要协调。另外还有一些灾民由于地震后缺少日常药品而致慢性病急性发作(如高血压、心脏病、糖尿病、慢性支气管炎等);由于住宿条件恶劣而致皮肤病感染、急性上呼吸道感染;由于饮食条件差而致消化道疾患等。此外,受灾病患往往存在多种不同的损伤或者疾病,不仅使得医疗救治更为棘手,同时也增加了康复治疗的难度。

因此,要充分发挥灾难康复在救援中的作用,需要与多个学科,如急症医学、创伤医学、灾难护理医学、灾难心理学和管理学合作,以协同开展应急救援和创造实施急性期康复的条件;同时在早期康复阶段,需要专业康复人员早期介入到收治受灾病患的相关科室,如骨科、ICU、神经外科、烧伤科、心胸外科、小儿外科等,以具体指导、实施早期床旁康复;在中期与后期康复中,与相关科室联系合作,满足患者可能还需要的再次手术或特殊检查、治疗需求,以最大程度地加速患者疾病恢复与功能改善,促进患者回归。因此,联合多学科的交叉协作模式,是在灾难各个阶段充分实施康复治疗的重要保障,也是促进灾难康复学科进步的重要途径。

(何成奇)

第四节　常见灾难创伤的特点

一、地震

与其他灾难相比,地震通常会导致更高的致死率和致残率。地震的伤害主要是由房屋倒塌造成人体砸伤、压伤,头颅、胸腹、四肢、脊柱均可受伤。往往同时有大批伤员受伤且多为复合伤,以各种挫裂伤和骨折最为多见,还包括颅脑外伤和肌肉挤压伤等,以及这些损伤后续导致的脊髓损伤、截肢、肾功能衰竭等。

地震引起的脊髓损伤,常由于椎体压缩性骨折、粉碎性骨折、爆裂性骨折等直接或间接造成脊髓受压或损毁,是重要的致残因素。脊髓损伤常遗留严重的残疾,如患者运动功能受损或完全瘫痪、肌痉挛、关节挛缩、感觉障碍、疼痛、压疮、大小便障碍、性功能不全和心理障碍等,严重影响伤者的生活自理能力和社会参与能力,造成沉重的家庭和社会负担。脊髓损伤后的康复是一个终生过程,在受伤后,只要病情稳定、无其他严重合并症,康复即应开始。

外伤性脑损伤是地震主要致死原因,其幸存者也常常伴有偏瘫、认知功能障碍等脑外伤后综合征。灾后应激反应等一系列因素也可能增加脑卒中的发病率。地震伤还可能继发其他并发症,包括挤压综合征、伤口感染和败血症等。周围神经损伤和一些骨折可能在初期的救援阶段被漏诊,随后由康复专业人员发现。

损伤通常并不一定是由地震直接造成,也有可能发生在人们逃离灾难时,烧伤也可能由于掉落的电线或二次火灾造成。中国雅安地震之后的研究发现,从高处跳下和跌倒在创伤中占很大比重。有多项研究报道,无论是对于救援者还是健康幸存者都可能存在地震之后的心理创伤,称为创伤后应激障碍(post traumatic stress disorder,PTSD);而对于有功能障碍的幸存者,心理创伤或心理问题则更为严重,并且可能会持续数年或长期存在。

二、洪灾

通常洪水导致死亡的直接原因是溺水,而伤员吸入水中的碎片和在漂浮中碰伤是洪水的次生效应,也是最具伤害性的。2010年巴基斯坦洪灾,影响超过两千万人,造成近2 000人死亡。家庭毁灭、食物丧失、水源被污染和医疗缺失等增加了人们罹患低温症和其他疾病的风险,而那些已患疾病和残疾的人尤其容易受到伤害。

同所有灾难一样,洪灾之后精神状态的恶化很常见,会出现创伤后应激障碍,且不会随洪灾的消退而立即消失。洪灾会影响所有年龄段的人,其中儿童和老年人创伤后应激障碍更加严重,因为他们的生活依赖于成年人。

三、飓风

飓风的影响(比如飞行的碎片或者建筑破损)或其次生的洪水、滑坡、海浪等,均可能致伤或致死。由于飓风和风暴是可提早预测的,因此其次生危害如海浪或滑坡等反而更容易造成伤亡。损伤类型包括穿透伤、撕裂伤和由于飞扬或坠落的碎片造成的钝挫伤。伤口常被污染,导致感染及其并发症的风险增加。

卡特里娜飓风之后的研究发现,飓风过去1年后新奥尔良成年人群残疾率从20.6%增加到24.6%,且精神损伤也有明显增加,慢性健康疾病和残疾患者遭受的影响最为严重。

四、海啸

海啸也称作地震海浪或误称潮汐波，从印度洋和日本的海啸获得的证据可以得到死亡人数超过受伤人数，比例为9∶1。海啸侵袭的地区可能会出现由于碎片撞击而导致的骨折、撕裂伤、挫伤、颅脑损伤和多重复合损伤。最常见的损伤类型是撕裂伤（74.8%），受伤人员中有14%住院治疗。由于洪灾无法及时清理伤口和送医救治，污水污染开放型伤口导致感染的风险增加。

（何成奇）

第七章　灾后社会恢复重建

第一节　灾后社会恢复重建基础知识

无论是自然灾害还是人为灾害均会对人类的生命财产安全及环境带来物质上的损害，严重影响人类的生产生活，制约经济社会的发展，扰乱正常的社会秩序，给社会造成动荡。因此，灾害一旦发生，政府应急管理部门必须有效地组织各种社会力量积极回应，组织群众自救互救，尽快使灾区的生产生活恢复正常，消除灾害带来的消极影响。可见，灾后的恢复重建具有非常重要的意义。

一、灾后社会恢复重建的由来

（一）灾难学和灾难社会学的诞生

灾难学是一门研究灾难预测、灾难防治、灾难善后、恢复重建过程中所发生的一系列社会经济关系的学科，涉及经济、社会、文化和环境等各个领域。灾难医学兴起于 20 世纪 80 年代。作为一门新兴学科，灾难学以灾难为研究对象，以防灾减灾为学术使命，包括灾难经济学、灾难政治学、灾难文化学、灾难社会学、灾难生态学。

灾难社会学主要研究灾难发生后的个体、群体及社区的社会心理、社会控制、社会秩序、社会救助、社会工作、志愿者组织管理等问题，迅速有效地促进社会恢复常态，着力解决灾难引发的社会深层次矛盾。灾难社会学包括灾难社区管理学、灾难心理学、灾难教育振兴学、灾难志愿者组织管理学、灾难伦理学、灾难社会援助学等。

（二）灾难恢复重建的含义

灾后恢复重建不仅包含物理破坏方面的恢复重建，还包含社会等其他方面的恢复重建；不仅包含使受灾难影响的社区回到灾前状况，也强调使受灾社区成为状况有所改善的社区的活动。恢复重建以消除灾难为基础，以寻求未来的发展为导向。根据灾难的影响按经济、社会、环境和心理四个维度将恢复重建分成经济、社会、环境和心理恢复重建四个类别。

从灾难社会学的角度看，灾难可以看作是"人为的"，因为正是人类缺乏有效的防范措施才使危险演化成了灾难。换言之，灾难是人类系统和环境的相互作用，当人类系统易受某一环境事件损害时，或者当这个系统因为它自身的技术、破坏事件易受到损害的时候，人类系统的社会结构和社会功能就能变得脆弱，灾难就可能发生。而灾后的社会恢复重建就是受害者通过自我重组和外界的支持来适应这个已经被打乱了正常适应模式的环境的过程。因此，广义的灾后社会恢复重建实际涉及经济、环境、社会、心理等各个方面。本节主要讲述灾后社会恢复重建。

（三）灾后社会系统重建中社会关系的作用

中国传统社会讲求伦理、社会关系，习惯于将一切方面都放到伦理关系中去思考，包括经济和社会生活。灾区重建工作能顺利进行的前提条件是建立在一定社会基础之上，依赖于社会活动中与他人的合作、组织、交换、竞争、支配关系等社会关系或社会过程。这里的社会基础概念是相对于经济建设而言，其基本内容包括社会行动、社会关系网络、社会资本、社会组织、社会制度、人力资本和社会信念等方面。在灾后重建过程中表现的"经济行为和经济体系"是"社会行为和社会体系中的一种形态或下属部门"。在几起地震灾后调查中发现，受访者中近八成的人表示在灾后通过各种互助、帮扶、合作等方式与其他村民的关系更为亲密，有近 2/3 的人表示自己在灾后的人际关系网络变大了。灾区试点贫困村社区互动现象明显，由此可见，灾后个体社会经济生活的恢复有赖于社会关系网络。

所以，灾后个体生活重建和恢复需要社会行动的支持，而这种支持存在于社会关系网络中。这种多线的结合，其明显特征就是灾后重建中进行社会互助的个体双方共同享有多种长远且稳定的利益。所有的社会关系，包括各种血缘关系、亲缘关系、地缘关系、业缘关系等，都可能发展成为社会关系网络，也都可能为经济行动提供社会支持。这种社会关系网络支持在个体面临巨大的自然灾害后的社会生活、经济市场、精神状态恢复中必不可少。实证研究表明，中国人际关系具有一定的延续性，这种持久的关系网络在社会中形成了一种特定的信任结构，促进了社会生活的合作与交换，成为灾后重建中可利用的社会资源之一。

二、恢复重建的分类

灾后重建需与灾害经济学、灾害国土学、灾害环境学、灾害规划学等学科结合，辅以城镇建设、乡村建设的理论，因地制宜地展开。灾后重建从性质上来说，可以分为搬迁重建和原址重建两种形式。从类型上来说，可以分为综合重建和分项重建。前者如一座城镇的重建，后者如一座学校、一家工厂、一座仓库、一段公路的重建等。从内容上来说，可分为三类：全部重建、部分重建、修缮为主。此外，灾后社会恢复重建不仅要使受灾公众的基本生活在灾后尽可能快地得到保障，还包括使受灾公众的生活达到或更高水平的长期努力。因此，依据恢复期的长短，可将灾后社会恢复重建分为短期恢复重建和长期恢复重建。

（一）短期恢复重建

在灾害发生之后迅速展开，包含建立临时避难所、恢复基础设施、评估灾害损失、进行捐赠管理等。可归纳为以下八个方面。

1. 灾害影响区域的返回　在确保灾民安全的情况下，灾民可以返回受灾害影响的区域。

2. 临时避难所　为受灾害影响的社会公众提供最基本的生活条件。

3. 基础设施的恢复　这包含对管道、电线、街道、桥梁、路标和路灯进行恢复，使医院、警察局、政府办公室得以运转，消防站、水处理厂、公交运输候车厅、公共工程停车场、电站、电视和广播台、电话交换设施正常运作等。

4. 灾后垃圾的管理　灾后垃圾管理应指定临时场所，把回收物和不可回收物区分开来，并将不可回收物转到永久性处理场所。

5. 应急拆除　对在灾害中受到严重损害、可能倒塌的建筑进行评估，以决定是否对其进行应急拆除。

6. 维修许可　对其他地区参与恢复重建的建筑承包商进行登记、监督和管理。

7. 捐赠管理　对捐赠品的接受、分类做好运送和分发的准备。

8. 灾害援助　招募、接收和培训足够的工作人员、社会工作者，以帮助灾民渡过难关。

（二）长期恢复重建

长期恢复重建往往从经济社会发展的高度，进行全面规划，以促进灾区经济社会发展，增强减灾、防灾能力。它包含土地用途的改变、建筑标准的增强、经济的发展、环境的修复、灾害的纪念等。主要包括以下七个方面：

1. 危险源控制与区域保护　在受到灾害影响的区域，改变土地利用和建筑规范以降低社会的脆弱性。

2. 公共卫生恢复　尽可能保证灾民的生理、心理健康少受灾害影响。

3. 经济发展　制订灾区经济复兴计划，促进灾区经济发展。

4. 基础设施的弹性　增强基础设施的抗灾害能力，降低基础设施的脆弱性。

5. 历史遗迹保护　保护历史性建筑使其不受灾害影响。

6. 环境修复　消除灾害给自然环境和人文环境带来的不利影响。

7. 灾害纪念　纪念遇难者，安抚受伤的社会公众。

三、恢复重建的过程

1977 年，美国学者哈斯·凯茨和鲍登提出恢复重建需要四个阶段：①前冲突阶段，尽可能地制定预防或者缓解的策略；②应急阶段，主要是灾害发生，正常活动暂停；③恢复阶段，损失的公共设施，如水、电、通信等能够再次运行，被疏散者返回城镇；④重建阶段，受灾地区的社会经济活动重回灾前水平甚至获得新一轮的发展。

近年来,美国学者将地方的恢复重建细化成十个步骤:重建组织、吸纳公众参与、协调机构和团体、确认受灾地区的情况、评估问题并确认机会、设定目标、探讨各种战略、规划行动、达成一致的行动计划、实施和评估计划。

我国学者王宏伟提出恢复重建的五个阶段:

1. 准备阶段 建立应急事件恢复重建领导小组,对受灾地区的状况进行评估。

2. 计划阶段 领导小组根据评估的情况,制订有针对性的恢复重建计划,并向执行部门和社会公众公布。

3. 实施阶段 实施恢复重建计划;为恢复重建动员、整合各种资源。

4. 验收阶段 对恢复重建工作进行验收和评估。

5. 反思阶段 站在应急管理的高度,对恢复重建工作进行反思,并将经验教训纳入未来的防灾、减灾规划。

恢复重建的过程涉及重建家园、除旧布新、恢复就业和企业运营、永久性的修复和重建基础设施等。由于不同地区的具体情况并不相同,恢复重建过程也具有多样性。但任何类型的恢复重建,我们都不能忽略总体灾害恢复的理念,即在灾后恢复重建的过程中,要保持和提高生活质量,提高公众决策参与度,维护社会平等,抓住经济发展机遇,改善环境质量,提高灾后恢复力。

四、灾后重建视域下的社会治理重构逻辑

社会有其正常运行规律,但当遇到巨大自然灾害冲击和干预时,原有的社会关系、结构等被改变,社会便无法按照以前轨迹运行,需依照新的形势进行重构,以使其正常乃至更好地运转。在这样的螺旋式、非线性演化中,社会变迁的每一个周期都是一个完整的重构过程。然而,由于社会场景的复杂性、多元性、时代性、地域性,每一情境下的重构过程并不一致,但仍遵循着基本逻辑。重特大自然灾害后的社会重构即是如此。随着社会变迁,受灾地域的社会重构呈现典型的规律性特点。

(一)重大自然灾害的两面性

在与灾害的"共生环境"中不断进步和发展,

所以,自然灾害对社会的变迁有一定的积极作用。然而,重特大自然灾害对受灾地域的破坏性是多方位的。当重特大自然灾害发生后,受灾地域不仅遭受经济上的巨大损失、人员上不同程度的伤亡,而且原有的常态社会发展进程、政府既定的治理规程、居民的生产生活方式和社会关系被瞬间打破,整个地域的治理体系需要通过物质层面的重建和社会层面的重构方可进入正常的运行轨道。灾后重建视域下的社会重构实际上反映了一个"稳定—重建/重构—再稳定"的变迁过程。

(二)灾后重建具有时序演进性

相对于社会重建,社会重构只有在社会"解构"前提下发生,且意味着社会经历发展、创新、升级后达到良性状态。因此,社会重构不仅体现了从"恶性运行状态"或"中性运行状态"向"良性的社会运行状态"转变的完成,而且呈现出社会从"量变"到"质变"的动态累积过程。一般受重特大自然灾害冲击的地域,从灾害发生到社会重构基本完成,一般经历四个时期:一是灾前时期,这一时期受灾地域处于常态运行状态;二是受灾时期,这一时期较短,房屋、财物、公共道路、人员,原有的一切被瞬间摧毁,幸存的人们生产生活不仅遇到困难,甚至会倒退到混乱状态;三是灾后恢复重建时期,包括房屋、道路、伤员救治、心理修复、社会组织等物质重建和社会重建两大内容,这一时期可能耗费数年或数十年,取决于受灾地域的修复能力或恢复能力的大小,社会重构叠加在这一过程中;四是后重建时期,这一时期社会秩序和社会治理基本恢复,受灾地域经济社会发展恢复到灾前水平,但社会领域的重构仍在持续。

(三)重构驱动因素具有复合性

重建地域社会变迁的因素是多元的、综合的,包括内外两大层面,有机联系形成复合型的驱动因素体系。外部驱动因素对受灾地域社会重构进程发挥着推动、催化、引导或阻碍作用,包括灾情大小、灾害治理体制、宏观发展形势、恢复重建政策、市场和社会条件等方面。内部驱动因素直接决定着受灾地域社会重构中产业的发展路径选择,重构的水平、速度、质量或层次,包括受灾地域的区位条件、产业基础、自然资源(主要指土地)禀赋、行为主体的认知与能力、文化习俗和居住形态等多个方面。这其中,行为主体的认知与能力

贯穿于灾后重建及其社会重构过程始终,在利用内外影响因素中发挥着关键性作用。根据影响社会重构的主要因素,可以对灾后重建视域下的社会重构进行类型划分。如依据灾害治理体制不同,可将受灾地域的社会重构划分为"外力援助型""自力更生型""内外结合型"三种类型;依据社会重构水平、速度和质量层次的不同,可将受灾地域的社会重构划分为"跨越式""渐进式""缓慢式""恢复式""倒退式"五种类型;根据恢复重建后主要变化的不同,可将受灾地域的社会重构分为"空间重组型""产业重塑型""人口变动型""制度创新型""组织创新型"等类型。

（四）重构目标具有多维性

对受灾地域而言,利用重建契机实现社会发展,是灾后重建效率和效益最大化的最优选择。所以,灾后重建视域下的社会重构目标并不单一,而是"社会秩序恢复—社会资本改善—社会治理水平提升"形成的三维架构。"社会秩序恢复"更多的是考验国家和受灾地域政府的灾害治理能力,甚至国家综合实力。社会资本改善是建立在秩序恢复基础上的,可以是微观个体社会关系改善、社会结构优化、宏观社会运行效率提升,或三者中的某一方面。判断社会资本是否改善的指标有很多,但最明显的是社会关系与灾前相比是否变好,因为如果不如灾前阶段,说明社会没有取得发展。社会治理水平提升是灾后重建的最突出目标。从"解构"到"重构"需要恢复重建,更需要对社会治理进行创新和改变。治理水平提升体现在如下四个方面:社会治理格局是否完善、社会治理体系是否健全、社会治理的方式是否适应经济社会发展的水平、社会治理的效率是否高效。新时代背景下,社会治理水平提升的最显著特点是要实现社会化、法治化、智能化、专业化的水平。

灾后重建视域下,"最优状态"的社会重构是在社会秩序恢复基础上,受灾地域的社会资本实现了良性改善,而且社会治理水平（包括应对灾害的治理能力以及社会发展的诸方面）取得了有效发展。但受制于前述相关驱动因素掣肘,达到"最优状态"是一种理想情境,或者需要一定的时间,或者更需要内外驱动因素在行为主体引领下有效施策方可实现。

五、灾后社会治理体系重建与实践

居民安置及其后的管理与适应是灾后社会重建中的一个重要问题。灾后安置灾民时,单单考虑解决其房子问题是远远不够的,还要考虑不同村落居民在新小区、新环境和睦相处。灾后安置中往往以下三个方面的问题比较突出:一是因跨区域安置带来的行政管理和集体经济组织关系的矛盾。城镇化的集中居住模式改变了传统的自然村落的散居状态,高达40%的跨村（社区）和跨镇乡的集中安置,更是带来诸如户籍、集体经济组织关系等一系列的行政管理和社会治理问题。二是集中居住后引发的社会管理问题加剧,由于灾后重建小区多为开放式小区,流动人口增多,导致了集中居住后个别矛盾纠纷容易转化、升级为群体矛盾,矛盾数量增多、化解难度增大。三是集中安置区居民的思想观念、自治意识、法治意识和生活习惯跟不上居住方式的改变,主动参与小区治理意识较弱,普遍法治观念不强。针对这些问题,当地政府采取了培育自治组织,健全治理架构;打防管控结合,强化治安管理;增强调解力量,化解矛盾纠纷;"三防联动,保证小区安全"等综合治理措施,取得较好治理效果。针对不同地域,不同灾害类型和后果,各级政府应因地制宜,采取适合于本地区、本次灾害特点的灾害社会恢复重建模式和具体工作方式。

（周荣斌　孟新科）

第二节　机构恢复重建

灾害的恢复重建涉及许多机构的功能重建,本节主要介绍医疗服务功能、卫生监督功能的恢复重建。

一、医疗服务功能的重建

灾害造成大量的患者,同时也给医疗服务带来巨大的损失。灾害可能造成医疗用房、医疗设备、医疗活动保障设施的毁损,医疗物资及医疗经费的缺乏,医务人员的伤亡流失等。因此,尽快恢复灾区医疗服务功能,重建医疗服务体系,保障并满足医疗服务需求,是医疗服务机构面临的重要课题。医院是医疗救助的主要承担者,其作用不容忽视，但地震等灾害往往会导致医院救治工作的中断或瘫痪，使其无法正常发挥医疗救治功能。医疗建筑灾后重建是保证医疗服务功能的基础，健全的医院灾害应急体系是灾后医疗机构重建的核心，政府统一协调、对口帮扶是医疗机构恢复重建的重要支柱。

紧急医疗救援和医疗服务重建是两个相互重叠的工作内容，在早期紧急医疗救援阶段实际上就开始了恢复重建工作。

（一）重建起始阶段

灾害发生后 24 小时 ~1 周，医疗活动可在帐篷内进行，医疗器械可以进行简易煮沸消毒，可以进行一般内科病的诊治、外科清创和紧急手术，注意特殊感染，如气性坏疽等病的发生和传播。

（二）重建第 2 阶段

灾害发生后 1 周 ~1 个月内，医疗机构在清理废墟的基础上可重新选址，搭建一定数量的医疗帐篷，有条件的可选用有通风设施的帐篷，接受各种药物和器械捐赠，设立必要的临床科室，科室设置至少包括注射、输液室、消毒室，外科清创换药室、传染科或腹泻门诊、内外科留观室、紧急处置室、医疗物资仓库、医疗废物集中收集点等。

（三）重建第 3 阶段

灾害发生后 1~6 个月，继续完善帐篷医院的医疗设施和急救设施，完善必要的药品配备，可增加小儿科、妇产科、皮肤科、心理疏导室、功能检查室、化验室、病区等。个别医疗用房经鉴定可使用的可以恢复部分核心医疗用房。尽早启动并完成板房医院的建设。应及时设立病案记录，包括门、急诊和病房的患者病历书写。由于患者数量较多，病区床位拥挤，要严防院内感染的发生。此阶段应争取及早开展预防免疫接种工作。

（四）重建第 4 阶段

灾害发生后 6 个月 ~1 年内，医疗活动在板房医院内进行。应该设置较完整的临床科室（如增加急诊室、中医针灸、理疗等）和必要的行政用房。进入板房后，可以因地制宜，结合当地情况，开展常规手术；门诊、病房应该保持通风，装空调的要定时通风，各诊疗场所应每日严格、定时消毒，开展常规空气细菌培养。传染科或肠道门诊应设置单独进出口，相对隔离。此阶段通常可以基本恢复到原医院的灾前水平，但规模可以适当

缩小，以节约资源用于永久性重建。

（五）重建第 5 阶段

灾害发生 1 年后，在恢复医院基本医疗用房和医疗设备的基础上，医院搬入楼房，开始完全正常的医疗活动。建设固定医疗建筑是这个阶段主要恢复重建的重点工作之一。医疗建筑灾后重建的原则包括：一是确保医疗建筑的结构安全；二是医疗建筑非结构部分和关键系统的安全；三是提高医院的应急抗灾能力；四是确保医院的绿色和生态。在恢复重建医疗建筑时需要注意医院安全性、医院室内外环境、医院可持续发展、医院建材与色彩，同时需要注意以人为本等问题统筹兼顾。

二、疾病控制三大体系的恢复

（一）传染病监测体系

灾后疾病控制工作的重建，首先必须重建疾病监测体系，恢复疾病监测工作，尤其是传染病监测体系的恢复。

灾后应开展传染病和突发公共卫生事件监测系统现状评估，了解人员伤亡、房屋与硬件受损、中断等情况，以及新建立的居民临时安置点、学校等是否落实专人开展传染病监测。在评估的基础上，及时恢复并完善各级各类医疗卫生机构的传染病网络直报和突发公共卫生事件报告和管理工作。

灾后建立的大范围灾民临时安置点、临时学校，是传染病监测的工作重点。应根据具体情况，制订并落实灾民临时安置点、学校、各级各类医疗机构及临时医疗救助点的急性传染病监测工作计划和方案，重点加强发热门诊和肠道门诊的规范化建设，加强疫情监测人员的培训、指导工作，防止工作出现脱节。

传染病监测体系的远期（半年后）目标，重点是要加强传染病和突发公共卫生事件监测的能力建设。在初步恢复的基础上，重点加强县（市）级疾病控制机构监测技术的能力建设，完善各项突发公共卫生事件应急预案，深化传染病疫情和突发公共卫生事件监测预警工作，开展监测预警业务培训，健全各项监测工作方案和制度。

（二）免疫规划体系

灾后免疫规划工作受阻，主要体现在以下几

方面：一是医师计划免疫管理工作的受阻，主要包括计划免疫档案遗失、工作电脑损坏等；二是冷链设施受损以至于完全失效，不能有效地储存及转运疫苗；三是房屋受损，无法规范开展儿童计划免疫接种工作。

免疫规划体系受损情况的评估，是重建免疫规划体系的关键。首先，应开展免疫规划体系受损情况评估，了解不同乡镇人员伤亡、房屋损坏、冷链受损情况；其次，应了解灾区儿童伤亡情况，科学评估震后免疫规划工作压力。在此基础上，有重点、有针对性地分布开展免疫规划体系重建工作。

计划免疫工作重建日程要求：灾后3个月内，全面恢复儿童计划免疫常规接种门诊，恢复各乡镇计划免疫接种点，按国家规定的计划免疫信息报告要求，实行接种率常规报告常态化；灾后1年内，分阶段重点规范计划免疫接种门诊建设和计划免疫接种服务，按照《预防接种工作规范》的要求设置预防接种门诊，完善冷链建设，加强人员培训，建立健全接种门诊各项工作制度，规范工作程序，强化安全接种，落实入学儿童查验预防接种证制度；灾后2年内，建立较为完善的计划免疫服务体系，计划免疫接种门诊覆盖率达100%，所有计划免疫接种门诊功能分区合理，各项工作制度健全，冷链运转和维护正常，计划免疫相关疾病的疫情监测、预防控制工作正常进行。

（三）卫生监督体系

1. 救灾阶段（灾后1个月） 灾后2天内，灾区卫生监督机构的主要任务是加强对医疗急救、饮食安全、饮水安全的指导，协助地方政府组织、指导自救工作。

灾区自救能力是有限的，这段时间（大约1个月）卫生监督机构的工作主要应靠非灾区兄弟卫生监督执法机构帮助开展。国家或者省级政府应根据灾情程度，合理选派外地卫生监督队伍赴灾区开展卫生监督工作。

灾区卫生监督机构在外援卫生监督队伍的支援下，应有重点地进行功能恢复重建工作：一是建设临时办公场所，灾后初期，可以搭建临时帐篷，随着条件逐步改善，应搭建活动板房作为临时办公场所。二要配备急需的现场快速检测仪器，主要用于食品、饮用水、消毒效果检测方面。三要

在提高监督检查能力方面进行援助，此阶段，卫生监督执法机构的工作方式应由平时的监督执法、案件查处转变为以检查指导、督促规范为主，树立服务理念，要确立功能恢复重点，把重点放在餐饮卫生、饮用水卫生和传染病防治方面，使灾区卫生监督队伍的检查指导能力迅速得到恢复和提高。

2. 对口支援阶段（灾后2个月~1年） 经过1个月的救灾及恢复，灾区人民的生活条件已经得到初步改善，卫生秩序也得到相应的恢复，进入对口支援阶段。外援卫生监督执法机构根据受援方提出的目标和需求，共同协商，委派高素质的卫生监督执法队员，拿出明确的经费支持、设备支持等对口支援恢复重建方案和时间表。这阶段是灾区卫生监督执法机构功能恢复重建的关键时期。灾区卫生监督执法机构要实现两大目标：一是监督执法机构除房屋外，其他硬件建设基本要恢复到震前水平；二是监督队伍的监督执法能力要完全恢复到震前水平。

灾区监督执法机构的硬件建设可通过3个途径实现：一是对口支援地监督执法机构或者同级政府援助经费和设备，按照原卫生部《卫生监督机构建设指导意见》帮助灾区监督机构建设临时用房，购买车辆、办公设备、取证设备等；二是灾区上级政府财政乃至中央财政给予扶持，资助经费或设备；三是靠各界捐款资金补贴经费缺口。

在机构恢复重建的同时，加快队伍监督执法能力恢复重建。队伍能力建设可采取2种方式：一是援助单位派各专业骨干人员到受援单位，从理论到实践全面培训受援监督机构监督执法人员；二是受援单位分批派监督执法人员到援建单位进行中短期学习。

3. 全面恢复阶段（灾后1~3年） 第一，要全面建设永久性办公用房，经费应由本级或上级政府财政为主，有条件的可以申请援助项目基金或扶持贷款；第二，要进一步加强队伍建设，国家或者当地可以出台相应的优惠政策，吸引优秀卫生监督人才或大学毕业生到灾区工作，为灾区恢复重建贡献力量；第三，原先进行对口支援的单位，要继续予以帮助，可改变援助方式，选派有管理经验或者领导能力的同志到灾区监督机构挂职指导。同时定期派出专家到受援单位进行有目的的指导和培训，重点提高灾区卫生监督机构专项整

治工作组织实施能力和大案要案查处能力,帮助灾区全面恢复重建。

(周荣斌 孟新科)

第三节 灾后社会秩序恢复重建

完整的灾难救援及预防体系包括灾前预防、灾时估计和灾后重建三个环节。中国当前正处于社会转型期,现有的社会保障与救济体系在恢复重建问题上显得力不从心,灾后重建仍面临许多难题。

一、非政府组织作用的发挥

在灾害发生后的恢复重建过程中,政府应该统揽全局,起到主导作用,同时,值得注意的是政府不应该成为恢复重建的主体。灾后重建特别是社区重建的过程中应努力建成政府主导、非政府组织共同参与的多元的灾后重建体系。

非政府组织或者临时的居民自发组织在灾后正式制度系统出现混乱的时,可以有效地组织灾民积极参与到灾后重建的过程中来,起到弥补制度真空的作用。另外,非政府组织还可以在灾后重建的过程中在受灾公众和政府之间起到沟通桥梁的作用,这样可以对政府灾后治理工作中可能存在的不足起到有益的补充,帮助受灾居民和受灾社区更快、更好地恢复正常生活。

灾后社会恢复重建要落到实处,必须依靠基层组织扎根社区,与民同行。但我国面临的两难困境是掌握资源的基层政府无力或者不愿扎根社区组织群众从事长期而深入的社区工作,而愿意扎根社区从事社区重建工作的组织(如志愿者和社会工作者)却没有资源。这就要求我们必须大力发展非政府组织。

二、社会公众对恢复重建的参与

外部援助式的灾后重建是一把双刃剑,一方面,它在灾后积极开展受灾群众的生命保护、基础设施建设、社会经济秩序恢复、灾害损失补偿等活动,及时有效地满足了群众最紧迫的需求,有利于受灾民众恢复正常生活;另一方面,从可持续性看,这一救助行为也会强化灾民的依赖心理,弱化灾民作为受助者的能力。在我国,从灾后社会恢复重建的决策到实施过程,"等、靠、要"思想严重,公众社会参与程度较低,自力更生精神不足。近年来,中国的经济飞速发展,公众生产自救、合作互救的观点逐步建立,社会参与度有了一定的改善。在灾后恢复重建过程中,我们不仅要消除公众"等、靠、要"思想,增强自力更生能力,提高公众社会参与度,还要及时、准确地发布相关信息,注意培养公民意识、塑造公民精神,提高公众的决策参与度。在恢复重建的过程中吸纳尽可能多的突发事件的利益相关者参与决策,集思广益,解决问题。

三、灾后保险和社会捐赠

在恢复重建的过程中,政府下拨救灾款项帮助灾区恢复生产和生活秩序,是灾后重建的主要资金来源。灾害保险和捐赠的作用也不可轻视。灾害保险的优势十分突出,首先,它可以集中全社会的力量对灾害损失进行补偿,具有转移风险的作用;其次,灾害保险可以适应灾害补偿波动的需求,自我调适能力强。

四、社区恢复重建

张和清教授提出灾后重建阶段需要正视的问题:一是有关社区建设问题。当紧急救援、过渡安置、清理废墟、搭建板房等工作完成后,便转入漫长而细致的灾后社区恢复重建阶段。抗震救灾时期出现的诸如资源分配不公、补偿政策落实不到位、盲目拆迁等关于民生问题必须引起足够重视。二是有关基层政府建设问题。灾后重建除了房屋、道路、水电等硬件设施的恢复重建外,最艰巨的任务是社区重建,汶川和玉树共同面临的问题是在临时安置区内社区基层组织(居委会、村委会)工作能力的差距。要保证社区重建落到实处,必须依靠基层组织扎根社区,与民同行。

五、社会资本和人力资本

社会资本和人力资本在灾后恢复重建的过程中起到了补充的作用。

(一)个体层次的社会资本

个体层次的社会资本对于灾后恢复的作用相当明显。首先,个体层次的社会资本对灾后正式援助(来自政府或其他正式社会组织的援助)和非正式援助（来自社会网络成员的金钱、物质及非物质帮助）具有不同的影响。不同网络结构可以提供不同的社会资源，并影响灾民的求助和提供帮助的行动。网络规模越小、网络中强关系越高的成员会带来更强的归属感，从而加强成员的社会交换，因此，此类受灾者更可能寻求并获取非正式支持；相反，网络规模越大、网络成员中亲戚朋友（强关系）的比重越低，这种情况下更便于信息和资源的流动，因此拥有此类资源的受灾者获得正式援助的可能性更高。

其次，个体层次的社会资本对于受灾地区灾后社会恢复的作用明显。网络资源越丰富，受灾者获取的援助越多，这也就越有利于受灾地区灾民的社会恢复。另外，网络规模和网络构成的作用不可小视，网络规模越大、强关系构成越低的网络构成的家庭恢复更快。但是，社会资本带来的影响并非都是积极的。比如，灾后一些弱势群体的脆弱性更强，更容易受到灾害的影响，但他们在灾后恢复的过程中更依赖自己的强关系网络，依赖于非正式援助的获取，忽视了正式援助，对其经济恢复产生更为不利的影响。

（二）群体层次的社会资本

群体层次的社会资本主要体现在社会参与、信任、社会规范、公民组织等方面。社会参与水平特别是政治参与水平越高，居民获取正式和非正式援助的可能性就越高，反之则越低。公民社会参与水平对灾后恢复重建的影响是不确定的。在我国，公民的社会参与水平与灾后恢复呈负相关。主要由于中国的公民社会参与程度比较低，当他们在资源分配的过程中利益受损而无法通过正常渠道表达的时候，或许只能采用一些极端的方式。因此，此时公民的社会参与水平越高，越不利于灾后恢复。但是，灾区内基于居民自愿参与的各种公民组织和非政府组织在灾害发生后，既可以弥补政府减灾过程中的不足，又可以在政府和民众之间起到沟通的桥梁作用。

（三）人力资本

人力资本对于获取正式或非正式援助有一定的影响，但受教育年限对正式援助的获取是否存在影响是一个需要进一步探讨的问题。美国学者贝格斯研究认为，受教育年限对于灾后正式或非正式援助的获取都没有影响。我国学者赵延东认为，家庭成员的受教育年限对于灾后正式或非正式援助的获取都存在显著的负相关。人力资本和灾后恢复重建的关系比较复杂。

由此可见，虽然政府是灾后社会恢复重建的主体，政府通过制订一系列指令性的计划、建立应急管理系统等方式来进行灾后恢复。但这仍需要社会资本、人力资本等社会力量的补充，通过社会资本和人力资本的开发为灾后恢复重建提供社会支持。因此，在灾后恢复重建过程中，政府部门除了为灾民和灾区提供物质援助、重建当地的基础设施外，还应积极组建当地的社会网络，充分利用当地的社会资本和人力资本等，重视非政府组织的作用，吸纳居民的广泛参与，帮助灾民更好、更快地恢复到正常生活中来。

（周荣斌　孟新科）

参 考 文 献

［1］中华人民共和国国家质量监督检验检疫总局,中国国家标准化管理委员会.地震现场工作第3部分:调查规范:GB/T 18208.3—2011［S］.北京:中国标准出版社,2012.

［2］中华人民共和国国家质量监督检验检疫总局,中国国家标准化管理委员会.地震应急避难场所 运行管理指 南:GB/T 33744—2017［S］.（2017-05-12）［2019-12-20］.https://www.doc88.com/p-48373125984639.html.

［3］中华人民共和国国务院.突发公共卫生事件应急条例［EB］.（2003-05-09）［2019-12-20］.http://www.gov.cn/gongbao/content/2011/content_1860801.htm.

［4］中华人民共和国国务院办公厅.关于促进通用航空业发展的指导意见:国办发〔2016〕38号［EB］.（2016-05-17）［2019-12-20］.http://www.gov.cn/zhengce/content/2016/05/17/content_5074120.htm.

［5］中华人民共和国建设部.建筑地震破坏等级划分 标 准:(1990) 建 抗 字 第377号［EB］.(1990-07-20）［2019-12-20］. http://www.doc88.com/p-0157335160033.html.

［6］中华人民共和国住房和城乡建设部,中华人民共和国国家质量监督检验检疫总局.防灾避难场所设计规范:GB 51143—2015［S］.北京:中国建筑工业出版,2015.

［7］中华人民共和国住房和城乡建设部.建筑震后应急评估和修复技术规程:JGJ／T 415—2017［S］.（2017-2-20）［2019-12-20］.https://www.doc88.com/p-5897843085849.html.

［8］中华人民共和国国家质量监督检验检疫总局,中国国家标准化管理委员会.建(构)筑物地震破坏等级划分:GB/T 23445—2009［S］.北京:中国标准出版社,2009.

［9］中华人民共和国住房和城乡建设部,中华人民共和国

国家质量监督检验检疫总局.建筑工程抗震设防分类标准:GB 50223—2008［S］.北京:中国建筑工业出版社,2008.

［10］中华人民共和国住房和城乡建设部,中华人民共和国国家质量监督检验检疫总局.建筑抗震设计规范:GB 50011—2010［S］.北京:中国建筑工业出版社,2010.

［11］中华人民共和国住房和城乡建设部,中华人民共和国国家质量监督检验检疫总局.建筑设计防火规范:GB 50016—2014［S］.北京:中国计划出版社,2015.

［12］中华人民共和国住房和城乡建设部.建筑震后应急评估和修复技术规程:JGJ/T 415—2017［S］.北京:中国建筑工业出版社,2017.

［13］中华人民共和国住房和城乡建设部.危险房屋鉴定标准:JGJ 125—2016［S］.北京:中国建筑工业出版社,2016.

［14］中华人民共和国住房和城乡建设部.震后房屋建筑安全应急评估管理暂行办法:建质〔2016〕253号［EB］.（2016-11-16）［2019-12-20］.http://www.mohurd.gov.cn/wjfb/201611/t20161130_229686.html.

［15］中华人民共和国住房和城乡建设部工程质量安全监管司.震后房屋建筑安全应急评估技术指南:建质 抗 函〔2016〕84号〔EB〕.（2016-10-17）［2019-12-20］.http://www.mohurd.gov.cn/wjfb/201611/t20161129_229670.html.

［16］中华人民共和国住房和城乡建设部,中华人民共和国国家质量监督检验检疫总局.自动喷水灭火系统设计规范:GB 50084—2017［S］.北京:中国计划出版社,2017.

［17］Adams T, Stacey E, Stacey S, et al. Exertional heat stroke［J］. British journal of hospital medicine, 2012, 73（2）: 72-78.

［18］Appelbaum RA，Coberly TR. National search and rescue manual volume i：national search and rescue system ［EB/OL］.（1991-02-01）［2019-04-08］. https：// docplayer.net/23888019-Joint-pub-3-50-national-search-and-rescue-manual-volume-i-national-search-and-rescue-system.html.

［19］Armed Forces Health Surveillance Bureau. Update： Heat illness，active component，U.S. Armed Forces， 2016［J］. Msmr，2017，24（3）：9-13.

［20］Atha WF. Heat-related illness［J］. Emergency medicine clinics of North America，2013，31（4）：1097-1108.

［21］Azi N，Gendreau M，Potvin JY. An exact algorithm for a single-vehicle routing problem with time windows and multiple routes［J］. European Journal of Operational Research，2007，178（3）：755-766.

［22］Babbs CF. The evolution of abdominal compression in cardiopulmonary resuscitation［J］. Acad Emerg Med， 1994，1（5）：469-477.

［23］Badiali S，Giugni A，Marcis L. Testing the START Triage Protocol：Can It Improve the Ability of Nonmedical Personnel to Better Triage Patients During Disasters and Mass Casualties Incidents［J］. Disaster Medicine and Public Health Preparedness，2017，11 （3）：305-309.

［24］Bazyar J，Farrokhi M，Khankeh H. Triage Systems in Mass Casualty Incidents and Disasters：A Review Study with A Worldwide Approach［J］. Open Access Macedonian Journal of Medical Sciences，2019，7（3）： 482-494.

［25］Bolduc C，Maghraby N，Fok P，et al. Comparison of Electronic Versus Manual Mass-Casualty Incident Triage［J］. Prehospital and Disaster Medicine，2018， 33（3）：273-278.

［26］Bouchama A，Knochel JP. Heat stroke［J］. The New England journal of medicine，2002，346（25）：1978-1988.

［27］Butcher A，Hafrier JW，Khan I，et a1. 32 effectiveness of two rescue airway devices for difficult intubations in a helicopter emergency medical service setting［J］. Ann Emerg Med，2015，66（5）：S11.

［28］Carl H，Schuitz MD，Kristi L，et al. Implications of hospital evacuation after the Northridge，California， earthquake［J］. N End J Med，2003，348（3）：1349-1355.

［29］Casa DJ，DeMartini JK，Bergeron MF，et al. National Athletic Trainers'Association Position Statement： Exertional Heat Illnesses［J］. Journal of athletic training，2015，50（9）：986-1000.

［30］Casey Bond. 68W Advanced Field Craft：Combat Medic Skills［M］. Boston：Jones and Bartlett Publishers， 2010.

［31］Chang TP，Santillanes G，Claudius I，et al. Use of a Novel，Portable，LED-Based Capillary Refill Time Simulator within a Disaster Triage Context［J］. Prehospital and Disaster Medicine，2017，32（4）：451-456.

［32］Cicero MX，Whitfill T，Walsh B，et al. 60 Seconds to Survival：A Multisite Study of a Screen-based Simulation to Improve Prehospital Providers Disaster Triage Skills［J］. AEM Education and Training，2018， 2（2）：100-106.

［33］El-Tawil S，Aguirre B. Search and rescue in collapsed structures：engineering and social science aspects［J］. Disasters，2010，34（4）：1084-1101.

［34］Epstein Y，Yanovich R. Heatstroke［J］. The New England journal of medicine，2019，380（25）：2449-2459.

［35］Florian H，Michael S，Markus L. Comparison of the AVPU scale and the pediatric GCS in prehospital setting ［J］. Prehosp Emerg Care，2016，20（4）：493-498.

［36］Gebhart ME，Pence R. START Triage：Does it work ［J］. Disaster Management and Response，2008，5（5）： 68-73.

［37］Ghanbari V，Ardalan A，Zareiyan A，et al. Ethical prioritization of patients during disaster triage：A systematic review of current evidence［J］. Int Emerg Nurs，2019，43：126-132.

［38］Gregory R. Ciottone. 灾害救援医学［M］. 郑静晨，彭碧波，译. 北京：中国科学技术出版社，2014.

［39］Gunn SWA，Masellis M. 人道医学理论与实践［M］. 孙海晨，周荣斌，译. 北京：人民卫生出版社，2011.

［40］Gunn SWA. 灾难医学与人道救援词典：第2版［M］. 孙海晨，周荣斌，译. 北京：人民卫生出版社，2000.

［41］Gurdeep S，Harvinder S，Philip R，et al. Intranasal Use of QuickClot in a Patient with Uncontrollable Epistaxis ［J］. Med J Malaysia，2006，61（1）：112-113.

[42] Hai H, Ya-rong H, Xin-miao D, et al.Chief complaints associated with mortality involving civilian transport after Wen-chuan earthquake[J]. Eur J Emerg Med, 2014, 21(5): 364-367.

[43] Hamaya H, Hifumi T, Kawakita K, et al. Successful management of heat stroke associated with multiple-organ dysfunction by active intravascular cooling[J]. The American journal of emergency medicine, 2015, 33(1): 124.e5-e7.

[44] Hanson B, Roberts L. Resiliency in the face of disaster [J]. Science, 2005, 309(5737): 1029.

[45] Hayashida K, Kondo Y, Hifumi T, et al. A novel early risk assessment tool for detecting clinical outcomes in patients with heat-related illness (J-ERATO score): Development and validation in independent cohorts in Japan[J]. PloS one, 2018, 13(5): e0197032.

[46] Hess JR, Holcomb JB, Hoyt DB. Damage control resuscitation: the need for specific blood products to treat the coagulopathy of trauma[J]. Transfusion, 2006, 46(5): 685-686.

[47] Hifumi T, Kondo Y, Shimazaki J, et al. Prognostic significance of disseminated intravascular coagulation in patients with heat stroke in a nationwide registry[J]. Journal of critical care, 2018, 44: 306-311.

[48] Hogan DE, Burstein JL, Disaster Medicine[M]. 2nd ed. Philadelphia: Lippincott Williams & Wilkins, 2007.

[49] Hosokawa Y, Nagata T, Hasegawa M. Inconsistency in the Standard of Care-Toward Evidence-Based Management of Exertional Heat Stroke[J]. Frontiers in physiology, 2019, 10: 108.

[50] Hu H, He Y, Zhang S, et al. Streamlined focused assessment with sonography for mass casualty pre-hospital triage of blunt torso trauma patients[J]. American Journal of Emergency Medicine, 2014, 32(7): 803-806.

[51] Iserson KV, Moskop JC. Triage in Medicine, Part I: Concept, History, and Types[J]. Ann Emerg Med, 2007, 49: 275-281.

[52] James T. Management of patients with acute crush injuries of the extremities[J].Int Anesthesiol Clin, 2007, 45(3): 19-29.

[53] Jin Mingzhou, Liu Kai, Bowden RO. A two-stage algorithm with valid inequalities for the split delivery vehicle routing problem[J]. International Journal of Production Economics, 2007, 105(1): 228-242.

[54] Jones E, Vermaas RB, McCartney, H et al. Flashbacks and post-traumatic stress disorder: the genesis of a 20th century diagnosis[J]. Br J Psychiatry, 2003, 182: 158-163.

[55] Karlsen AM, Thomassen O, Vikenes BH, et al. Equipment to prevent, diagnose, and treat hypothermia: asurvey of Norwegian pre-hospital services[J]. Scandi J Tmum Restts & Emerg Med, 2013, 21(1): 63.

[56] Klein KR, Burkle FM Jr, Swienton R, et al. Qualitative Analysis of Surveyed Emergency Responders and the Identified Factors That Affect First Stage of Primary Triage Decision-Making of Mass Casualty Incidents[J]. Plos Currents, 2016, 19: 8.

[57] Koenig KL, Schultz CG. Koenig and Schultz's disaster medicine: comprehensive principles and practices[M]. Cambridge: Cambridge University Press. 2009.

[58] Kouwenhoven WG, Jude JR, Knickerbocker GG. Closed chest cardiac massage[J]. JAMA, 1960, 173(23): 3133-3136.

[59] Lamprecht F, Sack M. Posttraumatic stress disorder revisited[J]. Psychosom Med, 2002, 64: 222-237.

[60] Landesman LY, Public health manegement of disasres [M]. 2nd ed. Washington: American Public Health Association, 2005.

[61] Lee CG, Epelman MA, White III CC, et al. A shortest path approach to the multiple-vehicle routing problem with split pick-ups[J]. Transportation Research Part B, 2006, 40(4): 265-284.

[62] Leon LR, Bouchama A. Heat stroke[J]. Comprehensive Physiology. 2015, 5(2): 611-47.

[63] Masood U, Sharma A, Syed W, et al. Bowel Ischemia from Heat Stroke: A Rare Presentation of an Uncommon Complication[J]. Case reports in medicine, 2016, 2016: 5217690.

[64] Moskop JC, Iserson KV. Triage in Medicine, Part II: Underlying Values and Principles[J]. Ann Emerg Med, 2007, 49: 282-287.

[65] Neumar RW, Shuster M, Callaway CW, et al. Part 1: Executive Summary: 2015 American Heart Association Guidelines Update for Cardiopulmonary Resuscitation and Emergency Cardiovascular Care[J]. Circulation,

2015, 132（18 Suppl 2）: S315-S367.

［66］ Ng CJ, You SH, Wu IL, et al. Introduction of a mass burn casualty triage system in a hospital during a powder explosion disaster: a retrospective cohort study ［J］. World Journal of Emergency Surgery, 2018, 13: 38.

［67］ Norman E. McSwain. 院前创伤生命支持［M］. 黎檀实, 姜保国, 吕发勤, 译. 北京: 人民军医出版社, 2017.

［68］ Paraskos JA. History of CPR and the role of the national conference［J］. Ann Emerg Med, 1993, 22（2）: 275-280.

［69］ Raymond E. Swienton, Italo Subbarao. 灾难急救基础生命支持课程: 第3版［M］. 潘曙明, 唐红梅, 译. 上海: 上海科学技术出版社, 2016.

［70］ Ryan K, George D, Liu J, et al. The Use of Field Triage in Disaster and Mass Casualty Incidents: A Survey of Current Practices by EMS Personnel［J］. Prehospital Emergency Care, 2018, 22（4）: 520-526.

［71］ Sahjian M, Frakes M. Crush injuries: pathophysiology and current treatment［J］.Nurse Pract, 2007, 32（9）: 13-18.

［72］ Schultz CH, Kcenig KL, Noji EK.A medical disaster response to reduce immediate mortality after earthquake ［J］.N Engl J Med, 1996, 334（7）: 438-444.

［73］ Sever MS, Vanholder R, Lameire N. Management of crush-related injuries after disasters［J］. N Engl J Med, 2006, 354（10）: 1052-1063.

［74］ Smith AH, Laird C, Porter K, et al. Haemostatic Dressings in Prehospital Care［J］. Emerg Med J, 2013, 30（10）: 784-789.

［75］ Thatte HS, Zagarins SE, Amiji M, et al. Poly-N-acetyl glucosamine-mediated red blood cell interactions［J］.J Trauma, 2004, 57（1 Suppl）: S7-S12.

［76］ Vanschagen JE.Disparities in the residency match process［J］. Fam Med, 2009, 41（6）: 387.

［77］ Wang LX, Liu YH, Li XM, et al. Sustained abdominal aorta compression elevates coronary perfusion pressure after asphyxia-induced cardiac arrest in a rabbit model ［J］. Hongkong J Emerg Med, 2013, 20（1）: 18-24.

［78］ Wang LX, Liu YH, Zhou MH, et al. Effects of subdiaphragmatic cardiac compression on cardiac arrest during liver transplantation ［J］. Chin Med J, 2012, 125（12）: 2228-2230.

［79］ World Health Organization. 突发公共卫生事件快速风险评估［M］. 倪大强, 金连梅, 译. 北京: 人民卫生出版社, 2014.

［80］ Yamamoto T, Fujita M, Oda Y, et al. Evaluation of a Novel Classification of Heat-Related Illnesses: A Multicentre Observational Study（Heat Stroke STUDY 2012）［J］. Int J Environ Res Public Health, 2018, 15（9）: 1962.

［81］ Yang M, Zhang Y, Zhao Y, et al. Research progress in the multiple organ dysfunction syndrome caused by heat stroke［J］. Zhonghua wei zhong bing ji jiu yi xue, 2017, 29（2）: 188-192.

［82］ 白艳, 胡海, 曹钰, 等. 3种现场检伤分类法在芦山地震中的应用价值研究［J］. 中国急救复苏与灾害医学杂志, 2015, 10（6）: 541-545.

［83］ 白燕, 许九生, 任爱红. 横纹肌溶解综合征致急性肾功能衰竭诊治分析［J］. 中国误诊学杂志, 2004, 4（2）: 254-255.

［84］ 曹广文. 灾难医学［M］. 上海: 第二军医大学出版社, 2011.

［85］ 曾红, 谢苗荣. 灾难医学救援知识与技术［M］. 北京: 人民卫生出版社, 2017.

［86］ 曾毅. 北斗卫星导航应急通信应用探讨［J］. 科技与创新, 2017, 18: 157-158.

［87］ 陈鹤扬, 孙贵新, 赵中辛, 等. 灾难现场创伤紧急救治［J］. 中华卫生应急电子杂志, 2018, 4（2）: 113-116.

［88］ 陈鹤扬, 孙贵新, 赵中辛, 等. 灾难应急救援知识与技能的科学普及［J］. 中华卫生应急电子杂志, 2017, 3（6）: 325-326.

［89］ 陈建安, 刘建波, 吕红频. 全面加强应急预案管理着力健全公共安全体系［J］. 中国应急管理, 2013, 11: 7-11.

［90］ 陈瑞, 方奕鹏, 王非, 等. 腹部提压心肺复苏有效性与安全性的系统评价与Meta分析［J］. 临床急诊杂志, 2019, 20（2）: 154-158.

［91］ 陈晓松. 古代心肺复苏术应用发展史略［J］. 中华医史杂志, 1997, 27（1）: 3-6.

［92］ 陈延利, 边巴旺堆, 郭晋丞, 等. 应急通信的安全响应体系研究［J］. 计算机技术与发展, 2015, 25（4）: 108-111.

［93］ 陈志刚, 陆素琴, 吴敏. 灾难医学教学发展思路探讨［J］. 中华灾害救援医学, 2014, 2（8）: 471-473.

［94］ 陈竺, 沈骥, 康均行, 等. 特大地震应急医学救援:

来自汶川的经验[J].中国循证医学杂志,2012,12
（4）:383-392.

[95] 翟永梅,陈刚,黄晓峰.面向对象遥感图像处理方法
在建筑物震害评估中的应用研究[J].防灾减灾学
报,2015,31（1）:16-21.

[96] 翟永梅,陈刚,欧阳倩雯,等.基于GIS的建筑物震
害预测系统的开发与应用[J].地震研究,2015,38
（1）:143-147.

[97] 丁辉,侯世科,樊毫军,等.武警方舱医院车载式CT
方舱的研制[J],医疗卫生装备,2012,33（11）:81-
82,102.

[98] 杜鑫森,胡海,曹钰,等.汶川地震中早期评估一线
医院危重伤患者死亡风险的多因素分析[J].灾害
医学与救援,2012,1（4）:216-219.

[99] 段德光,任旭东,牛福,等.急救车担架支架隔振系
统空气弹簧力学性能试验研究[J].医疗卫生装备,
2010,31（6）:24-25.

[100] 樊富珉.自杀及其预防与干预研究[M].北京:清
华大学出版社,2009.

[101] 范斌,樊毫军,侯世科.武警方舱医院的研制与应
用[J].中华医院管理杂志,2016,32（11）:812-
813.

[102] 防化研究院信息研究中心.美国联合军种化学与
生物防御计划概要（2008—2009版）[M].北京:
军事谊文出版社,2008.

[103] 冯庚.大型灾害及事故紧急医疗救援研究内容的
思考[J].中国现代医生,2013,51（19）:121-124.

[104] 高宏光,张志,韩恩泽,等.玉树地震救援人员发
生急性高原反应的相关因素分析[J].重庆医学,
2012,41（12）:1209-1010,1217.

[105] 葛慧青,代冰,徐培峰,等.新型冠状病毒肺炎患者
呼吸机使用感控管理专家共识[J].中国呼吸与危
重监护杂志,2020,19（2）:1-4.

[106] 郭建勋.群体伤员检伤分类的再研究[J].中华灾
害救援医学,2014,2（4）:182-185.

[107] 国家航空医学救援基地航空医学救援医务人员配
置专家共识组.航空医学救援医务人员配置的专
家共识[J].中华灾害救援医学,2019,7（4）:181-
185.

[108] 国家突发公共卫生事件医疗卫生救援应急预案[J].
中国食品卫生杂志,2006,18（4）:373-378.

[109] 国家质量技术监督局.地震现场工作第二部分:建
筑物安全鉴定:GB 18208.2—2001[S].北京:中国

标准出版社,2001.

[110] 国务院.国务院关于落实《政府工作报告》重点工
作部门分工的意见[M].北京:人民出版社,2014.

[111] 航空医学救援医疗装备专家共识组.航空医学救
援医疗装备的专家共识[J].中华灾害救援医学,
2019,7（4）:186-189.

[112] 郝俊杰,孙贵新,李昕,等.医学救援中常见内科急
危重症的识别与处理[J].中华卫生应急电子杂
志,2018,4（2）:72-75.

[113] 何成奇,王茂斌,励建安,等.应急康复专家体系在
汶川地震伤员康复治疗中的作用[J].华西医学,
2009,24（3）:524-526.

[114] 何成奇.地震伤员康复治疗指南[J].四川医学,
2008,6（29）:17-22.

[115] 侯林锋,李大卫,周新民.基于指标体系的浙江省
地震灾害风险评估[J].华北地震科学,2019,37
（04）:23-28.

[116] 侯世科,樊毫军.灾难医学:技术篇[M].北京:人
民卫生出版社,2017.

[117] 侯世科,李西达.灾害现场医疗救援[M].北京:
人民军医出版社,2016.

[118] 胡斌春.大批地震伤患长途转运的护理体会[J].
中华护理杂志,2009,44（7）:633-635.

[119] 胡传忠,梁向党,刘申.战创伤院前急救止血敷料
研究进展[J].医疗卫生装备,2017,12:106-109.

[120] 胡海,杜鑫森,曹钰,等.医学生灾害医学救援培训
需求调查分析[J].灾害医学与救援,2012,1（4）:
220-222.

[121] 胡海,杜鑫森,蒋臻,等.院前急救中两种创伤评分
法对急性酒精中毒合并外伤性颅内出血患者的评
估作用[J].华西医学,2009,24（8）:1929-1931.

[122] 胡海,何庆,汶川地震中直升机转运伤患760例[J].
中华急诊医学杂志,2008,17（9）:908-910.

[123] 胡海,何亚荣,曹钰,等.浅析日本灾难救援体系以
及对我国建立灾难救援体系的借鉴[J].中国急救
复苏与灾害医学杂志,2012,7（10）:893-896.

[124] 胡海.芦山地震灾区急救日记.中国循证医学杂
志,2013,13（5）:517-519.

[125] 胡海,盛洁,谢勇,等.芦山地震现场应急医学救援
队日常生活需求调查与分析[J].中国循证医学杂
志,2013,13（6）:676-679.

[126] 胡海,唐时元,曹钰,等.浅论"5·12"汶川地震直
升机大批量转运伤病员的医疗管理[J].中国急救

复苏与灾害医学杂志, 2009, 4（4）: 206-208.

[127] 胡建, 王心. 灾害医学救援中伤病员医疗后送体系研究[J]. 中国急救复苏与灾害医学杂志, 2017, 12（1）: 12-15.

[128] 胡卫建, 李元峰. 建立灾难医学区域性紧急救援医疗体系的构想[J]. 西部医学, 2010, 22（03）: 393-395.

[129] 急诊氧气治疗专家共识组. 急诊氧气治疗专家共识[J]. 中华急诊医学杂志, 2018, 27（4）: 355-360.

[130] 江见鲸. 防灾减灾工程学[M]. 北京: 机械工业出版社, 2005.

[131] 姜素文, 傅宝琴, 韩振坤, 等. 腹部提压心肺复苏成功抢救 84 岁心搏骤停患者[J]. 中华危重病急救医学, 2017, 29（2）: 179-180.

[132] 姜芸, 卢祖洵, 余万霰. 586 例车祸重伤员救治的公共卫生相关问题分析[J]. 中国社会医学杂志, 2006, 6: 228-231.

[133] 兰娟, 任红. 传染病学[M]. 9 版. 北京: 人民卫生出版社, 2018.

[134] 雷纳·克鲁门勒, 自然灾难[M]. 王勋华, 译. 武汉: 湖北教育出版社, 2009.

[135] 黎檀实, 付小兵. 战场战伤救治: 从理论到实践[J]. 解放军医学杂志, 2015, 40（12）: 943-945.

[136] 李冰, 马燕兰, 王建荣, 等. 不同急救转运方式对严重创伤患者病情影响的研究进展[J]. 解放军护理杂志, 2006, 23（7）: 46-47.

[137] 李程, 张禹海. 建筑倒塌事故的生命搜救技术研究[J]. 中国公共安全（学术版）, 2010,（4）: 32-36.

[138] 李欢. 武警后勤学院附属医院"紧急医学救援队"[J]. 中华灾害救援医学, 2016, 4（7）: 422.

[139] 李伟华, 李传云. 关于对医学类研究生开展灾难医学教育的几点建议[J]. 继续医学教育, 2018, 32（10）: 88-89.

[140] 李向晖, 郑静晨, 刘爱兵, 等. 印尼海啸救援中亚齐机场的伤病员医疗转运模式[J]. 中华航空航天医学杂志, 2010, 21（4）: 287-291,

[141] 李宗浩. 紧急医学救援[M]. 北京: 人民卫生出版社, 2013.

[142] 联合国人道主义事物协调办公室现场协调支持部门. INSARAG 国际搜索与救援指南[M]. 中国地震局震宰救援司, 译. 北京: 科学出版社, 2017.

[143] 梁培禾, 靳凤烁. 挤压综合征[J]. 中国医刊, 2007, 42（5）: 75-77.

[144] 梁秋野, 史宇, 李淑珍. 灾害事件后应建立心理援助记录卡[J]. 西南国防医药, 2008, 18（6）: 946-947.

[145] 刘兵, 彭明强, 刑春利, 等. 我国突发公共事件伤患转运的研究进展[J]. 中国急救复苏与灾害医学杂志, 2016, 11（5）: 514-521.

[146] 刘纪宁, 杨雍, 王才宏, 等. 九寨沟 "8.8" 地震中有效及时检伤和后送转运对伤员救治意义[J]. 西部医学, 2017, 29（12）: 1691-1693.

[147] 刘建锐. 应急通信中各种通信手段的优劣分析[J]. 计算机与网络, 2012, 38（10）: 65-67.

[148] 刘剑君. 卫生应急物资保障[M]. 北京: 人民卫生出版社, 2013.

[149] 刘江彬, 陶红兵, 金玉善. 医师评价体系的研究及对策分析[J]. 中国医院管理, 2016, 36（3）: 64-67.

[150] 刘久成. 对灾害医学概念、任务及知识体系的探讨[J]. 灾害医学与救援（电子版）, 2015, 4（03）: 170-172.

[151] 刘鹏庆. 聂涛, 戚增力, 等. 野战卫勤车辆装载存在的问题及改进方法[J]. 医疗卫生装备, 2010, 31（3）: 104-105.

[152] 刘亚华, 侯世科, 樊毫军. 中国国际救援队在汶川地震搜救现场的医疗组织与急救[J]. 中华急诊医学杂志, 2008, 17（8）: 791-793.

[153] 刘中民, 张连阳. 中国基层医生灾难创伤紧急救治技术手册[M]. 北京: 中华医学电子音像出版社, 2016.

[154] 刘中民. 现代城市灾难医学救援[M]. 北京: 清华大学出版社, 2019.

[155] 刘中民. 灾难医学[M]. 北京: 人民卫生出版社, 2014.

[156] 楼征, 顾雪辉, 闽飞虎, 等. 国家南极科考单船医疗保障的实践与探讨[J]. 解放军医院管理杂志, 2014, 21（9）: 809-816.

[157] 卢明, 樊毫军, 丁辉, 等. 航空救援技术在救援医学领域中的实践与思考[J]. 中国急救复苏与灾害医学杂志, 2014, 9（9）: 844-848.

[158] 路健, 王伶, 安峰. 挤压综合征肾脏病理与生化改变的研究近况[J]. 山西医科大学学报, 2001, 32（3）: 282-284.

[159] 吕瑞, 巴衣尔策策克, 彭明强. 国内外空中医学救援发展及现状[J]. 中国急救复苏与灾害医学杂志, 2017, 12（6）: 569-573.

［160］吕瑞,彭明强.我国空运救护队组建实践及探索［J］.中日友好医院学报,2017,31（2）:116-117.

［161］马冬,吉亚力,胡呈炜,等.突发事故应急医疗保障信息管理系统研究与实现［J］.中国数字医学,2016,11（5）:56-58.

［162］马立芝,王立祥,刘亚华,等.胸外按压联合腹部提压成功抢救心脏停搏1例［J］.中华危重病急救医学,2014,26（3）:198-199.

［163］马兴,谭映军,李运明,等.后送方式对芦山地震伤病员诊疗的影响分析［J］.中国急救复苏与灾害医学杂志,2014,9（8）:708-711.

［164］茅建华,徐晓莉,郑均,等.应急医疗救援物资信息管理模块的构建［J］.医学研究生学报,2014,27（8）:860-862.

［165］孟晓彦,胡海,曹钰.紧急医学救援培训课程设计的专家意见调查［J］.临床急诊杂志,2017,18（10）:744-747.

［166］潘秀颉,陈宇行,朱茂祥,等.国外发达国家核应急医学救援信息化建设及启示［J］.军事医学,2016,40（5）:445-447.

［167］彭博,张进军.航空医学救援医疗装备的专家共识［J］.中华灾害救援医学,2019,4:186-189.

［168］屈纪富,文亮,刘明华,等.58例严重挤压伤临床诊治分析［J］.创伤外科杂志,2008,11（2）:150-153.

［169］全国干部培训教材编写指导委员会.突发事件应急管理［M］.北京:人民出版社,党建读物出版社,2011.

［170］沈洪,刘中民.急诊与灾难医学［M］.3版.北京:人民卫生出版社,2018.

［171］沈洪,刘中民.实现灾难应急医学救援数据资源智能化管理的思考［J］.同济大学学报（医学版）,2018,10:1-4.

［172］盛洁,胡海,曹钰,等.芦山和汶川地震中不同急诊接诊分诊流程对地震伤患急诊滞留时间的影响［J］.中国循证医学杂志,2013,13（6）:637-640.

［173］施琪嘉.创伤心理学［M］.北京:中国医药卫生出版社,2006.

［174］时勘.灾害心理学［M］.北京:科学出版社,2010.

［175］史键山,牟雪枫,姚富会.灾害医学紧急救援体系的现状与展望［J］.临床急诊杂志,2017,18（7）:484-489.

［176］司会.浅谈消防部队跨区域救援后勤保障［J］.消防科学与技术,2012,31（04）:408-411.

［177］四川省建筑研究科学院.四川省震后建筑安全性应急评估技术规程:DBJ 51／T068—2016［S］.成都:西安交通大学出版社,2017.

［178］宋宫儒,焦艳波,安丽娜,等.我国国家卫生应急救援队的实践与改进探索［J］.中华灾害救援医学,2019,7（4）:190-193.

［179］宋宫儒.泰国洞穴救援［J］.中华灾害救援医学,2018,6（9）:541.

［180］宋青.热射病规范化诊断与治疗专家共识（草案）［J］.解放军医学杂志,2015,1:1-7.

［181］宋卓兖.中职师资培训质量监控与评价原则初探［J］.课程教育研究,2018,36:223-224.

［182］苏幼坡,王兴国.城镇防灾避难场所规划设计［M］.北京:中国建筑工业出版社,2012.

［183］孙承业.中毒事件处置［M］.北京:人民卫生出版社,2013.

［184］孙贵新,陈鹤扬,刘中民.灾难医学培训［J］.中华卫生应急电子杂志,2017,3（5）:266-267.

［185］孙贵新,陈鹤扬,邵钦,等.中国国际应急医疗队（上海）建设现状［J］.中华灾害救援医学,2018,6（7）:398-401.

［186］孙贵新,高彩萍,邵钦,等.中国灾难应急医疗救援队伍建设专家共识（2018）［J］.中华卫生应急电子杂志,2018,4（03）:129-131.

［187］孙贵新,刘中民.创伤救治的概念及进展［J］.灾害医学与救援（电子版）,2014,3（2）:70-73.

［188］孙贵新,刘中民.灾害医学救援进展［J］.灾害医学与救援（电子版）,2013,2（3）:168-171.

［189］孙天禹,王广荣.略论国家应急救援力量人才队伍建设［J］.中国应急救援,2018,4:22-25.

［190］谭春辉,王乐.高校人文社会科学研究成果评价机制的保障体系研究［J］.宏观质量研究,2014,2（01）:102-109.

［191］谭树林,赵秀国,段德光,等.武警方舱医院研究与设计［J］,医疗卫生装备,2012,33（11）:75-77.

［192］田军章,张黔,伍平阳,等.物联网技术在应急救援管理中的应用［J］.中国急救复苏与灾害医学杂志,2013,8（10）:925-928.

［193］王丹,张广,陈锋,等.智能检伤分类系统的设计与研究［J］.军事医学,2015,39（9）:651-655.

［194］王东明,郑静晨,李向晖.灾害医学救援中的检伤分类［J］.中华灾害救援医学,2014,2（4）:186-190.

［195］王宏,王海威,陈永鹏,等.突发公共卫生事件时检伤分类原则的伦理学研究[J].中国医学伦理学,2010,23（1）:57-118.

［196］王静,齐海蓉.4.14玉树地震伤员空中转运的护理体会[J].青海医药杂志,2011,41（3）:38-39.

［197］王珂,李明,陈金宏,等.基于美日经验构建我国灾害医学救援模式[J].中华灾害救援医学,2017,5（07）:396-399.

［198］王立祥,孟庆义,余涛.2016中国心肺复苏专家共识[J].中华危重病急救医学,2016,28（12）:1059-1079.

［199］王立祥,孟庆义,余涛.中国CPR共识与美国CPR指南[J].中华危重病急救医学,2017,29（10）:865-870.

［200］王立祥,沈洪.个体化心肺复苏[J].中华急诊医学杂志,2007,16（8）:895-896.

［201］王立祥,郑静晨.单纯腹部提压:一种心肺复苏的新方法[J].中国危重病急救医学杂志,2009,21（6）:323-324.

［202］王立祥,郑静晨.开辟经腹心肺复苏新途径[J].中华危重病急救医学,2013,25（2）:68-69.

［203］王立祥,中国腹部心肺复苏协作组.经膈肌下抬挤心肺复苏共识[J].中华急诊医学杂志,2014,23（4）:369-370.

［204］王立祥,孟庆义.腹部是心肺复苏"不可或缺"之部位——论胸部与腹部心肺复苏的优势及互补[J].解放军医学杂志,2017,42（2）:117-121.

［205］王立祥,邱泽武.民众是灾难救援的主力军[J].上海医学,2012,35（7）:569.

［206］王立祥,宋维,张思森.胸部按压CPR与腹部提压CPR[J].中华危重病急救医学,2017,29（12）:1057-1061.

［207］王立祥.开创腹部提压心肺复苏"腹泵"机制研究之路[J].解放军医学杂志,2014,39（10）:767-770.

［208］王立祥.立体心肺复苏 立体健康 立体数字"三立一体"理念[J].中华危重病急救医学,2019,31（1）:5-7.

［209］王立祥.腹部心肺复苏学[M].北京:人民军医出版社,2014.

［210］王陇德.突发公共卫生事件应急管理:理论与实践[M].北京:人民卫生出版社,2008.

［211］王陇德.卫生应急工作手册[M].北京:人民卫生出版社,2005.

［212］王心,沈昫,郭海涛,等.灾害应急医疗救援队救援能力考评系统设计与开发[J].中国急救复苏与灾害医学杂志,2014,（9）:800-803.

［213］王一镗,刘中民.灾难医学[M].镇江:江苏大学出版社,2009.

［214］王一镗,刘中民.灾难医学理论与实践[M].北京:人民卫生出版社,2013.

［215］王一镗,盛志勇.急救技术推介:"胸路"不通走"腹路"的心肺复苏智慧[J].中华灾害救援医学,2014,2（10）:600.

［216］王一镗.王一镗急诊医学[M].2版.北京:清华大学出版社,2015.

［217］王一镗.中华医学百科全书·灾难医学[M].北京:中国协和医科大学出版社,2017.

［218］王映珍,牛天平,王军,等.舟曲泥石流灾害紧急医疗救援的组织实施与思考[J].中国急救复苏与灾害医学杂志,2011,6（7）:587-589.

［219］王运斗.核化生医学防护装备相关体系研究[J].医疗卫生装备,2011,32（1）:63-66.

［220］王正国.创伤外科学[M].上海:上海科学技术出版社,2002.

［221］魏超,陈志刚.浅议我国灾难医学教育现状与发展[J].灾害医学与救援（电子版）,2013,2（2）:140-141.

［222］温家洪,尹占娥,孟庆洁,等.中国地震灾害风险管理[J].地理科学进展,2010,29（7）:771-777.

［223］吴群红,杨维中.卫生应急管理[M].北京:人民卫生出版社,2013.

［224］吴天一,李素芝,侯世科.玉树地震高原医疗救援:特殊性及其对策[J].中国医药科学,2014,4（9）:9-13.

［225］武周炜,向宇,张雯珂,等.武警方舱医院医疗救援装备平时管理方法新研究[J],医疗卫生装备,2015,36（9）:133-134,143.

［226］徐卸古.军队灾害医学救援[M].北京:军事医学出版社,2017.

［227］徐燕舞.武警部队抢险救援后勤保障应重点把握的问题[J].灾害医学与救援（电子版）,2016,5（1）:49-50.

［228］严永旺,黄澌,王黎萍.高职院校药学专业学生职业道德评价体系构建[J].卫生职业教育,2018,36（17）:33-36.

［229］杨春明.现代急症外科学[M].北京:人民军医出

版社, 2001.

[230] 杨国宾, 董赟. 应急避难场所的运行管理[J]. 城市与减灾, 2017, 3: 27-31.

[231] 杨新光, 蒋昆, 冯娟, 等. 基于物联网的医疗应急分队救治流转平台的开发与应用[J]. 中国医疗设备, 2017, 32(1): 108-111.

[232] 姚新建. 化学武器与化学毒剂[J]. 知识介绍, 2003, 5: 23-26.

[233] 雍永权, 宋鹤, 熊悦安, 等. 灾难救援远程医疗救治模式的探讨[J]. 临床急诊杂志, 2011, 12(1): 46-49.

[234] 袁家乐, 周开园, 任杰, 等. 直升机医疗救援现状与展望[J]. 中国急救复苏与灾害医学杂志, 2017, 12(2): 164-167.

[235] 岳茂兴, 何忠杰. 卫生应急医学的定义与主要发展方向[J]. 中华卫生应急电子杂志, 2018, 4(1): 14-20.

[236] 岳茂兴, 王立祥, 张秀梅. 积极推进我国应急管理体系和应急救援与处置能力现代化[J]. 中华卫生应急电子杂志, 2020, 6(1): 1-9.

[237] 张恒, 冯聪, 滕玥, 等. 战创伤低体温的相关研究进展[J]. 临床急诊杂志, 2017, 18(9): 646-649.

[238] 张鸿祺, 周国泰, 张愈. 灾难医学[M]. 北京: 北京医科大学中国协和医科大学联合出版社, 1993.

[239] 张露丹, 冯铁男, 王朝昕, 等. 国内外空中医疗救援发展现状[J]. 中华卫生应急电子杂志, 2015, 1(3): 59-61.

[240] 张平. 国务院关于抗击低温雨雪冰冻灾害及灾后重建工作情况的报告[R](2008-04-22)[2019-12-20]. http://www.npc.gov.cn/wxzl/gongbao/2008-06/03/content_1463237.htm.

[241] 章国材. 自然灾害风险评估与区划原理和方法[M]. 北京: 气象出版社, 2014.

[242] 赵进沛, 杨会锁. 防化医学救援队的培训与演练[J]. 灾害医学与救援(电子版), 2016, 5(1): 28-30.

[243] 赵万华, 鲜明, 梁智. 危重伤患救治的组织管理[J]. 四川医学, 2009, 30(1): 1-3.

[244] 赵中辛, 刘中民, 王一镗. 城市安全与突发灾难事件[J]. 中华灾害救援医学, 2016, 4(11): 602-605.

[245] 赵中辛, 刘中民. 灾难医学: 医学大家庭中的新成员[J]. 上海医学, 2012, 35(7): 564.

[246] 赵中辛. 灾难医疗救援基本技术[J]. 中华灾害救援医学杂志, 2016, 4(3): 5-7.

[247] 赵中辛. 灾难医学、急诊医学和人道医学的概念[J]. 上海医学, 2012, 35(7): 571-572.

[248] 赵中辛. 再论灾难医学、急诊医与人道医学[J]. 中华灾害救援医学, 2013, 1(1): 11-12.

[249] 郑静晨, 侯世科, 樊毫军. 灾害救援医学[M]. 北京: 科学出版社, 2008.

[250] 中国腹部提压心肺复苏协作组. 腹部提压心肺复苏专家共识[J]. 中华急诊医学杂志, 2013, 22(9): 957-959.

[251] 中国疾病预防控制中心新型冠状病毒肺炎应急响应机制流行病学组. 新型冠状病毒肺炎流行病学特征分析[J]. 中华流行病学杂志, 2020, 41(2): 145-151.

[252] 中国研究型医院学会卫生应急学专业委员会. 地震现场救援与卫生应急医疗处置专家共识(2017)[J]. 中华卫生应急电子杂志, 2017, 3(4): 189-204.

[253] 中国医学救援协会灾害救援分会. 大规模伤害事件紧急医学应对专家共识[J]. 中华急诊医学杂志, 2016, 25(4): 405-414.

[254] 中华医学会呼吸病学分会呼吸危重症医学学组, 中国医师协会呼吸医师分会危重症医学工作委员会. 成人重症新型冠状病毒肺炎患者气道管理推荐意见(试行)[J]. 中华医学杂志, 2020, 100(10): 729-737.

[255] 中华医学会灾难医学分会, 中华预防医学会灾难预防医学分会, 中华医学会科学普及分会, 等. 中国灾难应急医疗救援队伍建设专家共识(2018)[J]. 中华卫生应急电子杂志, 2018, 4(3): 129-131.

[256] 中华预防医学会新型冠状病毒肺炎防控专家组. 新型冠状病毒肺炎流行病学特征的最新认识[J]. 中华流行病学杂志, 2020, 41(2): 139-144.

[257] 钟斌, 田剑清. 我国航空医疗救援发展现状及策略[J]. 中华灾害救援医学, 2019, 7(9): 531-535.

[258] 钟东臣, 卢伟. 核武器、化学武器、生物武器及其防护[J]. 知识介绍, 2007, 8: 47-51.

[259] 钟振东. 我国航空医疗救护发展分析[J]. 中国民用航空, 2017, 9: 22-23.

[260] 周开园, 袁家乐, 张建杰, 等. 国外直升机医疗救援体系发展现状及启示[J]. 解放军医院管理杂志, 2018, 25(7): 674-678.

[261] 周云, 李伍平, 浣石. 防灾减灾工程学[M]. 北京: 中国建筑工业出版社, 2007.

[262] 朱茂祥,刘超,陈肖华,等.核与辐射突发事件现场医学救援技术要点[J].灾害医学与救援(电子版),2012,1(2):125-127.

[263] 朱茂祥,王东根,杨国山,等.核辐射突发事件医学应急的现场救援及组织指挥原则[J].辐射防护通讯,2010,30(4):1-6.

[264] 朱淼,吴萍.基于层次分析法的高等医学院校师资培训项目过程评价指标体系的构建[J].医学教育管理,2018,4(S1):122-126,140.

[265] 左华,白素霞,付雪丽,等.加强继续医学教育师资队伍建设的几点体会[J].智慧健康,2018,4(20):37-39.

中英文名词对照索引

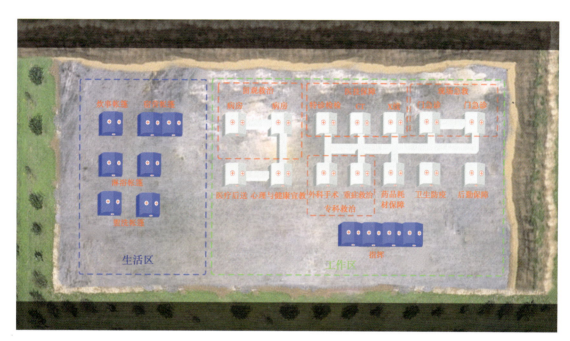

图 3-1-2-1 应急评估结论的标识示例

图 3-3-1-1 营区功能区域布局图

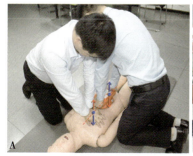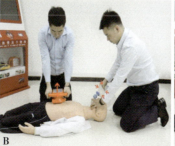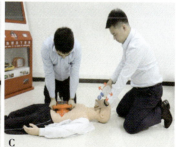

图 3-6-1-5 腹部提压心肺复苏多元化胸腹联合及与球囊面罩配合操作方法